住培岗位胜任力培养系列丛书

住院医师规范化培训
岗位胜任力培养案例精选
医疗安全教育篇

主　审　阮积晨

主　编　朱坚胜　陈大庆

人民卫生出版社
·北 京·

版权所有，侵权必究！

图书在版编目（CIP）数据

住院医师规范化培训岗位胜任力培养案例精选. 医疗安全教育篇 / 朱坚胜，陈大庆主编. —北京：人民卫生出版社，2021.6（2025.5重印）
ISBN 978-7-117-31513-5

Ⅰ. ①住… Ⅱ. ①朱…②陈… Ⅲ. ①医师－岗位培训－自学参考资料②医院－卫生服务－安全管理－岗位培训－自学参考资料 Ⅳ. ①R197.32

中国版本图书馆 CIP 数据核字（2021）第 076785 号

| 人卫智网 | www.ipmph.com | 医学教育、学术、考试、健康，购书智慧智能综合服务平台 |
| 人卫官网 | www.pmph.com | 人卫官方资讯发布平台 |

住院医师规范化培训
岗位胜任力培养案例精选
医疗安全教育篇
Zhuyuan Yishi Guifanhua Peixun
Gangwei Shengrenli Peiyang Anli Jingxuan
Yiliao Anquan Jiaoyu Pian

主　　编：朱坚胜　陈大庆
出版发行：人民卫生出版社（中继线 010-59780011）
地　　址：北京市朝阳区潘家园南里 19 号
邮　　编：100021
E - mail：pmph @ pmph.com
购书热线：010-59787592　010-59787584　010-65264830
印　　刷：三河市潮河印业有限公司
经　　销：新华书店
开　　本：787×1092　1/16　印张：21
字　　数：565 千字
版　　次：2021 年 6 月第 1 版
印　　次：2025 年 5 月第 3 次印刷
标准书号：ISBN 978-7-117-31513-5
定　　价：75.00 元

打击盗版举报电话：010-59787491　E-mail：WQ @ pmph.com
质量问题联系电话：010-59787234　E-mail：zhiliang @ pmph.com

编委会名单

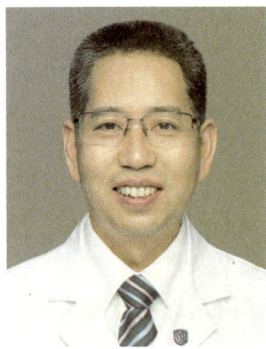

阮积晨

1963 年 4 月出生于浙江路桥，医学硕士、主任医师、教授、硕士生导师。

现为温州医科大学阿尔伯塔学院中方执行院长，曾任温州医科大学第二临床医学院执行院长、附属第二医院副院长、育英儿童医院副院长。中国医师协会毕业后教育儿科专业委员会委员、中华医学会儿科人文建设委员会委员、中国妇幼保健协会儿童临床规范与指南专业学组委员等。

从事儿内科临床、科研、教学工作 30 多年，尤其在临床教学管理工作方面有较丰富经验。荣获中国高等教育学会医学教育专业委员会、中华医学会医学教育分会课题结题评审一等奖、浙江省高等教育学会优秀科研成果一等奖等。荣获浙江省高校育人奖、浙江省高校优秀党务工作者、中国医师协会全国住培优秀带教老师等称号。主持省部级课题 4 项，厅级课题 6 项；发表各类学术论文 40 余篇，其中SCI 论文 10 余篇。

主编简介

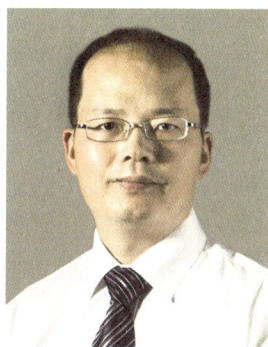

朱坚胜

1965 年出生于浙江临海，医学硕士、主任医师、教授、硕士生导师。

现为台州恩泽医疗中心（集团）副主任、恩泽临床学院院长。享受国务院特殊津贴专家、中国医师协会感染科医师分会委员、中国中西医结合学会肝病学分会委员、浙江省医学会感染病学分会副主任委员、浙江省 151 人才等。

从事感染病临床、科研和教学工作 30 余年，在重点传染病防治及突发公共卫生处置等方面有较丰富经验。获浙江省有突出贡献的感染科医师、浙江省防治非典优秀共产党员、浙江省疾病控制先进工作者、浙江省卫生科技教育工作先进个人等称号。主持和参与国家自然科学基金项目、浙江省重大科技专项等各类课题 10 余项，获浙江省科技进步奖 1 项，浙江省医药卫生科技奖 5 项；发表学术论文 30 余篇，其中 SCI 论文 10 余篇。

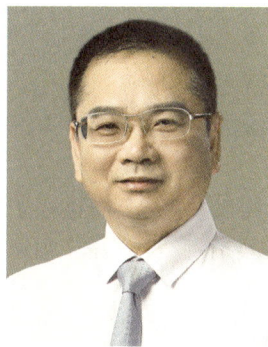

陈大庆

1965 年出生于浙江温州，医学博士、主任医师、教授、硕士生导师。

现为温州医科大学附属第二医院急诊医学科主任、全科教研室主任、国家住培重点专业基地（全科）主任。中华医学会创伤分会委员、中国医师协会急诊分会委员、中国医促会全科分会常委等。《中华急诊医学杂志》《中华创伤杂志》编委，《中国毕业后医学教育杂志》《浙江医学》特约审稿人。

长期从事急诊和全科临床、科研和教学工作，在严重多发伤救治、颅脑创伤、外科急重症、全科教育、健康管理等领域有较多探索。荣获中国医师协会住院医师心中好老师、中国医师协会急诊分会"急诊引领者"等荣誉称号。近 5 年来以第一负责人承担 2 项省自然，5 项厅局级课题；发表 SCI、中华系列文章 30 余篇；主编、参编专著 5 部。

序

2013 年 12 月 31 日，具有历史意义的《关于建立住院医师规范化培训制度的指导意见》正式颁发，标志着我国的住院医师规范化培训（以下简称"住培"）制度实质性启动。七年多来，在党中央和国务院的坚强领导下，在各级卫生健康委和培训基地的共同努力下，我国已经初步建立统一的住培制度，并正在大力推进由制度建设向质量内涵建设转变。

住培的核心是培养住院医师的岗位胜任力，岗位胜任力不仅是衡量培训成效的指标，更是医疗人才选拔的标准。开展系统、规范的住院医师岗位胜任力的培养，需要有适合住院医师岗位胜任力培养的系列教材。目前国内住培教材大多以疾病诊疗为基础，理论性强，但在结合临床方面有所欠缺。住院医师对基于临床案例、开展岗位胜任力培养的系列教材有迫切需求。

温州医科大学附属第二医院自 2012 年起引入美国住培的成熟理念，结合国内住培特点，不断进行管理改进和制度创新，在住培模式方面做了大量探索与实践，凝练出以"分层渐进、螺旋上升、顶岗负责、强化督导"为特点的"温医二院住培模式"，该模式的核心是培养岗位胜任力，培训途径是"实践中成长，岗位上锻炼，制度下工作"。实施顶岗培训的前提是保障医疗安全，建立一套完整的医疗安全保障体系，对住院医师开展医疗安全教育，目前国内尚无此类教材。有鉴于此，温州医科大学附属第二医院牵头，联合国内住培基地共同编写这部教材，立足临床，精选临床各学科医疗不良事件，以临床诊疗为主线，以十八项医疗质量安全核心制度为核心，将疾病诊疗与医疗制度有机结合起来，引导读者全面地学习各种疾病和医疗制度，提高住院医师临床思维能力、分析问题和解决问题的能力。本书填补了目前国内同类图书的空白，是住培岗位胜任力培养急需的辅助教材。

本书是住培岗位胜任力培养系列辅助教材的第一本，具有鲜明的特点：

1．贴近临床　住培是临床实践培训，需要在临床中进行岗位胜任力的培养。本书内容来源于临床真实案例，贴近临床实际，可以有效地提升住院医师的临床思维能力。

2．制度为先　保障医疗安全是住培教育的前提，是临床工作的底线，医疗安全的核心是十八项医疗质量安全核心制度，临床业务能力的培养和医疗制度的落实要有机结合起来，强调制度为先，通过制度的落实，保障医疗安全。

3．警示借鉴　本书内容既有对临床工作不足的分析、对教训的反思，也有对医疗不良事件的经验总结，具有一定的警示借鉴意义。

4．学练结合　本书根据真实临床案例编写临床练习题，附于案例之后，通过学练结合，帮助住院医师加深对医疗质量安全核心制度的理解，并提升住院医师对临床急危重症的思维判断能力。

5．可读性强　本书忠于临床实际，内容生动，通俗易懂，具有较强的可读性。

综上所述,本书从培养住院医师的岗位胜任力出发,聚焦医疗安全教育。从学术价值看,本书是一本践行医学理论联系临床实际的书,充分体现了"教学合一"的实践价值。从内容范围看,本书具有临床实用性,涵盖了临床各科,贴近前沿进展,指导意义重大。从结构体系看,本书将医疗质量安全核心制度完美地融入具体的案例分析中,给读者以警示。本书对住培工作和提高医疗质量均具有重要指导意义,希望温州医科大学附属第二医院继续做好本套丛书的组织出版工作。

中国医师协会副会长

2021 年 4 月 30 日

前 言

▶▶▶

随着社会经济的发展,我国医疗卫生事业的发展十分迅速。以习近平同志为核心的党中央在党的十九大报告中提出了"实施健康中国战略",将我国医疗卫生事业的发展提升到了国家战略高度。

医学生培养是医疗卫生事业的重要组成部分,而住院医师规范化培训(简称"住培"),是医学生和临床医生重要的桥接阶段,是一名临床医生的"开口奶"。俗话说:三岁看小,七岁看老。这三年的规范化培训,将决定住院医师未来的成长发展。

住培的核心是培养住院医师的岗位胜任力,岗位胜任力不仅仅是衡量培训成效的指标,更是医疗人才选拔的标准。国内外医学教育者在提升住院医师岗位胜任力方面进行了持续的探索和实践,美国毕业后医学教育认证委员会(ACGME)提出的住院医师六大核心能力培养和加拿大皇家内科和外科医师学会(RCPSC)提出的医生综合能力培养模型(CanMEDS),是公认的住院医师培训规范。2018年中国发布了首个住院医师核心胜任力框架共识,提出了职业素养、知识技能、患者照护、沟通合作、教学能力、终生学习六个维度能力框架。各住培基地也在积极探索,温州医科大学附属第二医院在住培方面走在全国的前列,提出并形成了"分层渐进、螺旋上升、顶岗负责、强化监督"的"温医大附二院住培模式",该模式强调"实践中成长,岗位上锻炼,制度下工作",其核心是培养住院医师岗位胜任力。

在医学教育实践中,住院医师岗位胜任力培养仍面临诸多挑战,从教育培训角度来说,基地医院应该给予住培学员更多的临床实践机会,通过理论和实践的结合,快速提升能力,实现医学生向临床医生的快速转化。但从临床医疗角度来说,医院必须考虑医疗质量和安全,医疗安全关系患者的生命,不允许住培学员犯错。医疗和教学间的矛盾制约了住培学员的培训和岗位胜任力的提升。

兵家名人孙子曰:"昔之善战者,先为不可胜,以待敌之可胜。不可胜在己,可胜在敌。故善战者,能为不可胜,不能使敌之必可胜。"原中日友好医院院长孙阳曾将其引用到医疗事业上:"今之良医,先不出错,以待病之可治。不出错在医,可治在病。故良医能不出错,不能使病必可治。"诚然,做一名医生,首先要自己不犯错误,才有可能将疾病治愈。而遵守医疗核心制度是减少犯错的最好方法,包含十八项医疗质量安全核心制度在内的各种医疗制度是每位医务人员应该遵循的规章制度。通过系统的医疗制度培训,让住培学员知章知规,遵制守纪,可最大限度地减少犯错,提升医疗服务质量,确保医疗安全底线。

"健康所系,性命相托。"在临床实践中,医务人员要强化医疗安全意识,更要保持如临深渊、如履薄冰的谨慎,让敬畏生命、敬畏职责、敬畏制度的理念根植于内心。基于此,本书立足临床,以多家医院收集的真实案例为基础,通过一个个鲜活的案例,进行临床诊疗分析和临床思维训练,并围绕十八项医疗质量安全核心制度展开分析及教学。从血的教训和成功的经验中,触发思考,警钟长鸣,避免重蹈覆辙。本书将临床案例和医疗制度有机地结合,以医疗安全为主线,进行实战教学,循序渐进,举一反三,是医教协同的缩影,弥补了住培教育体系中这一领域的空白。

经过三年的打造,本书终于即将面世。细读本书,回味临床,坚守初心,本书将成为嗷嗷待哺的住培学员的营养丰富的"初乳",助力其健康成长!

在编写过程中,温州医科大学附属第二医院、温州医科大学附属台州医院、东南大学附属中大医院、广西壮族自治区人民医院、牡丹江医学院附属红旗医院等医院给予了充分的支持,在此表示诚挚的感谢。本书除了参与编写人员的辛勤劳动外,还得到了医学教育专家、医院管理专家的大力帮助,他们抱着高度负责的态度,对本书提出了宝贵的意见和建议,在此表示诚挚的感谢。

本书编写由于时间仓促及编写人员的水平所限,不妥和错误之处难免,恳请读者批评指正。

温州医科大学附属台州医院　朱坚胜

温州医科大学附属第二医院　陈大庆

2020 年 12 月 3 日

声明

本书涉及的案例,经所在地区法院、医学会、相关医院医疗安全委员会等处理,已得到妥善解决,在此仅供教学使用。

目 录

1. 胸腔穿刺并发症致死亡案例 ▶▶▶

关键词：胸腔穿刺术；并发症；值班和交接班制度；医患沟通制度。

病史简介

患者，女性，86岁。因"发热10余天"于2017年2月4日入院。患者10余天前无明显诱因下出现发热，体温在37.5～38.7℃波动，伴少许咳嗽，咳少量白痰，无胸闷、胸痛、咯血，自行退热处理后体温仍反复升高，门诊查胸部CT考虑"肺部感染"收住入院。

既往有高血压病史。

入院查体

体温37.8℃，脉搏86次/min，呼吸21次/min，血压152/78mmHg，神志清，精神可，皮肤巩膜无黄染，双肺呼吸音粗，闻及散在湿啰音，心率86次/min，心律齐，二尖瓣听诊区闻及3/6级收缩期吹风样杂音，腹平坦，腹肌软，无压痛、反跳痛，肝脾肋下未触及，包块未触及，肠鸣音4次/min，双下肢无水肿。

辅助检查

血常规：白细胞计数 7.5×10^9/L，中性粒细胞百分比80.5%，血红蛋白84g/L，血小板计数 331×10^9/L，C反应蛋白141.5mg/L，血白蛋白25g/L。

胸部CT提示两肺散在炎症，两侧少量胸腔积液，心脏增大，冠状动脉及主动脉壁钙化。

入院诊断：肺部感染、高血压、贫血、低蛋白血症。

病情演变

入院后静脉给予头孢他啶抗感染及化痰、降压、低分子量肝素抗凝等对症支持治疗，患者持续低热，5天后改美罗培南加强抗感染后体温逐渐降至正常，10天后复查胸部CT示"两肺散在炎症较前吸收，两侧胸腔积液较前明显增多，伴两肺下叶节段性不张，心脏增大，冠状动脉及主动脉壁钙化"。考虑患者两侧胸腔积液明显增多，为明确胸腔积液性质对其进行引流，主管医生于当天联系超声科医生行超声引导下胸腔穿刺置管引流术。超声科医生用穿刺针在右侧胸腔成功穿刺，抽到澄清液体后置入导丝，再沿导丝置入胸腔引流管，置管后抽出少量血性液体，之后未再引流出液体，即拔除引流导管。

随后患者诉穿刺处疼痛，伴恶心呕吐，超声科医生通知护送队送回病房。返回病房后，心电监护示血压100/65mmHg，氧饱和度93%，心率90次/min，值班医生考虑胸膜反应可能，予吸氧、静脉推注地塞米松抗炎处理，并予止吐、护胃治疗，患者恶心呕吐症状无明显缓解，且逐渐出现胸闷不适。1小时后患者胸闷气促加重，心率增快，值班医生予甲泼尼龙抗炎处理，并电话请示上级医生，查床旁胸部X线提示右侧大量胸腔积液，急诊血常规示血红蛋白54g/L。胸部X线检查10分钟后患者出现意识不清，心电监护示心率、氧饱和度、血压下降，立即予气管插管、心肺复苏，后抢救无效，宣告死亡。

思考

1. 患者在抗感染治疗后体温恢复正常，但复查胸部CT示两侧胸腔积液增多，胸腔积液原因需考虑什么？该如何处理？

2. 患者超声引导下穿刺抽出少许血性液体后，出现恶心呕吐、胸闷气促、血压下降，需考虑哪些原因？

本案焦点问题

患者死亡后家属向医院医务科投诉：

1. 患者发热已经好转，为什么还要行胸腔积液引流？

2. 患者穿刺结束回病房后出现明显胸闷气促到意识不清之间的 10 分钟，医生病情观察不及时，在抢救过程要求家属签字，明显是在推卸责任。

3. 医生没有充分告知家属胸腔穿刺的风险，患者死亡，家属无法理解。

案例分析

胸腔积液通常分为两大类：漏出液和渗出液。①漏出液：其发生与影响胸腔内液体形成或重吸收的体循环因素改变有关，最后导致胸腔内液体累积，多为双侧，常见原因为充血性心力衰竭、肝硬化、肾病综合征、低蛋白血症等；②渗出液：其发生主要为胸膜通透性增加及壁层胸膜淋巴引流障碍，其形成的区域毛细血管和胸膜发生了改变，多为单侧，常见原因为结核性、恶性肿瘤和炎症性。

患者为老年患者，发热考虑肺部感染，入院后经积极抗感染后体温恢复正常，考虑治疗有效，后复查胸部 CT 提示两侧胸腔积液增多，血白蛋白低，结合 CT 提示心脏增大，且二尖瓣区闻及 3/6 收缩期吹风样杂音，考虑可能和低蛋白血症及心力衰竭相关，需完善心脏彩超并请心血管内科会诊来进一步评估心脏情况。为明确胸腔积液性质，有必要行胸腔穿刺。

> **分析：焦点问题 1**
>
> 患者发热已经好转，为什么还要行胸腔积液引流？
>
> 主管医生为进一步明确胸水性质，有胸腔穿刺指征，但决策前需谨慎评估穿刺风险及获益，必要时需请相关科室会诊，在操作前需详细和患者及其家属阐明穿刺目的及风险。

超声引导下胸腔穿刺失败时，超声科当事医生联系护送队将患者送回病房，但未详细与病房值班医生沟通穿刺情况。有创操作未成功，操作医生未向上级医生汇报，寻求指导。当患者返回病房出现恶心呕吐时值班医生将其仅考虑为"胸膜反应"，并在对其相应处理后症状无缓解，后出现持续胸闷气促，且血压较前下降情况下，病房值班医生仍未给予重视；未考虑到胸腔穿刺损伤血管引起胸腔大出血的可能，对穿刺导致严重并发症的估计不足，没有及时向上级医生汇报，也未与家属进行有效沟通。

> **分析：焦点问题 2**
>
> 患者穿刺结束回病房后出现明显胸闷气促到意识不清之间的 10 分钟，医生病情观察不及时，在抢救过程要求家属签字，明显是在推卸责任。
>
> 当事医生未能正确评估患者病情变化，以致患者死亡，进一步激化医患矛盾，应积极评估及早发现出血征象，争取外科手术或血管介入干预。

胸腔穿刺并发症:血胸、气胸、穿刺点出血、胸膜反应、肺复张后低血压、复张后肺水肿、胸腔内感染等。在行胸腔穿刺前需仔细评估穿刺风险并详细告知患者及其家属穿刺的必要性及可能的并发症,并且在其充分知情理解的情况下签字后进行。本例中,患者在穿刺时首先抽出澄清液体,但置入引流管后却抽出血性液体,应考虑到损伤血管导致出血可能。此时应重新置入导丝,尽量调整置管,如果不能成功,应汇报上级医生共同处理。保留置管很重要,能有效观察出血病情的变化,为后续处理提供参考。

> **分析:焦点问题3**
> 医生没有充分告知家属胸腔穿刺的风险,患者死亡,家属无法理解。
>
> 行胸腔穿刺有创操作前,未及时停止皮下注射低分子量肝素钙,这增加了操作的出血风险。虽然术前告知了患者及其家属要行胸腔积液引流,但未详细说明胸腔穿刺目的及可能的并发症;超声科医生也未详细告知操作可能出现的意外情况,患者家属对此没有心理准备,无法理解患者穿刺后出现大出血导致死亡的结局,在诊疗及医患沟通上存在缺陷。本案例最终经调解后以给予患方经济补偿为解决方案。

医疗安全要点分析

本案例涉及医疗质量安全核心制度中的值班和交接班制度。通过值班及交接班机制保障患者诊疗过程的连续性,对急危重患者必须进行床边交接班,值班医生必须尽职尽责,遇有疑难问题时应及时请示上级医生或患者所在医疗组的医疗组长处理。

在本案例中,患者在超声科穿刺过程中出现血性液体,且出现恶心、呕吐,超声科医生应及时就操作过程与病房值班医生进行详细沟通,告知可能出现的情况,使病房值班医生能及时掌握患者情况。在操作治疗失败时应及时向上级医生汇报,寻求指导和帮助。

本案例中,值班医生在1小时后才向上级医生请示及汇报,存在明显的延迟。回病房后患者恶心、呕吐等症状在经过处理后无缓解,且后续出现胸闷、气促、血压下降,此时值班医生应密切观察病情变化,重新审视是否有其他胸腔穿刺并发症的可能,并及时汇报上级医生,尽早发现血管损伤,积极进行干预。同时需与患者家属加强沟通,增加患方理解,减少医患矛盾。

反思总结

胸腔穿刺术是呼吸内科常见的有创操作,常用于检查胸腔积液的性质、抽液减压或通过穿刺胸膜腔内给药。常见并发症包括胸膜反应、气胸、穿刺点出血、复张后肺水肿、血胸、胸腔内感染等,严重者可危及生命。完善术前评估,规范操作及术后处理,可减少并发症的发生。

在胸腔穿刺等有创操作前,需注意以下事项:

1. 进行有创操作前,需与患者及其家属进行充分有效的沟通,告知操作的必要性和可能出现的并发症,取得患方的理解和配合,并签署知情同意书。

2. 充分评估手术风险,尽最大可能去除导致操作相关并发症的因素,如评估凝血功能、停用抗凝药物等,同时手术严格操作。

3. 胸腔穿刺过程中发生出血时,不能轻易拔掉引流管,应尽量争取成功置管,为观察出血变化提供依据。低年资医生更应当"谨小慎微",遇到问题及时汇报上级医生,不可抱侥幸心理,忽略潜在的大出血风险。

4. 对于有创操作过程中出现并发症者，不同科室间应该进行详细的交接班。当事医生应高度重视，亲自护送患者回病房，与主管医生进行床边交接班。术后应严密观察生命体征，及时发现问题，积极处置。

2. 支气管镜检查并发症致死亡案例 ▶▶▶

关键词：支气管镜；大咯血；会诊制度；多学科联合诊治制度；医患沟通制度。

病史简介

患者，男性，52 岁。因"痰中带血 1 个月，咯血 45 分钟"入院。患者于 1 个月前无明显诱因下出现痰中带血，无其他不适，10 天前至呼吸内科就诊，行胸部 CT 检查后，诊断"支气管扩张伴感染可能"，予静脉滴注头孢他啶抗感染及止咳化痰等对症治疗后症状改善。为进一步明确咯血原因，建议择期行支气管镜检查。完善血常规、凝血功能及心电图等相关检查后，于入院当日上午行支气管镜检查。检查中见"左上、下叶支气管间嵴处见结节样新生物"，予"左上、下叶间嵴新生物活检"，术中患者出现大咯血，量约 500ml，立即予左侧卧位，鼓励患者咳嗽，予止血、紧急配血、请心胸外科和介入科急会诊等抢救措施。急诊以"大咯血，左主支气管新生物待查"收入呼吸内科进一步治疗。

既往体健。

入院查体

体温 36.2℃，脉搏 118 次 /min，呼吸 35 次 /min，血压 100/70mmHg，指脉氧饱和度 93%，神志清，两肺呼吸音粗，可闻及少许湿啰音，心率 118 次 /min，心律齐，各瓣膜听诊区未闻及病理性杂音，腹肌软，无压痛及反跳痛，腹部未触及包块，肝脾肋下未触及，肠鸣音正常，双下肢无水肿。

辅助检查

血常规、凝血功能未见异常。肺部 CT 平扫提示左上、下肺及右下肺见多发囊状扩张影，考虑支气管扩张伴感染的可能。心电图正常。

病情演变

入院后紧急予药物止血、输血、对症支持等治疗，同时请胸外科、介入科、麻醉科急会诊协助救治。12:40 送介入导管室在局部麻醉下行支气管动脉、肋间动脉造影和出血动脉栓塞术。术中诊断：支气管动脉畸形并破裂出血。15:10 患者出现呼吸困难、血压下降，继续予止血、升压、输血等治疗，并请麻醉科会诊行气管插管、呼吸机辅助通气。16:25 患者出现意识改变，呼之不应，频繁咳出较多鲜红色分泌物，经积极抢救无效，于 22:45 死亡。

思考

1. 患者行支气管镜活检术后出现大咯血，应该如何紧急救治？抢救流程如何？

2. 如何降低支气管镜检查术中出现大咯血的风险，当出现大咯血后该如何与患者家属进行有效沟通，以取得家属的信任和理解？

本案焦点问题

出院后患者家属投诉：

1. 患者在行支气管镜检查前医生未充分告知检查相关风险，特别是可能会出现大咯血；在术中要进行活检，但没有医生通知患者家属。

2. 患者出现大咯血后到介入止血治疗拖延时间太久，抢救不及时，导致患者死亡。

案例分析

患者因咯血就诊，行肺部CT检查考虑"支气管扩张伴感染可能"。药物治疗症状改善后，为进一步明确咯血原因，有指征行支气管镜检查，检查前完成血常规、凝血功能及心电图等检查评估，排除支气管镜检查禁忌证，并签署支气管镜诊疗知情同意书，符合支气管镜诊疗操作规范。

支气管镜诊疗术是诊治呼吸系统疾病最有效的手段之一，其检查目的是进一步明确病变性质，协助临床诊断，同时还可进行相应的治疗。大咯血是支气管镜检查中少见但严重的并发症之一，也是支气管镜检查导致死亡的最重要原因。

分析：焦点问题1

患者在行支气管镜检查前医生未充分告知检查相关风险，特别是可能会出现大咯血；在术中要进行活检，但没有医生通知患者家属。

该患者术前完善血常规、凝血功能、心电图等相关检查均未见明显异常，根据患者病情，符合支气管镜检查适应证，无禁忌证。检查中见左上、下叶间嵴处结节样新生物，行左上、下叶间嵴活检，随后患者出现大咯血。术前医生虽已就支气管镜检查与患者及其家属进行告知并获得签字，但存在知情告知不足，对检查及活检可能出现的风险告知不充分，所签署的同意书中无明确针对活检的告知内容。镜下发现新生物时，应谨慎判断性质，建议行胸部增强CT进一步了解新生物与血管的关系等情况，进一步判断出血风险。另外，活检时需再次告知患者家属大咯血等相关风险。患者解剖结构异常，支气管镜操作医生判断存在一定失误，将支气管动脉畸形误诊为结节样新生物，未能做到充分评估及请相关科室会诊协助诊断，也未向患者家属再次告知活检的相关风险，评估不到位，存在一定缺陷。

该患者出现大咯血后，医生立即给予止血、患侧卧位、鼓励咳嗽等处理，并请心胸外科和介入科会诊协助抢救等，紧急住院救治。急诊行支气管动脉栓塞术，但介入止血效果不佳，患者出现咯血窒息，血压下降，随后行气管插管、机械通气，最终抢救无效死亡。

分析：焦点问题2

患者出现大咯血后到介入止血治疗拖延时间太久，抢救不及时，导致患者死亡。

该患者支气管镜活检后大咯血，检查室内启动抢救治疗，并请相关科室急会诊，行急诊支气管动脉栓塞术（BAE），抢救措施基本到位。但应急救治、处理及防范措施仍存在不足：①缺少支气管镜检查大咯血的预防、急救流程和预案；②医疗质量安全核心制度落实不到位，主要是会诊制度、多学科联合诊治制度。从发生大出血到介入手术间隔时间较长，延误了病情。术后未能转至重症监护病房行进一步监护救治，治疗措施不够有效，学科之间的沟通存在缺陷。

医疗安全要点分析

本案例涉及医疗质量安全核心制度中的会诊制度及多学科联合诊治制度。患者支气管动脉解剖结构存在异常，若无法明确诊断，科内应进行讨论、进一步检查明确并行科间会诊，当出现大咯血抢救时，需要多科共同协作、联合诊治。

本案例中，患者因痰中带血就诊，为进一步明确诊断行支气管镜检查。患者术前完善相关检查未见明显异常，检查中见结节样新生物，在未进一步明确新生物性质的前提下，医生贸然行镜下活检术，导致大出血。应该注意：①支气管镜下活检前应完善胸部增强CT以明确病变部位与血管的关系，必要时行科间会诊，多学科共同协作，共同协商制订诊疗方案；②应建立相关有创操作检查的救治和防范措施及流程、严重并发症诊疗及急救处理流程，做好相关的操作风险应急预案；③支气管镜检查前应与患者及其家属进行有效沟通，充分告知相关风险，取得患者及其家属的理解，减少医患矛盾。

反思总结

人体解剖结构并非一致，可能存在先天性解剖异常，在进行有创性检查操作时，必须谨慎小心，提前完善检查并充分评估，尽可能地减少并发症及风险的发生。

对于诊断存在疑问的患者，应注意以下事项：

1. 重视会诊　出现异常情况需及时向上级医生或科主任汇报，同时请相关科室会诊，共同商讨诊疗治疗方案，将风险降到最低。

2. 重视沟通告知　有创操作相关风险大，应提前与患者及其家属做好及时、充分、有效的沟通，充分告知相关的风险及可能出现的并发症，取得患者及其家属的理解及信任。

3. 重视急救流程预案设置　对于高风险有创操作检查，应提前设置相关救治和防范措施流程预案、严重并发症诊疗和急救处理流程预案，一旦出现意外，尽可能减少不良预后的发生。

4. 重视联合诊治　急危重患者的抢救，需联合多学科有效、快速实施，与相关科室密切联系，及时调整治疗方案，尽可能地降低或规避风险。

3. 被冠心病迷惑的主动脉夹层破裂误诊案例 ▶▶▶

关键词：胸痛；急性冠脉综合征；主动脉夹层动脉瘤；急危重患者抢救制度。

病史简介

患者，男性，60岁。因"胸闷半个月，加重伴胸痛4小时"于2009年4月1日14:00入院。患者半个月前安静时出现胸闷，位于胸骨后，持续10余分钟，含服"速效救心丸"可缓解，未就诊，4小时前打牌时突发胸闷不适加重，位于胸骨后，持续存在，伴阵发性胸痛、出汗，含服"速效救心丸"无效，胸痛有加重趋势，遂于11:00至急诊科就诊。查心电图提示ST-T改变，心肌酶谱、肌钙蛋白正常，门诊以"急性冠脉综合征"收住入院。

既往有高血压病史10余年，近半年服用"北京0号"，自测血压最高为185/100mmHg。

入院查体

体温 36.8℃，脉搏 80 次 /min，呼吸 22 次 /min，血压 180/120mmHg，急性面容，神志清，精神可，皮肤、巩膜无黄染，两肺呼吸音清，未闻及干湿啰音，心律齐，心率 80 次 /min，心音低钝，各瓣膜区未闻及明显杂音，腹平坦，腹肌软，无压痛、反跳痛，肝脾肋下未及，双下肢无水肿。

辅助检查

血常规：白细胞计数 9.8×10⁹/L，血红蛋白 110g/L；血生化：血钾 2.8mmol/L，肌酐 167μmol/L，肌酸激酶同工酶 22IU/L，肌钙蛋白 <0.16μg/L。

心电图：胸前导联 ST-T 改变。

病情演变

患者入院后予吸氧、心电监护、告知病重，予口服非洛地平、缬沙坦、盐酸贝那普利降压，注射硝酸甘油降压，口服阿司匹林片及氢氯吡格雷抗血小板，注射低分子量肝素抗凝，口服阿托伐他汀调脂。复查肌钙蛋白 <0.16μg/L，肌酸激酶同工酶 15IU/L，血肌酐 169μmol/L，血钾 2.8mmol/L。血气分析提示氧分压 80mmHg，其余正常。心电图提示 ST-T 改变，同入院前相仿。遂予补钾治疗。

15:20 患者出现冷汗，血压降至 85/47mmHg，立即予停用非洛地平、缬沙坦、盐酸贝那普利及硝酸甘油，血压逐步上升至 135/75mmHg，心率 89～96 次 /min，呼吸 22 次 /min，患者胸闷出汗症状略改善。

17:05 患者在床上解大便时，出现烦躁不安，心电监护示窦性心律，心率 126 次 /min，血压 78/45mmHg，随即出现神志不清，脸色发绀，心电监护提示交界性逸搏心律，心率 58 次 /min。立即予多巴胺 5mg 静脉推注，肾上腺素 1mg 静脉推注，呼吸囊辅助呼吸，通知麻醉科行气管插管。

17:08 患者血压测不出，心率降至 40 次 /min，仍为交界性心律，立即予胸外按压，气管插管，辅以套管内呼吸囊辅助呼吸，并给予多巴胺、肾上腺素、阿托品、碳酸氢钠交替使用，18:11 患者心电图呈一直线，持续胸外按压、辅助呼吸，经积极抢救无效于 19:46 宣布死亡。后行尸体解剖考虑为胸主动脉夹层动脉瘤破裂出血、心脏压塞，死于心力衰竭。

思考

1. 该患者胸痛应如何鉴别诊断？如何处理？

2. 作为值班医生，患者突发病情变化时应如何应对？

本案焦点问题

死亡后患者家属向医院医务科投诉：

1. 患者两次心肌酶谱、肌钙蛋白都正常，当班医生都当作心肌梗死来处理，存在误诊。

2. 入院后至死亡期间，当班医务人员对其检查不到位，处理不及时，导致患者死亡。

案例分析

患者为 60 岁男性，因"胸闷半个月，加重伴胸痛 4 小时"入院。既往有高血压及疑似心绞痛病史。患者第一次查心肌酶谱、肌钙蛋白及心电图为胸痛发作后 1 小时，结合病史，当时不能排除"急性冠脉综合征"诊断。但当临床诊断和实验室检查结果有矛盾时，应抓住这些有意义的线索，重新审视初步诊断，考虑胸痛的其他可能诊断。入院后接诊医生在对患者评估时只延续了针对"急性冠脉综合征"的复查，并没有对胸痛的其他原因做进一步鉴别诊断，忽略了患者表现出的剧烈胸痛、严重的高血压、心电图 ST-T 改变这些蛛丝马迹，错过了及早发现胸主动脉夹层的窗口期。肌钙蛋白常在心肌损伤后 3～6 小时升高，入院后复查肌钙蛋白发生在胸痛后 5 小时，此时 <0.16μg/L 未见增高，"急性冠脉综合征"诊断的准确性大幅降低，这时对于高危的胸痛患者，当班医生应及时安排进一步检查寻找其他原因。

分析：焦点问题 1

患者两次心肌酶谱、肌钙蛋白都正常，当班医生都当作心肌梗死来处理，存在误诊。

当班医生接诊后对胸痛没有进行鉴别诊断。尤其是病情变化过程中，当临床诊断和实验室检查结果不符合时，没有进一步分析鉴别，导致了胸主动脉夹层的漏诊，诊疗过程存在缺陷。

患者入院时需考虑急性冠脉综合征的可能，医生给予心电监护、吸氧、降压、阿司匹林及氢氯吡格雷抗血小板、低分子量肝素抗凝，这些对症处理没有违反医疗原则。医生也对患者病情的严重程度做了预判，及时告知了患者家属病情的严重性。

根据 2019 年《急性胸痛急诊诊疗专家共识》，对于这样一位严重胸痛、血压 180/120mmHg 的患者，应当作为高危致命性胸痛来处理。当班医生对于这名急危重患者胸痛的复杂性认识不足，处理不够完善。查体时没有测量四肢血压有无对称，没有听诊腹部大血管杂音，没有评估凝血功能、D- 二聚体、心脏彩超、大血管超声、胸部计算机体层血管成像（CTA）等，只是重复了血常规、血生化、心肌酶谱、肌钙蛋白及心电图的常规检查，存在检查不到位的问题，延误了诊断时机。当第二次心肌酶谱及肌钙蛋白报告未见增高时，医生对这个重点患者没有及时追踪报告结果，并进一步分析处理，存在处理不及时的问题。

当然，该患者在入院后不久就出现了病情迅速恶化，神志不清，血压下降，心跳呼吸停止，并没有给医生足够的时间来做鉴别诊断的相关检查。这也提示对于病情危重的患者，要在接诊的第一时间厘清诊疗思路，完善相关检查评估病情，并及时根据病情变化调整诊断思路和治疗方案。

患者最后的死亡原因考虑为本身主动脉夹层破裂引起的心脏压塞，该病进展快速，死亡率极高，是患者的直接死因。但当班医生的误诊客观上延误了抢救时机，与患者的死亡后果之间存在一定的因果关系。

分析：焦点问题 2

入院后至死亡期间，当班医务人员对其检查不到位，处理不及时，导致患者死亡。

入院后的处理中，当班医生已对病情的危重性作出了判断，并发出病重通知单，也给予了心电监护、吸氧、降压等对症处理。但当事医生的诊疗思路较为狭窄，且没有及时汇报和请示上级医生，也未请相关科室会诊，在进一步诊疗上存在不及时、不全面的问题。

医疗安全要点分析

本案例涉及医疗质量安全核心制度中的急危重患者抢救制度。

急危重患者抢救制度要求临床科室应当明确急危重患者的范围，包括但不限于以下情形者：①病情危重；②不立即处理可能存在危及生命或出现重要脏器功能严重损害；③生命体征不稳定并有恶化倾向等。医疗机构应建立绿色通道机制，确保急危重患者可得到优先救治。

本案例为急诊入院，表现为剧烈胸痛，血压 180/120mmHg，应当作为高危致命性胸痛来处理，进入急危重患者的评估流程。医生应当优先对该患者进行全面评估和检查，评估可能危及患者生命或者造成严重脏器功能损害的风险，作出诊断，并进行及时干预。

当事医生未能对本例患者的致命性胸痛进行有效的鉴别诊断，没有考虑到主动脉夹层等致命性因素的可能，没有实施全面查体和进一步检查，病情变化时也未对检验结果进行追踪分析，导致了漏诊，也使得患者家属对患者的突然死亡难以接受。如果在一开始就对这个危重患者的胸痛原因进行预判，告知患者家属可能出现的病情变化风险，与家属进行有效沟通，也许可以减少此类医疗纠纷的发生。

反思总结

急性胸痛病因繁多，病情变化迅速，病情严重性差异极大，疼痛和预后程度不完全相关，救治时间依赖性强，是内科的急危重症。急性冠脉综合征（ACS）、急性主动脉夹层（AAD）、急性肺栓塞（APE）、张力性气胸是急性胸痛的四大高危陷阱。

作为医生，在接诊急诊胸痛患者时一定要对胸痛的危险程度作出评估。对于怀疑致命性胸痛的高危胸痛患者需要立即进入抢救流程。根据 2019 年《急性胸痛急诊诊疗专家共识》，急性胸痛伴以下任一情况时，应当立即进入监护室或者抢救室：①意识改变；②动脉血氧饱和度低（＜90%），呼吸衰竭；③血压显著异常；④影响血流动力学的严重心律失常；⑤既往有冠心病史，此次发作使用硝酸甘酯类药物不能缓解；⑥既往有马方综合征，伴有严重高血压；⑦伴呼吸困难，患侧胸廓饱满。当对胸痛患者识别出危险信号时，除了关注生命体征，还应该注意胸痛的持续时间，结合病史、症状、体格检查、辅助检查等快速识别出高危 ACS、AAD、APE、张力性气胸等致命性胸痛。

在病史方面要详细询问患者胸痛的性质、程度、加重及缓解因素，还有持续时间、既往血压控制情况，以及既往有无冠心病、高血压、马方综合征、肿瘤、下肢静脉血栓等病史。体格检查要关注患者意识状态、心率、心律、血氧饱和度和血压等生命体征，对于严重高血压的患者要测量四肢血压，评估有无不对称，进行详细的心肺听诊和腹部大血管听诊。

在辅助检查方面要立即完善心电图、急诊肌钙蛋白、心肌酶谱、肌红蛋白、凝血功能、D- 二聚体、血生化、血气分析等实验室检查，并根据病情需要完善床边超声心动图、肺部 CT 和 CTA 检查。有些检查需要把患者从病房转运至检查室，特别是对危重患者一定要告知在外出检查过程中可能会出现病情变化，甚至有突发呼吸、心搏骤停，需要就地抢救的风险；故需做好抢救预案。

主动脉夹层是临床上少见但病情变化快，病死率高的疾病，发作后 48 小时内的病死率高达 50%。它和急性心肌梗死有着极为相似的临床症状，如剧烈胸痛、大汗淋漓、急性心力衰竭等。由于急性心肌梗死更为常见，对于剧烈胸痛的患者，接诊医生也会"先入为主"地作出急性心肌梗死的诊断，按照心肌梗死处理。但对于合并如下症状的持续胸背痛患者，要警惕主动脉夹层的可能：①伴有异常高血压；②双侧肢体血压及动脉搏动不对称；③有高血压病史；④在起病前有剧烈运动或情绪波动事件发生。此类患者应进一步行超声心动图及 CTA 进行鉴别诊断。主动脉夹层极其凶险，病情变化极快，患者可能在就诊后数小时内就发作并死亡，不给医生留有修正诊断的时间余地，这也导致患者家属对病情的快速进展难以接受，是导致医疗纠纷的重要原因之一。

综上所述，作为临床医生，在接诊急危重患者时，要学会识别危重信号，迅速判断出病情危重程度，在第一时间优先处理急危重患者。要做到全面分析病情，开拓临床思维，不能只考虑常见疾病，要提高对少见疾病，尤其是危重疾病的认识。临床医生必须注意基本功的修炼，要认真采集病史、全面地进行体格检查、及时完善实验室检查并追踪相关结果；诊治过程中必须保持清晰的临床诊疗思路，对有疑问的细节不轻易放过，随时观察病情变化，以便及时更新诊断和治疗方案。

4. 老年患者病情变化大，处理不当酿纠纷 ▶▶▶

关键词：贫血；心肌梗死；医患沟通制度。

病史简介

患者，女性，82岁。因"乏力2个月，加重1周"入院。患者2个月前无明显诱因下出现乏力，伴头晕，干家务活后加重，休息后缓解，无头痛晕厥，无胸闷气促，无消瘦等，患者未行诊治，1周前患者自觉上述症状加重，无胸痛，无腹痛，当地医院查血常规提示血红蛋白88g/L，肌酐179μmol/L，予注射重组人红细胞生成素及口服多糖铁复合物补铁治疗，患者症状无明显改善，今为求进一步治疗来院就诊，门诊以"贫血待查"收住入院。

既往有高血压、2型糖尿病、慢性肾功能不全病史，长期予胰岛素降糖及口服厄贝沙坦氢氯噻嗪降压治疗。

入院查体

体温36.4℃，脉搏82次/min，呼吸20次/min，血压128/82mmHg，神志清，贫血貌，皮肤巩膜无黄染，双肺呼吸音清晰，未闻及干湿啰音，心律齐，未闻及病理性杂音，腹平坦，腹肌软，无压痛、反跳痛，肝脾肋下未触及，双下肢无水肿。

辅助检查

血常规：白细胞计数$6.32×10^9$/L，血红蛋白60g/L，平均红细胞体积91.30fl，平均红细胞血红蛋白量29.60pg，平均红细胞血红蛋白浓度325g/L，血小板计数$332×10^9$/L；血清铁8.0μmol/L；铁蛋白92.6μg/L，叶酸23.20μg/L，维生素B_{12} 708μg/L；肌酐179μmol/L；D-二聚体2.75g/L。

心电图：窦性心律；偶发房性期前收缩；ST-T改变；逆钟向转位。

病情演变

入院后予生理盐水补液治疗，患者当日夜间20:00诉全身不适，生命体征平稳，予吸氧及床旁心电图及血糖测定，床旁心电图提示$V_1～V_3$ ST段轻度压低，$V_5～V_6$ ST段轻微抬高，医生对患者进行安慰，但无其他检查及治疗措施。20:40患者出现意识模糊，呼之无应答，心率45次/min，血压69/23mmHg，血糖15.6mmol/L，立即予胸外按压，静脉推注肾上腺素，静脉微泵多巴胺，急查心电图提示$V_1～V_5$导联ST段明显压低，心肌肌钙蛋白0.740μg/L，D-二聚体6.30g/L，重症监护病房（ICU）及麻醉科会诊，予气管插管，呼吸囊辅助通气，患者心率及血压恢复，心内科会诊考虑"急性心肌梗死"可能，冠状动脉造影风险大，患者家属拒绝。后转至ICU进一步治疗，心脏超声提示左心室节段性异常，予呼吸机辅助呼吸，鼻饲阿司匹林及氯吡格雷抗血小板聚集、阿托伐他汀调脂、低分子量肝素抗凝、多巴胺升压、胰岛素降血糖及输注红细胞等治疗后，患者病情无好转，且出现心力衰竭、血压下降、肾衰竭的情况，患者家属放弃抢救，宣布死亡。

思考

1. 患者贫血处理是否恰当？和心肌梗死是否有关？
2. 急性心肌梗死的临床表现有哪些？老年患者急性心肌梗死有什么特点？

本案焦点问题

出院后患者家属向医院医务科投诉：

1. 医生一开始处理不当，导致患者病情恶化。
2. 患者出现病情变化时，医生处理不及时，最终造成患者死亡。

案例分析

患者有头晕乏力症状，且血常规报告血红蛋白 60g/L，提示重度贫血，入院后仅予生理盐水补液治疗，患者为老年女性，重度贫血，根据《临床输血技术规范》有输血指征，但入院后仅予生理盐水补液，故医生在贫血的处理上存在过失。

> **分析：焦点问题 1**
>
> 医生一开始处理不当，导致患者病情恶化。
>
> 患者贫血诊断明确，且为老年女性，既往有高血压及 2 型糖尿病病史，在贫血病因不明的情况下，应首先明确贫血病因，可根据患者情况输注红细胞对症支持治疗；患者为老年女性、重度贫血，且有头晕乏力症状，有输血指征，但当班医生仅予补液治疗；夜间该患者病情恶化考虑突发急性心肌梗死，不能排除因心肌缺血导致急性心肌梗死的可能，故医生在重度贫血的处理上存在过失。

贫血的治疗原则分为对症治疗和对因治疗。对症治疗的目的是为对因治疗争取时间，主要是对重度贫血、老年人或合并心肺功能不全的贫血患者进行红细胞输注，纠正贫血，改善体内缺氧状态。该患者为老年患者，医生应评估其一般情况确定是否有输血指征，而非在病因不明的情况下进行补铁治疗。

缺铁性贫血诊断标准：①血清铁蛋白 <12μg/L；②骨髓铁染色显示骨髓小粒可染铁消失，铁粒幼细胞少于 15%；③转铁蛋白饱和度 <15%；④红细胞游离原卟啉 / 血红蛋白（FEP/Hb）>45μg/g；⑤小细胞低色素性贫血。

补铁治疗原则：首选口服补铁治疗，治疗应在血红蛋白恢复正常后维持 4~6 个月，待铁蛋白正常后停药；当患者不能耐受口服铁剂或胃肠道正常解剖部位发生改变而影响吸收时，才选择肌内注射或静脉滴注铁剂补铁。注射用铁的总需量按公式计算：[需达到的血红蛋白浓度（g/L）－患者血红蛋白浓度（g/L）]×0.33×患者体重（kg）。

> **分析：焦点问题 2**
>
> 患者出现病情变化时，医生处理不及时，最终造成患者死亡。
>
> 患者为老年女性，出现全身不适时，床旁心电图较入院时心电图 ST 段有明显的变化，医生未予重视，未行肌钙蛋白、心肌酶谱等相关实验室检查，未采取及时请心血管科医生会诊等相关处理，致使患者未得到及时治疗，病情恶化。另外因医生未意识到患者病情变化，

故与患者家属沟通时，未提及患者病情恶化的风险。患者为老年女性，基础疾病多，因此在患者出现不适时，应警惕是否存在突发心脑血管意外的可能，并加强与患者及其家属沟通，充分告知突发心脑血管意外的风险，本案例医务人员在医患沟通上存在一定缺陷。

典型心肌梗死主要表现为心前区、胸骨后压榨性或紧缩性疼痛、心悸、气促，部分患者会有濒死感，结合心电图等检查很容易诊断，但老年人急性心肌梗死（AMI）尤其是合并有高血压、高血脂、糖尿病的情况下，发病时症状多不典型，非典型的 AMI 约占 30%，无症状型 AMI 约占 40%，而典型的 AMI 表现只占 20% 左右，所以老年人的 AMI 易出现误诊及漏诊。非典型的 AMI 临床表现多种多样：①腹痛、恶心、呕吐、腹泻等消化道症状；②畏寒、发热等感染症状；③左肩及左臂疼痛；④咳嗽、气促、呼吸困难等慢性肺病及心力衰竭症状；⑤晕厥、头痛、单侧肢体无力等脑血管病表现。因老年人疼痛感觉迟钝，无痛性 AMI 发生率极高，尤其该患者存在贫血，心肌缺血易诱发 AMI 的发生，故医生在诊疗过程中应高度警惕该病，加强监护，及早行心电监测、24 小时动态心电图检查及心肌酶学检查，在医患沟通中，应加强对目前医学技术的局限性及风险性的告知。

医疗安全要点分析

本案例涉及医疗质量安全核心制度中的医患沟通制度。医患沟通主要服务于患者，尊重和维护患者的知情权、选择权及隐私权，在医患沟通内容中加强对目前医学技术的局限性、风险性的告知，可保证临床医疗工作的顺利进行。本案例病情需要行冠状动脉造影而患者家属拒绝行冠状动脉造影，说明前期沟通存在一定的障碍与困难，这将明显影响后续的治疗效果。此时应该汇报院医务主管部门（或总值班），通过医务主管部门（或总值班）介入，继续与患方进行沟通，一方面引起患方的重视，另一方面争取获得家属理解和支持，减少后续纠纷的产生。

临床上不典型 AMI 发作，容易漏诊及误诊，医生在与患者沟通时应加强医学技术局限性及风险性的告知，可减少医患矛盾。

反思总结

贫血是血液内科常见的疾病，寻找病因是治疗贫血的关键所在，但对于重度贫血、老年人或存在心肺疾病的患者应早期积极予输血支持治疗，尽早改善患者缺血缺氧的情况，为后期的病因治疗赢得时间。

老年患者急性心脑血管疾病发生率高，大多临床表现不典型，医生诊疗过程中应更加细心，动态监测患者病情变化。

在病情评估方面，对急危重症患者，要根据患者病情变化随时进行评估，对于不能或难以进行评估的，应及时向上级医生汇报及专科医生进行会诊，要加强低年资医生对患者病情评估的培训工作，掌握病情评估知识和技能，不断提高业务水平。

5. 心肌梗死患者行经皮冠脉介入术后病情变化最终死亡案例 ▶▶▶

关键词：急性心肌梗死；心搏骤停；危急值报告制度；急危重患者抢救制度。

病史简介

患者，男性，72 岁。因"胸痛、胸闷 2 天，加重伴气喘 6 小时"于 2 月 12 日入院。患者 2 天前出现胸痛，位于前胸部，绞窄样疼痛，伴胸闷，持续 10 余分钟可缓解，反复发作，患者未行诊治，6 小时前疼痛加重，伴气喘明显。19:40 在家属陪同下至急诊就诊。查心电图提示窦性心律、$V_1 \sim V_5$ 导联 ST 段抬高，肌钙蛋白 78μg/L，诊断考虑"急性心肌梗死"，经绿色通道行冠状动脉造影，术中见前降支闭塞 75%，回旋支闭塞 55%，予前降支置入支架一枚（手术时间：20:14—21:00），术后拟"冠状动脉粥样硬化性心脏病，急性心肌梗死"收住心内科。

既往体健。

入院查体

体温 37.1℃，脉搏 101 次 /min，呼吸 22 次 /min，血压 122/72mmHg，神志清，皮肤巩膜无黄染，双肺呼吸音清晰，未闻及干湿啰音，心律齐，未闻及病理性杂音，腹平坦，腹肌软，无压痛及反跳痛，肝脾肋下未触及，腹部未触及包块，双下肢无水肿。

辅助检查

肌钙蛋白 78μg/L，肌红蛋白 193μg/L，B 型尿钠肽 364ng/L。心电图提示窦性心律、$V_1 \sim V_5$ 导联 ST 段抬高。冠状动脉造影提示前降支闭塞 75%，回旋支闭塞 55%。

病情演变

术后予双联抗血小板、抗凝、调脂、扩张冠脉等治疗，术后 2 小时（2 月 12 日 23:00）患者诉胸闷不适，气喘明显，端坐呼吸，大汗淋漓，听诊两下肺可闻及湿啰音，偶可及哮鸣音，心电监护示心率 100 次 /min，指脉氧饱和度 100%，血压 126/70mmHg，心电图提示窦性心律、ST-T 改变，考虑急性左心衰竭，予托拉塞米 20mg 静脉推注后，解小便 300ml。患者仍感胸闷、气喘明显，血压 100/60mmHg，查血气分析提示 pH 7.34，$PaCO_2$ 32mmHg，PaO_2 86mmHg（鼻导管吸氧 8L/min），乳酸 4.5mmol/L。23:50 心电监护提示室上性心动过速，心率 140 次 /min，予胺碘酮 150mg 缓慢静脉推注，随后予以 1mg/min 静脉泵入维持。患者胸闷气喘无缓解，协调借无创呼吸机拟予无创通气，但患者不能配合，烦躁不安，反复沟通后仍拒绝使用，后改鼻导管 10L/min 吸氧，指脉氧饱和度 98%。

因患者病情危重，建议转重症监护病房（ICU）进一步诊治，患者家属要求商议后再行决定。2 月 13 日 00:30 心电监护仍提示室上性心动过速，未转律，心率维持在 140～150 次 /min，再次予胺碘酮 150mg 缓慢静脉推注，00:40 再次请 ICU 会诊，考虑患者病情危重，转运途中存在风险，建议气管插管后转科，并邀请麻醉科急会诊，患者突发呼吸、心跳停止，立即行胸外按压，简易呼吸囊辅助通气，间断给予肾上腺素 1mg 静脉推注，多巴胺静脉泵入，碳酸氢钠静脉滴注。1:21 患者心电监护可见自主心律，心率 55 次 /min，1:30 再次心跳停止，继续心肺复苏等抢救无效，

2:00宣布死亡。

思考

1. 患者考虑急性心肌梗死,冠状动脉造影中见前降支闭塞75%,回旋支闭塞55%,如何处理?如何跟家属沟通?

2. 患者支架置入术后出现胸闷气喘明显,需考虑什么情况?如何处理?

本案焦点问题

患者死亡后家属向医院医务处投诉:

1. 患者有2处心肌梗死,仅1处进行了手术,是否存在问题?

2. 23:00患者第一次病情变化,仅值班医生在处理,无上级医生诊治。有危急值,但未第一时间请ICU会诊指导治疗。

3. 抢救过程中呼吸机借取时间过长,前后用了1小时,医生护士不太会操作。

案例分析

近年来,我国ST段抬高心肌梗死(STEMI)病例数不断增长,其中50%的STEMI患者合并有多支病变。相比于稳定型心绞痛患者,STEMI患者的病变更加弥散、斑块内坏死更多、纤维帽更薄导致斑块更容易破裂。相比于单支冠脉病变,多支病变患者30天死亡率升高、长期预后差。

STEMI合并多支血管病变使血运重建复杂化。随着临床研究的不断创新,国内外指南对于血运重建的策略也在不断改进。目前研究结果倾向于:①完全血运重建,可以改善患者近期和远期的生存率;②对于STEMI合并一支或多支非受累血管病变的患者,"分站式"完全血运重建治疗策略优于"一站式"策略,能够减少短期和长期不良事件的发生。但是需指出的是此类研究多为病例数相对较少的观察性、非随机对照研究,最佳治疗策略仍需进一步探讨。

分析:焦点问题1

患者有2处心肌梗死,仅1处进行了手术,是否存在问题?

本案例患者为高龄男性,查心电图提示窦性心律、$V_1 \sim V_5$导联ST段抬高,肌钙蛋白78.847μg/L、肌红蛋白193.82μg/L,诊断考虑STEMI,冠状动脉造影术中发现前降支闭塞75%,回旋支闭塞55%,结合心电图及前降支狭窄程度,选择先予前降支置入支架一枚,符合急性心肌梗死"分站式"全血运重建流程,符合规范。

医患沟通制度规定急诊患者入院后,责任医生根据疾病严重程度、综合客观检查对疾病作出诊断,在患者入院后2小时内与患者或患者家属进行正式沟通。住院患者病情评估制度规定患者住院过程中医生应随时掌握患者病情变化,并根据病情变化随时对患者进行病情再评估。

该患者在冠脉介入手术当日病情发生变化,家属有意见,医生存在之前未能充分沟通的问题,未能告知病情及术后可能出现的风险;对于患者术后可能出现的猝死,家属没有心理准备,医生也未对可能出现的风险做好防范措施。

分析:焦点问题2

23:00患者第一次病情变化,仅值班医生在处理,无上级医生诊治。有危急值,但未第一时间请ICU会诊指导治疗。

患者病情变化发生在晚间，病情进展快，一线值班医生也一直在处理患者，包括给予吸氧、心电监护及血气分析等。但因临床经验欠缺，未重视血乳酸 4.5mmol/L（正常 <2mmol/L，≥4mmol/L 应报危急值），血乳酸是组织缺氧及病情严重程度的指标，值班医生未在第一时间联系 ICU 会诊，一定程度上延误了救治时机。

急危重患者抢救制度明确规定对危重患者要及时准确地进行救治，观察病情变化，做好各项记录。抢救有困难时要及时报告上级医生，不得以任何借口推迟抢救。该心肌梗死患者病情进展快，值班医生未第一时间联系上级医生到现场参与救治，存在处理不当，在制度执行上存在不足，导致了医患纠纷。

患者急性心肌梗死，术后当晚发生心源性休克、心源性肺水肿，无创通气是针对心源性肺水肿治疗的一种策略。

分析：焦点问题 3

抢救过程中呼吸机借取时间过长，前后用了 1 小时，医生护士不太会操作。

因并不是所有科室都配备无创呼吸机，且患者病情变化发生在晚间，在协调呼吸机时存在流程不畅，导致上机时间延误。呼吸机是抢救患者的重要治疗手段，需要全员进一步强化无创呼吸机使用的培训。另外应建立一套完整的抢救设备科室间借用流程，尽可能缩短借用时间。

医疗安全要点分析

本案例涉及医患沟通、病情评估、急危重患者抢救、会诊、危急值管理、设备借用等多个方面。医疗质量安全是医务人员时刻需要关注的。本例中，值班医生未第一时间联系上级医生到现场参与救治，违反了急危重患者抢救制度；同时值班医生未能在患者住院过程中密切关注病情变化并进行再评估，未重视检验中的异常指标，未很好贯彻执行住院患者病情评估制度。应注意改善医院的流程，加强科室管理和制度建设，对于核心制度要不定期加强培训，抢救设备如呼吸机、监护仪、输液泵等使用要加强全员培训。

反思总结

规范落实患者病情评估，是保证医疗质量、保障患者安全的基础。应做到综合评估新入院患者的病情严重程度、各器官功能状态等，为患者制订合理、规范的诊疗方案，保障医疗质量和医疗安全。本案例中医生未能很好地评估患者的病情，对危重患者的重视程度不够，未能动态把握患者的病情变化，在患者病情恶化后未及时报告上级医生，未寻求相关科室会诊协助诊治，共同商讨治疗方案，影响了抢救效果，教训深刻。同时，在危重患者诊疗的过程中，应与患者家属做好及时有效的沟通，取得患方理解，减少医患纠纷。

6. 原本要做微创封堵术为何变为开胸术？ ▶▶▶

关键词：室间隔缺损；心脏介入封堵术；术前讨论制度；医患沟通制度；会诊制度。

病史简介

患者，男性，5岁。因"检查发现先天性心脏病5年余"入院。患者出生50天后体检发现"先天性心脏病，室间隔缺损（膜周部）"，一直未予治疗，平日患者一般情况好，无气促、无活动后蹲踞、发绀、双下肢水肿，无反复咳嗽、咳痰。定期复查心脏彩超。1个月前曾到当地医院查心脏彩超：先天性心脏病，室间隔缺损（膜周部）并有膜部瘤形成，室水平左向右分流，左心室收缩功能在正常范围，现为进一步治疗就诊入院，拟"先天性心脏病"收住心血管内科治疗。

患者足月顺产，出生后曾有新生儿黄疸。

入院查体

体温36.5℃，脉搏102次/min，呼吸22次/min，血压124/85mmHg，体重15kg，神志清，精神一般，眼睑无水肿，口唇红润，颈静脉无怒张，呼吸平稳，节律整齐，双肺呼吸音清，未闻及干湿啰音，心界正常，心率102次/min，心律齐，胸骨左缘第3肋间可闻及3/6级收缩期喷射性杂音，腹平坦，腹肌软，无压痛、反跳痛，肝脾肋下未触及，腹部未闻及血管杂音，肠鸣音正常，右手掌先天畸形（多指），双下肢无水肿，神经系统未见异常。

辅助检查

心脏彩超：先天性心脏病，室间隔缺损（膜周部）并膜部瘤形成，室水平左向右分流。

病情演变

入院后完善相关检查。

血常规：白细胞计数12.10×10^9/L，中性粒细胞百分比15.5%，血红蛋白136g/L；肝肾功能、电解质、凝血功能、大小便常规未见异常。

彩色多普勒超声心动图：各房室不大，室壁不厚，房间隔连续性好，室间隔与左心室后壁逆向运动，搏幅正常；室间隔上部相当于动脉圆周10点钟处回声中断3～4mm；缺损边缘距主动脉瓣约2mm，距三尖瓣约1mm；主动脉不宽，管壁光滑，搏幅尚可，主动脉瓣开放尚可，关闭尚可；各瓣膜开放关闭好；主动脉弓降部未见异常；冠状静脉窦增宽，约6.8mm；M型二尖瓣呈双峰，前后叶逆向，E-E间距相等。

彩色及频谱多普勒特征：室水平收缩期可见束状红五色彩流由左心室经缺口进入右心室，左心室内血流传播速度4.06m/s，主动脉跨瓣压差66mmHg；左心功能测值：射血分数56%，左心室内径缩短率28%，舒张末期容量35ml，收缩末期容量15ml，每分钟搏出量20ml。考虑先天性心脏病，室间隔缺损（膜周部），室水平左向右分流；冠状静脉窦增宽，考虑永存左上腔静脉。

胸部X线片：心影增大，以左、右心室增大为主，符合左向右分流型先天性心脏病（室间隔缺损）。

住院第2天在导管室行左右心导管检查＋室间隔缺损封堵术，术中患者血压下降至55/24mmHg，立即予升压、对症等抢救处理，患者血压恢复至74/42mmHg，指测血氧饱和度100%，行床边心脏彩超检查未见心脏压塞、主动脉瓣及三尖瓣反流,冠状静脉窦增宽 10.6mm。观察半小时,患者收缩压在 60～100mmHg 波动,舒张压在 40～60mmHg 波动,考虑患者存在三尖瓣狭窄或右心室流出道梗阻,不排除封堵器造成,请心胸外科急会诊,于 12:20—14:28 行体外循环下室间隔缺损修补 + 封堵器取出术。术后患者病情好转平稳出院。

思考

1. 行心脏介入手术时出现严重并发症需紧急开胸手术的处置流程?

2. 该患者出现病情变化需紧急开胸手术时,该如何与患者家属沟通,取得家属的信任和理解?

本案焦点问题

出院后患者家属向医院医务科投诉:

1. 医生术前准备不完善,术前未完成配血,导致开胸手术延误,手术风险增加。

2. 医生在术前未详细告知家属心脏介入手术风险和介入手术可能出现的并发症。

3. 患者抢救处理流程不规范,缺乏相应应急预案。

案例分析

患者为先天性心脏病,室间隔缺损(VSD),心超提示:VSD(膜周部),室水平左向右分流。

1. VSD 封堵术适应证

(1)膜周部 VSD:①年龄通常≥3 岁;②有血流动力学意义的单纯 VSD;③ VSD 上缘距主动脉右冠瓣≥2mm;④无主动脉右冠瓣脱入 VSD 及主动脉瓣反流。

(2)肌部 VSD 通常直径＞5mm。

(3)外科术后残余分流。

2. VSD 封堵术禁忌证

(1)活动性心内膜炎,心内有赘生物,或引起菌血症的其他感染。

(2)封堵器安置处有血栓存在,导管插入途径有血栓形成。

(3)缺损解剖位置不良,封堵器放置后影响主动脉瓣或房室瓣功能。

(4)严重肺动脉高压导致右向左分流。

该患者有手术适应证,无手术禁忌证。医生术前予完善常规实验室检查和心脏彩超,充分给予补液水化。并将手术的必要性及可能出现的风险向患者及其家属说明,其表示理解,并签署手术知情同意书。

分析:焦点问题 1

医生术前准备不完善,术前未完成配血,导致开胸手术延误,手术风险增加。

患者行 VSD 封堵术时,出现血压下降,急诊床边心脏彩超检查未见心脏压塞、主动脉瓣及三尖瓣反流,冠状静脉窦增宽 10.6mm。考虑存在三尖瓣狭窄或右心室流出道梗阻,立即请心胸外科急会诊体外循环下行室间隔缺损修补 + 封堵器取出术。但术前准备不充分,未及时完成配血工作,导致:①患者送到手术室后需等待配血、取血后才能进行开胸体外循环手术,对手术造成一定延误;②由于没有按常规配血只能启动应急用血机制,增大了手术风险;③体外循环手术有时用血量较大,如果临时用血量大(特别是稀有血型),可能面临缺血风险。医生在治疗处置流程上存在缺陷,使相关手术治疗风险增加。

"心血管疾病介入检查治疗知情同意书"明确写明行介入封堵手术可能发生的风险：①封堵器移位或脱落。②封堵器出现血栓形成、空气栓塞可引起肺栓塞、脑栓塞等；可能出现术后残余漏、溶血、对金属封堵器过敏、手术不成功、治疗效果不好的情况。③因病情状况可能需要紧急进行外科手术或急诊外科搭桥治疗。④部分患者在术中和术后可能会发生心脑血管意外，可能危及生命，甚至导致死亡；抗凝药物可能引起严重的内脏出血，包括脑出血、消化道出血及泌尿道出血等。⑤心导管术需在X线照射下进行，受试者将接受一定量的辐射，对健康有潜在影响。⑥其他，如X线机械或相关仪器故障、特殊介入器械引起的并发症，或者其他罕见并发症。

分析：焦点问题2

医生在术前未详细告知家属心脏介入手术风险和介入手术可能出现的并发症。

手术前，医生已与患者家属进行充分告知及沟通，包括手术相关风险及可能出现的并发症，并签署相关手术同意书。当患者出现病情变化，考虑封堵器移位致三尖瓣狭窄或右心室流出道梗阻时，立即请心胸外科急会诊，并紧急进行了外科开胸手术。但介入手术并发症发生后的沟通告知应进一步加强，将患者病情变化和转科手术治疗的必要性及紧迫性充分告知家属，以取得患者家属理解和信任，减少医患纠纷发生的可能性。

本案例中，当患者行VSD封堵术后出现严重并发症时，医生立即请心胸外科急会诊，转科行急诊外科手术，电话汇报医务部及医疗事务管理科相关负责人，并考虑患者病情急危重，立即邀请外院专家现场指导手术，相关会诊记录按时完成。

分析：焦点问题3

患者抢救处理流程不规范，缺乏相应应急预案。

该患者经医生判断需要紧急开胸手术时，术前准备不充分，未完善术前配血，导致手术时间有延误，风险增加。心内科应制订及完善心脏介入手术不良事件及预案、心脏介入手术需紧急开胸手术的处置流程等。

会诊制度落实不到位：①未认真遵照院内急会诊流程执行，未及时完善院内会诊申请和会诊记录；②对于本院一时不能诊治的疑难病例，邀请院外会诊应由科室主任提出，经医务部同意，并与有关单位联系，确定会诊时间。

虽然医生抢救处置及时快速正确，但在抢救诊疗处理流程上存在缺陷，应改进。

医疗安全要点分析

本案例涉及医疗质量安全核心制度中的会诊制度。对于心血管疾病相关介入手术的患者，应完善严重并发症相关应急预案及处置流程，当并发症发生时，能做到妥善处理，积极应对，并在请相关科室会诊协助紧急救治时，规范执行流程，减少风险发生。

本案例中，患者为先天性心脏病、VSD的患者，择期入院行VSD封堵术。在整个治疗过程中应该注意：①严格评估患者的病情，有无手术适应证及禁忌证，优先选择手术方法简便、对患者创伤轻、康复快的手术方式；②加强多学科会诊交流，制订相关严重并发症紧急处置流程，必要时及时转专科进一步救治。

反思总结

VSD 是最常见的先天性心脏病,约占先天性心脏病的 20%,可单独存在,也可与其他畸形并存。无有效预防措施,应做到早发现、早诊断、早治疗,及时进行手术治疗一般可以达到和正常人无异的效果。

心血管介入封堵手术,应注意以下事项:

1. 重视应急预案流程 制订并完善心脏介入手术不良事件预案、心脏介入手术需紧急开胸手术的处置流程,将风险降至最低。

2. 重视术前准备 术前讨论制度的执行,术前相关准备的完善,可以有效地缩短手术特别是急诊手术的开台时间,减少相关手术及治疗风险的发生。

3. 重视会诊,规范流程 多学科会诊协商交流,指导诊治,共同制订规范化诊治流程及严重并发症抢救流程,减少潜在纠纷的发生。

4. 加强医患沟通 术前做到充分、及时、有效的沟通,取得患者及家属的理解信任和配合。

7. 为什么心脏冠状动脉造影让我的肾脏受损了? ▶▶▶

关键词:冠状动脉造影;肾周脓肿;医患沟通制度;会诊制度。

病史简介

患者,男性,56 岁。因"反复胸闷、胸痛 3 个月,加重半个月"入院。患者于 3 个月前日常活动时出现胸闷、胸痛,部位以胸骨中下段及心前区为主,呈胀闷痛,无放射痛,持续约 10 分钟,休息后可缓解,无大汗,无恶心、呕吐,无气促,无夜间阵发性呼吸困难,无端坐呼吸,无心悸,无发热、畏寒等不适;经当地医院治疗后无好转(具体不详)。半个月前症状加重且反复发作,每次持续时间约 30 分钟,自服速效救心丸、复方丹参滴丸后症状稍好转,现为进一步诊治来院就诊,门诊拟"冠状动脉粥样硬化性心脏病"收住心血管内科。

既往有高血压病史 5 年,最高血压达 170/90mmHg,口服硝苯地平缓释片 20mg,每日一次,血压控制尚可。

入院查体

体温 36.6℃,脉搏 77 次 /min,呼吸 20 次 /min,血压 140/54mmHg,神志清,精神一般,眼睑无水肿,口唇红润,颈静脉无怒张,呼吸平稳,节律整齐,双肺呼吸音清,未闻及干湿啰音,心界正常,心率 77 次 /min,心律齐,各瓣膜听诊区未闻及杂音,腹平坦,腹肌软,无压痛及反跳痛,肝脾肋下未触及,未闻及腹部血管杂音,肠鸣音正常,双下肢无明显水肿。

辅助检查

心电图提示窦性心律;电轴左偏;ST-T 改变。

病情演变

入院后给予调脂、降压治疗并完善术前相关检查。入院第 2 天经股动脉行冠状动脉造影,术后返回病房,患者出现左侧腰背部疼痛并逐渐加重,伴冷汗、恶心等,床边彩超提示肾周 27mm 血肿,考虑左侧肾周血肿,立即嘱患者卧床休息,给予止血、补液等对症处理,请泌尿外科急会诊,同时超声动态观察血肿的变化。患者左腰痛逐渐减轻病情平稳,复查超声提示左肾周血肿较前明显好转,给予出院。

思考

1. 患者行冠状动脉造影后出现肾周血肿,作为医生该如何进行抢救处理?

2. 患者冠状动脉造影后出现肾周血肿,该如何与患者及其家属进行有效沟通,获得理解和配合?

本案焦点问题

出院后患者家属向医院医务科投诉:

1. 患者行冠状动脉造影导致肾周血肿严重并发症,为医生操作不当所致,操作医生负有责任。

2. 医生抢救治疗措施是否正确?有无相关应急处置流程预案?

案例分析

该患者以"胸闷、胸痛"为主诉就诊,胸闷、胸痛呈进行性加重,心脏彩超未见异常,心电图提示 ST-T 改变,考虑心脏血管病变可能性大,有行冠状动脉造影检查的指征,术前检查无明显禁忌证,故行冠状动脉造影。术后患者出现左侧腰背部疼痛明显,急查肾脏彩超提示左肾周低回声区,肾周积血,考虑为左侧肾周血肿。

冠状动脉造影的适应证:①以诊断为主要目的;②以治疗为主要目的。其中以诊断为主要目的包括不明原因的胸痛,无创性检查不能确诊,临床怀疑冠状动脉粥样硬化性心脏病。

冠状动脉造影的禁忌证:①对碘或造影剂过敏;②有严重的心肺功能不全,不能耐受手术者;③未控制的严重心律失常如室性心律失常;④电解质紊乱;⑤严重的肝、肾功能不全者。

冠状动脉造影的并发症:①术中、术后可能出血及血肿形成主动脉夹层、动静脉瘘、假性动脉瘤、腹膜后血肿,大出血需要输血治疗(输血可能导致输血反应或传染病的发生),必要时需外科手术等;②术中损伤神经、邻近器官及相应的血管,骨筋膜隔室综合征,气胸,血胸。

分析:焦点问题 1

患者行冠状动脉造影导致肾周血肿严重并发症,为医生操作不当所致,操作医生负有责任。

患者反复胸闷、胸痛 3 个月,近半个月出现加重,诊断不明确,有行冠状动脉造影的适应证,无手术禁忌证;行冠状动脉造影术后患者出现左腰部明显疼痛,急诊超声确诊为左肾周血肿。腹膜后血肿是经股动脉入径行介入治疗后的严重周围血管并发症。肾周血肿是腹膜后血肿之一,多见于外伤导致肾损伤,介入操作中多与导丝损伤肾动脉、抗血小板聚集或抗凝药物引起肾自发出血有关。该患者冠状动脉造影后出现左侧肾周出血并发症,原因不能排除导丝损伤所导致出血,与医生器械使用、操作技术可能存在一定相关性。

分析:焦点问题 2

医生抢救治疗措施是否正确?有无相关应急处置流程预案?

当患者出现严重并发症时,医生虽予积极抢救处理,但心内科缺乏介入手术相应严重并发症发生时的应急处置流程预案。会诊制度落实不到位,后续诊治处置缺少专科指导意见。医患沟通存在缺陷,术前、术中、术后的知情告知不够充分。

患者出现肾周血肿并发症后，医生立即请泌尿外科急会诊，嘱患者卧床休息，止血、对症等保守治疗，动态复查超声观察血肿变化，严密监测血常规和尿常规。经积极治疗处理，患者病情平稳，左腰痛减轻，超声示左肾周血肿较前明显好转，给予出院。

医疗安全要点分析

本案例涉及医疗质量安全核心制度中的会诊制度，对于救治中有疑难问题的患者，特别是需要跨学科专业的，应行科间会诊甚至全院会诊，寻求多科共同协作，制订最佳治疗方案。

本案例中，患者行冠状动脉造影导致左侧肾周血肿，经积极救治处理，患者病情最终转危为安。在处理手术相关严重并发症患者的时候，应该注意以下几点：

1. 建立相关介入手术的救治和防范措施，严重并发症诊疗及急救处理流程，做好相关的操作风险应急预案流程。

2. 当治疗处置存在难度，跨学科专业时，应及时行科间会诊，多学科共同协作，必要时行全院会诊，共同商讨制订更优的诊疗方案。

3. 应与患者及其家属加强有效沟通，充分告知相关风险，取得患者及其家属的理解和信任，减少医患纠纷的发生。

反思总结

冠状动脉造影是诊断冠状动脉粥样硬化性心脏病（简称"冠心病"）的一种常用而且有效的方法，是一种较为安全可靠的有创诊断技术，现已广泛应用于临床，被认为是诊断冠心病的"金标准"。肾周血肿是腹膜后血肿之一，起病隐匿，往往在出现低血压或休克时才引起重视，早期临床表现各异。行介入手术的患者，应注意以下事项：

1. 重视会诊 对于诊疗方案选择及制订存在异议的患者，特别在诊治过程中病情发生变化时，应该及时行科间会诊，共同商讨制订最优诊疗方案，减少相关操作检查的风险。

2. 重视应急预案流程 对于任何介入操作检查，建立相关介入手术的救治和防范措施，严重并发症诊疗及急救处理流程，做好相关的操作风险应急预案流程。

3. 重视沟通 无论是学科之间沟通，还是医患之间沟通，都应做到充分、及时、有效。

8. 没有胸痛的心肌梗死 ▶▶▶

关键词：急性冠脉综合征；冠状动脉造影；疑难病例讨论制度；首诊负责制度；会诊制度。

病史简介

患者，男性，58岁。因"反复阵发性胸闷6天"入院。患者6天前活动时出现胸闷，每次持续约10分钟，休息后可缓解，无胸痛，无咳嗽咳痰。6天来上述症状反复发作，至外院检查心电图提示ST段改变，建议行冠状动脉造影，为进一步诊治到来心血管内科门诊就诊。门诊医生诊断：胸闷待查；怀疑急性心肌梗死；高血压Ⅲ级，很高危；高脂血症。建议必要时行冠状动脉造影，并预约住院。

13小时前患者胸闷再发并加重，胸部闷胀不适，4小时前伴有剧烈干咳、大汗、气促，背部紧缩感,不能平卧,胸闷持续不缓解,无明显胸痛,无头晕、眼花,无恶心、呕吐等,于凌晨 00:25 至急诊科就诊,诊断:急性冠脉综合征可能;高血压。急查床边心电图提示 I、aVL、V_1～V_4 导联异常,Q 波并 ST 段抬高 0.2～0.4mV,予心电监护、书面告病危、请心内科急会诊等处理。心内科以"冠状动脉粥样硬化性心脏病,急性前壁、高侧壁心肌梗死,心源性休克,Killip 分级Ⅳ级;高血压;高脂血症"收入心内科冠心病监护病房(CCU)。

既往有高血压病史 5 年余,规范治疗,血压控制可,有高血脂病史。

入院查体

体温 36.3℃,脉搏 127 次/min,呼吸 26 次/min,血压 98/66mmHg,神志清,急性病容,精神一般,眼睑无水肿,口唇发绀,颈静脉无怒张,呼吸急促,节律整齐,双肺呼吸音粗,双肺可闻及大量干湿啰音,心界正常,心率 127 次/min,心律齐,各瓣膜听诊区未闻及杂音,腹平坦,腹肌软,无压痛及反跳痛,肝脾肋下未触及,未闻及腹部血管杂音,肠鸣音活跃,双下肢无水肿。

辅助检查

心电图提示:窦性心动过速;电轴不偏;I、aVL、V_1～V_4 导联异常 Q 波并 ST 段抬高 0.2～0.4mV。

病情演变

患者于入院当日 1:18～2:00 行急诊冠脉造影,术中见左主干末段三分叉处 99% 狭窄,前降支及回旋支心肌梗死溶栓后(TIMI)1 级,显影不良,右冠脉 2 段中 80% 狭窄,行主动脉内气囊反搏+左主干、前降支及回旋支经皮冠脉腔内成形术+支架植入术,手术过程顺利,术后返回 CCU 继续治疗。患者术后反复急性左心衰竭发作,指脉氧降至 58%～60%,予气管插管呼吸机辅助呼吸、利尿、镇静、扩张血管、升压、抗心律失常等积极抢救和处理,病情无好转,于入院后第 4 天抢救无效死亡。

思考

1. 患者曾在外院检查心电图提示 ST 段改变,如果你作为首诊医生,你会如何处理?完善什么检查?

2. 患者入院行急诊冠脉造影后,病情仍危重,心源性休克一直无法改善,该如何与患者家属进行有效沟通?

本案焦点问题

出院后患者家属向医院医务科投诉:

1. 患者至门诊就诊,门诊医生前期诊断有延误治疗的重大失误,导致患者没有得到及时救治而死亡。

2. 患者治疗抢救处理流程是否及时正确?

案例分析

患者以反复阵发性胸闷为主诉就诊,曾在外院检查心电图示 ST 段改变,建议行冠状动脉造影,为进一步诊治而就诊。门诊医生诊断为:胸闷待查;高血压;高脂血症。建议必要时行冠状动脉造影、预约住院等处理。后患者症状再发并加重,急诊拟"胸闷待查;怀疑急性心肌梗死"收入院行急诊冠脉造影,术后病情危重,心源性休克未纠正,经积极抢救治疗,最终仍抢救无效死亡。

胸闷的主要病因：

1. 呼吸道疾病　气管支气管内肿瘤、气管狭窄、气管受外压（甲状腺肿大、纵隔内肿瘤）等。

2. 肺部疾病　肺气肿、支气管炎、支气管哮喘、肺不张、肺梗死、气胸等。

3. 心脏疾病　某些先天性心脏病、风湿性心脏瓣膜病、冠心病、心肌供血不足、心脏肿瘤、肺心病等。

4. 膈肌疾病　膈肌膨升症、膈肌麻痹症等。

5. 其他　如体液代谢和酸碱平衡失调等；抽烟也能引起胸闷。

急性冠脉综合征是以冠状动脉粥样硬化斑块破裂或侵袭，继发完全或不完全闭塞性血栓为病理基础的一组临床综合征，包括急性 ST 段抬高心肌梗死、急性非 ST 段抬高心肌梗死和不稳定型心绞痛。

分析：焦点问题 1

患者至门诊就诊，门诊医生前期诊断有延误治疗的重大失误，导致患者没有得到及时救治而死亡。

患者因反复胸闷就诊，曾在外院查心电图提示 ST 段改变，作为首诊医生仅给予建议必要时行冠状动脉造影、预约住院等处理，未复查心电图及完善心肌酶谱、肌钙蛋白等相关重要辅助检查，未进一步评估患者病情及明确诊断，首诊医生在诊疗流程上存在一定缺陷。

患者行急诊冠脉造影后转入心内科 CCU 继续治疗，病情仍危重且不稳定，心源性休克未能纠正，指脉氧饱和度持续偏低，心内科虽予积极的抢救治疗处理，但治疗效果差，病情无法逆转。

急性心肌梗死合并心源性休克的治疗原则：

1. 绝对卧床休息。

2. 扩充血容量　根据心功能状态和血流动力学监测资料，估计输液量和输液速度。

3. 使用血管活性药物　补足血容量后，若休克仍未解除，应考虑使用血管活性药物。

4. 尽量缩小心肌梗死范围　静脉和 / 或冠脉内溶血栓治疗，紧急经皮冠脉腔内成形术和冠脉搭桥术。

5. 积极治疗并发症。

6. 其他　药物治疗同时或治疗无效情况下，有条件单位可采用机械性辅助循环，甚至全人工心脏及心脏移植手术等。

心源性休克死亡率极高，目前国内报道为 70%～100%，及时、有效地综合抢救可提高患者的生存率。

分析：焦点问题 2

患者治疗抢救处理流程是否及时正确？

患者急性心肌梗死合并心源性休克，虽已行冠脉造影并开通闭塞动脉，但患者病情危重，休克难以改善，反复心力衰竭及心律失常发作。对于如此危重而治疗效果不佳的患者，虽然医生予积极抢救对症处理，但未重视医疗质量安全核心制度中的病例讨论制度及会诊制度，未在科内甚至全院及时进行危重疑难病历讨论，寻求制订最优的治疗方案，经治医生在治疗抢救流程上存在缺陷。

医疗安全要点分析

本案例涉及医疗质量安全核心制度中的疑难病例讨论制度、会诊制度。对于病情疑难危重且治疗效果不佳的患者，一方面科室内应进行疑难危重病例讨论，另一方面行科间会诊甚至全院会诊，寻求多科共同协作，制订最佳治疗方案。

本案例中，患者以反复阵发性胸闷为主要症状就诊，曾在外院检查心电图提示 ST 段改变，此次心血管内科门诊首诊医生仅建议必要时行冠状动脉造影，予预约住院处理。后患者症状再发并加重，虽经积极抢救治疗，但最终仍抢救无效死亡。应该注意以下几点：

1. 落实首诊负责制度，对于病因未明的患者，应完善相关重要辅助检查，进一步明确病因及评估患者病情。

2. 对于疑难危重患者的救治，应联合科内及多学科会诊共同讨论及商定，制订更为优良的治疗方案。

反思总结

急性冠脉综合征是一种常见的严重的心血管疾病，是冠心病的一种严重类型。常常表现为发作性胸痛、胸闷等症状，可导致心律失常、心力衰竭，甚至猝死，严重影响患者的生活质量和寿命。但如能及时采取恰当的治疗方式，则可大大降低病死率，并减少并发症，改善患者的预后。

对于疑难危重的患者，应注意以下事项：

1. 重视首诊　对于患者的首次诊疗，完善相关的重要辅助检查，及时得当的诊疗流程，有助于进一步明确病因，减少不良事件的发生。

2. 重视会诊　疑难危重患者的救治，需联合多学科有效实施，与相关科室密切联系，及时调整治疗方案，尽可能地降低或规避风险。

3. 重视沟通

(1) 加强科室内部沟通：疑难危重的病例应在科内多探讨，集思广益。

(2) 加强医患之间的沟通，及时充分的告知患者病情，取得患者家属的理解，提高纠纷防范意识。

9. 捡了芝麻，丢了西瓜：一例胃癌漏诊案例　▶▶▶

关键词：胃癌；日间手术；术前评估；三级查房制度。

病史简介

患者，男性，63 岁。因"发现结肠腺瘤 7 天"于 2019 年 4 月 9 日入院。患者 7 天前因"便血"行结肠镜检查，提示"结肠多发腺瘤"，当时无腹痛腹胀，无腹泻，无里急后重，无食欲减退、乏力，无畏寒发热，拟行内镜下治疗收住日间病区。术后病理提示（结肠）管状腺瘤伴低级别上皮内瘤变。住院期间查癌胚抗原（CEA）和糖类抗原 19-9（CA19-9）升高，出院记录中有检查结果异常项目，但未做详细告知。出院后 2 周至消化科门诊复诊，门诊医生未关注到出院记录中

CEA 和 CA19-9 异常的描述，未对患者做进一步检查。

2019 年 8 月 22 日因"腹胀"再次至门诊就诊，复查结肠镜提示结肠多发腺瘤、息肉，患者当时有脐周胀痛，阵发性，与饮食及体位改变无关，伴大便性状改变，解黄色糊状便，偶有便血，无里急后重，无便秘腹泻等。2019 年 9 月 12 日再次收住日间病区行内镜下息肉切除治疗。术后病理示（结肠）管状腺瘤伴上皮低级别上皮内瘤变。第二次住院期间查 CEA 和 CA19-9 明显升高，经管医生仍未重视，没有安排进一步检查。

既往高血压病史 3 年，规律服用厄贝沙坦氢氯噻嗪片，血压控制情况良好。

入院查体

体温 36.7℃，脉搏 75 次 /min，呼吸 17 次 /min，血压 126/79mmHg，神志清，皮肤巩膜无黄染，浅表淋巴结未及肿大，两肺呼吸音清晰，未闻及干湿啰音，心律齐，未闻及病理性杂音，腹平坦，腹肌软，无压痛、反跳痛，肝脾肋下未触及，腹部未触及包块，肠鸣音正常，双下肢无水肿。

辅助检查

2019 年 4 月 9 日肿瘤系列检查提示 CEA 23.5μg/L，CA19-9 695.8IU/ml。

2019 年 9 月 12 日肿瘤系列检查提示 CEA 40.6μg/L，CA19-9 2 471.3IU/ml。

病情演变

患者两次均因发现结肠腺瘤后，为行内镜下治疗入住日间病区，住院期间查肿瘤指标升高，住院医师当时未予以重视，相关化验结果未汇报上级医生及告知患者，术后便予以出院。门诊复诊时门诊医师也没有关注到这个重要诊断信息。第二次出院一周后主管医生整理病历时才发现肿瘤指标异常，召回患者进一步入院检查。2019 年 9 月 24 日患者第三次入住消化科，胃镜检查提示胃癌，腹部 CT 提示大量腹水，网膜污垢状改变，考虑转移。病理提示（胃窦）少量腺癌组织。此时距离第一次入住日间病房已经有 5 个多月。

思考

1. CEA 和 CA19-9 升高的原因有哪些？需做哪些检查？

2. 住院医师该如何处理经治患者的检查异常报告和病情变化？

本案焦点问题

患者家属向医院医务科投诉：

1. 该患者是否符合日间手术准入指征？

2. 患者两次住院期间均发现肿瘤指标升高，未告知患者应进一步检查及治疗，延误了治疗时机。

案例分析

患者因"结肠腺瘤"收住日间病房进行日间手术管理。日间手术是指能在 24 小时内完成"入院—手术—出院"的有计划进行的手术和操作。

日间手术准入标准：①临床诊断明确；②为本医疗机构已开展成熟的术式；③手术时间预计不超过 2 小时；④围手术期出血风险小；⑤术后疼痛可用口服药缓解，能快速恢复饮食，不需要特殊术后护理；⑥术后经短暂恢复能达到出院标准。

日间手术患者筛选流程：①门诊医生进行病种筛选，开具相应检查项目；②患者完成相关检查；③手术、麻醉术前评估，符合条件的患者预约入院。这个过程中门诊医生应充分了解患者病史（包括现病史、个人史、既往史及药物应用史等）、体格检查、实验室检查及特殊检查中有价值的信息，评估患者有无日间手术准入指征。

分析：焦点问题1

该患者是否符合日间手术准入指征？

该患者第一次入住日间病区前门诊行结肠镜检查提示"结肠腺瘤"，诊断明确，内镜下结肠腺瘤切除术为非常成熟的术式，手术时间相对较短，围手术期出血风险小，术后经短暂恢复可以出院，符合日间手术准入标准。但住院期间发现肿瘤指标升高需进一步诊治，应及时转回普通病房。患者第二次入院前有腹胀、大便形状改变等症状，并且4月份肿瘤指标升高明显，应考虑患者存在恶性肿瘤可能，应收住普通病房进一步完善检查及治疗。门诊医生再次收住日间病房存在对病情评估不足的问题。

分析：焦点问题2

患者两次住院期间均发现肿瘤指标升高，未告知患者应进一步检查及治疗，延误了治疗时机。

该患者两次均入住日间病区，日间病区主要收住24小时入、出院手术的患者，虽然患者住院时间短、病床周转快，但是对诊疗规范和核心安全医疗制度的执行切不可掉以轻心。该患者住院期间检查发现肿瘤指标升高，经管医师有责任掌握患者病情及变化，修订合理的诊疗计划，并充分告知患方，保证患方及时掌握病情及治疗效果，避免出现疾病的遗漏或延误。但是本案例中住院医师对异常检查结果未予以重视，没有汇报上级医生；主刀的上级医生也未充分进行术前评估，导致患者胃癌漏诊5个多月，存在诊疗规范落实不到位的缺陷。

医疗安全要点分析

本案例涉及医疗质量安全核心制度中的三级查房制度，患者住院期间不同级别的医生均应以查房的形式评估患者病情、制订与调整诊疗方案、观察诊疗效果等。三个不同级别的医生可以包括但不限于：主任医师或副主任医师、主治医师、住院医师。

1. 主管医生（一般指主治医师）查房要求

（1）主管医生应每日全面地查房。

（2）对医疗小组所主管的患者要全面巡视，严格执行诊疗计划，并落实到位。在查房中，若遇到疑难危重患者，应及时向上级医生汇报。

（3）检查医疗小组的诊疗计划和医疗记录的执行或记载情况，并督促下级医生及时完成，密切观察病情，根据病情改变及时修订诊疗计划。

（4）指导下级医生进行诊疗性操作。

2. 经治医生（一般指住院医师）查房要求

（1）实行24小时负责制。

（2）经治医生进行上下午查房各一次。

（3）对所管患者全面巡视，对各项医疗检查要及时完成；对各种治疗要适时进行；对各项医嘱要及时开具或停止，做到患者病情变化和医嘱相一致。

（4）带领住培学员、实习医生进行下午查房。根据查房发现情况及时汇报上级医生，做好处理及交班记录。

（5）有责任对住培学员、实习医生病历书写质量和各项检查治疗执行情况进行检查和纠正，以保证患者的诊疗计划及时全面地完成。

（6）经治医生认真、及时地执行上级医生的医嘱。

3. 住培学员查房要求

（1）实行 24 小时负责制。

（2）住培学员跟随上级医生进行上下午查房各一次。

（3）对所管患者全面巡视，掌握病房患者动态，并及时向上级医生汇报。

（4）履行交接班制度，危重、术后及新入院患者实行床旁交接班，及时准确记录病程日志，如遇有医疗疑难问题时，及时汇报上级医生。

（5）住培学员认真、及时地执行上级医生的医嘱。

本案例中，该患者住院期间肿瘤指标异常。诊疗组医生应加强对患者病情及检测结果的汇报及分析。住培学员发现异常检查结果需及时汇报上级，主治医师需要全面每日查房，根据病情调整诊疗方案；主刀医生术前及术后 24 小时内需通过查房评估患者病情；出院随访时需加强对患者既往检查结果的回顾与分析。

反思总结

日间手术目前已经成为很多科室开展诊疗的重要途径，它可以很大程度上节省患者等候及诊疗中花费的时间和费用，但是提高效率决不能以牺牲医疗质量为代价！日间手术患者出入量大，周转快，需要医务人员时刻保持警惕，更应该严格遵守诊疗规范和医疗质量安全核心制度，避免造成不良后果。

因此应该做到以下几点：

1. 入院前评估　日间手术应明确准入指征，初步排查患者有无合并其他复杂疾病及基础健康情况。

2. 严格管理　日间患者住院期间，诊疗组内医生应遵守三级查房标准，密切关注患者病情变化，根据病情变化及时调整诊疗计划。

3. 加强学习　低年资医生应该重视患者住院期间各项检查异常，结合病情，多提出疑问，决不能轻易放过。更需要在工作中形成一套合理的处置流程：先自行分析，不懂可以查阅资料；再向上级医生汇报，与上级医生共同讨论。并根据病情安排合理的诊疗。通过反复训练，快速积累临床经验，提高诊治能力。

4. 加强沟通　患者的诊疗计划、诊疗效果及病情变化应充分告知患方，加强医患沟通。

5. 出院随访　日间患者出院前应全面评估是否符合出院指征，并建立电话及门诊随访等，关注患者治疗效果。

综上所述，医务人员应时刻保持"精益求精，一丝不苟"的工作态度，对患者的疾病诊断、诊疗计划、病情变化及预后严格把关，才能更有效地保障诊疗效果。

10. 摘除肠息肉，为什么把我的肠子切出血了？ ▶▶▶

关键词：结肠息肉；结肠镜；下消化道出血；医患沟通制度。

病史简介

患者，女性，70岁。因"反复左下腹痛半年，加重10天"入院。患者半年前出现左下腹隐痛不适，肛门排气排便后有所好转，无黑便血便，无腹泻便秘，无发热等，予调节肠道菌群、解痉等治疗后有所好转，但仍反复。10天前患者左下腹痛加重，排便次数较前减少。为进一步诊治，门诊以"腹痛待查"收住入院。

既往有高血压、脑梗死病史，长期服用阿司匹林肠溶片、硝苯地平缓释片。

入院查体

体温37.0℃，脉搏70次/min，呼吸20次/min，血压130/82mmHg，神志清，皮肤巩膜无黄染，双肺呼吸音清晰，未闻及干湿啰音，心律齐，未闻及病理性杂音，腹平坦，腹肌软，无明显压痛、反跳痛，肝脾肋下未触及，腹部未触及包块，肠鸣音4次/min，双下肢无水肿。

辅助检查

血常规：白细胞计数$8×10^9$/L，血红蛋白105g/L，血小板计数$300×10^9$/L。血生化：肝肾功能正常。粪常规：隐血试验阳性。肿瘤指标：癌胚抗原6.2μg/L。全腹部CT平扫：肠腔可见较多内容物。

病情演变

入院后继续服用阿司匹林肠溶片、硝苯地平缓释片，予双歧杆菌三联活菌胶囊调节肠道菌群、乳果糖口服液通便等治疗，患者第2天夜间行肠道准备，第3天上午10:20行结肠镜检查，结果提示乙状结肠可见一约0.5cm大小息肉。口头征求患者同意后行结肠镜下肠息肉活检摘除术，后病理提示管状腺瘤伴低级别上皮内瘤变。术后予流质饮食，卧床休息。

患者入院后第4天上午9:10解暗红色血便一次，量约100g，无腹痛、头晕等不适，血压110/60mmHg，心率75次/min。查粪常规：隐血试验（++++）；查血红蛋白105g/L，国际标准化比值2.4。予停用阿司匹林肠溶片、禁食、卧床休息、补液。患者后仍反复解暗红色血便3次，量共约300g，感头晕乏力，测血压89/50mmHg，心率100次/min，复查血红蛋白85g/L。予输红细胞悬液2IU、加快补液，行急诊结肠镜，结果提示乙状结肠创面渗血，予钛夹夹闭创面。后患者出血停止，病情好转出院。

思考

1. 患者下腹痛需考虑哪些疾病？需做哪些检查协助诊断？

2. 患者结肠镜检查发现肠息肉，该如何处理？如何与患者及其家属沟通？

本案焦点问题

出院后患者向医院医务科投诉：

1. 患者服用阿司匹林，结肠镜检查前为什么不停用阿司匹林？

2. 结肠镜检查发现肠息肉，未充分告知患者及其家属相关风险就行肠息肉摘除，造成术后出血。

3. 患者肠息肉摘除术后解血便，为什么不立即行结肠镜下止血，延误了治疗时机。

案例分析

患者为老年人，反复下腹痛，大便隐血试验阳性，癌胚抗原偏高，考虑肠道疾病（如肠癌）可能，有行结肠镜检查指征。

根据 2018 年亚太胃肠病协会（APAGE）联合亚太消化内镜学会（APSDE）发布的《服用抗栓药物患者接受急诊和择期内镜检查的管理指南》，内镜操作分为低出血风险择期内镜操作、高出血风险或超高出血风险择期内镜操作。

1. **低出血风险择期内镜操作** 包括内镜下活检、超声内镜（未行细针穿刺抽吸）、经内镜逆行胆胰管成像（ERCP）放置胆管或胰管支架、推进式或装置辅助小肠镜、胶囊内镜，放置食管、小肠或结肠支架、氩离子凝固术。

2. **高出血风险择期内镜操作** 包括息肉切除术、ERCP 乳头切开术、球囊括约肌成形术、狭窄扩张术、静脉曲张注射或套扎术、经皮内镜下胃或空肠造口术、超声内镜细针穿刺抽吸、壶腹切除术。

3. **超高出血风险择期内镜操作** 包括内镜黏膜下剥离术、大息肉（>2cm）内镜下黏膜切除术。

对于要进行低出血风险择期内镜操作的患者，如既往服用单联抗血小板药物，不推荐停用；如既往服用双联抗血小板治疗，不推荐将两种抗血小板药物均停用。对于要进行高出血风险或超高出血风险择期内镜操作的患者，如既往服用单联抗血小板药物，不推荐停用阿司匹林，超高风险操作除外；如单联使用氯吡格雷等 P2Y12 受体拮抗剂，推荐操作前停用氯吡格雷 5 天，一旦达到有效止血，应立即恢复氯吡格雷使用；如既往双联抗血小板治疗，超高危操作需停用两种抗血小板药物，高出血操作推荐操作前停用氯吡格雷 5 天，并继续服用阿司匹林，一旦达到有效止血，应立即恢复氯吡格雷用药。

分析：焦点问题 1

患者服用阿司匹林，结肠镜检查前为什么不停用阿司匹林？

患者既往有脑梗死病史，长期服用阿司匹林，停用阿司匹林有再次出现脑梗死的风险。结肠镜检查及镜下活检属于低出血风险择期内镜操作，结肠镜检查前未停用阿司匹林符合《服用抗栓药物患者接受急诊和择期内镜检查的管理指南》。但服用阿司匹林会增加活检出血风险，检查前需与患者及其家属充分告知沟通，患方知情理解并签字后方能行结肠镜检查。并且要向结肠镜检查医生交代病情，做好防范工作。

患者结肠镜检查发现乙状结肠一约 0.5cm 大小息肉，内镜下诊断考虑腺瘤可能性大。大肠息肉组织学分类包括腺瘤性息肉和非腺瘤性息肉，腺瘤性息肉包括管状腺瘤、绒毛状腺瘤、管状绒毛状腺瘤；非腺瘤性息肉包括错构瘤性息肉、增生性息肉、炎症性息肉。腺瘤性息肉有癌变风险，一旦发现建议行息肉切除。内镜下可以对大肠息肉分类进行大致的判断，确诊需进行病理分析。该患者内镜下显示腺管开口呈管状，考虑腺瘤可能性大，有切除指征。

结肠镜下肠息肉切除属于侵入性有创操作，且有一定出血及穿孔风险，术前需充分告知患者及其家属操作的必要性、手术方式、相关风险等，患方知情理解签字后才能进行相关操作。该患者为老年人，有脑梗死病史，且长期服用阿司匹林，术后出现出血、发生心脑血管意外风险增加,更需要加强沟通,取得患方的理解。

> **分析: 焦点问题2**
>
> 结肠镜检查发现肠息肉,未充分告知患者及其家属相关风险就行肠息肉摘除,造成术后出血。
>
> 结肠镜检查医生发现肠息肉后,判断为腺瘤性息肉,有指征行内镜下切除,但仅口头告知,告知不充分,并且未行书面告知签字,流程上存在缺陷。

患者肠息肉术后出现解血便,结合病史,首先考虑创面出血。下消化道出血需严密监测生命体征,观察黑便或血便情况,定期复查血红蛋白、尿素氮等以判断是否存在活动性出血;抗休克、补充血容量放在一切医疗措施的首位。晶体液或并用胶体液扩容是治疗失血性休克的主要方案。根据《临床输血技术规范》,对于内科急性出血引起的血红蛋白和血容量的迅速下降并伴有缺氧症状,血红蛋白 <70g/L 或红细胞比容 <0.22,或者出现失血性休克时考虑输血。有效的止血治疗非常重要,对于术后创面出血,保守治疗效果不佳时应积极尝试内镜下止血。

> **分析: 焦点问题3**
>
> 患者肠息肉摘除术后解血便,为什么不立即行结肠镜下止血,延误了治疗时机。
>
> 发现该患者术后出血后予停用阿司匹林、禁食、补液、输血等治疗,措施到位。但需考虑到患者服用阿司匹林,不易自行止血,应及时行结肠镜下止血。而该患者内科保守治疗效果差,到失血性休克后才进行结肠镜下止血,增加了患者的医疗费用且延长了住院时间,也极大增加了操作的风险,由此可能导致不良预后。因此经治医生在肠息肉术后出血的诊治过程存在缺陷。

医疗安全要点分析

本案例涉及医疗质量安全核心制度中的医患沟通制度和病历管理制度。为保护患者的合法权益,维护良好的医疗秩序,防范医疗纠纷,确保医疗质量与安全,医务人员与患者或其家属沟通时应本着诚信的原则,尊重对方,耐心倾听对方的倾诉。医患沟通包括院前沟通、入院时沟通、入院后沟通、住院期间沟通、出院时沟通。住院期间沟通包括患者病情变化时的随时沟通、有创检查及有风险处置前的沟通、变更治疗方案时的沟通等。每次沟通都应在病历中有详细的记录,沟通记录在查房记录或病程记录后。内容有时间、地点、参加的医务人员及患者或其家属姓名,以及实际内容、结果,在记录的结尾处应要求患者或家属签署意见并签名,最后由参加沟通的医务人员签名。

在本案例中,患者有脑梗死病史,长期服用阿司匹林,反复下腹痛,需行结肠镜等检查,住院期间应充分与患者及其家属沟通,沟通重点:①患者住院期间及结肠镜等有创操作后可能会出现心脑血管意外、消化道出血等,应密切观察病情,做好相关预案;②患者结肠镜检查过程中发现肠息肉,如判断有息肉切除指征,应充分告知患者及其家属操作的必要性及相关风险,取得知情同意并书面签字后,行息肉切除,术后严密止血,并观察病情变化;③术后发现出血后,应再次告知患者及其家属相关病情及下一步治疗措施,做好解释工作,安抚其情绪,取得他们的配合及理解,减少不必要的医患矛盾及医疗纠纷。

反思总结

消化内镜检查在消化道疾病的诊断和肿瘤筛查中有重要的作用，消化道内镜包括胃镜、结肠镜、小肠镜、胶囊内镜等。在胃肠镜检查中，有时会发现息肉。很多患者为避免再次行内镜操作，会要求当场行内镜下息肉切除，有些内镜检查医生会"好心"行内镜下治疗，却没有按规范流程做好书面知情同意，遗留纠纷隐患。有时会"好心办坏事"，一些患者息肉治疗后出现出血甚至穿孔，引起患者的不满意，甚至会出现医疗纠纷。

有创操作前需评估患者有无适应证及禁忌证，有无相关影响内镜检查和操作的基础疾病，如高血压、心脏病、脑血管疾病等；另外用药史也很重要，应询问有无服用阿司匹林、氯吡格雷、双嘧达莫等抗血小板药物，华法林、利伐沙班、低分子量肝素等抗凝药物，以及激素等药物。

内镜检查和内镜下操作前需患方知情同意后签字，尤其对于高危患者，更要加强沟通，取得理解及信任。操作过程中如出现其他情况，如发现息肉需内镜下治疗或出血需内镜下止血等，原则上需再次充分告知并签字后才能进行。操作后对高危患者需做好交班工作，严密观察病情，病情有变化及时处理，及时与患者及其家属沟通。

规范的评估和告知是一个梳理流程和控制风险的过程，在繁忙的工作中，切不可贪图方便遗漏规定动作，在临床诊疗过程中，严格遵循诊疗规范，应做好沟通工作，才能避免"好心办坏事"。

11. 做个胃镜，人怎么就没了呢？　▶▶▶

关键词：腹痛；胃镜；心肌炎；急危重患者抢救制度；首诊负责制度；病历管理制度。

病史简介

患者，女性，51岁。因"上腹部疼痛1天"于2017年7月8日来消化科门诊就诊。患者1天前突发上腹部疼痛，呈阵发性，进食后明显，伴胃灼热、恶心，无黑便，无眼白发黄、尿黄，无胸闷气促，无呼吸困难。首诊医生初步诊断：腹痛待查；胃炎。建议行胃镜检查，患者拒绝，于是给予口服奥美拉唑胶囊、铝碳酸镁咀嚼片治疗，用药5天后症状未好转，患者遂再次来院就诊，门诊医生开出普通胃镜检查。

既往有高血压病史，否认糖尿病、心脏病等病史。

门诊查体

体温37.2℃，脉搏100次/min，呼吸18次/min，血压122/72mmHg，神志清，肥胖，皮肤巩膜无黄染，双肺呼吸音清晰，未闻及干湿啰音，心律齐，未闻及病理性杂音，腹稍膨隆，腹肌软，无压痛、反跳痛，肝脾肋下未触及，腹部未触及包块，肠鸣音5次/min，双下肢无水肿。

辅助检查

血常规、血生化未见明显异常。

病情演变

患者预约7月13日行胃镜检查。胃镜检查前测血压130/77mmHg，当日10:39开始行胃镜检查，操作顺利，10:44胃镜检查结束，胃镜提示慢性浅表性胃炎伴糜烂。

患者由其丈夫陪同行至胃镜室门口时（约 10:46）突发神志不清，心跳呼吸骤停，立即予心肺复苏，建立静脉通道，急诊化验血常规、血生化、血气分析，约 11:01 送至重症监护病房，继续予以胸外心脏按压、气管插管、心电监护、肾上腺素静脉推注，抢救至 14:38 分患者自主心跳呼吸仍未恢复，宣布死亡。后行尸体解剖考虑患者为心肌炎伴心壁全层大片坏死破裂、心脏压塞致急性心力衰竭而死亡。

思考

1. 上腹部痛应注意哪些致命性疾病？

2. 患者胃镜检查前需进行哪些评估？

本案焦点问题

患者死亡后家属提出医疗诉讼：

1. 患者两次门诊就诊为什么没查出有心脏疾病？

2. 胃镜检查前未详细询问病史，除测量血压外，未做心电图等任何检查，导致胃镜检查后死亡。

3. 患者出现心跳呼吸骤停后进行抢救，但在内镜中心进行抢救的 10 余分钟无相关记录，是不是抢救措施不到位？

案例分析

患者为中老年女性，因"上腹痛 1 天"就诊于消化内科门诊。腹痛多数由腹部脏器疾病引起，但腹腔外疾病及全身性疾病也可引起。接诊医生诊断思路要广，针对腹痛患者要认真了解病史，进行全面的体格检查和必要的辅助检查，综合分析，这样才能作出正确的诊断。对于中老年患者出现上腹痛，除了考虑消化系统疾病外，需警惕心血管疾病如急性心肌梗死、心肌炎、主动脉夹层等。接诊时应询问腹痛是否与活动相关，有无胸闷心悸等相关症状，除了腹部重点查体外，应仔细行心肺相关查体，必要时行心电图、心脏超声、心肌酶谱、肌钙蛋白等相关辅助检查。

心肌炎是指以心肌局限性或弥漫性炎性为主要表现的疾病，临床表现各异，主要取决于病变的广泛程度和严重程度，少数可完全无症状，轻者可表现为发热、咳嗽、腹痛、腹泻等非特异性症状；重者可表现严重心律失常、心力衰竭、心源性休克甚至猝死。猝死型多于活动中猝死，死前无心脏病表现，尸检证实急性心肌炎。因此，单依靠临床症状难以诊断心肌炎。心肌炎的诊断要结合临床、心电图、心脏超声、心肌损伤标志物等检查，有时需做心内膜心肌组织活检来确诊。

> **分析：焦点问题 1**
>
> 患者两次门诊就诊为什么没查出有心脏疾病？
>
> 本案例中，患者胃镜检查前无典型的心肌炎相应症状及体征，诊断较为困难。但该患者两次至消化内科门诊就诊，门诊记录太过简单，未考虑到心脏疾病可能，未进行心电图等相关检查，且在经验性用药 5 天症状未好转后仍把诊断局限于消化系统。因此门诊医生在诊疗过程中存在缺陷。

胃镜检查对上消化道疾病的诊断有重要作用。该患者上腹痛原因不明，且经验性用药效果欠佳，有行胃镜检查指征，但胃镜检查前需评估有无相关禁忌证。

首先，门诊首诊医生应把好第一关，详细询问病情，包括有无严重心肺疾病，如严重心律失常、心肌梗死急性期、重度心力衰竭、哮喘发作期、呼吸衰竭等；有无口腔咽喉急性炎症、食管或胃急性腐蚀性炎症、主动脉瘤、脑梗死、脑出血、烈性传染病、精神病等；评估有无休克、消化道穿孔等。《消化内镜指南》（第3版，日本消化内镜学会主编，汪旭主译）未明确要求检查前必须检查心电图、心肌酶，但如年龄50岁以上、可能存在潜在的心血管疾病高危因素者应常规做心电图等检查。如不能排除心脏疾病，应及时让患者至心内科就诊或请心内科会诊。

其次，内镜检查医生及护士应把好第二关，再次询问有无心肺疾患、相关服药史（如阿司匹林、氯吡格雷、华法林、利伐沙班）等，以及查看心电图等相关辅助检查结果，并测量血压，高危患者行心电监护。并且胃镜属有创检查，医方在检查前要有风险告知及患方签字。在胃镜检查过程中严密观察，如有面色青紫、血氧饱和度下降等变化，应及时停止检查。在操作结束后，应询问有无胸闷胸痛等不适。

> **分析：焦点问题2**
>
> 　　胃镜检查前未详细询问病史，除测量血压外，未做心电图等任何检查，导致胃镜检查后死亡。
>
> 　　该患者为51岁女性，体型肥胖，有高血压病史，存在心血管疾病高危因素，但门诊医生及内镜检查医生、护士均未询问相关病史，未进行心电图等检查，胃镜检查前未把好关，在诊断与治疗流程上存在缺陷。

遇到病情危重的患者，如有急性循环或呼吸功能严重障碍等危及生命的征象，应积极进行救治。抢救时，必须严格执行抢救规程和预案，确保抢救工作及时、快速、准确、无误。在抢救结束后6小时内应据实记录抢救过程。

> **分析：焦点问题3**
>
> 　　患者出现心跳呼吸骤停后进行抢救，但在内镜中心进行抢救的10余分钟无相关记录，是不是抢救措施不到位？
>
> 　　该患者胃镜检查后出现心跳、呼吸骤停，医务人员及时建立静脉通道、抽取标本、气管插管及心肺复苏，抢救的措施是及时正确的，但医方缺少抢救文字记录，在病历记录上存在缺陷。

该案例最终经市医学会鉴定，患者死亡的直接原因系自身心肌炎伴心壁全层大片坏死破裂、心脏压塞致心源性猝死。发生猝死后抢救过程符合规范，但在内镜室抢救记录缺少，病历记录存在缺陷。胃镜检查与心肌坏死无因果关系，虽然检查前已经做了告知，但检查前未注意到患者存在心血管疾病高危因素，评估不足。综合分析，判定为一级甲等医疗事故，医方负次要责任。

医疗安全要点分析

本案例涉及医疗质量安全核心制度中的首诊负责制度、急危重患者抢救制度和病历管理制度。

首诊负责制度指首诊医生在一次就诊过程结束前或由其他医生接诊前，负责该患者全程诊疗管理的制度。本案例中，门诊接诊医生应该详细询问病情，仔细进行体格检查和必要的辅助检查,按照规范做好医疗记录,保障医疗行为可追溯。但医生病历记录过于简单,缺乏对心血管高危因素的评估。此外,对于复诊接诊医生来说,按照门诊病历书写要求,应该重点记录患者治疗后效果、查体和重要检查结果,暂时无法确诊的病例要求鉴别诊断记录,而不是仅仅开具检查单。

急危重患者抢救制度指为控制病情、挽救生命,对急危重患者进行抢救并对抢救流程进行规范的制度。按照急危重患者抢救制度和病历管理制度,病危病重患者应进行病危病情告知,抢救结束 6 小时内应书写抢救记录,包括病情变化、抢救时间及措施、参加抢救人员姓名、抢救人员职称等。本案例中,患者出现心跳、呼吸骤停后,医务人员立即对患者进行心肺复苏抢救、建立静脉通道、急诊血化验、会诊等一系列措施,符合规范,但未及时全面记录抢救过程,并且无病危通知单,导致发生医疗纠纷时缺少此部分证据。

反思总结

腹痛是临床极为常见的症状,也是促使患者就诊的重要原因。临床医生诊断思路要广,对于腹痛患者接诊医生不能只注重腹部阳性体征,只做和腹痛相关的检查,还应该考虑到其他疾病引起腹痛的可能,尤其是可能危及生命的危重症如急性心肌梗死、心肌炎、主动脉夹层、主动脉瘤等。

心肌炎临床表现轻重悬殊较大,且起病初期也常以心外表现为首发症状,易误诊、漏诊。尤其是首发表现为心外症状的心肌炎患者,诊断难度大。要避免误诊、漏诊,首先要仔细询问病史和查体,防止漏掉有价值的症状和体征;其次,应该防止疾病诊断中过分注重某一系统症状或体征,而忽视其他系统所致的思路狭窄;最后,也应该对实验室检查进行正确、全面的分析。这要求医生有广阔的知识面和科学的诊断思路,认真详细地采集病史及体格检查,并给予必要的实验室检查,做到既不漏诊、误诊,也不盲目诊断。

在诊疗过程中应该按照病历书写规范书写病历,保证有本可依。对于侵入性和有创检查,检查前要充分评估,严格掌握适应证和禁忌证,进行风险告知和确保知情同意,尽量规避不良后果。

在患者出现危及生命的情况或重要脏器功能严重损害时,应立即采取有效措施进行抢救,并及时记录,避免医疗纠纷。

12. 结肠镜检查致肠穿孔案例 ▶▶▶

关键词:肠梗阻;结肠镜;肠穿孔;术前讨论制度;会诊制度;医患沟通制度。

病史简介

患者,女性,88 岁。因"腹痛、腹胀 24 天,肛门停止排便排气 3 天"入院。患者于 24 天前无明显诱因下出现右下腹胀痛,呈阵发性,无肩部、腰背部、腹股沟放射痛,伴腹胀,无恶心、呕吐,无反酸嗳气,无黄疸,无胸闷,无呼吸困难等其他不适。当地医院诊断"阑尾炎",给予治疗后腹痛无缓解。近 3 天来患者腹部胀痛加重,伴恶心、呕吐,呕吐为胃内容物,肛门停止排气排便,为进一步治疗就诊,急诊拟"肠梗阻"收住胃肠外科。

入院查体

体温 36.5℃,脉搏 96 次 /min,呼吸 20 次 /min,血压 135/86mmHg,神志清,双肺呼吸音稍

粗,未闻及明显干湿啰音,心律齐,未闻及病理性杂音,腹部膨隆,未见肠型及蠕动波,腹肌稍紧张,全腹压痛,以右下腹压痛明显,右下腹麦氏点压痛、反跳痛(+),肝脾肋下未触及,叩诊腹部鼓音区扩大,肝浊音界存在,无移动性浊音,肠鸣音减弱,无气过水声。

辅助检查

血常规:白细胞计数 13.87×10^9/L,中性粒细胞百分比 79.3%,红细胞计数 4.61×10^{12}/L,血红蛋白 127g/L。血生化:总胆红素 10.5μmol/L,谷丙转氨酶 10IU/L,淀粉酶 62IU/L,钠 126mmol/L,氯 90mmol/L。腹部及胸部 X 线片提示升主动脉增宽性质待查,肠梗阻。盆腔及全腹部 CT 符合小肠梗阻征象;并可见双肾及肝右后叶上段囊肿。

病情演变

入院后完善相关检查,全腹部 CT 平扫及增强扫描提示:升结肠套叠,管壁黏膜弥漫性增厚,怀疑肿瘤或炎症;小肠梗阻改变;肠周脂肪间隙模糊,不除外腹膜受累;腹膜腔及腹主动脉旁多发淋巴结影。

与家属沟通下危重通知,予禁饮禁食、胃肠减压、加强抗感染、灌肠、补液、维持电解质和酸碱平衡等对症支持治疗,拟行肠镜检查以明确诊断。住院后第 10 天行电子肠镜检查,检查中发现升结肠肝曲肿瘤,无法通过后退镜,后患者出现明显腹痛,急查腹部立位 X 线片见两膈下大量透亮气体影,肝脏及部分肠管受压移位,腹内气液平面较入院前一天的腹部立位 X 线片明显减少。结合病史,气腹原因考虑结肠穿孔,于当日 13:00 在全身麻醉下进行急诊手术。术中见腹腔内少量淡黄色腹水,肠管表面有脓苔,癌肿位于升结肠,并见癌肿套入结肠远侧,癌肿致肠管梗阻,癌肿已突破浆膜,回肠壁明显炎性水肿,部分回肠扩张积液积气,癌肿约 10cm×12cm×12cm 大小,右半结肠系膜大量淋巴结肿大,结肠中动脉根部可见淋巴结肿大,肝脏表面不平有肝硬化表现,乙状结肠粘连较扭曲,可见一直径 2.5cm 穿孔,行右半结肠癌切除术 + 乙状结肠穿孔修补术 + 肠粘连松解术 + 肠造瘘术 + 腹腔置管引流术,手术经过顺利,术中诊断:升结肠癌、肠梗阻、乙状结肠穿孔、急性腹膜炎。术后转重症监护病房治疗,好转后转回外科继续对症支持治疗。经术后积极治疗,患者病情稳定,腹部伤口愈合好,予出院。

思考

1. 患者行电子肠镜检查后出现肠穿孔,应该如何实施紧急抢救流程?

2. 该如何与患者家属进行充分有效的沟通以取得家属的理解和配合?

本案焦点问题

出院后患方向医院医务科投诉:

1. 医生电子肠镜检查适应证、禁忌证掌握不恰当,术前操作难度及风险评估、时机掌握存在不足。

2. 医生术前未与患者、家属充分告知相关操作检查的风险及并发症。

3. 肠镜检查后医生的观察处理是否及时到位,抢救流程是否及时准确?

案例分析

患者因"肠梗阻"收治入院,入院后予积极用药、对症支持治疗后,患者肠梗阻症状较前改善,但患者肠梗阻病因未明,腹部 CT 提示:升结肠套叠,管壁黏膜弥漫性增厚,怀疑肿瘤或炎症。故先行电子肠镜检查以便于镜下观察并取组织活检,明确病变性质,进一步详细制订手术治疗方案。

1. 电子肠镜检查适应证

(1)有下消化道症状，如腹泻、便秘、大便习惯改变、腹痛、腹胀、腹部包块等，诊断不明确。

(2)原因不明的下消化道出血，包括显性出血和持续性隐性出血。

(3)低位肠梗阻及腹块不能排除肠道疾病者。

(4)X线钡剂灌肠检查结果阴性，但有明显的肠道症状，尤其疑有恶变者，或X线钡剂检查异常，但不能定性者。

(5)大肠息肉和早期癌需在内镜下摘除或切除治疗。

(6)大肠炎症性疾病需要做鉴别诊断或需要确定病变范围、病期、严重程度、追踪癌前期病变的变化。

(7)大肠癌术后或息肉摘除后随访。

(8)用于研究大肠息肉或炎症性肠病的自然发展史。

(9)不明原因的消瘦、贫血。

(10)结肠切除术后，需要检查吻合口情况者。

(11)需行结肠腔内手术、激光治疗者，如结肠息肉切除术。

2. 电子肠镜检查禁忌证

(1)肛门、直肠有严重的化脓性炎症，或疼痛性病灶，如肛周脓肿、肛裂。

(2)各种急性肠炎、严重的缺血性疾病及放射性结肠炎，如细菌性痢疾活动期、溃疡性结肠炎急性期，尤其是暴发型者。

(3)妇女妊娠期，曾做过盆腔手术及患盆腔炎者，应严格掌握适应证，慎重进行，妇女月经期一般不宜做检查。

(4)腹膜炎、肠穿孔、腹腔内广泛粘连及各种原因导致的肠腔狭窄者。

(5)肝硬化腹水、肠系膜炎症、腹部大动脉瘤、肠管高度异常屈曲及癌肿晚期伴有腹腔内广泛转移者。

(6)体弱、高龄病例及有严重的心脑血管疾病，对检查不能耐受者，检查时必须慎重。

(7)患精神病不配合的患者不宜施行检查。

3. 电子肠镜检查的并发症及风险

(1)过敏反应、过敏性休克，严重者可危及生命导致死亡。

(2)虚脱、低血糖。

(3)在肠道准备过程中发生水、电解质紊乱。

(4)肠道原有肠梗阻加重。

(5)诊疗中/后创面出血或消化道出血或肠系膜撕裂伤等原因导致出血，可导致失血性休克，甚至死亡。

(6)肠道穿孔、气体爆炸。

(7)各种心律失常，严重心律失常可危及生命，甚至死亡。

(8)术中或诊疗后发生心脑血管意外，严重的心脑血管意外（如心肌梗死、心力衰竭、严重心律失常、心搏骤停、猝死、脑出血、脑栓塞等）可危及生命，甚至死亡。

(9)术中损伤神经、血管及邻近器官。

(10)麻醉/辅助镇静下内镜诊疗术的风险。

(11)以上部分并发症（较）严重时，可能需住院或延长住院时间，甚至需要重症监护或施以外科手术或其他治疗方法（如介入治疗等），并因此增加医疗费用，在极少数情况下，还可能导致永久残疾，甚至死亡。

（12）诊疗不能完全达到预期目的，甚至诊疗失败，部分病例需追加或改为外科手术或其他治疗方法（如介入治疗、放疗、化疗等）。

> **分析：焦点问题1**
>
> 医生电子肠镜检查适应证、禁忌证掌握不恰当，术前操作难度及风险评估、时机掌握存在不足。
>
> 该患者行电子肠镜检查是为了便于镜下直接观察并取组织活检，明确病变性质，协助下一步治疗。该患者肠镜检查前已完善相关检查，腹部CT未见肠道明显狭窄，并排除了其他相关禁忌证，且符合"有下消化道症状，如腹泻、便秘、大便习惯改变、腹痛、腹胀腹块等诊断不明确"的电子肠镜检查适应证。
>
> 患者虽经过积极治疗，症状有所改善，但肠梗阻仍未解决，操作检查时机掌握欠恰当，行电子肠镜检查前未能做到充分的评估，存在术前讨论、会诊制度落实不到位的问题，在此流程上存在一定缺陷，医生应在检查操作前，请相关科室会诊共同协商讨论，评估患者的操作风险，在术前讨论中将多学科的会诊商议结果进行整合，以便制订更为有效的诊疗方案，减少并发症的发生。

> **分析：焦点问题2**
>
> 医生术前未与患者、家属充分告知相关操作检查的风险及并发症。
>
> 胃肠外科及内镜中心医生在评估患者病情后，均已与患者及其家属进行了沟通，告知检查操作的相关风险及并发症，并签署"肠镜诊疗知情同意书"，同意书中已明确写明电子肠镜检查有可能出现肠道穿孔、气体爆炸的并发症及风险，其中肠镜检查穿孔率0.01%～0.05%，治疗穿孔率0.15%～3%。但医患双方沟通不到位，医生告知不充分，特别是在患者肠梗阻未完全改善的状况下行电子肠镜检查致肠道穿孔的风险增加。类似情况下应与患者及其家属做好相关沟通解释工作，真正做到让患者及其家属知情理解，因此经治医务人员在医患沟通上存在一定不足。

该患者经电子肠镜检查诊断为升结肠肿瘤伴梗阻，肠镜无法通过，退镜后发现乙状结肠穿孔，患者出现腹胀、全腹压痛、反跳痛，故急诊行右半结肠癌切除术＋乙状结肠穿孔修补术＋肠粘连松解术＋肠造瘘术＋腹腔置管引流术，术后予抗炎、补液、抑酸、护胃、营养等对症支持治疗，最终患者好转出院。

> **分析：焦点问题3**
>
> 肠镜检查后医生的观察处理是否及时到位，抢救流程是否及时准确？
>
> 患者行电子肠镜后出现腹痛明显，膨隆、板状腹，腹部立位X线检查可见两膈下大量透亮气体影。考虑为结肠穿孔，胃肠外科立即完善术前准备，行急诊手术，术后转至重症监护病房进行监护治疗，好转后转胃肠外科继续对症支持治疗。患者行电子肠镜后出现病情变化，医生观察处理及时到位，但在出现并发症时，医生应注意与患者家属做好沟通工作，取得患者家属的理解和配合。

医疗安全要点分析

本案例涉及医疗质量安全核心制度中的术前讨论制度及会诊制度。当患者行肠镜检查存在较大风险或不是检查的最佳时机时，应提前开展科间会诊，请相关科室共同协助诊治，并将各科室的意见进行整合，在术前讨论中进一步讨论分析，以给出一个最优方案。

本案例中，该患者因肠梗阻到医院就诊，一方面医生予用药积极对症治疗，肠梗阻有所改善，另一方面完善全腹 CT 等相关辅助检查，考虑为升结肠病变，但具体病变性质不详。可行电子肠镜检查以便于镜下直接观察，取组织活检，进一步明确病变性质，以制订手术治疗方案。但患者肠梗阻未完全改善，诊疗方案存在疑惑，应该注意以下几点：

1. 在诊疗方案制订及实施时机选定方面存在疑问时，应及时行科间会诊，多学科共同协作，必要时行全院会诊，共同商讨制订更优的诊疗方案。

2. 建立相关肠镜操作检查的救治和防范措施、严重并发症诊疗及急救处理流程，做好相关的操作风险应急预案流程，高风险结肠镜检查要由经验丰富的医生进行。

3. 应与患者及其家属加强有效沟通，充分告知相关风险，取得其理解和信任，加强医患纠纷防范意识。

反思总结

肠梗阻是常见的外科急腹症之一。有时急性肠梗阻诊断困难，病情发展快，常致患者死亡。

对于存在有疑难复杂性的患者，应注意以下事项：

1. 重视会诊　对于诊疗方案选择及制订存在疑义的患者，应该及时行科间会诊，共同商讨制订最优诊疗方案，减少相关操作检查的风险。

2. 重视术前讨论　对于有难度的操作检查，检查时机的选择、相关风险及并发症的评估，都应在术前进行详细商讨，并将各科会诊意见进行整合，真正发挥术前讨论的指导作用。

3. 重视沟通　无论是学科之间沟通，还是医患之间沟通，都应做到充分、及时、有效。

13. 为什么做个经内镜逆行胆胰管成像会导致肠穿孔？ ▶▶▶

关键词：急性胰腺炎；经内镜逆行胆胰管成像；肠穿孔；术前讨论制度；会诊制度。

病史简介

患者，女性，58 岁。因"上腹痛 8 小时"入院。患者 8 小时前无明显诱因下出现上腹胀痛，呈进行性加重，可放射至背部，疼痛与体位无明显关系，伴呕吐胃内容物 3 次，无畏寒、发热，无腹泻、呕血，无晕厥，无咳嗽、胸闷、气促，查血淀粉酶明显升高，拟诊"急性胰腺炎"收入院。

20 年前因胃穿孔行远端胃大部分切除术（毕Ⅱ氏），有输血史。既往反复因急性胰腺炎、胆石症住院治疗，3 年前有腹腔镜胆囊切除术史，2 年前曾行经内镜逆行胆胰管成像（ERCP）+十二指肠乳头肌切开术+取石术+鼻胆管引流术。

入院查体

体温 36.7℃，脉搏 58 次 /min，呼吸 18 次 /min，血压 127/63mmHg，神志清，皮肤巩膜无黄染，睑结膜无苍白，未见肝掌及蜘蛛痣。两肺呼吸音清，未闻及干湿啰音，心率 58 次 /min，心律齐，各瓣膜听诊未闻及病理性杂音。腹平，上腹部见一长约 10cm 纵行陈旧性手术瘢痕，无腹壁静脉显露，腹肌软，未见肠型及蠕动波，上腹部压痛，可疑反跳痛，全腹未扪及包块，肝脾肋下未及，墨菲征阴性，麦氏点无压痛、反跳痛，双肾区无叩击痛，叩诊肝脾浊音界存在，肝区无叩击痛，移动性浊音阴性，肠鸣音弱，未闻及血管杂音。

辅助检查

血常规提示：白细胞计数 9.71×10^9/L，中性粒细胞百分比 82.0%。血淀粉酶 2 208IU/L，脂肪酶 8 988IU/L。肝功能提示谷丙转氨酶 64IU/L。腹部立位 X 线片提示左膈下线状影，考虑为胃泡影。

病情演变

入院诊断：急性胰腺炎，胆囊切除术后。入院后予禁食、抗感染、抑酸、抑酶及对症支持等治疗，患者病情逐渐好转。考虑患者既往胆石症反复发作，曾行远端胃大部分切除术、ERCP 取石和胆囊切除术，此次急性胰腺炎为胆石症引起可能性大，有 ERCP 指征，建议先行胃镜检查了解十二指肠乳头位置，评估手术风险及难度，经与患者及其家属反复沟通，患者不同意先行胃镜评估术前情况，要求直接行 ERCP 诊疗。入院后第 9 天在十二指肠镜下行 ERCP，术后诊断：胆总管结石，远端胃大部分切除术后，ERCP+ 取石 + 乳头部球囊扩张术 + 球囊胆道清理术 + 鼻胆管引流术。

ERCP 术后自觉腹痛，值班医生给予止痛对症处理，第 2 天患者出现腹痛加重，查体：全腹压痛、反跳痛，肝浊音界消失，肠鸣音弱。腹部立位 X 线片提示：双膈下见游离气体，中上腹肠管扩张积气，未见明确液气平面，考虑消化道穿孔。邀请胃肠外科急会诊后，认为有急诊手术指征，予转科，在全身麻醉下行剖腹探查，术中见原胃肠吻合口输入袢距屈氏韧带约 6cm 处见有一直径约 0.5cm 穿孔，并见肠内容物外溢，周边有黄色脓性分泌物，与周围肠管粘连，行肠穿孔修补术 + 腹腔引流术，手术经过顺利，患者病情好转出院。

思考

1. 患者 ERCP 术后出现腹痛，需要考虑什么情况？该做哪些检查？

2. 患者既往曾行远端胃大部分切除术、胆囊切除术并钛夹止血，解剖结构异常，无法行超声内镜及磁共振胰胆管成像（MRCP）检查，有行 ERCP 诊疗指征，但难度极大，且手术风险、穿孔出血等并发症发生率高，同时患者不同意先行胃镜检查评估术前情况，要求直接行 ERCP 诊疗，该如何更有效地与患者及其家属沟通？

本案焦点问题

出院后患者投诉：

1. ERCP 手术适应证掌握欠规范，操作难度及风险评估存在不足。

2. 急性胰腺炎行 ERCP 的时机掌握不恰当，技术操作欠规范、谨慎。

3. 术前未充分告知患者、家属相关手术检查的风险。

案例分析

患者本次因腹痛入院，既往反复因急性胰腺炎、胆石症住院治疗，曾行远端胃大部分切除术、胆囊切除术并钛夹止血，解剖结构异常，行 ERCP 的操作难度及手术风险极大，无法行超声内镜及 MRCP 检查，无法了解胰胆管情况，有行 ERCP 诊疗指征，医生经充分评估判断患者行 ERCP 的手术风险极高，操作难度大，建议先行胃镜检查了解十二指肠乳头位置以进一步评估手术风险及难度，但与患者沟通后，患者不同意行胃镜检查，要求直接行 ERCP 诊疗，予签署手术知情同意书。

根据中华医学会《中国急性胰腺炎诊治指南（2019 年，沈阳）》，急性胆源性胰腺炎（ABP）凡有胆道结石梗阻者需要及时解除梗阻，治疗方式包括经内镜或手术治疗。根据中华医学会《中国 ERCP 指南（2018 版）》：对轻型 ABP 患者，不推荐急诊 ERCP，应待病情稳定后行 MRCP 评估，决定是否需行 ERCP。对于 ABP 合并急性胆管炎或胆道梗阻患者，应行急诊 ERCP，并予十二指肠乳头肌切开术。对于消化道重建术后合并胆总管结石的患者，首先推荐内镜下治疗。

> **分析：焦点问题 1**
> ERCP 手术适应证掌握欠规范，操作难度及风险评估存在不足。
>
> 患者考虑为 ABP，远端胃大部分切除术后，胆囊切除术后，根据《中国 ERCP 指南（2018 版）》该患者符合 ERCP 手术适应证。但难度大，且穿孔、出血等并发症发生率高，建议先行胃镜了解十二指肠乳头位置评估手术风险及难度，再决定是否行 ERCP。

根据《急性胰腺炎诊治指南（2019）》，急性胰腺炎行 ERCP 的时机如下：①重症 ABP 患者建议发病的 48～72 小时内为行 ERCP 最佳时机；②轻症 ABP 于住院期间均可行 ERCP 治疗；③ABP 恢复后应该尽早行胆囊切除术。

ERCP 手术的禁忌证：①同上消化道内镜检查的禁忌证；②因溃疡、肿瘤或其他原因致肠腔狭窄、梗阻及重度食管静脉曲张，内镜不能进入十二指肠降部者；③严重心肺疾患及其他无法耐受内镜检查者；④急性胰腺炎，慢性胰腺炎急性发作时（结石嵌顿所致急性胰腺炎除外）；⑤有胆道狭窄或梗阻，又不具备胆道引流技术条件者。

> **分析：焦点问题 2**
> 急性胰腺炎行 ERCP 的时机掌握不恰当，技术操作欠规范、谨慎。
>
> 该患者为 ABP，入院后经积极内科治疗后，入院第 9 天行 ERCP 手术，根据《中国急性胰腺炎诊治指南（2019 年，沈阳）》，手术时机准确，无手术禁忌证，医生行 ERCP 手术无原则错误。但考虑到患者既往多次腹部手术史，手术难度及风险均较大，术前讨论、会诊等核心制度应进一步落实到位，多学科之间沟通交流应加强，有可能减少相关并发症的发生。

> **分析：焦点问题 3**
> 术前未充分告知患者、家属相关手术检查的风险。
>
> 患者既往曾行多次腹部手术，解剖结构存在异常，医生通过术前讨论后建议先完善胃镜检查并告知了手术难度大，在患者拒绝胃镜检查后，没有充分沟通，申明胃镜必要性，也没有做到与多学科会诊沟通商讨，给予更保险、更优质的解决方案，未做好相关预案，在诊疗流程上存在缺陷。

医疗安全要点分析

本案例涉及医疗质量安全核心制度中的术前讨论制度及会诊制度。患者病情疑难复杂超出本科专业范围，需要其他科室协助诊疗时，应行科间会诊，多学科共同协作，某些特殊患者应进行全院会诊。

本案例中，该患者既往反复因急性胰腺炎、胆石症住院治疗，曾行远端胃大部切除术、腹腔镜胆囊切除术并钛夹止血，腹部结构存在异常，且无法行超声内镜及MRCP检查，无法了解胰胆管情况，行ERCP手术难度及风险大，患者拒绝先行胃镜检查了解十二指肠乳头位置评估患者情况，手术上存在高风险，应该注意以下几点：

1. 应及时行科间会诊，多学科共同协作，进一步有效评估患者病情，指导协商治疗方案的制订。

2. 术前讨论应将多学科讨论意见进行进一步讨论分析，做好相关的手术风险应急预案。

3. 同时应与患者及其家属加强沟通，充分告知病情，取得患者及其家属的理解，减少医患矛盾。

反思总结

急性胰腺炎是消化内科常见疾病，症状可轻可重，轻者可无症状，重者危及生命。

对于疑难复杂性患者，应注意以下事项：

1. 重视会诊　对于此类患者，应该及时请胃肠外科、介入科等相关科室会诊，共同商讨治疗方案，将风险降到最低。

2. 重视术前讨论　手术风险大，难度高，应做好术前讨论，制订相关的手术风险应急预案。

3. 相关并发症　穿孔并发症在ERCP和括约肌切开术中的发生率低于1%，肠壁穿孔更多见于远端胃大部切除术后患者，通常需要外科手术治疗，如未及时发现处置，可导致不良预后。本例患者术后有腹痛，首先应排除出现并发症可能，而不是单纯给予止痛对症处理。并且要及时报告上级医生，争取尽快干预，将并发症所致伤害降低到最小范围。

4. 重视沟通　应与患者及其家属进行及时、充分、有效的沟通，尽可能取得患方的理解和配合。

14. "一句话"引起的纠纷 ▶▶▶

关键词：胆总管结石；心肌梗死；危急值报告制度；患者隐私保护。

病史简介

患者，男性，62岁。因"间断上腹痛伴尿色加深5天"于5月31日入院。患者5天前无明显诱因间断出现上腹部疼痛，为绞痛，放射至后背，伴腹胀，尿色加深，色如红茶，大便颜色无明显变浅，伴大汗、乏力，偶有胃灼热、嗳气，无反酸，无明显恶心、呕吐，无发热，无呼吸困难，无胸闷，门诊行肝胆胰脾彩超提示：脂肪肝，肝外胆管扩张。为进一步诊疗，门诊以"胆总管扩张，胆总管结石可能"收住消化内科。

既往有高血压病史10余年，最高达190/120mmHg。

入院查体

体温 36.4℃,脉搏 108 次 /min,呼吸 20 次 /min,血压 153/107mmHg,一般状态可,神志清,无明显贫血貌,皮肤及巩膜无明显黄染,浅表淋巴结未触及,两肺听诊无明显异常,心前区无隆起,无异常搏动,心脏浊音界正常,心率 108 次 /min,心律不齐,可及期前收缩,无收缩期杂音,无心包摩擦音,腹肌软,全腹无压痛、反跳痛,肝脾未触及,移动性浊音(−),肠鸣音减弱,2 次 /min,双下肢无水肿。

辅助检查

肝功能提示:谷丙转氨酶 61IU/L,谷草转氨酶 50IU/L,谷氨酰转肽酶 165IU/L,总胆红素 33.9μmol/L。肝胆胰脾彩超提示:脂肪肝,肝外胆管扩张(不除外下段内胆泥形成可能)。

病情演变

患者于 5 月 31 日 9:43 收住消化科,予完善相关检查,抑酸、护肝及对症治疗。下午 15:00 心电图提示:异常 Q 波,ST 段轻度抬高,心电室工作人员电话通知消化科,接电话人员为实习医生,未找到该患者的主治医师,未及时汇报,未予处理。患者于当晚 19:58 突然出现呼吸、心搏骤停,立即给予吸氧、胸外心脏按压,紧急请心内科医生参与抢救,20:19 患者心跳恢复,呼吸微弱,意识不清,转入重症医学科进一步治疗,床边心电图提示:急性心肌梗死。心内科会诊建议急诊行冠状动脉造影。22:30 经过家属商量同意后,在局部麻醉下行冠状动脉造影,术中见:左前降支近端闭塞,D1 开口重度狭窄,右冠状动脉远端重度狭窄,予支架置入。术后患者仍昏迷,间断抽搐,四肢肌张力高,双侧瞳孔等大等圆,大小约 2mm,对光反射迟钝,听诊双肺闻及干湿啰音,心尖搏动减弱,心脏浊音界略增大,心率 155 次 /min,心律不齐,无收缩期杂音,可闻及心包摩擦音,腹部饱满,肠鸣音弱,双侧病理征未引出。实验室检查提示:白细胞计数 15.41×10⁹/L,中性粒细胞计数 8.30×10⁹/L,凝血酶原时间 14.80 秒,谷丙转氨酶 81IU/L,谷草转氨酶 220IU/L,乳酸脱氢酶 325IU/L,肌酸激酶同工酶 89.5IU/L。继续予强心利尿、抗感染、纠正水电解质及酸碱平衡失调、护肝、营养神经、营养心肌等治疗。患者神志一直未转清,于 7 月 11 日患者家属要求自动出院。

出院诊断:急性心肌梗死、呼吸心搏骤停(复苏术后)、缺氧性脑损害、肝损害、肺部感染、心力衰竭、胆总管结石可能、脂肪肝、高血压。

思考

1. 该患者既往有胆总管结石病史,此次因上腹痛入院,诊断除考虑胆总管结石外,还需要和哪些疾病鉴别?

2. 哪些情况下需要警惕腹痛是严重心血管疾病引起,如何排查?

本案焦点问题

出院后患者家属向医院医务科投诉:患者家属在电梯中,听到消化科主任告知心内科主任"患者 15:00 左右做的心电图,当时结果异常。"既然检查时发现问题,为何医生没有及时告知家属也未采取任何医疗措施?

案例分析

> **分析:焦点问题**
> 患者家属在电梯中,听到消化科主任告知心内科主任"患者 15:00 左右做的心电图,当时结果异常。"既然检查时发现问题,为何医生没有及时告知家属也未采取任何医疗措施?

医务人员在公共场合不应讨论患者病情，主要原因：一方面是为了保护患者的隐私，另一方面在最终病情未定论的情况下，易使患方误解，存在发生医疗纠纷的隐患。经调查了解，该患者15:00左右行心电图提示：异常Q波，ST段轻度升高，需考虑急性心肌梗死。心电图异常结果出来后，心电室工作人员已电话通知消化科，但当时接电话人员为实习医生，未做到及时汇报，导致延误治疗。

医疗安全要点分析

本案例涉及医疗质量安全核心制度中的危急值报告制度。当检查结果出现危急值时，应及时通知临床科室。临床科室接到危急值报告后，须及时通知主管医生、值班医生或科主任，临床医生需立即对患者采取相应诊治措施。

在本案例中，医务人员应该注意：①医务人员应重视危急值报告制度。在为患者行心电检查后，应及时关注是否存在异常结果，及时处理，及时预防可能由此带来的风险。②医务人员应避免在公众场合讨论患者病情，保护患者的隐私，减少医患矛盾的发生。

反思总结

患者隐私权的保障是针对患者在医疗活动中产生的有关私人信息，未经同意不得泄露。如果医务人员语言不严谨，随意在公开场合议论患者的疾病隐私，引发相应的纠纷，要承担责任。另外，不要随意议论患者病情、手术情况，医务人员对患者处置意见有分歧时，不注意回避患者或其家属，甚至随意凭主观判断对治疗情况下结论，易给患者或家属造成疑虑，产生纠纷。

危急值报告制度的建立使临床医生能够在第一时间获得危及患者生命的检查结果，使患者得到及时有效的救治措施，减少甚至杜绝患者发生意外的可能，确保患者的生命安全。医技人员更应该熟知本科室危急值项目种类及危急值参考范围。在出现和复查危急值后，医技人员应第一时间与临床科室取得沟通，变被动为主动，临床医生也应该随时关注经管患者检查结果。双方积极、迅速地沟通，能够使危重患者得到及时有效的救治，赢得挽救生命的时机。尽心、尽力、尽责地执行每项核心制度，是医务人员"以病人为中心，全心全意为病人服务"的保障。

15. 为解决血透通路问题行介入手术，却致心脏压塞

关键词：血透通路；介入手术；心脏压塞；疑难病例讨论制度；会诊制度。

病史简介

患者，女性，68岁。因"慢性肾脏病，维持性血液透析8年"入住肾内科。患者8年前在当地医院诊断"尿毒症"并规律血液透析（简称"血透"）治疗，血透通路为右颈内静脉长期血透导管，每周2次血透，后因血透通路不通畅改行左颈内静脉长期血透导管置入术，多次出现导管堵塞。患者先后共行颈内静脉长期血透导管置入4次，左右各2次，具体时间不详。2年前因血透导管

堵塞到当地医院行右上肢动静脉瘘术，1年前内瘘堵塞，流量差，改成股静脉血透导管。现为解决血透通路问题来我院就诊，拟诊"尿毒症"收入肾内科。

既往有高血压病史10余年。

入院查体

体温36.3℃，脉搏73次/min，呼吸18次/min，血压168/90mmHg。神志清，对答切题，颜面无水肿，颈无抵抗，颈静脉无怒张，双肺未闻及明显干湿啰音，心浊音界正常，心律齐，各瓣膜听诊区未闻及杂音。腹肌软，全腹无压痛、反跳痛，肝脾肋下未触及，墨菲征阴性，肝、肾区无叩痛，肠鸣音正常，双下肢无水肿。四肢肌力、肌张力正常，生理反射存在，病理反射未引出。

病情演变

入院后完善相关检查，双上肢血管彩色多普勒超声提示：双上肢动脉粥样硬化超声改变；左侧桡动脉中下段及右侧尺动脉远端血流不规则变细，考虑节段性狭窄；左侧桡动脉造瘘口处扩张并硬化性狭窄；左侧贵要静脉上臂段近端局部管腔囊状扩张并附壁血栓形成；左贵要静脉前壁段不全栓塞；双上肢深静脉未见明显栓塞。

给予维持性血透等一体化治疗，择期建立新的血透通路。住院期间经右股静脉导管做血管通路血透3次，无不良反应。入院后第12天介入科在局部麻醉下行上腔静脉、右头臂静脉、右颈静脉造影＋上腔静脉球囊扩张支架置入术，术中患者出现胸痛、胸闷、烦躁、恶心、呕吐等不适，血压下降至66/47mmHg，心率下降，50次/min左右，考虑术中致心脏压塞可能，积极抢救处理，同时请心内科、心胸外科、重症监护病房等科室会诊协助急救诊治，床边超声提示心包积液，最厚处为25mm。立即行心包穿刺置管引流术，抽出暗红色血性液体约300ml。

术后患者病情危重，转重症监护病房继续监护、对症支持治疗。后患者病情平稳转介入科继续治疗。术后第3天患者心包穿刺置管无明显液体引出，超声提示心包积液量少，予拔除心包引流管，过程顺利，无不适。术后第7天患者出现恶心、呕吐、胸闷、心悸不适，血压77/41mmHg，心率139～170次/min，请心内科、肾内科急会诊协助诊治。床边心电图提示：心房颤动伴快速心室率、T波改变。超声提示：心包少量积液、左侧胸腔少量积液。经控制心室率等积极救治患者病情进一步加重，患者家属签字放弃抢救，办理自动出院。

思考

1. 该患者为慢性肾脏病患者，需长期维持性血透治疗，病情复杂，血管通路存在解剖结构改变，除介入手术治疗外，是否还有其他可替代治疗方案？

2. 患者行介入手术中出现心脏压塞，病情危重，该如何与患者家属沟通，取得患者家属的理解和配合？

本案焦点问题

出院后患者家属向医院医务科投诉：

1. 介入手术的适应证及禁忌证掌握是否恰当？对手术风险及手术难度评估是否充分？

2. 对术中严重并发症的发生是否有具体的应急处理预案和流程？

案例分析

该患者为慢性肾脏病患者，需长期行血透治疗，因血透通路堵塞先后行颈内静脉长期血透导管置入术共4次，左右各2次，后患者改为右上肢动静脉瘘通路，但1年后内瘘堵塞，流量差，无法继续使用。入院时患者股静脉血透导管为通路，行动不便，需创造血透通路条件，予行介入手术治疗。

1．介入手术适应证

（1）血管本身病变，如原发性或继发性出血、血管狭窄、血栓形成、动脉瘤、动静脉瘘等。

（2）软组织或器官病变与血管病变的鉴别诊断。

（3）某些肿瘤手术前了解血供情况或与重要血管的关系。

（4）血管病变手术后随访。

（5）血管病变的介入放射学治疗。

2．介入手术禁忌证

（1）碘过敏试验阳性或明显过敏体质。

（2）严重心、肝、肾衰竭。

（3）严重凝血功能障碍。

（4）恶性甲状腺功能亢进和多发性骨髓瘤。

（5）重度全身性感染或穿刺部位有炎症。

分析：焦点问题 1

介入手术的适应证及禁忌证掌握是否恰当？对手术风险及手术难度评估是否充分？

该患者血透及相关病史长，颈部血管超声提示双侧颈内静脉近端均呈囊状扩张改变，不除外上腔静脉狭窄或闭塞所致，如有上腔静脉狭窄闭塞则外科治疗手术难度大，创伤大，为创造血透通路条件，有行介入手术指征。

介入科行术前讨论考虑行上腔静脉造影检查，必要时予上腔静脉球囊扩张及支架置入术，术前完善相关检查，无手术禁忌证。但患者手术难度大，手术风险随之增加，术中有肺栓塞、静脉破裂损伤、大出血及其他相关并发症发生的风险，严重者可危及患者生命安全。虽介入科在术前已对患者进行手术风险评估，但该患者手术风险高、难度大，肾内科未落实疑难病例讨论及会诊制度，未组织科内疑难病例讨论，未行科间会诊，请相关科室共同协商，协助诊治。经治医生在医疗处理流程上存在缺陷。

患者行介入手术，术中出现胸痛、胸闷、烦躁、恶心、呕吐等不适，血压及心率下降，考虑术中致心脏压塞可能，积极抢救处理，床边超声提示心包积液，立即行心包穿刺置管引流术，同时请相关科室急会诊协助救治，术后患者病情危重，转重症监护病房继续治疗。

心脏压塞是心脏及大血管介入手术后严重并发症之一。早期判断心脏压塞的发生并立即进行心包穿刺是决定预后的重要因素。一旦确诊后立刻行心包穿刺，引流出心包积液，减少心脏压迫。对于疑似心脏压塞的患者，心脏超声是首选诊断方法，床旁超声在心脏压塞诊断中不仅可靠，而且可指导心包穿刺，值得推广。

分析：焦点问题 2

对术中严重并发症的发生是否有具体的应急处理预案和流程？

该患者出现心脏压塞严重并发症时，介入科积极抢救处理，同时完善床旁超声。超声示心包大量积液，立即行心包穿刺置管引流术，同时请相关科室急会诊协助救治，术后转重症监护病房继续治疗。抢救流程及时正确，符合诊疗规范，但介入科缺少具体的严重并发症相关应急处理预案，应予以完善。

医疗安全要点分析

本案例涉及医疗质量安全核心制度中的疑难病例讨论制度、会诊制度。对于治疗方案存在困难的患者，一方面科室内应进行疑难病例讨论，另一方面行科间会诊甚至全院大会诊，寻求多科共同协作，制订最佳治疗方案。

本案例中，患者为解决血透通路问题而入院，因反复血透置管，颈部血管存在解剖结构改变及闭塞，外科治疗手术难度大、创伤大，有行介入手术指征，但患者行介入手术难度大、风险高、病情复杂。对于制订治疗方案存在困难的患者应该注意以下几点：

1. 落实疑难病例讨论制度，行科内病例讨论，完善相关重要辅助检查，进一步评估患者病情，制订治疗方案。

2. 加强多学科交流，行科间会诊，联合多学科共同商定，指导诊治。

3. 对病情的复杂性、治疗必要性及可能风险要充分告知，取得家属的理解。

反思总结

慢性肾脏病患者在进行血透前，首先要建立一条血管通路，又称血透通路。一条稳定可靠的血管通路，是顺利进行血液透析的基本保证。维持透析的血管通路可重复使用，能长期维持；且尽量不限制患者的日常生活，如一般运动、洗澡等。

对于病情复杂的患者，应注意以下事项：

1. 重视术前风险评估　对于病情复杂的患者，介入治疗前对手术风险及手术难度进行充分评估。需完善相关手术严重并发症的具体应急处理预案和流程。

2. 重视医疗质量安全核心制度的落实　当制订治疗方案存在困难时，疑难病例讨论制度及会诊制度显得尤为重要，多方协作，才能制订出最优的治疗方案。

3. 重视沟通　①学科间沟通：手术相关事宜安排的相互告知、术中出现并发症及时向主管医生及科室的告知。②医患沟通：术前、术中、术后均应充分告知患者及其家属介入治疗的风险。

16. 救命的激素也会要命吗？ ▶▶▶

关键词：肾病综合征；糖皮质激素；重症肺炎；知情告知；会诊制度。

病史简介

患者，女性，68岁。因"反复双下肢水肿半年"入住肾内科。患者半年前无明显诱因下出现双下肢水肿，后水肿逐渐加重，出现颜面部水肿，否认肉眼血尿，尿量无明显变化，无夜尿增多，无腰部酸痛，无面部红斑，无关节疼痛，无光敏反应。就诊于当地卫生院，测血压 160/100mmHg，诊断为高血压，予口服硝苯地平控制血压，后双下肢水肿加重，再次就诊当地卫生院，改口服缬沙坦控制血压，2 周后，下肢水肿有所消退，在此期间未监测血压。患者曾就诊于当地县医院，查血白蛋白 22.2g/L，3 次 24 小时尿蛋白定量大于 3.5g，血脂升高，考虑肾病综合征，建议行肾穿刺活检术，患者表示拒绝，住院期间予降压、对症等处理，患者水肿有所消退。现为进一步诊治来院，拟诊"肾病综合征"收住肾内科。

既往高血压病史 1 年，血压最高 190/100mmHg，半年前开始口服降压药治疗，血压控制不详。

入院查体

体温 36.5℃，脉搏 93 次 /min，呼吸 22 次 /min，血压 168/106mmHg，神志清，全身皮肤无黄染和皮下出血点，浅表淋巴结未触及，眼睑轻度水肿，双肺呼吸音粗，未闻及干湿啰音，心界不大，心率 93 次 /min，心律齐，各心脏瓣膜区未闻及杂音。腹部平软，肝脾肋下未及，无明显压痛、反跳痛，移动性浊音阴性。双下肢轻度凹陷性水肿。神经系统检查未见明显异常。

辅助检查

血白蛋白 22.2g/L，24 小时尿蛋白定量 4.8g。

病情演变

入院后完善相关检查，行肾穿刺活检术，肾脏病理提示Ⅱ期膜性肾病并肾小球节段性硬化及缺血性肾损伤。诊断：肾病综合征，高血压。给予环孢素 A 软胶囊 100mg，口服，每 12 小时一次，免疫抑制治疗。治疗 3 个月病情仍进展，考虑单用环孢素 A 效果欠佳，与患者及其家属商量，建议加用小剂量糖皮质激素治疗，患者及其家属同意并签署知情同意书，加用甲泼尼龙 16mg，口服，每日一次。用药期间患者先后住院复查 3 次，并调整环孢素 A 用量。入院前一天患者出现发热，体温 39℃，第 5 次入住肾内科，肺 CT 提示两肺炎症，诊断：肺炎，肾病综合征，高血压。予抗感染、免疫抑制、降压、调脂、抗凝等对症治疗。入院第 3 天因病情加重至重症肺炎，病情危重，转入呼吸内科重症监护病房继续抢救治疗，最终因抢救无效死于呼吸衰竭。

思考

1. 对于长期使用免疫抑制剂联合糖皮质激素治疗的患者，应该如何有效地预防及避免免疫力低下继发的感染？

2. 如何与患者及其家属更有效地交代使用糖皮质激素可能导致的并发症？

本案焦点问题

患者家属投诉：

1. 医生使用糖皮质激素不当，致患者免疫力下降而感染导致死亡。

2. 对长期联合使用免疫抑制剂和糖皮质激素的患者，医生未及时向患者及其家属详细告知治疗过程中可能出现的严重并发症及个体化治疗方案。

案例分析

该患者为肾病综合征患者，肾脏病理提示Ⅱ期膜性肾病并肾小球节段性硬化及缺血性肾损伤。确诊后予免疫抑制剂环孢素 A 治疗 3 个月，鉴于患者单用环孢素 A 效果欠佳，后加用糖皮质激素甲泼尼龙联合治疗 2 个月，用药期间患者定期住院复查，调整免疫抑制剂用药剂量，因病情尚未完全控制，糖皮质激素用量未做调整。

老年膜性肾病患者应进一步排除继发性疾病（抗磷脂酶 A2 受体抗体测定），原发性膜性肾病目前被认为是免疫介导性炎症疾病，免疫发病机制是肾小球疾病的始发，加上炎症介质的参与，最终导致肾小球的损伤及多种临床症状的产生。合理地选择包括糖皮质激素在内的各类免疫抑制剂，可相当程度地改善肾病患者的预后。

根据《中国成人肾病综合征免疫抑制治疗专家共识》(2014 版)，特发性膜性肾病单用激素治疗常常无效或疗效不好，应联合使用免疫抑制剂。一般主张严重肾病综合征、肾功能减退时使用糖皮质激素。糖皮质激素剂量为泼尼松 0.5～1mg/(kg·d) 或甲泼尼龙 0.4～0.8mg/(kg·d)。如治疗获得完全或部分缓解，则激素酌情减量并维持，总疗程至少6～12月。

糖皮质激素使用的禁忌证：①对糖皮质激素类药物过敏；②严重精神病史；③癫痫；④活动性消化性溃疡；⑤新近胃肠吻合术后；⑥骨折；⑦创伤修复期；⑧单纯疱疹性角膜炎及溃疡性角膜炎、角膜溃疡；⑨严重高血压；⑩严重糖尿病；⑪未能控制的感染（如水痘、真菌感染）；⑫活动性肺结核；⑬较严重的骨质疏松；⑭妊娠初期及产褥期；⑮寻常型银屑病。

> **分析：焦点问题1**
>
> 医生使用糖皮质激素不当，致患者免疫力下降而感染导致死亡。
>
> 患者诊断膜性肾病明确，但应排除继发性疾病。若诊断原发性膜性肾病，先肾素-血管紧张素-醛固酮系统阻滞剂使用4～6个月，若无效才考虑使用免疫抑制剂。原发性膜性肾病合理选择包括糖皮质激素在内的各类免疫抑剂治疗可相当程度地改善患者的预后，该患者有使用糖皮质激素治疗的指征。糖皮质激素通过其抗炎作用能减轻急性炎症时的渗出，稳定溶酶体膜，减少纤维蛋白的沉着，降低毛细血管通透性而减少尿蛋白漏出；此外，尚可抑制慢性炎症中的增生反应，降低成纤维细胞活性，减轻组织修复所致的纤维化。患者在使用糖皮质激素在内的免疫抑制剂前，医生通过完善相关辅助检查，排除使用禁忌证，且在用药期间，多次定期住院复查，并根据患者病情调整用药剂量，同时严密观察患者无并发症的发生，糖皮质激素使用规范，符合医疗原则。
>
> 但当患者因合并重症肺炎入院时，医生对病情危重程度认识不够，未及时请呼吸内科、临床药学科、重症监护病房等相关科室会诊，会诊制度落实不到位，以及未及时联系相关科室转科行进一步专科治疗，诊治过程中存在一定缺陷。

糖皮质激素的副作用：类皮质激素亢进综合征，出现满月脸、多毛等，药物性高血糖、高血压，骨质疏松、股骨头无菌性坏死，诱发消化性溃疡或溃疡复发，免疫力降低、继发或加重感染，水钠潴留，精神神经症状等。

环孢素A的副作用：肾毒性，包括慢性间质肾损害，严重者可出现血栓性微血管病、急性肾衰竭、血压增高、齿龈增生、神经毒性、多毛、肝功能损害、消化道症状、血脂异常、致癌性等。

> **分析：焦点问题2**
>
> 对长期联合使用免疫抑制剂和糖皮质激素的患者，医生未及时向患者及其家属详细告知治疗过程中可能出现的严重并发症及个体化治疗方案。
>
> 在使用免疫抑制剂及糖皮质激素前，医生均与患者及其家属进行了沟通，详细告知患者的病情及治疗方案，告知使用此类药物有可能出现的相关并发症，并签署了知情同意书。
>
> 但对于需长期联合使用免疫抑制剂和激素的患者，治疗过程中可能出现的严重并发症及个体化治疗方案的告知内容在知情同意书中缺乏具体体现，医生未对患者及其家属进行更为详细具体的告知，取得患者及其家属充分理解，医生在沟通方面应进一步加强。

医疗安全要点分析

本案例涉及医疗质量安全核心制度中的会诊制度。对于治疗难度大、病情危重的患者，应及时进行科间会诊，多学科共同协作，必要时某些特殊患者应进行全院讨论。

本案例为长期使用免疫抑制剂联合糖皮质激素的肾病综合征患者，所使用药物可针对疾病行病因治疗，但毒副作用及相关风险、并发症也不容忽视，在使用过程中应该注意以下事项：

1. 严密监测患者的病情，定期评估患者有无并发症的发生，适时调整患者的治疗方案，做到针对每一位患者的个性化治疗。使用免疫抑制剂、激素前需告知患者可能的副作用及预防措施，对常见并发症需反复告知，并做好预防工作。

2. 加强多学科交流，注重科间会诊，指导诊治，当患者病情加重，复杂的病情超出本科专业范围时，更应及时联系对应专科协助治疗，必要时及时转专科进一步救治。

反思总结

肾病综合征可由多种病因引起，是以肾小球基底膜通透性增加为病理基础，以大量蛋白尿、低蛋白血症、高度水肿、高脂血症为临床表现的一组临床症候群。肾病综合征首先应排除继发性因素，老年原发性膜性肾病不宜过早使用免疫抑制剂，应先使用肾素 - 血管紧张素 - 醛固酮系统阻滞剂。由于糖皮质激素的治疗用量常超过生理剂量，患者在疾病获得缓解同时也将出现诸多不良反应及并发症，故加强对不良反应及并发症的监测尤为重要。

对于长期使用糖皮质激素的患者，应注意以下事项：

1. 重视遵循使用原则　起始足量，缓慢减药，长期维持。切勿乱用药，乱调整，乱停药；做到严密监测，及时处理，制订个体化治疗方案。

2. 重视知情告知　治疗前、治疗中、治疗后都应重视与患者及其家属的沟通，做到详细告知、充分知情，取得患者及其家属的理解和配合。

3. 重视会诊　加强多学科协商交流，指导诊治，择优制订治疗方案，提升治疗效果。

17. 致命的腹部胀痛　▶▶▶

关键词：发热；恶性淋巴瘤；会诊制度；疑难病例讨论制度。

病史简介

患者，女性，45 岁。因"发热、腹胀 12 天"入院。患者 12 天前进食荸荠和桂圆后出现发热，体温最高 38.0℃，伴畏寒寒战、下腹胀痛，肛门有排气，大便干结，无恶心、呕吐等不适，自服对乙酰氨基酚缓释片，体温下降后又反复。9 天前出现咳嗽，咳白色黏痰，量多，下腹部胀痛加剧，至当地医院就诊，予抗感染治疗（具体不详），无好转。3 天前外院行 CT 检查提示左侧少量胸腔积液；C 反应蛋白 65mg/L，血钾 3.3mmol/L；留观予输液治疗（具体不详），未见好转，并出现排便困难，恶心、呕吐，予灌肠后腹胀及恶心、呕吐短暂缓解。1 天前（2 月 26 日）至急诊科，实验室检查提示：C 反应蛋白 101.99mg/L，淀粉酶 53IU/L，白细胞计数 6.2×10^9/L，中性粒细胞百分比 53.1%，谷草转氨酶 362IU/L，谷丙转氨酶 38IU/L。腹部 CT 提示：脂肪肝，脾大，肠系膜根部渗出，多发淋巴结显示，左侧结肠旁沟少量积液，右侧附件区囊肿，胸腹壁皮下软组织渗出，左侧胸腔少量积液，予静脉滴注美罗培南 1.0g 每 8 小时一次，联合左氧氟沙星 0.5g 每日一次抗感染及异甘草酸镁护肝治疗。经感染科会诊后，以"发热待查"收治感染科。

既往病史：20 年前在外院行"阑尾切除术"，具体不详，术后无异常。有荨麻疹病史 1 年，遗留色素沉着。近 2 个月月经不规律。有青霉素过敏史。

入院查体

体温 37.0℃，脉搏 85 次 /min，呼吸 26 次 /min，血压 103/61mmHg。神志清，精神差，轻度贫血貌，皮肤巩膜无黄染，无皮下出血点，躯干见多发色素沉着，未见肝掌、蜘蛛痣，左侧腋下淋巴结肿大。气管居中，呼吸稍促，双肺呼吸音对称，未闻及干湿啰音，心律齐，未闻及病理性杂音。腹平坦，右下腹见一斜行约 5cm 陈旧性手术瘢痕，腹肌软，中下腹压痛，无反跳痛，麦氏点无压痛，墨菲征（-），肝区叩痛（-），肝脾触诊肋下未及，肠鸣音活跃，6 次 /min，腹部叩诊鼓音，双下肢无水肿。

辅助检查

急诊血常规提示：白细胞计数 6.20×10^9/L，中性粒细胞百分比 53.1%，血红蛋白 96g/L，血小板计数 100×10^9/L，C 反应蛋白 101.99mg/L。

急诊凝血功能提示：血浆凝血酶原时间 16.60 秒，国际标准化比值 1.35，D- 二聚体 1.85ng/L。

急诊生化及淀粉酶提示：谷丙转氨酶 38IU/L，肌酐 62.0mmol/L，总胆红素 16.5μmol/L，血钾 3.30mmol/L，白蛋白 30.1g/L，淀粉酶 53IU/L。

急诊心肌酶谱提示：谷草转氨酶 362IU/L，肌酸激酶 27IU/L，乳酸脱氢酶 19 965IU/L，肌钙蛋白正常。

急诊血气分析提示：给氧量 0.33L/min，二氧化碳分压 28mmHg，氧分压 111mmHg，碳酸氢根 18.3mmol/L，乳酸 4.30mmol/L。

急诊 CT 提示：脂肪肝，脾大，肠系膜根部渗出，多发淋巴结显示，左侧结肠旁沟少量积液，右侧附件区囊肿，胸腹壁皮下软组织渗出，附左侧胸腔少量积液。

病情演变

入院后（2 月 27 日中午），患者发热，考虑腹腔及肠道源性的感染可能性较大，脓毒血症诊断依据不足，结合腹部 CT 不能排除血液系统肿瘤可能，予内科护理一级、心电监护、鼻导管吸氧、静脉滴注美罗培南 1.0g 每 8 小时一次联合左氧氟沙星 0.5g 每日一次抗感染治疗。脾大待查，必要时进行骨髓穿刺等。

2 月 28 日早查房，患者体温 38.1℃，仍有剧烈咳嗽咳痰、胸闷、恶心、呕吐、腹部胀痛。心电监护提示：心率 72～111 次 /min，呼吸 14～33 次 /min，血压 92～117/47～71mmHg，血氧饱和度 95%～100%。查体发现左腋下触及一核桃大小淋巴结，质地韧，活动可，脾肋下 2cm，考虑血液系统恶性肿瘤可能，并反复告知家属患者病情危重，随时有生命危险，当日下午拟行骨髓穿刺检查，因患者不能配合体位，故暂缓，拟次日再行骨髓穿刺及左腋下淋巴结活检。

2 月 28 日下午患者腹胀、腹痛较前有所加重，且患者自诉来月经，既往痛经病史，予间苯三酚解痉，并行急诊妇科超声检查，结果提示：子宫增大伴肌层回声改变（子宫腺肌病伴肌瘤形成可能）；子宫肌瘤；右侧卵巢囊肿；盆腔积液。复查生化提示：谷草转氨酶 1 506IU/L，乳酸脱氢酶 20 487IU/L。

2 月 28 日 18:00 以后患者腹痛突然加剧，在床上翻滚，血氧饱和度在 98% 左右，请外科急会诊。外科会诊认为无明确的空腔脏器穿孔及梗阻依据，暂无急诊手术指征。19:55 患者呼吸困难加重，心电监护显示心率 120 次 /min，呼吸 40 次 /min，血压 133/88mmHg，血氧饱和度 90%～92%，双肺满布哮鸣音，两肺底可闻及湿啰音。立即给予甲泼尼龙 40mg 静脉滴注，呋塞米针 20mg 静脉推注，重症监护病房急会诊。随后患者出现意识丧失、休克、心室颤动，经心肺复苏、补液升压、气管插管球囊辅助通气、电除颤等一系列抢救措施后，患者仍无自主呼吸，家属坚决要求自动出院,但拒绝在自动出院栏签字,两位医生签名后给自动出院。出院时患者昏迷,瞳孔散大固定,气管插管球囊通气,心率 31 次 /min。

思考

1. 患者反复发热,腹痛腹胀进行性加剧,需要考虑什么疾病?该做哪些检查?查体需要注意什么?

2. 患者谷丙转氨酶及乳酸脱氢酶异常,且乳酸脱氢酶异常高,提示什么?

3. 患者虽然入院后腹痛有加剧的趋势,为何在 2 月 28 日 18:00 突然加剧,考虑什么原因?

本案焦点问题

出院后患者死亡,家属向医务科投诉:

1. 患者 2 月 26 日就在医院急诊留观,患者病情如此之重,急诊为什么未及时送重症监护病房?

2. 患者转入感染科(2 月 27 日中午)之初至病情急剧变化之前(2 月 28 日晚),为什么没有早点预测到患者病情会如此巨变,以至于错失第二次可能去重症监护病房抢救的机会?且病情发生急剧变化后抢救不够到位。

3. 医院管理不规范,某些检查如血气分析等复查不及时。

案例分析

患者为中年女性,此次因"发热、腹胀 12 天"入院,其间还出现咳嗽咳痰,查体中下腹压痛,无反跳痛,脾大,左侧腋窝淋巴结大,C 反应蛋白高,腹部 CT 提示:脾大,肠系膜根部渗出、多发淋巴结显示,左结肠旁沟少量积液,胸腔积液。首先考虑腹腔及肠源性感染,考虑患者病情较重,予一级护理、心电监护,予静脉滴注美罗培南 1.0g 每 8 小时一次联合左氧氟沙星 0.5g 每日一次抗感染,同时完善相关检查。

> **分析: 焦点问题 1**
> 患者 2 月 26 日就在医院急诊留观,患者病情如此之重,急诊为什么未及时送重症监护病房?
>
> 患者首先就诊于呼吸科门诊,根据首诊医生负责制,首诊的呼吸科医生已经对患者进行详细的病史询问,体格检查,认真记录,考虑没有床位,患者病情严重,原因不明,已经建议患者急诊留观。在急诊期间也完善了上述重要的检查及治疗,考虑感染,当天也请感染科进行相关的会诊。患者虽然当时病情较重,但是生命体征尚平稳,没有入住重症监护病房的指征。

> **分析: 焦点问题 2**
> 患者转入感染科(2 月 27 日中午)之初至病情急剧变化之前(2 月 28 日晚),为什么没有早点预测到患者病情会如此巨变,以至于错失第二次可能去重症监护病房抢救的机会?且病情发生急剧变化后抢救不够到位。
>
> 患者入住感染科后虽然病情重,但血压正常,氧饱和度 95% 以上,且发热待查是感染科的诊治目标病种,没有转重症监护病房的指征。因为入院仅 35 小时患者就因本身疾病凶险,

病情迅速恶化，呼吸心跳停止，心肺复苏术后自动出院，最终死在家中。病情变化太快，没有时间实施淋巴结活检和骨髓穿刺等检查，有些检查结果如血培养结果尚未出来，故未组织全院进行疑难病例讨论，但已请相关科室急会诊。很多疾病在没有病理依据下，只能根据病史、查体、化验和辅助检查进行临床分析推理，该患者因为住院仅35小时，给确诊带来非常大的困难。

患者入院后，医生严格执行医院的医疗规章制度，及时记录了"非手术患者知情谈话记录"和下达了"危重患者通知书"。

整个治疗过程，诊治到位，处理积极，严格按医疗程序执行，三级查房制度到位。在患者病情急剧恶化时，由科室主任组织并主持抢救工作，多位主治医师及经验丰富的护士从旁协助，及时上报医务科、护理部和主管院长，从而更好地获得了重症监护病房等相关科室的协助。比较遗憾的是患者病情变化过快，未来得及组织全院专家进行疑难病例讨论。

分析：焦点问题3
医院管理不规范，某些检查如血气分析等复查不及时。

入院后主管医生已积极行急诊CT和一系列血液化验检查，并组织急诊相关科室会诊。某些检查，如血培养需要一定的时间，这是客观无法改变的。但主管医生对患者的异常实验室检查结果如谷草转氨酶、乳酸脱氢酶异常升高未给予重视，未进行科室讨论及全院讨论，对血气分析等指标复查的不够及时，以致不能尽早发现并及时采取进一步措施纠正患者的酸碱失衡及电解质紊乱，诊疗过程存在缺陷。

反思总结

事后组织全院专家进行死亡病例讨论，并回顾患者整个病情变化，得出一致结论：该患者恶性淋巴瘤的可能性极大。恶性淋巴瘤是临床上常见的疾病，症状可轻可重，轻者可无症状，重者可致多脏器功能衰竭，危及生命。并且症状表现多样，很不典型，很多时候难以从一开始就从淋巴瘤方面去考虑。淋巴瘤确诊靠活检病理结果，但是很多时候浅表淋巴结难以触及，即使影像学发现了深部的淋巴结也难以准确地定位穿刺取到组织。并且病理切片表现也很多样，即使是经验丰富的病理专家有时也难以判断。患者腹痛如此剧烈，乳酸脱氢酶如此之高，可能并发急性溶血，但患者入院35小时内，三次血常规提示血红蛋白均在100g/L左右，使得医务人员忽视了该可能，可能是患者多次呕吐及随后的休克导致血液浓缩，掩盖了血红蛋白的真实变化。

对于该类患者，应注意以下几点：

1. 重视查体　尤其是淋巴结方面的查体，要结合相关影像学结果，完善相关的检查。

2. 重视追踪　患者在外院治疗数天，其间应追踪外院抗生素使用情况，结合在急诊使用抗生素效果不佳，在考虑感染的同时，非感染性的因素也必须考虑。

3. 重视会诊　对于此类患者，应该及时请相关科室会诊，共同商讨治疗方案，将风险降到最低。

4. 重视沟通　同时应与患者及其家属进行及时、充分、有效的沟通，取得患方的理解和配合。

总之，在诊疗过程中，医务人员应该严密观察病情变化，与相关科室密切联系，及时调整治疗方案。只有这样，才能尽可能地降低或规避风险，达到"治病救人"的目的。

18. 让人无法接受的人工流产 ▶▶▶

关键词：甲状腺功能亢进症（甲亢）；早孕；甲状腺 ECT；查对制度；信息安全管理制度。

病史简介

患者，女性，33 岁。因"发热伴淋巴结肿大"于 2018 年 7 月 16 日就诊于感染科，经血化验提示甲状腺功能异常。于 7 月 25 日就诊内分泌科，当时无发热，无颈部疼痛，无突眼、眼部疼痛，无手抖、心慌等不适，查甲状腺功能提示促甲状腺激素（TSH）偏低，游离甲状腺素（FT_4）、游离三碘甲腺原氨酸（FT_3）正常，诊断为"亚临床甲亢"，建议进一步查甲状腺发射型计算机体层成像（ECT）明确原因。

入院查体

体温 37.7℃，脉搏 95 次 /min，呼吸 18 次 /min，血压 130/85mmHg，神志清，急性病容，无突眼，甲状腺未及肿大，无压痛，未触及结节，未闻及血管杂音，全身浅表淋巴结未及肿大，双肺呼吸音清，心律齐，未闻及杂音，腹部平软，无压痛、反跳痛，双手无细颤，两下肢无水肿。

辅助检查

甲状腺功能：TSH 0.04mIU/L，FT_4 10ng/L，FT_3 35ng/L；血沉 25mm/h；肝功能：谷丙转氨酶 82IU/L，谷草转氨酶 29IU/L，白蛋白 36.4g/L；血常规正常。

病情演变

2018 年 7 月 27 日甲状腺 ECT 检查结果提示两甲状腺弥漫性肿大伴摄锝功能增强，符合甲亢表现，20 分钟时摄锝率 3.77%，再次就诊内分泌科，考虑格雷夫斯病，予以口服甲巯咪唑治疗，并告知白细胞低、肝功能异常、过敏等不良反应，嘱其定期门诊复查。患者末次月经为 2018 年 6 月 10 日，在停经 53 天测尿妊娠试验阳性，于 8 月 3 日就诊产科，考虑早孕，但鉴于患者因妊娠早期接触放射性核素及服用抗甲状腺药物，产科医生告知存在胎儿畸形等风险，患者与家属商议后决定人工流产。

思考

1. 甲状腺 ECT 检查适应证及禁忌证？
2. 妊娠期合并甲亢的用药原则是什么？

本案焦点问题

患者向医务部投诉：

1. 我处于生育年龄，为什么医生开甲状腺 ECT 检查单和做检查前都没有问我是否怀孕？
2. 使用甲状腺治疗药物导致胎儿可能畸形，只能选择人工流产，这都是医院的责任。

案例分析

亚临床甲亢通常无症状，但经长期随访，发现其可造成心肌损害、心律失常，还可影响骨骼代谢，部分患者可能会出现轻微的精神症状和体征。对于血清 TSH 水平低的患者，应追踪检查；

TSH 低于 0.105mIU/L 时，应怀疑甲亢；TSH 低于正常范围的患者，应在 3 个月后复查，连续两次 TSH 低于正常才能诊断亚临床甲亢。本例发现甲状腺功能异常前有发热、淋巴结肿大等感染症状，故需排除甲状腺炎引起的一过性甲状腺毒症。

分析: 焦点问题 1

我处于生育年龄，为什么医生开甲状腺 ECT 检查单和做检查前都没有问我是否怀孕？

患者甲状腺功能检查提示亚临床甲亢，甲状腺 ECT 的目的是什么？是否为必须做的检查？该患者行甲状腺 ECT 可以了解甲状腺摄碘的能力，从而鉴别是"真甲亢"还是"假甲亢——甲状腺炎引起的一过性甲状腺毒症"。患者处于育龄期，有停经大于 30 天的情况，如果考虑到妊娠可能，在检查前可以和患者商议甲状腺 ECT 的必要性，并告知甲状腺 ECT 不同于其他 ECT，全面的知情同意可以减少医患矛盾。此案例中内分泌科医生未询问末次月经即开具甲状腺 ECT 检查，核医学科进行甲状腺 ECT 检查前仍未询问末次月经。两个科室医生在患者检查前的评估环节及知情同意环节均存在缺陷。

甲状腺 ECT 检查的适应证：

1. 了解甲状腺的形态、大小、位置和功能状况。
2. 异位甲状腺的诊断。
3. 甲状腺结节的诊断和鉴别诊断。
4. 判断颈部肿块和甲状腺的关系。
5. 功能性甲状腺癌转移灶的诊断和定位。
6. 甲状腺炎的诊断。
7. 移植甲状腺的监测和甲状腺手术后残留甲状腺组织的观察。
8. ^{131}碘治疗甲亢，估算 ^{131}碘的用量时参考。

本例进行甲状腺 ECT 检查目的是甲状腺疾病的诊断和鉴别诊断，符合适应证。妊娠期是甲状腺 ECT 检查的相对禁忌证。而本例患者为妊娠期妇女，在停经超过一个月的情况下就诊，内分泌科医生及核医学科医生没有询问月经史，没有仔细评估排查妊娠可能，也没有进行相关解释及告知，使患者对甲状腺 ECT 的检查合理性产生疑问。

分析: 焦点问题 2

使用甲状腺治疗药物导致胎儿可能畸形，只能选择人工流产，这都是医院的责任。

尽管 ECT 检查结果提示患者摄锝率增高，考虑格雷夫斯病，医生判断正确，在早期就确立了诊断，避免了患者长期无药等待、观察，看起来医生办了件好事。可是好事怎么就变成坏事了呢？复诊的时候医生依然没有关注月经史，给予患者不适合妊娠期间使用的抗甲状腺药物甲巯咪唑治疗，增加了妊娠不良结局的风险，最终导致患者选择终止妊娠。本案例经医患调解委员会调解，给予患者经济补偿。

与非妊娠期的甲亢相比，妊娠期抗甲状腺药物选择有所不同，妊娠早期甲亢首选丙硫氧嘧啶片，它较少透过胎盘屏障(仅为甲巯咪唑的 1/3)，故对胎儿发育影响相对较小，妊娠中、晚期建议改用甲巯咪唑。而本例患者处于妊娠早期，故宜使用丙硫氧嘧啶片抗甲状腺治疗。甲巯咪唑孕妇应慎用。

医疗安全要点分析

本案例涉及妊娠期检查和用药禁忌问题及信息安全管理制度。

育龄女性早孕有时很隐匿，很多患者到医院就诊时并不知自己怀孕。医务人员有义务在诊治育龄女性时关注妊娠期的检查和用药禁忌问题。甲状腺 ECT 检查使用放射性物质，故需要知情告知，抗甲状腺药物甲巯咪唑片存在妊娠的用药禁忌。本例患者诊治过程中医生未能进行评估，存在缺陷。信息安全管理制度要求医疗机构应当建立患者诊疗信息保护制度，使用患者诊疗信息应当遵循合法、依规、正当、必要的原则。在开具甲状腺 ECT 时信息系统未作出相关检查的禁忌提醒，给医生提供参考，信息管理系统的防呆功能需进一步完善。

本案例还涉及处方管理制度。根据《处方管理办法》第十四条，医生应当根据医疗、预防、保健需要，按照诊疗规范、药品说明书中的药品适应证、药理作用、用法、用量、禁忌、不良反应和注意事项等开具处方。门诊医生未了解育龄女性的妊娠状况，未掌握药物的适应证与禁忌证，对患者予以使用妊娠禁忌的抗甲状腺药物。最后导致患者选择人流终止妊娠，让患者身心受到了伤害。

反思总结

甲亢是内分泌科门诊常见的甲状腺疾病，好发于青年人，原因有本身的甲状腺功能亢进（如格雷夫斯病、多结节性甲状腺肿伴甲亢），也有破坏性的甲状腺毒症（如亚急性甲状腺炎、安静型甲状腺炎、产后甲状腺炎等），两类疾病的治疗方式不同，鉴别诊断时需行甲状腺 ECT 检查。但针对甲亢的患者合并妊娠时需特别注意。

1. 重视问诊内容及病历书写规范　月经史、药物过敏史、个人史、既往史等看起来不是很重要的内容，容易在忙碌的工作中被遗忘，但这些经典的规范是宝贵的法则，要保持严谨的问诊习惯和书写规范。

2. 妊娠期如需使用抗甲状腺药物治疗，在妊娠早期应选择丙硫氧嘧啶，妊娠中晚期选择使用甲巯咪唑，且应使用最小有效剂量，避免药物通过胎盘影响胎儿的脑发育。

3. 重视查对制度　不管是首诊医生还是复诊医生，或者是辅助科室的医生，在做每项检查及治疗前需严格掌握相关的适应证及禁忌证，并了解患者的特殊性，包括特殊体质及特殊时期。

4. 医院应使用信息化的手段减少医疗差错的发生，而住院医师也应适应信息化的进程，努力规范医疗行为，提升自己的业务能力。

综上所述，在诊疗过程中，要仔细询问患者的病史，尤其是首次就诊的患者，育龄女性需特别留意婚育史和月经史，这对疾病诊治有重要的参考意义，达到"以病人为中心"的诊疗服务目的。

19. 为什么我对抗甲状腺药物有不良反应还要给我使用此类药物？ ▶▶▶

关键词：甲状腺功能亢进症；粒细胞缺乏症；药物不良反应；医患沟通制度。

病史简介

患者，女性，39 岁。因"乏力伴体重下降 5 年，发热 1 天"于 2008 年 6 月 21 日入院，患者 5 年前因乏力伴体重下降来院住院,诊断为甲状腺功能亢进症(甲亢),予以丙硫氧嘧啶片治疗后好转,住院期间曾出现发热、粒细胞缺乏症,经对症等处理后好转。1月前在门诊查甲状腺功能提示甲亢复发,予以甲巯咪唑片治疗后症状好转,1天前出现畏寒高热,伴有咳嗽、咽部不适、腹泻,无腹痛、胸闷等,门诊查白细胞计数 $0.5 \times 10^9/L$,考虑"粒细胞缺乏症、上呼吸道感染、甲亢"收住入院。

既往体健。

入院查体

体温 38.7℃,脉搏 110 次 /min,呼吸 20 次 /min,血压 110/70mmHg,浅表淋巴结未及肿大,突眼不明显,咽部充血明显,甲状腺未及肿大,双肺呼吸音清,心率 110 次 /min,心律齐,未及杂音,腹肌软,无压痛,肝脾肋下未及。

辅助检查

血常规提示:白细胞计数 $0.5 \times 10^9/L$,血红蛋白 116g/L,血小板计数 $127 \times 10^9/L$。

病情演变

患者入院后予以重组人粒细胞集落刺激因子皮下注射及补液、抗感染等处理,住院期间病情加重,复查血常规提示血小板计数进行性下降,骨髓检查提示再生障碍性贫血可能,予以输注血小板,住院第9天(2008年6月29日)晚上23:50上厕所时出现胸闷、呼吸急促,测血压 63/43mmHg,两肺听诊可闻及干湿啰音,血气分析提示:代谢性酸中毒,考虑感染性休克、急性左心衰竭。予以补液、纠酸、升压、输血等处理,但第二天 4:30 出现氧饱和度下降,4:40 出现呼吸、心跳停止,予以心肺复苏等抢救,心跳呼吸恢复,并转重症监护病房进一步诊治,转入后予抗感染、升白细胞、输红细胞、输血小板等处理,但患者感染仍不能控制,血压不稳定,水、电解质紊乱,并出现蛛网膜下腔出血,患者病情严重,预后较差,家属决定放弃进一步治疗,予以签字出院。

思考

1. 患者甲亢服用药物后出现粒细胞降低该怎么办?

2. 患者出现病情恶化后,如何与患者家属及时沟通,取得患方的理解?

本案焦点问题

患者病情恶化自动出院后,家属对诊治过程提出异议,向医务科投诉:

1. 既往使用抗甲状腺药物后出现粒细胞缺乏症,为什么这次又使用抗甲状腺亢进药物,没有告知可能会再次出现粒细胞缺乏症?

2. 在出现病情变化的时候为什么不及时告知可能发生的风险和预后?

案例分析

患者有甲亢病史,曾于服用抗甲状腺药物后出现粒细胞缺乏症。抗甲状腺药物有不良反应,包括粒细胞减少、皮疹、肝功能损伤等。当出现粒细胞明显减少,特别是发生粒细胞缺乏症时必须立即停用抗甲状腺药物,使用升白细胞药物。该患者在使用抗甲状腺药物后病情有所好转,但在使用过程中需监测白细胞、肝功能等,该患者在使用抗甲状腺药物 1 个月后出现发热等症状,查白细胞提示粒细胞缺乏症,考虑抗甲状腺药物使用后出现副反应,予以停用,并积极入院,予以升白细胞、抗感染等治疗,治疗过程中病情出现变化,属于预料之内的事情,用药前应进行充分的告知并取得知情同意。

目前甲亢治疗有三种方法:抗甲状腺药物、^{131}碘、手术治疗。

1. 使用抗甲状腺药物　可能会出现粒细胞减少、皮疹、肝功能损伤。粒细胞减少的发生率约5%，严重者可发生粒细胞缺乏症，主要发生在治疗开始的2～3个月，因此治疗前和治疗中应定期检查白细胞，发生白细胞减少时，应当先使用促进白细胞生长药。

2. ^{131}碘治疗　甲亢复发可考虑行^{131}碘治疗，但治疗后可能出现永久性甲状腺功能减退症。

3. 手术治疗　术后大多需长期使用左甲状腺素钠片替代治疗。

进行治疗前应将相关治疗方案充分告知患方，由患方决定最终实施的治疗方案，并注意签字。

分析：焦点问题1

既往使用抗甲状腺药物后出现粒细胞缺乏症，为什么这次又使用抗甲状腺亢进药物，没有告知可能会再次出现粒细胞缺乏症？

患者有甲亢服用丙硫氧嘧啶出现粒细胞缺乏症的既往史，本次甲亢复发，医生没有关注到既往用药史，未对药物可能的副作用进行强调，也没有充分告知替代治疗方法^{131}碘治疗和手术治疗。因此在治疗药物选择及病情告知上存在缺陷。后经调解予以患方经济补偿。

粒细胞缺乏症（粒细胞绝对计数低于$0.5×10^9/L$）是抗甲状腺药物治疗中最严重的不良反应，发生率为0.3%～0.7%。抗甲状腺药物导致的粒细胞缺乏症发生的机制尚不明确，可能与免疫反应导致粒细胞破坏增多有关。粒细胞缺乏症多发生在治疗3个月以内，但也可发生于治疗后1年甚至更长时间。粒细胞缺乏症时，因血中粒细胞数量极度低下，极易合并严重感染，病情危重，病死率高，需要早期诊断、早期治疗。在充分沟通后，如果患者选择继续使用抗甲状腺药物治疗，则应进行更加密切的随访和复查血常规，及时监控白细胞的变化，以期更早发现不良反应和及时处理。

分析：焦点问题2

在出现病情变化的时候为什么不及时告知可能发生的风险和预后？

患者住院时存在白细胞缺乏，同时合并感染，住院期间可能会出现病情的进展，甚至危及生命等风险，在入院时应该充分告知可能出现的相关风险，并能考虑到最严重的后果，让患方意识到疾病的严重程度，以及在住院期间发生的可能变化和应对方法。在后续的诊疗过程中，病情变化需反复强调，并让患方签字以明确表明患方知晓相关病情，并对疾病严重程度及后续的病情变化有一定的预知，有一定的思想准备。万一病情突然变化，家属也能理解，否则易引发医患矛盾及纠纷。因此本例在告知上存在缺陷。

医疗安全要点分析

本案例涉及医疗质量安全核心制度中的医患沟通制度。

医患沟通制度要求医患沟通应充分体现以患者为中心的服务宗旨，尊重和维护患者的知情权、选择权和隐私权，医务人员应向患者或家属介绍患者的疾病诊断、主要治疗措施等，当病情变化时，应充分与患者及其家属沟通，并听取患者或家属的意见和建议，回答患者或家属想要了解的问题，以保证临床医疗工作的顺利进行。在本案例中，当患者出现病情变化的时候，医务人员应及时与家属沟通，充分告知患方病情的进展及相关风险，并可能出现危及生命等意外。如果医务人员能与患者和家属做好病情沟通交流,在一定程度上能增进双方的理解,减少医患矛盾的发生。

另外,在本案例中,患者既往有甲亢病史,服用丙硫氧嘧啶后出现粒细胞缺乏症,但本次甲亢复发时,门诊医生未仔细询问既往病史,遗漏曾服用丙硫氧嘧啶出现粒细胞缺乏症的既往史,予以甲巯咪唑,导致患者再次出现粒细胞缺乏症。根据《处方管理办法》第十四条,医生应当根据医疗、预防、保健需要,按照诊疗规范、药品说明书中的药品适应证、药理作用、用法、用量、禁忌、不良反应和注意事项等开具处方。门诊医生未掌握药物的不良反应,没有关注既往用药史,导致错误用药,存在缺陷。

反思总结

甲亢服用药物后出现粒细胞缺乏症在临床并不少见,在每次诊疗过程中,都要严格掌握疾病的严重性及患者的个人特殊病史,甚至特殊体质。

1. 重视既往用药史　在询问病史时,需详细询问患者的既往史、药物过敏史及家族史等,了解既往特殊病史,全面掌握患者的整体情况。在首次用药时应严格掌握药物的适应证、禁忌证及相关的不良反应,并详细地告知患方,让患方理解,特殊用药前患者及其家属需确认知情同意并签字。

2. 甲亢伴粒细胞缺乏症患者的治疗选择　目前有三种广为认可的治疗方式:抗甲状腺药物、[131]碘和手术治疗。每一种方式都有利与弊,没有适用所有患者的最佳选择。需要详细了解患者的病史,包括婚育史、过敏史、家庭条件、工作状况等情况后综合选择。

如近期有生育打算的一般不使用[131]碘治疗;依从性很差的患者可能选择[131]碘治疗,而不是抗甲状腺药物,因为服用抗甲状腺药物过程中需要监测血常规及肝功能情况,另一方面不规律服抗甲状腺药物也会导致疗效变差;若患者有明显甲状腺肿大,可能更适合手术治疗。抗甲状腺药物之间存在交叉反应,对发生过甲亢伴有粒细胞缺乏症的患者,一般首选[131]碘治疗,或者手术。

3. 病情告知　在诊疗过程中及疾病的发展过程中,需与患方充分沟通,让患方真正地理解,对疾病本身及可能出现的一些进展甚至恶化的情况都要充分地预知并告知,让患方对疾病的整个演变过程有一定的心理准备,这样在后续的病情变化及处理过程中,患方也能意识到病情变化的可能性,减少医患之间的不理解,甚至医患矛盾的发生。

20. 使用免疫抑制剂缺乏规范管理致患者死亡　▶▶▶

关键词:干燥综合征;继发性肺间质纤维化;免疫抑制剂;会诊制度;多学科联合诊治制度。

病史简介

患者,男性,72 岁。因"反复咳嗽、咳痰、气喘 8 月余,再发加重 5 天"入住呼吸内科。患者 8 个月前无明显诱因下出现咳嗽,干咳为主,多在晨起时发作,呈持续性连声咳,可持续约半小时,与天气、体位改变无明显关系,偶咳少量白色黏痰,伴活动后气喘,6 个月前出现活动后气喘加重,步行 50m 左右或上一层楼梯即可发生,无咯血,无胸痛、心悸,无午后潮热、盗汗,无端坐呼吸及夜间阵发性呼吸困难，无下肢水肿，无明显口干、眼干，无关节疼痛，无皮疹及光过敏现象，收住呼吸内科，诊断"干燥综合征、继发性肺间质纤维化并感染"。

予抗感染、祛痰平喘等对症支持治疗，病情好转出院。出院后规律使用泼尼松治疗，呼吸内科门诊定期复诊。4个月前因病情反复，加用"环磷酰胺"治疗，2个月前复查胸部CT提示肺部病灶较前进展，肝功能异常（谷草转氨酶42IU/L，谷丙转氨酶90IU/L），改泼尼松（25mg 每日一次）联合硫唑嘌呤（上午2片，下午1.5片；每片50mg），并予护肝宁片护肝治疗。5天前患者受凉后出现活动后气喘加重，活动受限，伴声音嘶哑、咽干、双下肢踝部以下水肿、眼白发黄，遂来院就诊，门诊拟"间质性肺疾病、肝功能受损"收住呼吸内科。

既往有"高血压"病史，最高血压不详，未规律治疗及监测血压。有"鱼虾"过敏史，自诉5天前食用虾后出现全身皮疹，伴瘙痒，无药物过敏史。

入院查体

体温36.2℃，脉搏115次/min，呼吸22次/min，血压132/93mmHg，神志清，全身皮肤、巩膜黄染，全身散在红色斑丘疹，皮肤可见抓痕，浅表淋巴结未触及，口唇稍发绀，口腔内唾液池未见异常，呼吸稍急促，两肺呼吸音稍弱，双下肺闻及明显velcro啰音，心前区无隆起，心尖搏动正常，未触及震颤，心界叩诊不大，心率115次/min，心律齐，心音有力，各瓣膜听诊区未闻及杂音，腹平坦，腹肌软，无压痛、反跳痛，肝脾肋下未及，移动性浊音阴性，肠鸣音正常，双下肢踝部以下凹陷性水肿，关节无红肿。

辅助检查

肝功能提示：总胆红素358.8μmol/L，谷草转氨酶42IU/L，谷丙转氨酶90IU/L，r-谷氨酰转移酶1 402IU/L，碱性磷酸酶278IU/L。胸部CT提示：两肺间质性病变，较前进展，肺气肿程度加重；左肺上叶尖后段、下叶前基底段肺大疱。

病情演变

患者病情危重，入院后书面病危通知，给予保肝、醋酸泼尼松片（25mg 每日一次）、吸氧、雾化对症治疗，并请风湿免疫科、皮肤科、消化内科、肾内科、血液内科等学科会诊协助诊治。入院查血常规提示：白细胞计数1.65×10⁹/L。肝功能提示：谷草转氨酶620IU/L，谷丙转氨酶758IU/L。肾功能提示：尿素氮18.4mmol/L，肌酐266mmol/L，尿酸437μmol/L，予停用硫唑嘌呤片，醋酸泼尼松片改为甲泼尼龙片（20mg，每日一次）。入院第4天患者白细胞计数下降至0.26×10⁹/L，请风湿免疫科急会诊后，拟"干燥综合征、白细胞减少原因待查"转入风湿免疫科继续治疗。住院第7天开始，患者出现发热，体温最高达39.5℃，予抗感染、输血、补充凝血因子、升白细胞等治疗，患者病情仍进展，入院第14天患者出现呼吸困难，氧饱和度下降，血压下降，经积极抢救无效最终宣布死亡。

思考

1. 如何更好地规范管理门诊复诊患者免疫抑制剂的使用及监测？

2. 该患者基础疾病为干燥综合征，而在此基础上继发肺间质纤维化，应如何实现两学科联合管理和治疗？

本案焦点问题

患者死亡后家属向医院医务科投诉：

1. 医生对于患者的免疫抑制剂使用监测及管理不规范，未有效指导患者合理用药，致其病情持续恶化导致最终死亡。

2. 患者疾病复杂危重，涉及多学科交叉重叠，呼吸科未及时组织多学科会诊，未能联合诊治患者。

案例分析

患者以"咳嗽、咳痰、气喘"为首发症状入住呼吸内科，入院时考虑为肺间质疾病，入院后予完善相关检查，进一步明确诊断为：干燥综合征、继发肺间质纤维化并感染。住院期间联合风湿免疫科、皮肤科等相关科室会诊，协助诊治，共同指导治疗方案的制订。出院后应建议患者前往呼吸科和风湿科门诊规律复诊，门诊复诊结果需加用免疫抑制剂如环磷酰胺等治疗应转专科处理。

> **分析：焦点问题1**
>
> 医生对于患者的免疫抑制剂使用监测及管理不规范，未有效指导患者合理用药，致其病情持续恶化导致最终死亡。
>
> 该患者住院期间，经呼吸内科、风湿免疫科、皮肤科等多科会诊讨论，制订治疗方案。出院后患者门诊规律复诊，并根据呼吸内科门诊复诊意见予加用免疫抑制剂环磷酰胺治疗。但该患者应用激素及免疫抑制剂治疗未就诊专科门诊复查，甚至到简易门诊开药。无专科医生进行专业用药指导，门诊用药及治疗管理欠规范，门诊随访医生告知不到位，医疗核心制度中的会诊制度执行落实不到位，用药前、中、后对药物不良反应、注意事项等告知不足。医院缺少门诊患者使用免疫抑制剂的管理规范和流程。

患者基础疾病为干燥综合征，属于风湿免疫科治疗范围，而在此基础上患者继发肺间质纤维化并感染，在呼吸内科住院治疗。患者病情危重，基础疾病复杂，多脏器功能存在障碍；住院治疗期间，呼吸内科均多次请风湿免疫科、皮肤科、消化内科、肾内科等相关科室会诊，协助诊治，指导治疗方案的制订及调整。

> **分析：焦点问题2**
>
> 患者疾病复杂危重，涉及多学科交叉重叠，呼吸科未及时组织多学科会诊，未能联合诊治患者。
>
> 患者基础疾病复杂，合并多脏器功能障碍，但医生对于医疗质量安全核心制度中的会诊制度及多学科联合诊治制度执行落实不到位，学科之间的沟通存在不足，特别是就基础疾病和继发疾病、相关并发症等治疗问题学科间的沟通未能达到满意的效果。只有多学科的联合管理和诊治，才更有利于规范用药和监测，也更有利于患者的处置救治。

医疗安全要点分析

本案例涉及医疗质量安全核心制度中的会诊制度、多学科联合诊治制度。对于病情复杂危重、有跨学科疾患的患者，应做到多学科联合管理和治疗，共同协商及调整治疗方案，以达到最优化救治。

本案例中，患者基础疾病为干燥综合征，在此基础上继发肺间质纤维化并感染，后合并多器官功能衰竭，病情复杂危重，在治疗过程中应该注意：

1．严密监测患者的病情，门诊随访要做到充分告知，特别是使用免疫抑制剂的患者，一定要按时到专科门诊复诊，由专科医生指导用药，适时调整患者的治疗方案，做到针对每一位患者个性化治疗。

2．加强多学科交流，多学科联合诊治，指导诊治，当患者病情严重复杂超出本科室专业范围时，更应及时联系相应专科协助治疗。

反思总结

干燥综合征是一种主要累及外分泌腺体的慢性炎症性自身免疫性疾病。本病起病多隐匿，临床表现多样，故患者就诊主诉也多种多样，往往需要非专科医生保持警惕，仔细鉴别。

对于疾病复杂需长期使用免疫抑制剂的患者，应注意以下事项：

1．重视诊疗管理规范　专病专治，加强患者门诊复诊的用药治疗管理，特别是制订规范使用免疫抑制剂的管理规定及流程。

2．重视多学科联合诊治　加强多学科协商交流，指导诊治，有利于规范治疗和用药监测，制订个体化治疗方案。

3．重视沟通

（1）加强学科间会诊及沟通，特别是基础疾病和继发疾病相关学科间的沟通。

（2）医患沟通：特殊药物的使用，特别是免疫抑制剂，需做好知情同意并签字，在用药前、中、后均需向患者及其家属充分告知药物可能造成的不良反应及并发症、注意事项。

21. 降糖太心急，血糖"过山车"　▶▶▶

关键词：糖尿病；低血糖；急危重患者抢救制度。

病史简介

患者，女性，42岁。因"口干、多饮30余年，加重1周"入院。患者30年前因"口干、多饮、明显消瘦"于当地医院就诊，诊断"1型糖尿病"。长期予"三餐前短效胰岛素联合睡前长效胰岛素"注射治疗，自测血糖波动大。3年前调整治疗方案为"三餐前门冬胰岛素6单位联合睡前甘精胰岛素8单位"皮下注射，自诉血糖波动于8～12mmol/L。1周前"感冒"后自觉口干、多饮明显，无发热，无咳嗽、咳痰，无食欲减退、乏力，无腹痛、腹泻，门诊测随机血糖19.2mmol/L，血酮0.1mmol/L，拟"1型糖尿病"收住院。

既往无其他疾病史。

入院查体

体温36.8℃，脉搏75次/min，呼吸20次/min，血压155/85mmHg。一般情况可，神志清，查体合作，头无畸形，双瞳孔等大等圆，颈软，甲状腺无肿大，未扪及结节，两肺呼吸音清，未闻及干湿啰音，心率75次/min，心律齐，未闻及病理性杂音，腹平坦，腹肌软，无压痛、反跳痛，肝脾肋下未及，四肢肌力、肌张力正常。

辅助检查

随机血糖19.2mmol/L，血酮0.1mmol/L。

病情演变

入院后复测血糖 15.6mmol/L，血酮 0.3mmol/L，予完善实验室检查，并调整降糖方案为胰岛素微量泵持续皮下输注治疗，监测患者三餐前、三餐后 2 小时及睡前血糖。入院当天 19:00 值班住培学员接到护士汇报，患者晚餐 2 小时后血糖 26.0mmol/L，临床提示血糖危急值，住培学员未床边查看患者，也未汇报当日值班上级医生，自行开具医嘱予以"门冬胰岛素 10 单位"皮下注射，未书写危急值及处理意见，未复测血糖。20:45 护士监测患者睡前血糖，血糖值 2.6mmol/L，患者诉心慌不适，伴大汗淋漓，再次通知值班住培学员。住培学员床边查看患者后，考虑低血糖，未请示上级医生，自行安排患者进食饼干、糖果，10 分钟后护士发现患者意识不清，呼之不应，立即通知住培学员。查体：血压 130/80mmHg，脉搏 96 次 /min，呼吸 18 次 /min，双侧瞳孔等大等圆，对光反射灵敏，两肺呼吸音清，未闻及干湿啰音，心率 96 次 /min，心律齐，未闻及病理性杂音。通知上级医生后，复测血糖 1.5mmol/L，立即予 50% 葡萄糖注射液 40ml 静脉推注，并临时关闭胰岛素泵皮下注射，2 分钟后患者意识转清，问答切题，15 分钟复测血糖 6.2mmol/L，予 5% 葡萄糖注射液 500ml 加 6 单位短效胰岛素静脉滴注维持，后夜间安静入睡，24:00 测血糖 8.0mmol/L，次日晨空腹血糖 10.8mmol/L。

思考

1. 医源性低血糖的可能原因有哪些？

2. 如何及早识别重度低血糖？

3. 糖尿病患者的低血糖规范处理包括哪些内容？

本案焦点问题

出院后患者向医院医务科投诉：

1. 值班医生在第一次血糖升高的时候未至床旁查看患者，患者在注射 10 单位门冬胰岛素后出现低血糖，因为用药剂量过大。

2. 值班医生在患者出现低血糖后，也没有在床旁进一步仔细观察病情变化，导致患者出现意识障碍，加重病情；最终导致患者出现重度低血糖、昏迷，影响治疗效果。

案例分析

1 型糖尿病是一种慢性疾病，通常儿童时期发病，1 型糖尿病患者胰岛素绝对分泌不足造成血糖的持续升高，未经治疗的 1 型糖尿病患者会出现严重症状，如口干、视力模糊、疲劳、呼吸烂苹果味、糖尿病昏迷等。一些未经诊断的 1 型糖尿病在无预警信号情况下可能发生糖尿病昏迷或低血糖，必须采用胰岛素进行规律治疗。临床上很多 1 型糖尿病患者血糖呈"脆性表现"，血糖忽高忽低，即便只是调整 1～2 单位的胰岛素，也足以引起患者血糖的大幅波动。

分析：焦点问题 1

值班医生在第一次血糖升高的时候未至床旁查看患者，患者在注射 10 单位门冬胰岛素后出现低血糖，因为用药剂量过大。

本病例为 1 型糖尿病患者，为胰岛素绝对分泌不足，造成血糖的持续升高，必须采用胰岛素进行治疗；同时患者对胰岛素十分敏感，血糖波动大，胰岛素调整幅度不宜过大，以"微调"为宜，患者胰岛素血药浓度的微小改变，就会引起血糖的显著变化。显然值班住培学员

对其病情了解与估计不足，未至床旁仔细查看患者，并且作为没有处方权的住培学员，在没有上级医生的指导下开具医嘱，胰岛素剂量使用不当，违反了处方管理制度，存在医疗隐患。

低血糖是 1 型糖尿病治疗过程中常见且危险的并发症之一，随着胰岛素泵在住院糖尿病患者中的广泛应用，夜间低血糖现象相对增加；特别是 1 型糖尿病患者，因胰岛功能极度缺陷，在治疗过程中容易发生低血糖，患者可出现头晕、心悸、多汗、面色苍白、强烈的饥饿感甚至昏迷，如处理不当，延误抢救时机，可危及生命。当症状严重或患者不能口服葡萄糖时，应静脉推注 50% 葡萄糖 50～100ml，继而 10% 葡萄糖持续静脉滴注，持续监测血糖。

分析：焦点问题 2

值班医生在患者出现低血糖后，也没有在床旁进一步仔细观察病情变化，导致患者出现意识障碍，加重病情；最终导致患者出现重度低血糖、昏迷，影响治疗效果。

本病例中，住培学员在患者出现低血糖后，未请示上级医生，依然自行进行医疗处置，对低血糖导致的危害评估不足。接受药物治疗的糖尿病患者只要血糖水平≤3.9mmol/L 就属低血糖范畴。糖尿病患者血糖≤3.9mmol/L，即需要补充葡萄糖或含糖食物。严重的低血糖需要根据患者的意识和血糖情况给予相应的治疗（图 21-1）。

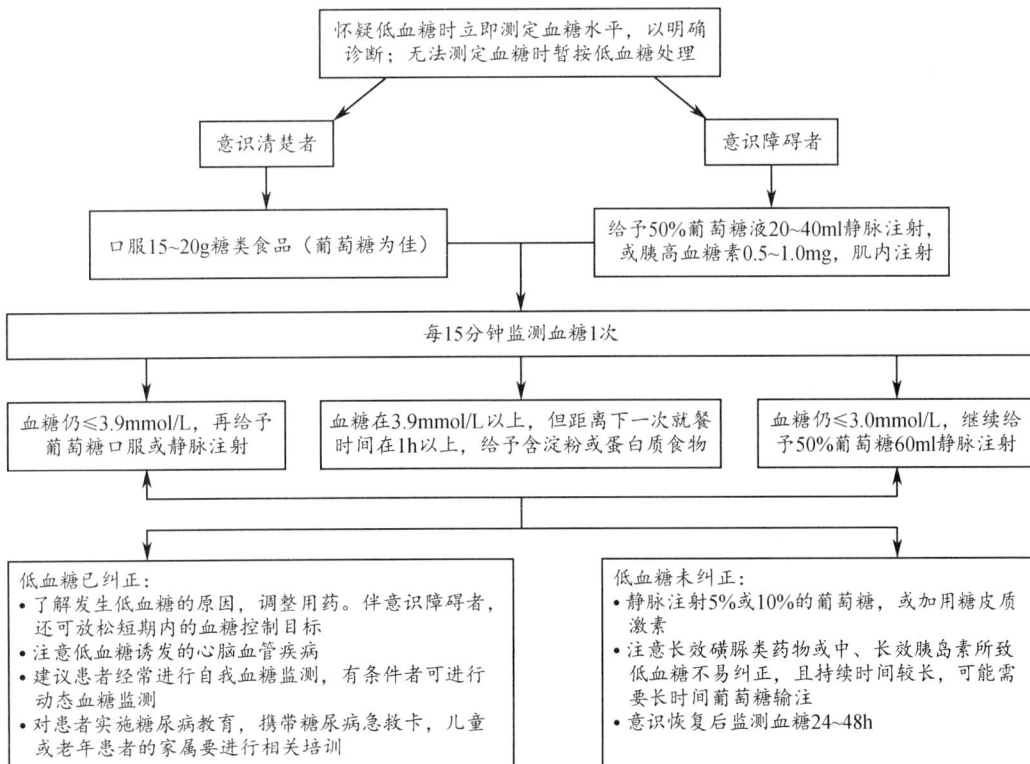

图 21-1　低血糖处理流程图

医疗安全要点分析

本案例违反了《中华人民共和国执业医师法》，也违反了18项医疗质量安全核心制度中的值班和交接班制度及急危重患者抢救制度。

1.《中华人民共和国执业医师法》第十四条规定，未经医师注册取得执业证书，不得从事医师执业活动。住培学员如果未取得执业医师资格，不得独立开具医嘱，取得执业医师资格后，也要在上级医生指导下开具。

2. 值班和交接班制度的执行不到位。当值医务人员中必须有本机构执业的医务人员，非本机构执业医务人员不得单独值班。值班期间所有的诊疗活动必须及时记入病历。住培学员在临床轮转期间，担任病房值班工作，有利于锻炼临床处理能力、积累临床经验，但是住培学员没有处方权，需要在有处方权的上级医生指导下对患者进行治疗。

该病案住培学员应该及时向上级医生汇报，仔细查看患者，综合考虑患者病情后，在上级医生的指导下给予降糖方案，并规范书写病历记录，从而避免医疗纠纷事件。

3. 急危重患者抢救制度执行不到位。临床科室急危重患者的抢救，应由现场级别和年资最高的医生主持。抢救完成后6小时内应当将抢救记录记入病历，记录时间应具体到分钟，主持抢救的人员应当审核并签字。当日护士发现患者低血糖时向值班医生汇报，当时血糖值2.6mmol/L，同时患者伴明确心慌不适、大汗淋漓等低血糖症状，当日住培学员对低血糖危害认识不足，处理措施欠妥，留下医患矛盾的隐患。

反思总结

本案例虽然是简单常见的高血糖处理病例，但处理不当导致发生低血糖后可引发诸多问题，由此带来医患纠纷，值得反思。

合理使用胰岛素和口服降糖药，应安全平稳降血糖，谨慎调整剂量。特别是对于1型糖尿病并发肾病、心脏病、肾功能不全者，如果血糖下降太快，很容易"矫枉过正"，引起低血糖，患者轻则出现心慌、出汗、手颤、全身瘫软无力，重则导致意识障碍、昏迷，诱发心肌梗死或猝死，处理不当有可能引发医疗纠纷。

医疗质量安全核心制度的有效执行是医疗质量和安全的重要保障，必须严格执行值班和交接班制度、急危重患者抢救制度，严格执行请示制度，不要怕麻烦上级医生，怕暴露自己专业能力不足，住培学员轮转的目的正是通过临床实践提高临床诊疗能力。本案中值班住培学员自行处理患者，严重影响了医疗安全，留下了深刻教训。

22. 小头晕，大梗死　▶▶▶

关键词：头晕；脑梗死；静脉溶栓；医患沟通制度；病历管理制度。

病史简介

患者，男性，61岁。因"反复发作性头晕伴视物旋转10余天，加重1天"于2018年5月4日入院。患者10天前在家中无明显诱因下出现头晕，伴视物旋转，阵发性，持续5～10分钟可缓解，头晕时步态不稳，无头痛、恶心、呕吐，无视物成双。1 天前患者出现肢体抖动，持续约 2 分钟后缓解，抖动时意识清楚，无口吐白沫、眼球上翻、大小便失禁等；后头晕、步态不稳症状呈持续性。5 月 4 日上午至神经内科就诊，门诊医生予开具血常规、生化、头颅 MRI 等检查，未用药。

既往有"高血压"病史 10 余年，最高血压 200/100mmHg，目前服用厄贝沙坦氢氯噻嗪片（复方制剂，每片厄贝沙坦和氢氯噻嗪含量分别为 150mg、12.5mg）1 片，每日一次，血压控制不佳。4 个月前有"脑梗死"病史，当时表现为头晕、视物模糊，在当地医院予对症处理后好转出院，未遗留明显神经功能障碍，出院后未正规进行脑卒中二级预防。

门诊查体
仅书写"行走不稳"。

辅助检查
2018 年 5 月 4 日头颅 CT 未见明显异常。建议必要时 MRI 检查。

病情演变

5 月 4 日下午在等待 MRI 检查时，患者突发头晕加重，伴剧烈视物旋转，伴前额部阵发性疼痛，并出现口齿含糊、饮水呛咳、恶心、呕吐，独立行走不能，后出现意识模糊、四肢抖动再发，被送至医院急诊科，急诊行头颅 CT 检查"未见明显异常"，予留置胃管、导尿管，口服阿司匹林肠溶片、瑞舒伐他汀钙片等治疗，意识转清，余症状无改善，急诊拟"脑梗死"收住神经内科。

入院后查体：体温 36.8℃，脉搏 87 次 /min，呼吸 18 次 /min，血压 182/88mmHg。神志清，精神萎靡，反应迟钝，查体不配合，口齿含糊，双侧瞳孔等大等圆，对光反射灵敏，眼球运动自如，无眼球震颤，无复视，双侧额纹对称，右侧鼻唇沟变浅，口角左歪，伸舌右歪，心肺体检无明显异常，腹肌软，肝脾肋下未及。左侧肌力Ⅲ级，右侧肌力Ⅳ级，四肢痛觉检查、指鼻试验、跟膝胫试验不合作，双上肢腱反射（++），双下肢腱反射（++），左侧巴宾斯基征阳性，脑膜刺激征阴性。

5 月 5 日查头颅 MRI 提示脑桥、两侧小脑半球多发新近脑梗死。患者病情重，家属于 5 月 6 日转至上级医院进一步诊治。

思考

1. 对于发作性头晕、步态不稳，应重点进行哪些神经系统查体？需考虑哪些疾病？该做哪些辅助检查？

2. 急性脑梗死超早期有哪些特异性治疗方法？这些治疗的风险点在哪里？该如何与患方沟通？

本案焦点问题

患者家属投诉：

1. 5 月 4 日下午患者突发意识模糊、偏瘫等，考虑急性脑梗死，为什么不予静脉溶栓治疗？

2. 5 月 4 日上午患者在神经内科门诊就诊时，门诊医生没有告知当时已经有急性脑梗死，而且也没有安排急诊检查，也没有用药，延误了治疗时机。

案例分析

患者为 61 岁男性，因"反复发作性头晕伴视物旋转、步态不稳 10 余天"就诊，就诊当天突发病情加重，并出现意识模糊、言语含混不清、吞咽困难、肢体活动障碍等新的神经系统症状，头颅 MRI 提示小脑、脑桥多发急性脑梗死，综合其病史，考虑最初起病时为短暂性脑缺血发作，2 天前症状持续，已经进展为急性脑梗死，门诊就诊当天病情突发加重，并出现新的症状，提示可能存在多次脑梗死过程。

根据《中国急性缺血性脑卒中诊治指南 2018》，脑梗死静脉溶栓是目前证据级别最高的超早期特异性治疗方法（阿替普酶溶栓时间窗为 4.5 小时，尿激酶时间窗为 6 小时），但静脉溶栓存在相对较高的出血风险（约 3%），其中症状性出血往往病情危重，预后差，所以需排除所有绝对禁忌证，充分衡量相对禁忌证所产生的溶栓获益和出血风险，在获得患方同意后方可行静脉溶栓。其中近 3 个月内有急性脑梗死病史为静脉溶栓的绝对禁忌证，不予溶栓治疗符合急性缺血性脑卒中的诊疗规范。

在脑梗死的急性期（一般指 2 周内），脑梗死再发的风险近 30%。根据《中国急性缺血性脑卒中诊治指南 2018》，对于不符合静脉溶栓且无禁忌证的缺血性脑卒中患者，应在发病后尽早给予口服阿司匹林等抗血小板聚集药物治疗，并尽早使用他汀类药物开展二级预防。

分析：焦点问题 1

5 月 4 日下午患者突发意识模糊、偏瘫等，考虑急性脑梗死，为什么不予静脉溶栓治疗？

患者就诊前 2 天已经出现持续性头晕、步态不稳，考虑已经存在急性脑梗死，根据《中国急性缺血性脑卒中诊治指南 2018》，近 3 个月内脑卒中史为静脉溶栓的绝对禁忌证，该患者病情加重后不予静脉溶栓治疗符合急性脑梗死诊疗规范。

因头晕症状不是急性脑梗死典型的临床表现，很容易被患者甚至非神经专科医生轻视，因此在神经内科门诊首诊后，门诊医生应充分告知患方当时的病情，同时需告知再发脑梗死的风险，引起患方的重视，并应该开具急诊检查，尽早用药。在急诊时，虽然患者存在溶栓禁忌，但接诊医生应告知急性脑梗死的治疗方案及该患者不予静脉溶栓的原因，而且该患者病情变化快、病情重，存在潜在纠纷风险，更应充分沟通，做好防范工作。

头晕是神经内科非常常见的症状，根据《中国良性阵发性位置性眩晕的诊断和治疗指南（2017）》，患者口中的"头晕"在神经专业术语中分为三个概念：眩晕、头晕、头昏。眩晕指的是自身或环境的旋转、摆动感，是一种运动幻觉；头晕指的是自身不稳感；头昏指的是头脑不清晰感。眩晕、头晕主要由前庭神经系统病变导致，头昏则是非特异性症状，主要由神经衰弱或慢性躯体性疾病等所致。脑干、小脑病变引起的头晕 / 眩晕在头晕 / 眩晕疾病谱中占 7%～12%，其中以脑梗死最为常见，部分患者病情可迅速进展，出现偏瘫、意识障碍、吞咽困难等症状，严重时可导致昏迷、脑疝。早期由于症状轻微常被患者或者非神经专科医生所忽视，即使是神经专科医生，在未行头颅 MRI 检查时，也很难排除脑干、小脑梗死。

分析：焦点问题 2

5 月 4 日上午患者在神经内科门诊就诊时，门诊医生没有告知当时已经有急性脑梗死，而且也没有安排急诊检查，也没有用药，延误了治疗时机。

该患者既往有可疑小脑梗死病史，本次以发作性眩晕、步态不稳起病，逐渐进展为持续性头晕、步态不稳，需高度怀疑小脑、脑干再发梗死可能。初诊时患者症状偏轻，门诊医生未给予重视，未予行急诊检查，未及时用药，延误了治疗时机，诊疗存在缺陷。门诊医生口头告知存在急性脑梗死可能，但并未在门诊病例中记录，且病历书写不规范，不能为临床诊断急性脑梗死提供依据，存在缺陷。

医疗安全要点分析

本案例涉及医疗质量安全核心制度中的医患沟通、病历管理制度。

为保护患者的合法权益，维护良好的医疗秩序，防范医疗纠纷，确保医疗质量与安全，医务人员与患者或家属沟通时应本着诚信的原则，尊重对方，耐心倾听对方的倾诉。医患沟通包括院前沟通、入院时沟通、入院后沟通、住院期间沟通、出院时沟通。院前沟通指门诊医生在接诊患者时，应根据患者的既往史、现病史、体格检查、辅助检查等对疾病作出初步诊断，并安排在门诊治疗，符合入院指征可收入院治疗。在此期间门诊医生应与患者沟通，征求患者的意见，争取患者对各种医疗处置的理解。必要时将沟通内容记录在门诊病历中。

在本案例中，患者既往有高血压病史、可疑脑梗死史，本次出现头晕／眩晕，且症状反复，有进展加重表现，需高度怀疑再发小脑、脑干梗死可能，门诊初诊医生已考虑到急性脑梗死可能，但未引起足够重视，未予安排急诊检查，未及时用药，虽已口头告知存在急性脑梗死可能，但并未强调脑梗死进展及再发梗死的风险，也未将告知内容记录在门诊病历中，导致患方对后续病情变化没有心理准备，沟通上存在缺陷。患者近 3 个月内有急性脑梗死，存在静脉溶栓禁忌证，急诊医生未与患方就静脉溶栓事宜进行沟通，便自行给予常规药物治疗，沟通存在缺陷。门诊初诊医生应充分告知病情及病情进展可能出现的情况，急诊医生应告知急性脑梗死的诊疗方案，争取患者对不予静脉溶栓的知情理解。

作为医生行医证据的病历文书具有法律效应，需要特别重视，病历书写应当做到客观、真实、准确、及时、完整、规范。门诊病历由医生书写现病史、既往史、各种阳性体征和必要的阴性体征、初步诊断及处理意见，对初诊患者的检查要全面，以便复诊时参考。

本案例中，门诊医生虽然口头告知有急性脑梗死可能，并开具头颅 MRI 以明确诊断，但并未在门诊病例中记录，门诊病例书写不规范：

1. 诊断书写不规范。诊断为"头晕"，属于临床症状诊断。

2. 体格检查书写不规范。唯一的阳性体征仅以"行走不稳"表述，未使用神经系统查体中针对前庭小脑功能的专业体格检查术语，无法体现当时准确的神经系统体征，不能为当时存在急性脑梗死提供诊断依据，存在缺陷。

反思总结

头晕／眩晕是神经内科最常见的临床症状之一，脑干、小脑梗死是急性头晕／眩晕疾病谱中非常凶险的神经科急症，严重时可危及生命，脑梗死症状不典型，容易误诊、漏诊。因此对急性头晕、眩晕患者应充分告知存在脑干、小脑梗死的可能，并告知存在梗死进展和再发的风险，可出现偏瘫、意识不清等各种神经系统严重症状。作为初诊医生，需准确、规范地记录门、急诊病历，为后续疾病的诊断及治疗做参考，尤其是可以为病情变化后的诊疗提供依据。对这种以"小头晕"就诊的患者，更需要强调风险，必要时记录下沟通内容，以防突发"大梗死"后出现医疗纠纷。

急性脑梗死的超早期静脉溶栓是脑梗死最有效的特异性治疗方法，但静脉溶栓有出血风险，需排除绝对禁忌证，谨慎评估相对禁忌证。对存在神经系统症状的患者，尤其是头晕、眩晕这类非典型症状者，只要发病在静脉溶栓时间窗内的，均应详细记录发病时间（应准确到分钟），对能影响静脉溶栓决策的病史需详细记录。对时间窗内的患者，诊疗过程中应特别重视沟通，应充分告知静脉溶栓的效果及风险，核对绝对和相对禁忌证，作出溶栓或不溶栓的决策时均应争取患方的知情同意，并在病历中详细记录。

23. 刚生完娃，产妇却被诊断为肝癌晚期 ▶▶▶

关键词：妊娠；肝癌；医患沟通制度；病历管理制度。

病史简介

患者，女性，25岁。因"发现肝功能异常10天"于2009年7月24日入院。患者于10天前门诊产检发现肝功能异常，谷丙转氨酶133IU/L，谷草转氨酶92IU/L，总胆红素26μmol/L，乙肝表面抗原阳性，无眼黄尿黄、无腹痛腹胀、无恶心及呕吐、无食欲减退、无皮疹出血点、无呕血黑便等，未予治疗，1周后复查肝功能转氨酶较前增高，门诊拟"病毒性肝炎乙型中度、妊娠状态"收住入院。

既往健康，否认肝炎病史，否认乙肝患者密切接触史，否认两系三代传染性疾病史。

入院查体

体温36.8℃，脉搏82次/min，呼吸19次/min，血压112/70mmHg，神志清，精神可，皮肤巩膜无黄染，浅表淋巴结未及肿大，未见肝掌蜘蛛痣，全身皮疹无皮疹出血点，两肺呼吸音清，未闻及干湿啰音，心律齐，未闻及病理性杂音，腹肌软，无压痛、反跳痛，肝脾肋下未及，移动性浊音阴性，双下肢无水肿。

辅助检查

肝功能提示谷丙转氨酶235IU/L，谷草转氨酶165IU/L，总胆红素11.1μmol/L；乙肝三系示乙肝表面抗原阳性、乙肝e抗原阳性、乙肝核心抗体阳性；甲胎蛋白（AFP）123.4μg/L。

病情演变

入院后予注射还原型谷胱甘肽、口服垂盆草颗粒护肝降酶治疗。于住院第3天肝胆胰脾超声检查发现"左肝内大小约20mm×16mm高回声肿块，边界清，内部呈筛网状，彩色多普勒血流显像（CDFI）见肿块内血流信号不明显，右肝内见6mm×6mm类似低回声"，结果提示"慢性肝病表现伴肝内占位"。相关科室会诊后建议动态观察谷丙转氨酶、谷草转氨酶、AFP变化，如无禁忌必要时超声造影检查。治疗后复查AFP 127.5μg/L，肝功能示谷丙转氨酶122IU/L，谷草转氨酶82IU/L，病情好转出院。出院诊断"病毒性肝炎（乙型，慢性中度）、孕3个月、肝内高回声占位"，告知患者门诊定期复查肝功能、AFP。出院小结中写明"出院后1周肝病门诊复查血常规、血生化、AFP、HBV-DNA等；如病情稳定可于1个月后再次复诊，3个月后第三次复诊"。

出院后患者门诊复查产科超声及肝功能、AFP，但未复查肝胆超声。6个月后患者顺产一女婴。9个月后门诊查腹部CT提示"肝内多发占位，考虑恶性肿瘤可能性大，后腹膜淋巴结肿大；肝脾大"，治疗后效果不佳，半个月后死于肝脏恶性肿瘤伴转移。

思考

1. 为明确妊娠期妇女肝脏占位病变的诊断，如何合理选择检查手段？

2. 妊娠期和产后血中AFP的变化规律如何？

本案焦点问题

患者家属向医院医务科投诉：

1. 对孕期肝占位诊断错误，漏诊恶性肿瘤。

2. 未告知肿块可能性质，未告知进一步随访和检查，存在告知缺陷。

案例分析

患者为妊娠女性，肝功能异常，诊断慢性乙型病毒性肝炎住院，予护肝治疗，符合慢性乙型病毒性肝炎诊疗规范。住院期间患者查甲胎蛋白升高、超声提示肝脏占位。甲胎蛋白是一种糖蛋白，正常情况下，这种蛋白主要来自胚胎的肝细胞，胎儿出生约两周后甲胎蛋白从血液中消失。甲胎蛋白升高需考虑以下因素：

1. 肝癌　此为造成甲胎蛋白升高的常见原因之一。80% 的肝癌患者血清中甲胎蛋白会升高，高危人群如肝硬化患者、慢性肝炎患者、有肝癌家族史者应定期检查。

2. 妊娠妇女和新生儿　甲胎蛋白是胎儿的正常血浆蛋白成分，是胚胎早期的主要蛋白质，妊娠期妇女甲胎蛋白会明显升高，一般在妊娠 3 个月后，甲胎蛋白就明显升高，到 7～8 个月孕妇母血中 AFP 量达最高峰并相对稳定，AFP 值一般低于 400μg/L，约分娩两周后逐渐恢复正常。30% 的新生儿肝炎可测出甲胎蛋白升高，发病率随病情的严重度而增加。

3. 非恶性疾病　如急、慢性肝炎，重症肝炎恢复期，肝硬化，先天性胆管闭塞，畸形胎儿等。但是一般升高的幅度比较小，且持续的时间比较短。

4. 生殖细胞瘤　大约 50% 患有生殖细胞瘤的患者 AFP 呈阳性。

5. 其他原因　肝损伤、充血性肝大、共济失调、毛细血管扩张症、先天性酪氨酸病等。

在排除肝病活动、妊娠和生殖胚胎瘤因素后，甲胎蛋白升高≥400μg/L 持续 1 个月或≥200μg/L 持续 2 个月者，结合影像学检查可诊断肝癌。

分析：焦点问题 1

对孕期肝占位诊断错误，漏诊恶性肿瘤。

患者入院后查 AFP 升高，肝脏超声提示"肝内高回声占位"。该患者怀孕 3 个月 AFP 升高，根据上述 AFP 升高的可能因素，需考虑妊娠或肝癌相关可能。超声提示肝内占位，结合有慢性乙肝病史，需警惕肝癌可能，但确诊肝癌依据不足，需要进一步行影像学检查。因考虑其为妊娠状态，出于对计算机体层扫描（CT）和数字减影血管造影（DSA）检查有放射线导致胎儿畸形风险的顾虑，没有安排，错失了进一步检查的时机。但是如果有足够的警惕，也会根据原发性肝癌规范化诊治专家共识定期复查肝脏超声检查，或选择做无放射性损伤的肝脏磁共振进一步评估，甚至必要时行肝穿刺活检。但是该患者后续随访过程中只做了产科超声，没有复查肝脏超声，导致漏诊，关键是没有考虑到这么年轻的孕妇也会有患肝癌的可能，存在对疾病评估不足的缺陷。

肝细胞肝癌（HCC），即原发性肝癌临床诊断，一般取决于三大因素，即慢性肝病背景、影像学检查结果，以及血清 AFP 水平。《原发性肝癌诊疗规范（2011 年版）》指出，同时满足以下条件中的（1）+（2）a 两项，或者（1）+（2）b+（3）三项时，可以确立肝癌的临床诊断。

（1）具有肝硬化及乙肝病毒和 / 或丙肝病毒感染的证据。

（2）典型的 HCC 影像学特征：同期多排 CT 扫描和 / 或动态对比增强 MRI 检查显示肝脏占位在动脉期快速不均质血管强化，而静脉期或延迟期快速洗脱。

a. 如果肝脏占位直径≥2cm，CT 和 MRI 两项影像学检查中有一项显示肝脏占位具有上述肝癌的特征，即可诊断 HCC。

b. 如果肝脏占位直径为 1～2cm，则需要 CT 和 MRI 两项影像学检查都显示肝脏占位具有上述肝癌的特征，方可诊断 HCC 以加强诊断的特异性。

（3）血清 AFP≥400μg/L 持续 1 个月或≥200μg/L 持续 2 个月，排除其他原因引起的 AFP 升高。

> **分析：焦点问题 2**
>
> 未告知肿块可能性质，未告知进一步随访和检查，存在告知缺陷。
>
> 本案例中患者住院 72 小时内医生已告知病情，告知内容包含超声检查发现的肝脏占位，患者对告知内容均表示理解。且住院期间亦有请相关科室会诊，没有原则性错误，符合诊疗规范。出院诊断为"病毒性肝炎（乙型，慢性中度）、怀孕 3 个月、肝内高回声占位"，说明医患双方都关注到了肝占位。但是出院记录中只记录了复查肝功能、AFP，没有交代短期内复查肝脏超声，门诊复诊时也没有做肝脏超声检查。经治医务人员在医患沟通方面存在一定缺陷。本案例经调解，以给予患者家属经济补偿解决。

医疗安全要点分析

本案例涉及医疗质量安全核心制度中的医患沟通制度和病历管理制度。医患沟通应充分体现以患者为中心的服务宗旨，尊重和维护患者的知情权、选择权和隐私权，医务人员应向患者或家属介绍患者的疾病诊断、主要治疗措施等，当病情变化时，应充分与患者及其家属沟通谈话，并听取患者或家属的意见和建议，回答患者或家属想要了解的问题，以保证临床医疗工作的顺利进行。

患者于出院后 40 天左右产科随访复查产科超声，之后一直于产科门诊复查孕产妇超声，未按照出院记录按时至肝病门诊随访。当孕妇在住院期间检查发现异常，医务人员应及时与家属沟通，充分告知孕妇家属肝脏占位的可能病情，并嘱咐其定期复查随访排除肝癌可能。相信如果医务人员能与产妇和家属做好充分病情沟通交流，在一定程度上可增进双方的理解，减少医患矛盾的发生。

反思总结

原发性肝癌是常见的恶性肿瘤，由于起病隐匿，早期没有症状或症状不明显，进展迅速，确诊时大多数患者已经达到局部晚期或发生远处转移，治疗困难，预后很差。

我国肝癌的病因主要有肝炎病毒感染、食物黄曲霉毒素污染、长期酗酒，以及农村饮水蓝绿藻类毒素污染等；其他因素还有肝脏代谢疾病、自身免疫性疾病及隐匿性肝病或隐源性肝硬化。由于肝癌的早期诊断对于有效治疗和长期生存至关重要，因此十分强调肝癌的早期筛查和早期监测。对于≥40 岁，具有乙肝病毒和 / 或丙肝病毒感染，嗜酒、合并糖尿病及有肝癌家族史的高危人群，宜每隔 6 个月进行一次检查。一般认为，AFP 是 HCC 相对特异的肿瘤标志物，AFP 持续升高是发生 HCC 的危险因素。定期监测筛查 AFP，对早期诊断肝癌有重要意义。

本案例的特殊之处在于妊娠合并乙肝病毒感染。

1. 患者为妊娠早期孕妇,妊娠患者血清 AFP 会升高,对肝癌诊断存在一定的迷惑性,这就需要临床医生根据现有的检查结果和临床经验明确诊断。该患者超声检查提示有"肝内高回声占位",结合其有慢性乙肝病史,需警惕肝癌可能。考虑孕妇 CT 检查禁忌,可行 MRI 平扫进一步检查。加拿大一大样本研究显示妊娠应避免高于 1.5T 的 MRI 检查,早期行 MRI 检查并不增加胎儿及其幼年期危害的风险,妊娠期间行 MRI 增强对胎儿有明确风险,应予避免。如 1.5T MRI 平扫检查仍无法明确,需密切随访观察肝脏占位大小、性质变化及血 AFP 变化。

2. 患者出院后未按照出院随访要求于肝病门诊复诊。按照国家《慢性乙型肝炎防治指南(2019 年版)》,任何患慢性乙肝的孕妇在产前均应由专科医生进行有关肝炎的管理。患者出院后门诊孕期保健阶段,产科医生或肝病专科医生均应关注患者既往病史,根据既往病史进行复诊,而不应该仅关注胎儿的变化。超声发现肝脏占位,应该及时请相关科室会诊,共同商讨治疗方案,将漏诊风险降到最低。

3. 出院小结是患者在住院期间的病情总结,是其他专科医生重要的病史参考,也是患者就诊的依据。出院时经管医生应就患者出院后随访、注意事项仔细交代,取得患方的理解和配合。复诊时接诊医生也应仔细查阅出院小结,不遗漏重要的信息。该案例中出院小结已写明患者复诊的间隔时间,但患者一直未来肝病专科门诊随访,其间亦一直未复查 AFP 和肝脏超声,导致患者这样的结局,教训深刻,应引以为戒。

24. 外伤性十二指肠破裂未及时发现酿悲剧 ▶▶▶

关键词:腹部外伤;十二指肠破裂;危重患者识别;会诊制度。

病史简介

患者,女性,60 岁。因"外伤致右上腹痛 4 小时"于 2001 年 12 月 18 日 17:10 入院。患者 4 小时前骑摩托车时被横着的铁索撞到右上腹部,致右上腹部疼痛,为持续型钝痛,无其他部位疼痛,无恶心、呕吐,无腹泻,无胸闷胸痛。2 小时前患者右上腹疼痛加重,且伴有右腰部疼痛,为进一步诊治,就诊于急诊科。

既往体健。

入院查体

体温 37.9℃,脉搏 92 次 /min,呼吸 18 次 /min,血压 105/62mmHg,神志清,精神萎靡,两肺呼吸音清,心律齐,未闻及病理性杂音,腹肌软,右上腹部有压痛,无反跳痛,右腰部有压痛,肝脾肋下未及,墨菲征阴性,移动性浊音阴性,肠鸣音 5 次 /min,四肢活动可。

辅助检查

急诊血常规提示:白细胞计数 9.8×10⁹/L,中性粒细胞百分比 81.2%,血红蛋白 135g/L,血小板计数 306×10⁹/L。尿常规无异常。血生化提示:谷丙转氨酶 16IU/L,谷草转氨酶 24IU/L,总胆红素 18μmol/L,肌酐 90μmol/L。淀粉酶 123IU/L,胰淀粉酶 41IU/L。腹部 X 线片未见异常。肝胆脾肾超声未见异常。

诊断:闭合性腹部损伤。

病情演变

接诊医生予以静脉滴注头孢呋辛抗感染、补液等治疗，经处理后患者右上腹痛仍明显，患者家属要求请相关医生会诊及住院，接诊医生查看化验和腹部 X 线片后安慰患者没有大碍，建议先回家观察，第二日门诊复诊即可，2001 年 12 月 18 日 19:30 患者离院。患者回家后腹痛加重，并出现发热、神志模糊，无四肢抽搐，无口吐白沫，无大小便失禁，2001 年 12 月 19 日 16:10 患者再次急诊入院。查体：体温 38.2℃，心率 150 次 /min，呼吸 23 次 /min，血压 51/32mmHg，氧饱和度 76%，神志不清，全身花斑，两侧瞳孔等大等圆，对光反射迟钝，两肺呼吸音清，心音弱，未闻及杂音，腹部紧张，压痛及反跳痛检查不合作，肠鸣音消失。立即予开通静脉通路、快速补液、抗炎等抢救措施，17:16 患者出现呼吸心搏骤停，立即给予心肺复苏、静脉推注肾上腺素（1mg/3min）等抢救治疗，经抢救无效，于 2001 年 12 月 19 日 18:30 宣告死亡。尸解结果：死亡原因为腹膜后十二指肠破裂、腹膜炎，感染性休克导致呼吸心搏骤停后死亡。

思考

1. 怎么识别腹膜后十二指肠破裂？
2. 作为接诊医生，如遇到诊疗困难，有哪些解决方法？

本案焦点问题

患者家属向医务科投诉：

1. 患者第一次就诊腹痛明显，要求住院，当时接诊医生没有同意，回家后病情加重导致最终患者死亡。
2. 当我们请求医生会诊时，接诊医生建议第二日复诊即可，表示无须会诊。

案例分析

患者系较大外力损伤，入院时右上腹痛明显，且伴有右腰部疼痛，查体提示右上腹部有压痛，右腰部有叩击痛，辅助检查提示白细胞、中性粒细胞百分比升高，需警惕腹腔内脏器损伤、腹膜后脏器损伤等可能，虽然腹部 X 线、肝脾肾超声未见异常，但仍应重视，需要做 CT 等进一步检查，因较大外力损伤，症状明显，原因未明，需留院观察。

十二指肠的大部分位于腹膜后，损伤的发病率低，约占腹部创伤的 1.16%；损伤较多见于十二指肠二、三部（50% 以上）。十二指肠损伤的诊断和处理存在不少困难，死亡率与并发症发生率高。伤后早期死亡原因主要是严重合并伤，尤其是腹部实质性脏器或大血管伤；后期死亡则多因诊断不及时和处理不当引起十二指肠瘘致腹膜炎、出血和多器官功能衰竭。根据第 7 版《黄家驷外科学》介绍，十二指肠损伤诊断和处理及时与否对预后影响极大，伤后 24 小时以内手术的患者，死亡率为 11%；超过 24 小时手术的患者，死亡率为 40%。当十二指肠破裂，肠内容物流入腹腔时，腹膜炎诊断较容易，剖腹适应证明确，剖腹探查能发现十二指肠损伤。但对闭合伤所致的腹膜后十二指肠破裂，早期识别较困难，这类损伤患者早期症状、体征多不明显，伤后往往有一段相对的缓解期，直到数小时乃至一天后病情明显恶化时才会引起注意。因此，提高警惕是早期诊断的先决条件。

下述情况可为诊断提供线索：①右上腹或腰部持续性疼痛且进行性加重，可向右肩部或右侧腹股沟区放射；②右上腹有明确的固定压痛；③右腰部（腰大肌内侧）有压痛；④腹痛明显但体征相对轻微；⑤血清淀粉酶升高；⑥X 线片可见腰大肌轮廓模糊，有时可见腹膜后呈花斑状改变（积气）并逐渐扩展；⑦胃管内注入水溶性碘剂后 CT 下可见造影剂外溢。治疗的关键是及时手术处理和抗休克。

分析: 焦点问题 1

患者第一次就诊腹痛明显,要求住院,当时接诊医生没有同意,回家后病情加重导致最终患者死亡。

本案例中,患者第一次就诊急诊时考虑闭合性腹部损伤,虽然腹膜后十二指肠破裂识别较困难,但患者右上腹部较大外力外伤史明确,腹痛明显,查体提示右上腹压痛,右腰部有压痛,需提高警惕内脏损伤,结合病史右上腹痛及右腰部疼痛,无腹膜刺激征等重要线索,需考虑腹膜后十二指肠穿孔可能,应留院观察;同时应该进一步行急诊腹部 CT 检查明确诊断,并尽早手术处理。医生对病情估计不足,未予以重视,导致没有及时发现病情,患者回家后出现了严重感染性休克、多器官功能障碍,终因休克严重,抢救无效死亡,教训深刻。本案例中,接诊医生缺乏腹膜后十二指肠破裂诊治能力,缺乏危重患者识别能力,处置不当,诊疗过程和病情评估均存在缺陷。

分析: 焦点问题 2

当我们请求医生会诊时,接诊医生建议第二日复诊即可,表示无须会诊。

接诊医生诊断为腹痛待查,表示腹痛病因不明确,诊断上遇到困难,患者家属提出请其他医生会诊,此时,接诊医生应该尊重患者家属意愿,请普外科会诊。结合患者病情,应该发起急会诊。本案例中接诊医生在诊断困难、患者家属请求会诊的情况下,没有发起会诊,而建议复诊即可,造成严重后果,存在诊疗缺陷。

医疗安全要点分析

本案例涉及医疗质量安全核心制度的会诊制度。在诊疗过程中,根据疾病的诊治需要或者患者要求,需请其他科室医生会诊的,应该发起科间会诊,必要时发起全院会诊。并根据病情紧急程度,决定是否应该发起急会诊。

在本案例中,患者死亡原因为腹膜后十二指肠破裂、感染性休克导致呼吸心搏骤停。虽然识别闭合伤所致的腹膜后十二指肠破裂较困难,但该患者症状明显,诊断未明,作为接诊医生应该:①对于暴力外伤,症状和体征不相符时,不能放松警惕,应留院观察,当排除严重病情变化才可让患者离院;②提高腹膜后十二指肠破裂诊治能力,提高危重患者识别能力;③在诊疗过程中如果遇到困难,应及时发起会诊。

反思总结

对十二指肠破裂或者穿孔,诊断和处理及时与否对预后影响很大。当十二指肠破裂,肠内容物流入腹腔时,引起腹膜炎,应马上剖腹探查,漏诊率相对较低。但及时识别闭合性损伤引起的腹膜后十二指肠破裂较为困难,在诊疗过程中需提高警惕,重视患者的症状、体征、辅助检查结果,重视腹膜后十二指肠破裂的重要线索,提高识别危重患者的能力,才能避免漏诊。

本案例涉及暴力外伤,临床上部分暴力外伤的患者早期并没有出现严重临床表现,但病情可能会出现变化,如脑外伤,第一次 CT 未发现脑出血,但数小时后 CT 复查可能有脑出血;又如高处跌落伤,早期可能无严重表现,但可能存在脏器损伤,出现迟发性大出血。因此临床上对暴力外伤需提高警惕性,应留院观察,动态观察病情变化,进行必要的复查,在病情变化时给予相应处理和及时诊断,以防出现严重后果。本案例中应将患者留院观察 24 小时以上,待病情稳定,才可解除警报。

另外,当诊疗遇到困难时,切莫视若无睹,应该积极寻找解决方法,可向上级医生请示,寻求帮助。必要时发起会诊,请其他科室医生协助诊治。如果患者及其家属有会诊意愿,更应仔细分析,尊重患方意见,即使不需要会诊,也要好好解释沟通。只有这样,才能降低此类患者的漏诊率,提高对此类疾病的诊治水平,减少医患矛盾。

25. 被肺结节迷惑的心肌梗死　▶▶▶

关键词:肺结节;急性心肌梗死;会诊制度;危重病识别能力。

病史简介

患者,女性,59 岁。因"胸闷气促半个月"于 2017 年 2 月 20 日入住胸外科。患者半个月前开始出现劳累或情绪激动时胸闷气促,休息后可缓解,无发热,无咳嗽咳痰,无心前区疼痛,无大汗淋漓,无头痛、头晕及晕厥,无恶心、呕吐。当时未重视,半个月来上述症状反复发作,2 天前以上症状再发作,持续 10 余分钟,休息后缓解,进一步检查心电图正常,肌钙蛋白正常,胸部 CT 提示肺结节,胸外科以"肺结节"收住院,拟手术治疗。

既往有高血压病史 1 年,未服药,未定期监测血压。

入院查体
体温 37.3℃,脉搏 75 次 /min,呼吸 15 次 /min,血压 150/74mmHg,两肺呼吸音清,未闻及干湿啰音,心律齐,未闻及杂音,腹肌软,无压痛及反跳痛,肝脾肋下未及,肠鸣音正常,四肢肌力 Ⅴ 级。

辅助检查
2017 年 2 月 19 日胸部 CT 提示:左肺上叶小结节,建议随访;两肺散在少许炎症。主动脉弓及冠状动脉壁钙化;前纵隔小结节。血常规、凝血功能、D- 二聚体、心电图、术前免疫四项检查未见异常。超声提示左心室舒张功能减退,双下肢血管未见异常。

病情演变

患者经术前准备后于 2017 年 2 月 22 日行"胸腔镜左上肺结节区段切除术",术后予化痰、止痛及补液等对症支持治疗,2017 年 2 月 25 日予出院。2017 年 2 月 28 日病理结果为"左上肺浸润性腺癌"。出院后患者定期在胸外科门诊随访,随访期间患者仍有间断性胸闷气促发作,多次复查胸部 CT 及 X 线提示"左上肺结节术后改变",门诊予化痰、改善气道反应性等治疗无明显好转。

2017 年 5 月 22 日凌晨 2:00 因胸痛伴胸闷气促 2 小时就诊于急诊科,监测生命体征平稳,查肌钙蛋白 T 0.171μg/L,肌酸激酶 271IU/L,心电图提示:$V_1 \sim V_4$、Ⅱ、Ⅲ、aVF、ST 段压低,请心内科急会诊,心内科会诊后建议门诊定期随访,患者当日 11:10 回家。当日 16:00 左右患者再次出现胸痛,位于心前区,程度较前加重,伴胸闷气促,持续不缓解,17:30 再次就诊于急诊科,马上行床旁心电图检查,检查过程中出现心跳呼吸骤停,立即予心肺复苏,气管插管呼吸球囊通气,肾上腺素(1mg/3min)静脉推注,经抢救 10 分钟后,心跳呼吸恢复,但血流动力学极不稳定,查心电图提示:$V_1 \sim V_4$、Ⅱ、Ⅲ、aVF、ST 段压低,床旁心脏超声示左心室下壁、后壁运动偏低,肌钙蛋白 I 25.19μg/L。请心内科会诊考虑"急性心肌梗死",急送至导管室,并急诊行冠状动脉造影,发现左回旋支中远段完全闭塞,予行"经皮冠状动脉腔内成形术 + 血栓抽吸 + 支架植入术",术后转入急诊监护室进一步抢救治疗。

思考

1. 患者反复胸闷气促,需考虑哪些疾病可能?

2. 患者胸痛时,作为门诊首诊医生应该怎么做?

本案焦点问题

患方提出以下几点异议:

1. 患者反复胸闷气促,诊断为肺癌,为什么术后胸闷气促仍反复发作?

2. 为什么第一次就诊急诊科时,心内科没有及时安排住院并尽早放置支架,而是让患者回家了?

案例分析

早期肺癌特别是周围型肺癌往往无任何症状,大多在行胸部 X 线或者胸部 CT 检查时发现。随着肿瘤的进展,出现不同的症状,可表现为咳嗽咳痰、胸闷气促、呼吸困难、胸痛、咯血等。在肺癌的早期很少会出现胸闷气促等情况,这样的异常情况需要进行详细的鉴别诊断。

胸闷气促的鉴别诊断:

1. **肺源性** 慢性支气管炎伴急性发作、慢性阻塞性肺疾病、肺源性心脏病、支气管哮喘、肺栓塞、肺部感染、气胸等。

2. **心源性** 急性冠脉综合征、心包积液、心肌病、心脏瓣膜病等。

3. **其他** 贫血、一氧化碳中毒、心理疾病等。

分析:焦点问题 1

患者反复胸闷气促,诊断为肺癌,为什么术后胸闷气促仍反复发作?

该患者胸部 CT 提示左肺小结节,长径为 0.7cm,后根据病理确诊左上肺浸润性腺癌,为早期肺癌,且长径小,不会引起患者胸闷气促,需鉴别其他疾病。该患者主诉为胸闷气促,无法用肺结节解释,需要考虑合并其他疾病可能。当患者病情超出本科专业范围,需要其他科室协助诊疗者,应请相关科室如心内科、呼吸内科会诊。该患者胸闷气促和肺结节不符,胸外科没有在术前充分分析病情"因果",没有行科间会诊,诊疗存在缺陷。且患者在术后仍有反复胸闷气促发作,曾多次就诊胸外科门诊,门诊医生应反思诊断的正确性,进行病情的再评估。

该患者在 2017 年 5 月 22 日凌晨 2:00 第一次就诊于急诊科时,主诉为胸痛伴胸闷气促 2 小时,且心肌损伤标志物已有轻微升高,心电图提示 $V_1 \sim V_4$、Ⅱ、Ⅲ、aVF、ST 段压低,需考虑非 ST 段抬高型急性冠脉综合征可能。根据《非 ST 段抬高型急性冠脉综合征诊断和治疗指南(2016)》,诊断方法主要包括心电图、生物标志物、无创影像学等检查。特征性的心电图异常包括 ST 段下移、一过性 ST 段抬高和 T 波改变。肌钙蛋白是急性非 ST 段抬高型急性冠脉综合征最敏感和最特异的生物标志物。肌钙蛋白增高或者增高后降低,并至少有一次数值超过正常值的上限,提示心肌损伤坏死。

分析：焦点问题2

为什么第一次就诊急诊科时，心内科没有及时安排住院并尽早放置支架，而是让患者回家了？

根据《非 ST 段抬高型急性冠脉综合征诊断和治疗指南（2016）》，治疗包括一般治疗、抗心肌缺血药物治疗、抗血小板治疗、抗凝治疗、他汀类药物治疗、血运重建治疗。该患者家属提出"放支架"，指的就是血运重建治疗。针对是否进行血运重建，根据上述指南的标准（表26-1），建议对符合至少1条极高危标准的患者选择紧急侵入治疗策略（小于2小时）；建议对符合至少1条高危标准的患者选择早期侵入治疗策略（小于24小时）；建议对符合1条中高危标准（或者无创检查提示症状或缺血反复发作）的患者选择侵入治疗策略（小于72小时）。无表26-1中任何一条危险标准和症状无反复发作的患者，建议在决定有创评估之前先行无创检查（首选影像学检查）以寻找缺血证据。该患者危险分层为高危，应选择早期侵入治疗策略。心血管内科医生在查看患者后，却建议患者门诊定期随访，没有给予急诊处理，缺乏危重患者识别能力，存在安全隐患，诊疗过程存在缺陷。

表26-1　非 ST 段抬高型急性冠脉综合征患者有创治疗策略风险标准

危险分层	症状及临床表现
极高危	血液动力学不稳定或心源性休克；药物治疗无效的反复发作或持续性胸痛；致命性心律失常或心搏骤停；心肌梗死合并机械并发症；急性心力衰竭；反复的 ST-T 动态改变，尤其是伴随间歇性 ST 段抬高
高危	心肌梗死相关的肌钙蛋白上升或下降；ST-T 动态改变（有或无症状）；GRACE 评分 ＞ 140
中危	糖尿病；肾功能不全 [eGFR＜60ml/（min·1.73m²）]；LVEF＜40% 或慢性心力衰竭；早期心肌梗死后心绞痛；经皮冠脉介入术史；冠状动脉搭桥术史；109＜GRACE 评分＜140
低危	无任何上述提及的特征

注：eGFR，估算的肾小球滤过率；LVEF，左心室射血分数。

医疗安全要点分析

本案例涉及医疗质量安全核心制度中的会诊制度。会诊是出于诊疗需要，由本科室以外或本机构以外的医务人员协助提出诊疗意见或提供诊疗服务的活动。按会诊范围分为科间会诊和全院会诊。当患者病情超出本科专业范围，需要其他科室协助诊疗者，应行科间会诊。病情疑难复杂且需要多科共同协作、突发公共卫生事件、重大医疗纠纷或某些特殊患者等应进行全院会诊。

本案例中出现的问题：

1. 在胸外科住院拟手术过程中，患者症状与检查结果不符，尤其需要注意鉴别诊断。如诊疗存在困难，超出本科专业范围，应及时请其他相关科室协助诊治。

2. 心内科医生在诊治过程中，患者胸痛症状明显，心肌损伤标志物升高，心电图 ST 段有改变的情况下，仅仅单纯地考虑手术后局部疼痛，没有进一步分析原因和请上级医生查看患者，就建议患者门诊定期随访，缺乏危重病识别能力。

如果在诊疗过程中有疑问或者遇到困难，需及时请示上级医生，请上级医生协助诊治。

反思总结

胸闷气促是临床上常见的症状，病因繁多，病情严重性差异大，需要鉴别的疾病多。面对每一例胸闷气促尤其伴有胸痛的患者，注意不要漏诊急性冠脉综合征、急性肺栓塞、急性主动脉夹层、张力性气胸等危及生命的疾病。根据病情完善相关检查，如果对诊断有异议，需要及时请相关科室会诊。会诊时各科室会提供多种诊疗思路，对病情诊治的"视野"会更加开阔。

应重视相关指南知识的学习，提高理论知识，提高危重病识别能力。同时与患者及其家属加强沟通，充分告知病情，取得患方的理解，减少医患矛盾。

当诊疗措施未能取得预期治疗效果时，应进行积极反思，拓展临床诊疗思维能力。个人能力不足时，可通过请示上级医生、疑难病例讨论等方式寻求帮助，不应该忽视患者的症状和体征，思路狭窄，"一条道走到黑"。

目前我国积极推进胸痛中心建设，很多医院已经通过认证，并建立了规范的胸痛诊治流程，极大降低此类患者漏诊率。制度流程的完善、知识及操作技能的提高、持续的质量改进都极大提高了医务人员对此类患者的诊治能力，使其能够得到及时的诊断和治疗，改善预后。住院医师积极参与相关的培训和临床实践，有助于提升对急性胸痛的诊治能力。

26. 致命的气体 ▶▶▶

关键词：*吸入性损伤；心搏骤停；病历管理制度；医患沟通制度。*

病史简介

患者，男性，27 岁，民工。因"吸入刺激性气体后呼吸困难 1 小时"于 2008 年 12 月 17 日 8:55 入院。患者 1 小时前在工作时吸入刺激性气体后出现呼吸困难，伴胸闷气促，无胸痛，无头晕头痛，无咳嗽咳痰，无晕厥，无咽喉部异物感，为进一步治疗，就诊于急诊。

既往健康。

入院查体

体温 37.1℃，脉搏 105 次 /min，呼吸 30 次 /min，血压 123/65mmHg，经皮氧饱和度 91%，神志清，呼吸急促，喉头听诊无喘鸣音，两肺呼吸音粗，左下肺可闻及散在湿啰音，心律齐，未闻及病理性杂音，腹肌软，无压痛、反跳痛，四肢肌力Ⅴ级。

辅助检查

血气分析：pH 7.38，PO_2 64mmHg，$PaCO_2$ 31mmHg，SPO_2 91%，血乳酸（Lac）2.6mmol/L，吸入气氧浓度（FiO_2）21%。胸部 CT：左下肺少许渗出性改变，请结合临床。

病情演变

急诊科医生予 8L/min 氧流量吸氧、布地奈德联合特布他林雾化吸入等处理后患者呼吸困难及胸闷气促症状明显缓解，呼吸频率减慢，为 18 次 /min，降低吸氧流量至 3L/min，氧饱和度 99%，此时患者及其家属要求回家。急诊科医生多次口头告知病情重，建议患者住院治疗，需进一步行支气管镜检查及继续治疗，并多次口头告知病情可能进一步加重，离院风险高，但患者及其家属坚决要求回家,急诊科医生再次口头告知如有不适,及时来院就诊,患者于当日 12:10 离院。当日 16:30 再次出现呼吸困难,伴胸闷气促,送往急诊科,途中出现神志不清,当日 17:00 送入急诊科时,无生命体征,立即予以心肺复苏抢救,但最终抢救无效,18:50 宣告死亡。

思考

1. 患者的死亡原因是什么?

2. 吸入性损伤的治疗原则是什么?

3. 患者未达到离院标准,但要求离院,作为医生应该怎么做?

本案焦点问题

患者家属提出医疗诉讼:

1. 第一次在急诊科治疗不恰当,回家后病情再次发作而且出现死亡的严重后果。

2. 急诊科医生没有告知病情严重,没有建议住院治疗。

案例分析

根据《吸入性损伤临床诊疗全国专家共识(2018 版)》,吸入性损伤是由于热力、有毒或者刺激性气体吸入引起的呼吸道和肺实质的损伤。吸入性损伤的临床诊断主要依据病史、临床表现、胸部 CT 或 X 线、支气管镜检查及血气分析结果等综合判定。密闭空间内发生的烧伤,面颈和前胸部烧伤尤其口鼻周围深度烧伤者,鼻毛烧焦、口唇肿胀、口腔或者口咽部红肿有水疱或者黏膜发白者,有刺激性咳嗽、口腔有炭末者,声音嘶哑、吞咽困难或疼痛者,呼吸困难和 / 或伴哮鸣音者,以上情况无论有无影像学资料、纤维支气管镜检查结果,均应诊断为吸入性损伤。该患者吸入刺激性气体后呼吸困难,伴胸闷气促,诊断为吸入性损伤符合诊断标准。

目前吸入性损伤采用三度分类法:①轻度吸入性损伤,指声门以上,包括鼻、咽部和声门的损伤;②中度吸入性损伤,指气管隆嵴以上,包括咽喉和气管的损伤;③重度吸入性损伤,指支气管以下部位,包括支气管及肺实质的损伤。该患者早期胸部 CT 提示左下肺有渗出性改变,属重度吸入性损伤,预示着预后不良。

吸入性损伤临床治疗:①气道管理。保持气道通畅,防治气道梗阻,科学合理地实施雾化吸入治疗,氧疗,机械通气等。雾化治疗的目的是减轻呼吸道局部炎症反应、扩张支气管、抗感染、降低痰液黏滞性、促进纤毛活动等。常用于吸入性损伤的雾化吸入治疗药物分为吸入性糖皮质激素(布地奈德等)、支气管舒张剂(选择性 β_2 受体激动剂特布他林和胆碱受体拮抗剂异丙托溴铵)、抗菌药物(目前尚无雾化吸入的抗菌药物剂型,不能将静脉制剂用于雾化)、祛痰药(N- 乙酰半胱氨酸等,目前无氨溴索雾化剂型)。不宜常规推荐全身性使用激素,因其不仅不能减轻肺部损伤和改善预后,而且有可能增加感染和应激性溃疡。②支气管镜检查,必要时行支气管灌洗检查。③液体管理和血流动力学监测。④早期抗感染治疗。⑤对机械通气的吸入性损伤患者镇静。⑥推荐积极、适量的营养治疗策略。⑦其他药物治疗,如防治肺纤维化等。

分析:焦点问题 1

第一次在急诊科治疗不恰当,回家后病情再次发作而且出现死亡的严重后果。

根据该患者病史及辅助检查,诊断吸入性损伤明确,治疗上予吸氧、激素联合支气管舒张剂雾化,经以上处理后,患者症状缓解,氧饱和度好转。但患者属于重度吸入性损伤,虽然经前期治疗后症状有所改善,但可能出现迟发性肺水肿,仍应该住院继续治疗,在院内如

疾病恶化,高浓度吸氧氧合指数仍下降,可以采取经鼻高流量氧疗,如经鼻高流量氧疗仍不能改善低氧血症或者呼吸做功明显增加时,可尽快行有创机械通气。但本案例中在急诊科医生反复告知病情可能进一步加重的情况下,患者及其家属仍坚决要求回家,离院后无有效的气道管理措施,造成了严重后果。患者尸体解剖检查结果提示患者为过敏体质,因吸入异味气体,导致急性支气管炎伴灶性肺水肿,急性呼吸功能衰竭死亡。急诊科医生前期处理过程合理规范,但是对疾病的严重性预估不足,没有认识到疾病存在反复和死亡的风险。医生告知病情时患方不能接受,应向上级医生请示,甚至在上级医生谈话患方仍不理解配合时,应汇报医务部,组织全院性疑难危重患者讨论后再做告知,这样谈话的可信度和有效度都会明显提高。

分析:焦点问题2
急诊科医生没有告知病情严重,没有建议住院治疗。

电子监控显示,急诊科医生有反复和患者及其家属交流的动作,推理曾经做过对病情相关的告知。但因监控无声,无法确定谈话内容。同时由于无病历记录,患者家属否认急诊科医生交代过病情严重性及告知离院风险。此案例中,急诊科医生表示曾反复口头告知病情严重程度,但没有在病历中记录病情严重程度,没有发病重通知单,在患者及其家属要求离院时,没有记录离院风险,从法律层面上来讲没有证据,无文字告知及签字的客观依据导致医生在医疗纠纷争议调解中被动。经医患调解委员会调解,医院给予患方经济补偿。

医疗安全要点分析

本案例涉及医疗质量安全核心制度中的病历管理制度。病历管理制度要求医疗机构病历书写应当做到客观、真实、准确、及时、完整、规范,并明确病历书写的格式、内容和时限。严格执行病历管理制度,可准确反映医疗活动全过程,实现医疗服务行为可追溯,维护医患双方合法权益,保障医疗质量和医疗安全。

在本案例中,该患者系吸入性损伤,根据程度分级应为重度吸入性损伤。在诊治过程中应该注意:①根据患者病情,选择正确的治疗方案,下达和病情相符的医嘱并做好记录。②医生在告知病情后,应该将告知内容记录在病历中,并让患方知情签字。当患者及其家属提出离院时,应告知患方离院风险,如患方坚持离院,需知情签字,保留书面记录。

反思总结

吸入气体后导致吸入性损伤,症状主要表现为刺激性咳嗽、声音嘶哑、吞咽困难、呼吸困难、胸闷气促等,可分为轻、中、重度,严重时急性呼吸衰竭,需机械通气。

该案例中患者为吸入性损伤诊断明确,由于这样的患者吸入性损伤后很容易出现迟发性肺水肿、急性呼吸衰竭,医生需高度注意患者病情变化,根据病情严重程度建议患者留院观察或者住院治疗。

医生在病历管理方面存在纰漏,没有及时记录与患方谈话内容,无患方知情签字,导致无法追溯谈话内容。依照病历管理制度,医生应客观、真实、准确、及时、完整、规范地记录病历,重要的谈话告知内容需记录在病历中,需患方知情签字。

医生应根据病情危重程度发病重或者病危通知单。如果患方放弃或者拒绝医生的诊疗方案或者自动离院，医生在详细告知风险后，需让患方知情签字。只有这样，才能有"证"可寻，避免此类案例再次发生。

提高危重病的识别水平和严重程度预见能力，对待病情告知不能理解配合的高危患者，应及时请示上级医生，必要时组织全院讨论和向医务部报告备案，把诊疗流程做到位，有助于转变患方的看法和态度。

27. 跟腱断裂漏诊埋隐患，病历书写缺陷致纠纷 ▶▶▶▶

关键词：清创；跟腱断裂；漏诊；病历管理制度。

病史简介

患者，男性，33 岁，建筑工人。因"右足跟部划伤后出血半小时"急诊就诊。患者半小时前在工作中被铁器划伤右足跟部后疼痛出血，无肿胀、发热等不适。接诊医生考虑局部皮肤软组织挫裂伤，遂安排住培学员给予清创缝合。

既往体健。

门诊查体

体温 37.4℃，脉搏 101 次 /min，呼吸 20 次 /min，血压 122/72mmHg，一般情况可，神志清，扶入诊室，头无畸形，双瞳孔等大等圆，光敏，颈软，心肺未及异常，腹平坦，腹肌软，无压痛，肝脾肋下未及，右足跟后上方见横行裂伤，伤口距足跟 4cm，长约 1.5cm，右足能屈伸，余四肢关节活动可。

病情演变

住培学员根据上级医生诊断，自行清创，简单缝合伤口。由于上级医生忙于诊治其他患者，未过问该患者情况，住培学员遂自行书写病历，交代病情及需换药拆线情况，开具抗感染对症处理处方，门诊病历中提及肌腱，记录为"右足跟腱未损伤，活动正常"，病历签自己姓名，同时代签上级医生签名。

19 天后患者再次就诊，主诉"右足跟部疼痛，行走无力"来骨科门诊，行磁共振检查提示"右足跟腱断裂（陈旧性）"，收入骨科病房，行"跟腱修复术"，后康复出院。

思考

1. 什么情况下好发跟腱断裂？
2. 跟腱断裂有哪些临床表现？
3. 如何避免跟腱断裂的漏诊？

本案焦点问题

患者向医院医务科投诉：

1. 患者外伤有伤口，为何没有发现跟腱断裂？
2. 患者和家属对于在病历中明确写明"跟腱未损伤"，尤其表示不满，导致工地雇主不认为肌腱断裂和外伤事件相关，患者维权索赔困难。

案例分析

跟腱是足踝后部人体最强大的肌腱，负责踝关节的跖屈，对于行走、日常活动及运动起重要的作用。跟腱断裂将出现提踵无力，无法完成蹬地、跳跃等动作，影响行走，伴有跛行。然而跟腱断裂早期往往症状隐蔽，容易漏诊。在开放性伤口中，由于伤口窄小，损伤时踝部呈特定的屈伸角度，探查时跟腱断裂位置并不在视野内，另外，大部分患者受伤后，跟腱为不完全断裂，仍有一定程度的跖屈功能，导致漏诊。在闭合性损伤中，两类人容易发生跟腱断裂，一类是平时运动少偶尔参加高强度体育活动的人，另一类是常年处于低强度长时间体育活动的人，由于间接外力作用，早期往往误认为软组织损伤，造成漏诊。

分析：焦点问题 1

患者外伤有伤口，为何没有发现跟腱断裂？

该患者为工地工人，跟腱部位损伤为开放性损伤，伤口的长度仅约 1.5cm，较为窄小，铁器又为斜行插入，探查较为困难，同时让患者活动，发现能适度跖屈，因此造成了漏诊。对于该患者如果进行仔细查体，在踝部处于不同的屈伸角度时检查，有可能让损伤的肌腱暴露于伤口的视野中。

对于明确斜行损伤者、高度怀疑者，以及受伤机制不明者，必要时扩创探查，可以逐步扩大，先让示指能够伸入，感受肌腱的张力和完整性，针对性地扩大伤口，同时要考虑后期瘢痕挛缩，影响足踝部活动。超声和 MRI 检查对于肌腱损伤有参考价值，有经验的超声科医生检查可以发现肌腱损伤，且检查方便快速，MRI 检查由于往往需要预约、费用高、等待时间长，在急诊中应用受限，但对于闭合性损伤，诊断不明时，应该考虑 MRI 检查。

显然，接诊的上级医生对该患者未予足够重视或没有经验，住培学员对此也没有认识，直接进行缝合，导致遗漏跟腱断裂。急诊医生在学员清创时未给予相应的指导和监督，负有主要责任。

《病历书写基本规范》是为了准确反映医疗服务全过程，维护医患双方合法权益，保障医疗质量和医疗安全的重要制度。病历必须及时准确记录，规范书写，不允许有任何造假行为。

分析：焦点问题 2

者和家属对于在病历中明确写明"跟腱未损伤"，尤其表示不满，导致工地雇主不认为肌腱断裂和外伤事件相关，患者维权索赔困难。

该患者清创后，由于上级医生和住培学员均未发现跟腱损伤，住培学员在病历中描述为"右足跟腱未损伤，活动正常"，未经过上级医生审核。上级医生也没有过问，影响了患者的工伤赔偿，造成了患者及其家属的极其不满。

在病历书写环节中，本案严重违反了《病历书写基本规范》，存在严重质量问题：

1. 病历中应该如实客观记录，术中探查未发现跟腱损伤，应该如实记录"未发现跟腱损伤"，而不应该主观武断地下无损伤的结论。

2. 病历书写必须由上级医生审核签字，该住培学员并没有将书写的门诊病历交由上级医生审核。

---

3. 门诊病历存在造假行为，伪造上级医生签名，情节严重。最终造成了医疗纠纷和法律上问题。所以病历书写无小事，要严格按照病历规范书写，认真、及时、如实记录，不允许造假。

医疗安全要点分析

本案例中违反了《中华人民共和国执业医师法》，违反了医疗质量安全核心制度中的病历管理制度。

根据《中华人民共和国执业医师法》第十四条规定，未经医师注册取得执业证书，不得从事医师执业活动。住培学员如果未取得执业医师资格，不得独立清创；取得执业医师资格后，也要在上级医生指导下清创，不应该在没有上级医生的指导下，独立给患者清创，更没有开具医嘱和处方的权利。

病历管理制度要求病历书写必须按照《病历书写基本规范》的要求书写，此在焦点问题 2 的分析中已阐述。上级医生必须对住培学员、进修医生、新进人员进行病历书写的培训，必须把病历书写当作一项技能进行培训，考核合格才能书写病历，同时上级医生必须严格把关，亲自审核、签名。

反思总结

跟腱断裂曾被评为十大容易漏诊的疾病之一，近年来，由于检查手段和诊疗水平的提高，漏诊有所减少，但仍易被忽视，尤其是不完全断裂，这就要求医生提高对该疾病的认知和重视。

低年资医生对病历书写的重要性还没有足够的认知，门诊病历由于缺乏足够的质控工作，往往问题更多。门诊病历是记载门、急诊患者医疗活动的重要的医疗文书，体现医生和医院的医疗水平，是衡量医疗活动是否规范的重要依据，也是医疗机构维权、自我保护的重要法律证据。从本案即可看出规范书写门诊病历的重要性。

低年资医生的执业行为应当在上级医生的指导下进行。由于低年资医生经验有限，对疾病的严重程度和隐蔽性缺乏认知，所以需要在上级医生的指导下执业，这也是医务人员培养模式的必需环节。

28. 表现为腰痛的主动脉夹层 ▶▶▶

关键词：腰痛；主动脉夹层；首诊负责制度；预检分诊制度。

病史简介

患者，男性，55 岁，公司经理，肥胖。因"腰背部疼痛 2 天，加剧 3 小时"来院就诊。患者 2 天前无明显诱因下感腰背部酸痛不适，无发热，无腹胀，无肉眼血尿等，自认为不小心扭伤可能，外用"止痛膏"，效果不明显。3 小时前患者晨起后感腰背部疼痛加剧，有撕裂样感觉，伴右下肢麻木，略有头晕、心慌，遂由家属陪同于急诊就诊。

既往有高血压、高脂血症病史，具体不详。无药物食物过敏史，无手术外伤史。

急诊查体

未行。

辅助检查

未行。

病情演变

12:50 患者就诊，挂急诊外科。急诊外科医生接诊后，简单询问患者病情，未行查体，考虑腰椎间盘突出症可能，告知患者下午再挂骨科门诊，专科就诊，未写病历。13:00 患者挂骨科门诊，13:30 患者候诊时突发倒地，意识丧失。13:35 患者转至抢救室，血压急剧下降，心跳呼吸停止，经抢救无效死亡。后患者行尸检，证实为主动脉夹层破裂出血（Stanford B 型）。

思考

1. 哪些危重症会表现为腰背部的疼痛？

2. 主动脉夹层如何分型？

3. 主动脉夹层的患者为何会有腰痛的临床表现？

本案焦点问题

患者死亡后家属向医院医务科投诉：

1. 医生为何仅考虑是腰椎间盘突出症？

2. 医生为何没有警惕到主动脉夹层可能？

案例分析

急诊的诊疗思维与临床专科不一样。由于急诊科疾病往往杂、急、重，所以在短时间内必须明确什么是优先需要考虑的，稳定生命体征，危重症是第一时间需要处理的。

分析：焦点问题 1

医生为何仅考虑是腰椎间盘突出症？

该患者腰背部疼痛 2 天，按腰肌扭伤治疗无效，且 3 小时内有急剧加重，腰肌扭伤不能解释。而腰椎间盘突出症对于如此剧烈的疼痛也不能解释。接诊医生为临床专科轮转医生，没有急诊的诊疗思维，仅仅从专科角度考虑。同时患者开始解释可能是腰部扭伤，接诊医生没有独立思考，顺着患者的想法进入了腰椎间盘突出症的错误方向。

对于不明原因的胸痛、腹痛、腰痛等，首先要排查危重疾病；对于局部疼痛性质的突然加剧，要警惕病情的恶化；对于不排除危重疾病可能的，要严密观察，动态评估。

分析：焦点问题 2

医生为何没有警惕到主动脉夹层可能？

主动脉夹层是急诊的危重症，近年来发病率显著上升，在我国以中青年为主要发病人群。主动脉夹层一旦破裂，迅速危及生命，撕裂样疼痛是主动脉夹层比较典型的症状。当然

由于撕裂的部位不同，症状呈多样化，往往会被误诊、漏诊。该患者腰背部有撕裂样疼痛，这是重要的信号。接诊医生应该高度警惕，优先鉴别，即使早期可能证据不足，在其他诊断不能成立的情况下应该严密观察，动态评估。该患者主动脉夹层为 Stanford B 型，尸检证实已累及右侧髂动脉，故存在右下肢麻木的临床表现。显然接诊医生对主动脉夹层的临床表现认识不足，没有足够警惕，造成漏诊。

医疗安全要点分析

本案例涉及医疗质量安全核心制度中的首诊负责制度和预检分诊制度。

没有执行首诊负责制度。首诊负责制度第一条明确规定患者首先就诊的科室为首诊科室，第一接诊医生为首诊医生，因此急诊接诊医生为患者的首诊医生。首诊意味着责任，第四条明确指出首诊医生负责患者诊治，不可拒诊和推诿患者，必须按照规范进行病史采集、体格检查、做好必要的辅助检查及病历书写等，即使患者可能挂号的科室不对。特别是对急、危、重患者的检查、诊断、治疗、转科等工作负责到底。本案例中该医生推诿患者，且没有按照规范问诊、查体、书写病历等，也没有对转科、转诊工作负责到底。

没有执行预检分诊制度。接诊医生没有评估患者，根据《急诊预检分诊专家共识》(2018)，急诊患者分为急危、急重、急症、亚急症四类，而评估的基础首先是生命体征的检测。预诊和接诊医生没有测量生命体征，证明医生没有认真评估患者，没有按照急诊接诊患者的流程执行。

反思总结

本案例以患者的死亡结束，在急诊的临床诊疗思维和核心制度执行的重要性方面，给我们上了惨痛深刻的一课。从事临床工作如履薄冰，急诊工作更是如此，不仅需要有医疗技术能力，更要有高度的责任心。

急诊的医疗安全隐患往往出现在那些被认为病情比较轻、容易诊断的患者，在急诊患者就诊的高峰时间段，在中午、夜间、临近交班的时候。在这些情况下，高效的临床诊疗思维，严谨的工作态度，强烈的责任心尤为重要。急诊临床诊疗思维不同于专科思维，"先抢救、后诊断，先重后轻，降阶梯思维，动态评估"是急诊救治患者的法宝，需贯彻急诊临床工作的始终。

预检分诊制度强调病情的评估。病情评估是急诊工作中必须首先要做的，同时在工作中要动态评估患者。重视对患者的评估，才能及时发现问题，避免不必要的误诊和漏诊。

医疗质量安全核心制度是对医疗质量与安全的重要保障，也体现了对医德医风的要求。首诊负责制度就是突出的体现。首诊负责制度是对医疗工作责任心的约束，是医疗安全和质量的首要保障。在实际的临床工作中，低年资医生往往不能认真领会和贯彻，错误地认为只要不看患者，把患者推走了，就没有责任。实际上这是一种极不负责的态度，往往给医疗安全带来隐患，埋下医疗事故的苗头，甚至留下类似本案的惨痛教训。

29. 对患者的临终关怀缺失致纠纷案例 ▶▶▶

关键词：放弃治疗；急危重患者抢救制度；医患沟通制度；人文关怀。

病史简介

患者，女性，93岁。因"呼吸急促7天"入院。患者老年痴呆长期住养老院，7天前出现呼吸急促，口唇发绀，伴发热，最高体温38.5℃，咳嗽咳痰，痰多不能自行咳出，测脉氧饱和度70%，以"重症肺炎"收住急诊病房。发病以来精神萎靡，长期留置胃管，每日鼻饲能全力1000ml，长期留置尿管。

既往有高血压22年，2型糖尿病10余年，冠心病10年，腔隙性脑梗死16年，痴呆6年余。

入院查体

体温38.8℃，脉搏84次/min，呼吸28次/min，血压150/80mmHg，痴呆，精神萎靡，营养差，平车推入病房，查体不配合，唇发绀，气管居中，双侧颈静脉无怒张，双侧甲状腺无肿大，双侧呼吸对称，叩诊清音，双肺呼吸音粗，双下肺闻及少许湿啰音，心界无明显扩大，心率84次/min，心律齐，各瓣膜听诊区未闻及病理性杂音，腹平坦，腹肌软，肝脾肋下未及，下腹部及臀部有水肿，导尿管留置带入，引流出淡黄色尿液。

辅助检查

血常规提示：白细胞计数10.39×10^9/L，中性粒细胞百分比89.9%，血红蛋白94g/L。

血气分析提示：pH 7.231，二氧化碳分压58.7mmHg，氧分压39.4mmHg，乳酸1.4mmol/L，血糖15.5mmol/L。

心肌酶谱提示：心肌酶同工酶4.9μg/L，肌钙蛋白I 0.017μg/L，肌红蛋白307μg/L。

肾功能提示：尿素16.3mmol/L，肌酐111μmol/L，尿酸429μmol/L。

纤溶功能、肝功能正常。

心电图提示：心房扑动，二度房室传导阻滞，交界性逸搏，不完全性右束支传导阻滞，左心室高电压，T波异常。

病情演变

入院诊断：重症肺炎、Ⅱ型呼吸衰竭、高血压（3级，极高危）、2型糖尿病、腔隙性脑梗死。入院后告知病重，立即予气管插管、呼吸机辅助通气，完善相关辅助检查，泵入丙泊酚镇静，予静脉滴注亚胺培南西司他汀抗感染、盐酸氨溴索化痰等治疗。

入院第2天，经患者气管插管吸出大量白黏痰，心率60次/min，呼吸18次/min，氧饱和度100%（有创呼吸机辅助通气下），血压111/51mmHg，胸部CT提示两肺感染，双侧胸腔积液，支气管扩张，呼吸道病原体检测提示存在多重耐药的鲍曼不动杆菌。

入院第3天，尝试脱机拔管成功。

入院第4天，患者再次出现高热，体温39.5℃，指脉氧饱和度89%。复查血气分析提示pH 7.438，二氧化碳分压55.5mmHg，氧分压57.6mmHg；血白细胞计数20.54×10^9/L，中性粒细胞百分比86.5%；降钙素原0.07μg/L。与患者家属沟通，建议再次插管和有创呼吸机辅助通气，家属表示患者高龄,不再行积极的有创操作,只要维持一般的治疗即可,对可能出现的心跳呼吸停止等有心理准备,谈话并签字。

入院第 5 天凌晨,患者突然心跳呼吸停止,值班护士汇报一线值班医生(消化科住培第 1 年的医生),值班医生表示家属已经不再积极治疗,所以未行任何抢救措施。通知上级医生,但上级医生当时正在抢救室协助抢救其他患者,未到场。电话通知家属,家属 10 分钟后赶到,赶到时发现患者床边没有医务人员,无抢救举措。后家属给患者换衣物时,发现患者口腔内还残留大量痰块。

思考

1. 机械通气的指征有哪些?

2. 患者心跳呼吸骤停的原因可能是什么?

3. 对于该患者,心跳呼吸停止后应该如何开展抢救工作?

本案焦点问题

患者死亡后家属向医院医务科投诉:

1. 患者死亡是否与口腔残留痰块有关,怀疑痰液阻塞气道,导致窒息死亡。

2. 患者家属不要求积极抢救,医务人员就可以不抢救了吗?

案例分析

2015 年更新的《心肺复苏及心血管急救指南》[美国心脏协会(AHA)]指出了心搏骤停常见原因,通常称为"5H5T",分别为:低血容量(hypovolemia)、低氧血症(hypoxia)、酸中毒(hydrogen)、高钾血症或低钾血症(hyperkalemia or hypokalemia)、低体温(hypoglycemia)、中毒(toxins)、心脏压塞[(cardiac)tamponade]、张力性气胸(tension pneumothorax)、冠状动脉栓塞(thrombosis of the coronary)、肺动脉栓塞(thrombosis of the pul vasculature)。

如果患者出现心搏骤停,要从上述原因中进行排查。咳嗽是人体的防御性反射动作,可以清除呼吸道分泌物和气道异物。如果患者存在痰液过于黏稠、中枢神经系统因素和极度衰竭的情况,将失去气道和呼吸道的自洁能力,有可能出现呼吸道的堵塞、低氧血症,进一步出现心搏骤停。

分析:焦点问题 1

患者死亡是否与口腔残留痰块有关,怀疑痰液阻塞气道,导致窒息死亡。

该患者高龄,老年痴呆,且痰液黏稠,因此存在排痰困难。排查心搏骤停的原因,低氧血症的可能性很大。发现低氧血症,首先要排除有无气道堵塞,对于痰液堵塞者,吸痰保持呼吸道通畅是首要的抢救措施。该患者死后口腔内残留大量痰块,表明未曾针对气道堵塞采取抢救措施。

在急危重症患者的抢救中,首先要评估气道是否通畅。先维持气道通畅,呼吸循环支持,而后再治疗原发病,这就是通常说的"先抢救后治疗"。所以必须强调,气道的评估和管理在急危重症抢救中极其重要。

医生的天职是治病救人,急危重患者抢救制度明确规定对危重患者要及时准确地进行救治,观察病情变化,做好各项记录。抢救有困难要及时报告上级医生,不得以任何借口推迟抢救。

分析：焦点问题2

患者家属不要求积极抢救，医务人员就可以不抢救了吗？

在本案中，患者家属并没有明确是否放弃一切抢救措施，因此必须立即开展抢救工作，同时汇报上级医生，任何不抢救的理由都是苍白无力的。

医疗安全要点分析

本案例涉及医疗质量安全核心制度中的值班和交接班制度、急危重患者抢救制度。值班和交接班制度对值班医生有资质要求，制度规定值班医生必须要有处方权。目前住培第1、2年的学员中大部分是没有处方权的，这部分学员可以在临床中参与值班工作，但必须在有处方权的医生指导下进行临床工作。

在本案中，没有处方权的低年资医生急救能力和医患沟通能力是欠缺的，如果是高年资有处方权的医生在场，可能结局会改善。急危重患者抢救制度明确规定对危重患者要及时准确地进行救治，观察病情变化，做好各项记录；抢救有困难要及时报告上级医生，不得以任何借口推迟抢救。在本案例中，显然医疗机构对急危重患者抢救制度执行不到位。

本案例还存在医患沟通不到位的问题。家属表示不要求积极抢救，但没有表示放弃任何治疗措施。何为积极抢救，并没有明确具体内涵。应该明确是否需要具体抢救措施，包括心肺复苏、除颤、使用抢救用药、无创通气等。

另外，人文关怀的缺失是本案例医患矛盾爆发的导火索。在本案医生看来，该患者家属是相对容易沟通的家属，家属实际上也有心理准备，但医生仍应遵循告知程序完成必要的谈话。在患者心跳呼吸停止后，医务人员对患者漠不关心，同时也忽视了患者家属的情绪，未进行安慰。正是由于家属到场时，只有死者孤零零地躺在床上，未见医务人员进行抢救，也没有安慰的话语，导致家属心生不满。直到发现患者口腔内还有大量痰块，家属最终被激怒了，怀疑医疗质量与安全，寻找医疗和护理上的漏洞，导致医疗纠纷的发生。

反思总结

"敬佑生命、救死扶伤"是新时代人员的职业精神中的重要内容，而本案恰恰体现了这两点的缺失。

"救死扶伤"是医务人员的天职，急危重患者抢救制度是救死扶伤的直接体现，医疗工作者从踏入职业生涯开始就拥有这样的使命感，对于急危重患者抢救必须责无旁贷，服从指挥，迅速开展。

"敬佑生命"体现了人文关怀，医疗工作者要敬畏生命，要尊重死者，要做一名有医德的医生，有温度的医生。在临床中，医德的缺失往往是医患矛盾的导火索，医疗工作常常是不完美的，但医德不能缺位，"有时去治愈、常常去帮助、总是去安慰"。在本案中看不到"帮助"，也没有"安慰"。

医生是辛苦的职业，在许多大型医院，医疗人力资源紧张，医务人员疲于奔命，导致对医疗质量安全核心制度的疏忽或执行不到位。但不论何时，医务人员应做到一切"以病人为中心"，依据相关法律和核心制度的要求，确保医疗工作的质量和安全。

30. 清创留把柄，延误惹纠纷 ▶▶▶

关键词：创伤；肌腱断裂；会诊制度；医患沟通制度。

病史简介

患者，男性，26 岁。因"左足外伤后疼痛出血 3 小时"于夜间 23:35 就诊。患者 3 小时前骑电动自行车不慎摔倒，左足疼痛出血，肿胀明显，无头痛、头晕，无发热，无口渴、烦躁，自行包扎后出血未止，遂来急诊外科就诊。

既往体健。

入院查体

体温 36.8℃，脉搏 76 次/min，呼吸 21 次/min，血压 110/70mmHg，神志清，一般情况可，扶入诊室，头无畸形，双瞳等大等圆，对光反射灵敏，颈软，心肺未及异常，腹平坦，腹肌软，无压痛，肝脾肋下未及，左足背肿胀明显，无明显畸形，近第一跖趾关节处可见横行裂伤，伤口长约 2.5cm，伤口污秽，少量渗血，左足踇不能背伸，末梢血运良好，痛觉存在，余四肢关节活动可。

辅助检查

未行。

病情演变

接诊医生考虑左足外伤，皮肤软组织挫裂伤，给予清创，探查伤口未发现肌腱断裂，但左足踇确实不能上抬，电话通知手足外科会诊，手足外科医生电话询问接诊医生情况后，指示先予缝合，明日手足外科门诊复诊。接诊的清创医生予缝合伤口，告诉患者如明天左足踇仍然不能背伸，专科就诊，患者签字认可。

患者清创后回家，第 2 天上午 11 点到门诊换药，伤口肿胀污秽，左足踇仍不能上抬。换药医生予 X 线检查提示未见骨折，告知患者目前即使肌腱有损伤，由于感染，也必须等待炎症控制后再行手术，且目前肿胀，无法判定是否有肌腱损伤，予加强抗感染治疗，病历交代"观察左足背伸功能，必要时相关专科探查处理"。

伤后 2 周拆线，左足踇仍不能上抬。伤后 3 周，患者超声检查提示"左足背踇长伸肌断裂"，收住于手足外科，予手术治疗后恢复良好出院。

思考

1. 什么样的伤口不适合一期缝合？
2. 手足外科的会诊意见是否合理，如果不合理，接诊医生应该如何做？

本案焦点问题

患者向医院医务科投诉：医生清创时未发现肌腱断裂，导致我延误治疗近 1 个月。

案例分析

清创缝合要求在 6～8 小时之内完成，最长不能超过 12 小时，原因在于若清创延迟，使污染变成感染，则不能一期闭合伤口。对于肌腱吻合也是一样，新鲜的肌腱断端吻合，手术效果好；而如果延迟，局部水肿明显，断端挛缩，不利于修复。因此对于开放性伤口，要尽早明确有无肌腱断裂，及时清创吻合。

是否肌腱断裂，可以根据主诉、查体和手术探查综合判断。此类患者往往肌腱支配的远端活动受限，可见局部不能维持功能位，有时扪及肌腱断端，手术探查可以准确判断。但手术探查也要注意有无遗漏，对于窄小的伤口，损伤时由于屈伸角度的改变造成探查时肌腱断裂位置并不在视野内，部分不完全断裂有可能漏诊，因此要充分暴露伤口探查。对于诊断有困难的，特别是症状体征支持，但探查未发现的，一定要请专科或上级医生会诊探查。

分析：焦点问题

医生清创时未发现肌腱断裂，导致我延误治疗近1个月。

该患者在清创时未发现肌腱断裂，但临床表现高度怀疑存在肌腱断裂，应该扩大伤口进一步探查。请手足外科会诊是正确的，但让患者第二天就诊的意见不可取，清创医生应该清楚必须尽早探查，清创延迟将错失早期吻合肌腱的窗口期。

因此未能早期探查，对于清创医生来说，有3点教训：①清创探查不充分；②未能清楚认识到，延迟清创不利于早期肌腱吻合；③会诊意见不一定正确，对于不恰当的会诊意见，要表达自己的看法，医生与医生之间要沟通，或求助上级医生。

医疗安全要点分析

本案例中医生对会诊制度的执行不到位。患者受伤当天，接诊医生及时请专科医生会诊，但会诊医生没有到场，违反了会诊制度中严禁会诊医生不亲自查看患者、电话会诊的要求。院内急会诊，会诊医生必须10分钟内到场，查看患者，给予相关指导，并规范书写会诊记录。当日的会诊医生严重违反了会诊制度。第二天换药医生也怀疑到肌腱断裂可能，应该及时再请会诊或安排去专科就诊，但该医生并没有做上述的会诊或者告知，对后续治疗的延误带来影响。

本案例还存在医患沟通不到位。受伤当天的接诊医生与患者进行了沟通并签字，但仅是形式上的履行流程。由于医患双方对医疗信息的不对称，医生未告知患者延误治疗的危害性，仅表述了第2天复诊，沟通信息不完整，带有倾向性，误导患者造成延误。第2天换药医生告知患者必要时专科就诊，"必要时"三个字太含糊，患者如何掌握，不具备可操作性，沟通有名无实，留下医患矛盾的把柄。

反思总结

简单的病例，基本明确的肌腱断裂，却引发诸多问题，带来医患纠纷，值得反思。清创是外科住院医师的基本功，该案例体现了扎实的基本功的重要性。住院医师要从"基本理论、基本知识、基本技能"抓起，夯实基础，不能好高骛远，否则纠纷麻烦将如影随形。

医疗质量安全核心制度的有效执行是医疗质量和安全的重要保障。会诊制度必须严格执行，有必要会诊的时候必须申请会诊，会诊医生必须到场。本案中第一位会诊医生没到场，第二位医生未请会诊，都严重影响了医疗安全，留下了深刻的教训。

医患沟通能力也是衡量临床胜任力的重要方面。医患沟通不能只做表面文章，目的不是签字，不是为了免责，也不要带有倾向性，而是真正地交代清楚病情。本案中的第一位医生沟通中的倾向性，第二位医生的含糊其词，都为医患纠纷埋下了伏笔。

本案例更深层次地反映了医务人员的责任心问题，如果真正从患者的角度考虑，清创医生应该坚持让会诊医生到场会诊，早期手术吻合；会诊医生应该及时到场，一期吻合断裂的肌腱；换药医生应该及时再请会诊，交代注意事项时不用含糊其词的字眼。如果所有的医生都有强烈的责任心，层层把关，齐心协力，医疗的不良事件和医患纠纷将会减少很多。

31. 分诊很重要，用药需谨慎 ▶▶▶

关键词：急诊分诊；心搏骤停；会诊制度；合理用药。

病史简介

患者，男性，70 岁。因"发热、咳嗽 2 天"就诊。2 天前患者出现发热，未测体温，有咳嗽、咳黄痰，伴胸闷，无胸痛，无头晕、头痛，可自行行走，遂来急诊就诊。

既往有冠心病、心房纤颤病史。

入院查体

体温 38.8℃，脉搏 85 次 /min，呼吸 20 次 /min，血压 142/87mmHg，指氧饱和度 98%，神志清，双肺呼吸音粗，未及干湿啰音，心率 135 次 /min，律绝对不齐，第一心音强弱不等，未闻及杂音，腹肌软，无压痛、反跳痛，双下肢无水肿。

辅助检查

血常规提示：白细胞计数 5.6×10^9/L，中性粒细胞百分比 78.7%，C 反应蛋白 36.12mg/L。

血生化提示：血糖 5.61mmol/L，尿素 6.90mmol/L，肌酐 71mmol/L。D- 二聚体未见异常；肌钙蛋白 I 未见异常。

甲流病毒检测：阴性。

心电图提示：心房纤颤伴快速心室率。

胸部 CT 提示：左肺下叶炎症伴实变，心影增大。

病情演变

接诊医生初步诊断为社区获得性肺炎，给予静脉滴注美洛西林舒巴坦联合左氧氟沙星抗感染，氨溴索注射液化痰，于普通输液室输液。患者输液完毕，去卫生间途中突然倒地，意识不清，呼之不应，急转入急诊抢救室，血压、脉搏、呼吸均测不出，立即给予心肺复苏，除颤等抢救措施，经积极抢救无效，50 分钟后宣布患者死亡。

思考

1. 该患者心跳呼吸骤停的原因可能有哪些？

2. 社区获得性肺炎常见致病菌有哪些，如何规范用药？

3. 当患者倒地时，如果你是第一目击者，应该做什么？

本案焦点问题

患者死亡后家属向医院医务处投诉：

1. 针对该患者的急诊分诊和医生处理是否规范？
2. 患者心肺检查都有问题，是否应该早期联系专科会诊？
3. 患者死亡原因不明确，是否存在用药错误？

案例分析

急诊预检分诊是急诊就诊的首要环节。所有急诊患者应按照"濒危、危重、急症、非急症"一到四级分级管理，遵循从重到轻、从病情迅速变化到相对稳定的就诊原则，合理安排患者就诊顺序。病情较轻的引导到急诊各专科就诊，病情危重的直接转抢救室抢救。安全有效地急诊预检分诊可以准确识别急危重症患者，确保患者安全，提高急诊运行效率。

分析：焦点问题1

针对该患者的急诊分诊和医生处理是否规范？

急诊分诊制度要求对于病情较重，可能发展为危及生命的，或虽不危及生命却较痛苦的重症患者，应组织优先抢救。此例患者，分诊人员对病情评估不到位，未第一时间转至抢救室；医生也未想到冠心病、房颤患者合并感染，可能存在病情突然变化的风险，未予重视，让患者在普通输液室输液，未能及时做好心电监护、降温及控制心室率、减少心肌耗氧等措施。输液室护士由于工作繁忙，也未能及时发现病情的进展。

另外，输液室医务人员面对患者突发意识障碍，应该就地抢救，呼叫院内急救团队，而不是直接转运患者到急诊抢救室，未第一时间抢救，必然影响抢救效果。

急诊科医生一般是高年资住院医师，对各专科的常见疾病诊疗有一定的经验，能够独立处理常见的急危重症患者。住培学员作为辅助人员可参与诊治患者，对不具备独立处置资质的，需要在上级医生指导下工作。

分析：焦点问题2

患者心肺检查都有问题，是否应该早期联系专科会诊？

会诊是指出于患者诊疗的需要，由本科室或本机构以外的医务人员协助提供诊疗服务的活动。该患者既往有冠心病、心房纤颤，心电图提示心房纤颤伴有快速心室率。急诊内科接诊后，未充分分析患者的病情，未及时请呼吸科、心血管科会诊协助诊疗，诊疗过程存在缺陷。

患者因"发热、咳嗽2天"来院急诊就诊。胸部CT提示左肺下叶炎症伴实变，考虑社区获得性肺炎。针对社区获得性肺炎常见病原体如肺炎链球菌、支原体等，结合患者无青霉素过敏，经验性给予静脉滴注美洛西林舒巴坦联合左氧氟沙星抗感染。

分析：焦点问题3

患者死亡原因不明确，是否存在用药错误？

抗菌药物临床应用应当遵循安全、有效、经济的原则，该患者既往有冠心病、心房纤颤，给患者静脉滴注左氧氟沙星抗感染欠妥，因喹诺酮类药品，可导致Q-T间期延长，加重心律失常，不排除与患者死亡相关。病程中缺乏心电监护或者心电图的动态复查，使死亡原因判断存在一定困难。

医疗安全要点分析

本案例涉及医疗质量安全核心制度中的急诊分诊制度、会诊制度、抗菌药物分级管理制度和急危重患者抢救制度等。一线医务人员应严格遵守相关制度。稍有疏忽，可能就会造成诊疗护理上的瑕疵，导致患者不能及时规范救治，甚至导致意外死亡。

反思总结

急诊科工作繁忙，就诊环境混乱，患者多、病情复杂。故急诊科要加强预检分诊及病情评估制度的贯彻，急诊预检分诊应由具备急诊科 5 年及以上工作经验护士承担。对老年、多疾病患者，嘱家属陪护。危重患者医务人员要高度重视，及时入抢救室，加强心电、血压等监护，完善相关检查及诊疗。急诊科患者病情变化迅速，医务人员对患者可能出现的并发症、病情恶化等要有预见性，并及时向患者及其家属交代，加强医患沟通，及时落实知情签字。对于危重患者、疑难病例，凡涉及多器官或者多系统疾病，及时请相关科室会诊，提供专科诊疗意见。对于突发情况的急救，强调从现场开始，医院层面要有急救团队，如危急重症快速反应小组。

综上所述，对于急诊患者，医务人员应合理分诊，严密观察病情变化，合并多科疾病的及时与相关科室联系，制订适宜的方案。同时要加强用药安全，尤其是抗菌药物的合理应用，特别对于存在基础疾病的老年患者。只有这样，才能尽可能地降低或规避风险，达到"治病救人"的目的。

32. 为什么轻微脑卒中会突然心跳骤停？　▶▶▶

关键词：脑梗死；窒息；会诊制度；值班和交接班制度。

病史简介

患者，男性，64 岁。因"突发左侧肢体乏力、吞咽困难 18 小时"入院。患者于 18 小时前突发左侧上下肢无力，伴吞咽困难、口齿含糊，当时神志清，无头晕头痛、无大小便失禁，急诊 CT 提示"多发腔隙性脑梗死"，门诊以"脑梗死"收住入院。

既往有高血压、2 型糖尿病病史 2 年余，未正规检测血压、血糖情况，6 个月前行经皮冠脉介入术，长期服用硝苯地平控释片及降糖药物（具体药物不详）。

入院查体

体温 36.7℃，脉搏 107 次 /min，呼吸 20 次 /min，血压 158/89mmHg，神志清，精神萎靡，对答切题，口齿含糊，定向力、理解力正常，双侧瞳孔等大等圆，对光反射灵敏，眼球活动自如，左侧面部痛触觉减退，右侧额纹稍变浅，右侧眼睑下垂，眼裂变小，口角无歪斜，双侧鼻唇沟等称，伸舌右偏。双肺呼吸音清晰，未闻及干湿啰音，心率 107 次 /min，心律齐，未闻及病理性杂音，腹平坦，腹肌软，无压痛、反跳痛，肝脾肋下未触及，腹部未触及包块，肠鸣音 5 次 /min。双下肢无水肿，左上肢肌力Ⅴ级，左下肢轻瘫试验阳性，右侧上下肢肌力Ⅴ级，四肢肌张力正常，左侧上下肢痛触觉减退，四肢腱反射正常，双侧巴宾斯基征（－）。

辅助检查

CT 提示：右侧基底节软化灶，多发腔隙性脑梗死，老年性脑萎缩，右肺下叶纤维灶，主动脉弓及两侧冠脉钙化。

病情演变

入院后留置胃管，予鼻饲阿司匹林抗血小板聚集、瑞舒伐他汀稳定斑块，静脉滴注长春西汀、血栓通注射液、丁苯酞等改善循环及兰索拉唑护胃，肠内营养液鼻饲营养支持治疗。

次日患者体温轻度升高，最高为 37.9℃；血常规提示：白细胞计数 16.91×10^9/L，中性粒细胞百分比 90.8%，监测血糖波动于 14.0～18.17mmol/L；尿常规提示：尿酮体（+），尿糖（++++）。

第 3 天凌晨 1:55 护士巡房时发现患者神志不清，心跳呼吸停止，立即予心肺复苏，气管插管，发现口腔及气管内可吸出大量营养液，经抢救患者心跳恢复，但无自主呼吸，双侧瞳孔散大固定。当时测血糖大于 34mmol/L，血气分析提示严重代谢性酸中毒合并呼吸性酸中毒；血生化提示肝、肾功能不全；复查头颅 CT 提示脑肿胀明显，灰白质分界不清，缺血缺氧性脑病可能；胸部 CT 提示吸入性肺炎（胃管留置在食管贲门口上方）。予转重症监护病房监护治疗，患者病情继续进展，因多脏器功能衰竭、严重代谢性酸中毒、高钾血症再次心搏骤停，经抢救无效，宣布临床死亡。

思考

1. 患者心跳呼吸骤停的原因是什么？

2. 糖尿病患者脑梗死后应如何进行血糖管理？

3. 脑梗死患者存在吞咽困难时应如何处理？

本案焦点问题

患者家属向医院医务科投诉：

1. 为什么轻微脑卒中来住院，结果第 3 天凌晨呼吸心跳就停了？存在误诊可能。

2. 入院后医生未重视患者病情变化，死亡当天值班人员未及时发现病情变化，存在抢救不及时等问题。

案例分析

患者左侧肢体乏力，吞咽困难，左侧面部痛触觉减退，右侧额纹稍变浅，右侧眼睑下垂，眼裂变小，伸舌右偏，左下肢轻瘫试验阳性，脑梗死诊断明确，根据神经系统定位体征，诊断首先考虑脑干梗死。治疗给予留置胃管、抗血小板聚集及改善循环等治疗，符合脑梗死诊断及治疗规范。

约 40% 的脑卒中患者存在卒中后高血糖，目前公认应对卒中后高血糖进行控制。《中国急性缺血性脑卒中诊治指南 2018》推荐：血糖超过 10mmol/L 时可给予胰岛素治疗，并加强血糖监测，理想血糖值应控制在 7.7～10mmol/L。

约 5.6% 的脑卒中患者合并肺炎，误吸是主要原因。意识障碍、吞咽困难是导致误吸的主要危险因素，其他包括呕吐、不活动等。肺炎是脑卒中患者死亡的主要原因之一，15%～25% 脑卒中患者死于细菌性肺炎。《中国急性缺血性脑卒中诊治指南 2018》推荐：①早期评估和处理吞咽困难和误吸问题，对意识障碍患者应特别注意预防肺炎（Ⅰ级推荐，C级证据）；②疑有肺炎的发热患者应给予抗生素治疗，但不推荐预防性使用抗生素（Ⅱ级推荐，B级证据）。

约 50% 的脑卒中患者存在吞咽困难，3 个月时降为 15% 左右。为防治脑卒中后吞咽困难误吸窒息、肺炎与营养不良，应重视吞咽困难的评估与处理。《中国急性缺血性脑卒中诊治指南2018》推荐：①建议于患者进食前采用饮水试验进行吞咽功能评估（Ⅱ级推荐，B 级证据）；②吞咽困难短期内不能恢复者可早期放置鼻胃管进食（Ⅱ级推荐，B 级证据），吞咽困难长期不能恢复者可行胃造口进食（Ⅲ级推荐，C 级证据）。

分析：焦点问题 1

为什么轻微脑卒中来住院，结果第 3 天凌晨呼吸心跳就停了？存在误诊可能。

原因一：糖尿病酮症酸中毒。判断依据：患者有糖尿病基础，入院第二日监测血糖，持续在较高水平（14.0～18.17mmol/L），未予降糖处理，且之后停止血糖监测，直至心肺复苏后测血糖大于 34mmol/L，尿常规提示尿酮体（+），尿糖（++++）。

原因二：窒息。判断依据：患者脑梗死延髓麻痹，有吞咽困难、饮水呛咳，存在误吸可能。入院后第二日体温有升高，血常规提示白细胞计数 16.91×10^9/L，中性粒细胞百分比 90.8%，提示吸入性肺炎可能；抢救时经口气管插管吸出大量"营养液"；复苏后查胸部 CT 提示"吸入性肺炎"，影像学提示胃管留置在食管贲门口上方。

该患者本身存在糖尿病基础，此次脑梗死起病后存在饮水呛咳，并伴有发热，炎症指标升高，存在吸入性肺炎可能，易诱发糖尿病酮症酸中毒、高渗性昏迷等。且患者入院后血糖持续偏高，经治医生对糖尿病急性并发症、吸入性肺炎认识不足，未引起足够重视，也未予及时干预。值班医生对患者病情不了解，值班期间未密切关注患者病情变化。

分析：焦点问题 2

入院后医生未重视患者病情变化，死亡当天值班人员未及时发现病情变化，存在抢救不及时等问题。

脑卒中患者需早期评估和处理吞咽困难、误吸问题，防止吸入性肺炎。该患者早期留置胃管，避免经口进食，符合诊疗规范。但患者胃管留置位置不正确，胸部 CT 示胃管脱出至食管，病情发生变化当天夜间给予鼻饲营养液时，值班护士未发现留置胃管异常，导致反流误吸风险增加。值班医生对患者缺乏足够的关注和重视，未及时发现病情变化，延误抢救时机。

医疗安全要点分析

本案例涉及医疗质量安全核心制度中的会诊制度、值班和交接班制度。

本案例主要问题在于诊断不全面，病情评估不准确，病情观察不及时等。患者入院诊断为脑梗死、糖尿病，有饮水呛咳、吞咽困难等延髓麻痹症状，病程中出现感染征象，血糖升高，病情超出本专业能力范围，应及时行科间会诊，但经治医生未给予足够重视，导致诱发糖尿病急性并发症。但直接导致患者死亡的原因为营养液反流窒息。主管医师对患者病情演变及风险评估不足，对患者观察不仔细，对反流误吸等问题重视程度不够。本例患者存在吞咽困难表现，主管医师意识到误吸风险予留置胃管，但医生及护理人员未反复认真确认或固定胃管位置，导致胃管脱出，使患者处于高反流误吸风险中，医务人员在值班期间均未及时巡查发现问题，对危重患者的护理和气道管理意识不足，发现病情变化不及时，错过最佳抢救时机。

反思总结

1. 重视脑卒中患者血糖控制。

2. 脑卒中延髓麻痹患者需早期评估和处理吞咽困难、误吸问题，防止吸入性肺炎。脑卒中患者留置胃管鼻饲进食前，医务人员需评估判断有无胃潴留及鼻胃管是否在胃内，如有胃潴留者需暂停或减少肠内营养量。脑卒中患者伴有延髓麻痹，尤其胃潴留患者，应尽量留置鼻空肠管进行肠内营养，其耐受性和疗效均优于留置鼻胃管。

3. 重视会诊。对于此类患者，病情超出本专业能力范围的，应该及时请相关科室会诊，共同商讨治疗方案。

4. 值班人员接班后需认真查看病区所有患者病情，夜班期间务必常规夜查房，了解、熟悉每一位在院患者病情及可能存在的风险，发现问题需及时与主管医生及患方沟通。对危重患者应加强巡视，及早发现医疗隐患。

33. 为什么我做个肠镜还要开刀住重症监护病房？▶▶▶

关键词：肠镜；结肠穿孔；首诊负责制度；值班和交接班制度；会诊制度。

病史简介

患者，女性，74 岁。因"大便难解 2 月余"入院。患者 2 个月前出现大便难解，量少、质硬，日解 1 次，伴下腹阵发性疼痛，不剧烈，排便后可缓解，无腹胀腹泻，无呕血黑便，未重视。2 个多月来患者反复大便难解，遂来门诊行肠镜检查，提示乙状结肠炎伴肠壁损伤，内镜下钛夹治疗后，拟"乙状结肠炎伴肠壁损伤"收住入院。

既往有骨质疏松病史，长期中药治疗；有肺结核病史，抗结核药物治疗半年后已愈。

入院查体

体温 36.7℃，脉搏 116 次/min，呼吸 28 次/min，血压 155/88mmHg，神志清，精神萎靡，双肺呼吸音清，未闻及干湿啰音，心率 116 次/min，心律齐，未闻及病理性杂音，腹肌稍紧张，全腹压痛，无明显反跳痛，肝脾检查不配合，腹部未触及包块，肠鸣音 6 次/min，皮肤巩膜无黄染，双下肢无水肿。

辅助检查

肠镜提示：乙状结肠炎伴肠壁损伤。

病情演变

患者入院后完善相关检查，包括急诊血气分析、急诊血常规、C 反应蛋白、急诊电解质，予心电监护、面罩吸氧、禁食、留置肛管、补液、静脉滴注奥美拉唑抑酸护胃及拉氧头孢钠联合左氧氟沙星抗感染等对症支持治疗。入院 3 小时后患者诉腹胀腹痛较前稍缓解，但呼吸急促（25 次/min），心率偏快（130 次/min），血气分析提示 pH 7.30，二氧化碳分压 30.3mmHg，氧分压 68.0mmHg，氧饱和度 91.6%，未进一步处理，嘱继续观察。

次日患者仍有腹痛，呼吸仍急促，心率快。急行胸腹部 CT 检查提示：腹腔、腹膜后及胸腹壁软组织广泛积气,纵隔气肿,两肺感染,右侧液气胸,左侧气胸可疑。立即邀请胸外科、胃肠外科急会诊,胸外科会诊后认为无胸腔引流指征。胃肠外科会诊后考虑患者结肠穿孔明确,急诊行剖腹探查术,术中见横结肠处有破口,周边有钛夹,清除钛夹并修剪创口缝合,术后转重症监护病房监护治疗。6天后患者病情渐稳定,因继发肺部感染由重症监护病房转至呼吸内科继续治疗,1周后病情好转出院。

思考

1. 患者肠镜检查后出现持续腹痛,呼吸急促,心率偏快,全腹压痛明显,需考虑什么情况？应做哪些检查进一步明确？

2. 患者肠镜检查后出现肠道穿孔,次日发现后急诊手术并转入重症监护病房,针对病情变化及后续住院费用应如何与家属沟通？

本案焦点问题

出院后患者向医院医务科投诉:

1. 患者肠镜检查后持续腹痛,医生未重视,问诊查体不仔细,未及时处理,耽误病情。

2. 肠镜检查前未充分告知患者及其家属肠镜检查相关风险,尤其是严重并发症的告知不足。

案例分析

患者大便难解、腹痛,行肠镜提示乙状结肠炎伴肠壁损伤,予钛夹治疗后收住入院。当班医生予禁食、抑酸抑酶、补液、抗感染治疗,符合乙状结肠炎伴肠壁损伤诊疗规范。

根据《急腹症基本临床实践指南》(2015),对于腹痛的部位、特点和伴随症状(疼痛位置、转移性、突发性、进行性加重、伴呕血/便血、呕吐、腹泻或便秘)应进行评估,以便区分需要紧急手术的病例。当怀疑急腹症时,除应评估患者的外观、生命体征、疼痛程度、严重性外,还应重视腹部体检及胸部、背部、直肠和泌尿生殖器官检查。心动过速通常与并发症和死亡率增加有关,呼吸频率与腹膜炎、肠梗阻和腹腔积血等有关。但腹部疾病患者呼吸频率增加不应超过正常一倍以上,如更高则提示胸腔内疾病可能。

> **分析:焦点问题1**
>
> 患者肠镜检查后持续腹痛,医生未重视,问诊查体不仔细,未及时处理,耽误病情。
>
> 本案例中,首诊医生在肠镜检查出现肠壁损伤,行钛夹处理,但首诊医生对此未与病房医生进行重点交接。入院后经治疗腹痛有所缓解,虽对经治医生病情评估存在干扰,但患者腹痛持续,呼吸促,心率快,结合肠镜检查情况,有医源性肠壁损伤穿孔可能。经治医生未重视患者病史、生命体征、腹部查体等客观表现,未及时行腹部CT检查,也未邀请胃肠外科会诊;血气分析提示低氧血症且原因不明,也未进一步诊治,诊疗过程存在明显缺陷。

患者大便难解2个月,有下腹部疼痛,结合患者高龄,有肠道肿瘤、慢性肠道炎症性疾病等可能,符合肠镜检查适应证。肠镜检查禁忌证:①肛管直肠狭窄、内镜无法插入;②有腹膜刺激症状的患者,如肠穿孔、腹膜炎等;③肛管直肠急性期感染或有疼痛性病灶,如肛裂、肛周脓肿等;④妇女月经期不宜检查,妊娠期应慎做;⑤年老体衰、严重高血压、贫血、冠心病、心肺功能不全者,不宜做内镜检查;⑥腹腔、盆腔手术后早期,怀疑有穿孔、肠瘘或广泛腹腔粘连者。

肠镜检查可能出现的主要并发症:①消化道出血;②肠穿孔;③消毒不严导致肠道感染。

> **分析：焦点问题2**
>
> 肠镜检查前未充分告知患者及其家属肠镜检查相关风险，尤其是严重并发症的告知不足。
>
> 该患者肠镜检查前无持续性腹痛，无腹膜刺激症状，无明显肠镜检查禁忌，经治医生行肠镜检查符合诊疗规范。但肠镜检查存在消化道出血、肠穿孔及肠道感染等并发症风险，甚至可能出现休克危及生命。因此在肠镜检查前后，均应加强与患方沟通，充分告知肠镜检查的相关风险，取得患方知情同意并签字后才可行肠镜检查。本案例在肠镜检查的相关风险告知方面，经治医务人员存在一定缺陷。肠镜检查出现肠穿孔，除患者因素外，与操作医生的技术水平、操作时是否仔细也有一定关系。

医疗安全要点分析

本案例涉及医疗质量安全核心制度中的首诊负责制度、值班和交接班制度及会诊制度。医生在患者肠镜检查前未充分告知患方肠镜检查的相关风险，肠镜检查时即发现有肠损伤，且患者出现腹痛，但首诊医生未予以重视，未详细记录患者病情变化，未与病房值班医生详细交接班，违反首诊负责制度及交接班制度。患者入院后腹痛持续，呼吸急促、心率快，值班医生未重视，未仔细问诊查体，未及时行相关检查，发现血气分析异常未进一步分析原因并邀请相关科室会诊，值班医生除临床能力不足、责任心不强，且违反会诊制度。

在本案例中，肠镜已提示患者肠壁损伤，血气分析提示酸中毒、低氧血症，应该注意：①及时请胃肠外科会诊，及时评估是否存在肠道穿孔、腹膜炎，是否有急诊手术指征，并做好相关的预案；②及时与患者及其家属沟通，充分告知病情及可能预后，取得患者及其家属的理解，减少医患矛盾。

反思总结

1. 肠穿孔是肠道内镜检查常见并发症，对于肠镜检查后出现腹痛患者应特别注意。

2. 重视病情变化原因分析，肠镜检查后出现持续腹痛、腹肌紧张、全腹压痛或不明原因呼吸急促、心率加快等症状体征，需及时进一步检查，分析病情，明确病因。

3. 重视首诊负责制度、交接班制度及会诊制度，首诊医生需详细记录、交代患者相关病情及变化，值班医生遇到疑难或危急重患者需及时多科会诊，协助诊治。

4. 重视医患沟通，患者出现病情变化应及时与患方进行充分、有效沟通，取得患方的理解和配合。

5. 重视并强化临床医生责任心教育。

34. 为什么做了个髋关节手术就脑梗死了？ ▶▶▶

关键词：股骨头坏死；髋关节置换术；脑梗死；医患沟通制度；术前讨论制度。

病史简介

患者，男性，70岁。因"双髋部疼痛20余年，加重1周"入院。患者于20年前无明显诱因下出现双髋部疼痛，间断性，不剧烈，无放射痛，无肢端麻木感，自行休息或使用"止痛膏药"后可缓解，未重视。1 周前患者双髋部疼痛加重，伴双下肢活动受限，左髋为重，使用"止痛膏药"后无明显缓解，至当地医院就诊，X 线提示双侧股骨头无菌性坏死伴骨性关节炎，予保守治疗后效果不佳，遂来就诊，门诊拟"双侧股骨头无菌性坏死伴骨性关节炎"收住入院。

既往有高血压病史，长期服用厄贝沙坦、氢氯噻嗪，自诉血压控制好；既往有脑寄生虫病史（具体不详）。

入院查体

体温 36.7℃，脉搏 86 次 /min，呼吸 20 次 /min，血压 140/70mmHg，神志清，精神可，双肺呼吸音清，未闻及干湿啰音，心律齐，未闻及病理性杂音，腹肌软，无压痛、反跳痛，肝脾肋下未触及，双下肢无水肿，骨盆挤压及分离试验阴性，左侧髋关节压痛阳性，主动屈伸活动明显受限，膝踝关节活动可，肢端血运、感觉及活动无异常。

辅助检查

骨盆 X 线正位片提示：双侧股骨头无菌性坏死伴骨性关节炎。

病情演变

入院后完善相关检查，排除手术禁忌后，于入院后第 3 天 09:45 行左髋关节置换术，手术过程顺利，术毕于 11:55 返回病房。

患者术后返回病房时即见患者右侧口角歪斜，伸舌左偏，口齿不清，右眼张开困难，左侧上肢肌力 0 级，左侧下肢肌力 1 级，右侧肢体肌力 5 级。急诊查头颅 CT 未见明显异常，请神经内科、重症监护病房（ICU）急会诊，考虑"脑梗死"，予口服阿司匹林抗血小板聚集、阿托伐他汀稳定斑块，静脉滴注长春西汀改善循环等治疗，并转 ICU 监护治疗，3 天后患者病情平稳转神经内科继续诊治，2 周后仍有左侧肢体无力，查体左上肢肌力 1 级，左下肢肌力 2 级，予出院继续康复治疗。

思考

1. 患者是否存在髋关节置换术手术禁忌证？
2. 患者髋关节置换术后出现口角歪斜、肢体乏力症状，需考虑什么情况？该做哪些检查？
3. 患者髋关节置换术后出现急性脑梗死，针对病情变化如何与家属沟通？

本案焦点问题

出院后患者向医院医务科投诉：
1. 髋关节置换术前未仔细评估是否存在手术禁忌。
2. 医生仅与患者沟通签字，未与患者家属沟通并签字，未充分告知患方相关手术风险。

案例分析

患者 X 线提示髋关节破坏征象，伴有中重度、持续性的关节疼痛和功能障碍，通过其他非手术治疗均不能有效缓解疼痛，有人工关节置换术指征，但术前需评估是否存在髋关节置换禁忌证。

髋关节置换术的绝对禁忌证包括：①髋关节和身体其他部位存在活动性感染；②神经性疾病；③髋关节外展肌肌力不足 4 级；④体质弱或因全身疾病不能耐受手术者。

分析: 焦点问题1

髋关节置换术前未仔细评估是否存在手术禁忌。

该患者行髋关节置换术前不存在上述髋关节置换术的绝对禁忌证,选择髋关节置换术无原则性错误。但该患者高龄,有高血压,需仔细评估患者心血管功能及基础血压控制情况。髋关节置换术手术时间长,失血、失液量较大,如术中血压下降过低、过快,不能及时给予输血、补液、升压治疗,会造成脑组织持续低灌注状态,极易诱发脑梗死。因此,术前需做好充分准备,并加强与患者及其家属的沟通,充分告知高龄、高血压、术中低血压等均是围手术期心脑血管意外的高危因素。本案例在手术风险评估方面考虑不周,在医患沟通上存在一定缺陷。

该案例中手术同意书由患者本人签字,患者直系亲属均在国外,医生未与患者家属交代病情并签署知情同意书。

分析: 焦点问题2

医生仅与患者沟通签字,未与患者家属沟通并签字,未充分告知患方相关手术风险。

1982年卫生部发布的《医院工作制度》第四十条附则规定,实行手术前必须有家属或单位签字。1994年的《医疗机构管理条例》第三十三条规定,医疗机构施行手术、特殊检查或者特殊治疗时,必须征得患者同意,并应当取得其家属或者关系人同意并签字。依此规定,一个"并"字,体现了对治疗的同意权是由患者本人和家属共同决定的,任何一方不同意,治疗就不能进行。

2002年《医疗事故处理条例》第十一条规定,在医疗活动中医疗机构及其医务人员应当将患者的病情、医疗措施、医疗风险等如实告知患者,及时解答其咨询;但应当避免对患者产生不利后果。此时对治疗的同意权基本上转移到患者本人手中。

《中华人民共和国侵权责任法》(以下简称《侵权责任法》)第五十五条规定,医务人员在诊疗活动中应当向患者说明病情和医疗措施。需要实施手术、特殊检查、特殊治疗的,医务人员应当及时向患者说明医疗风险、替代医疗方案等情况,并取得其书面同意。《侵权责任法》对于患者的知情同意权给予了更高层面的保护和尊重,树立了知情同意权首先由患者本人行使,只有在特殊情况下,出于保护患者的目的,才由其家属行使的先后次序。该案例中患者具有民事行为能力,具有自主签字的能力及权利。

医疗安全要点分析

本案例涉及医疗安全制度中的术前评估讨论制度。该患者高龄,有高血压基础,术前需组织讨论,仔细评估患者心血管功能及基础血压控制情况,针对髋关节置换手术时间长,失血、失液量较大,术中血压下降过低、过快,存在继发脑梗死风险,应充分做好术前准备及术中风险预案,并充分告知患方围手术期内可能出现的各种风险。

本案例患者具有民事行为能力,在手术知情同意方面具有自主签字的能力及权利,虽可自主签字,但对此类外科手术,仍建议由患者授权的家属代表签署知情同意书,这样可大大减少医疗纠纷的发生。

反思总结

　　髋关节置换术是骨科常见的手术，患者大多为老年患者，在围手术期容易出现各种心脑血管意外，严重危及生命。

　　对于老年患者应特别注意以下事项：

　　1. 基础疾病　老年患者常常合并基础疾病如高血压、糖尿病、心脑血管疾病，心脑血管基础条件及自身调节能力差，容易并发心脑血管意外事件，可能会导致严重不良预后。

　　2. 术前讨论　对于有高血压、糖尿病，以及既往有过脑卒中病史的老年患者，必要时术前需组织多科会诊讨论，充分评估术中风险，将风险降到最低。

　　3. 重视沟通　部分老年患者虽有民事行为能力，但在患者不反对的情况下，仍应积极与患者家属进行沟通，尽可能获得患方的理解和配合。

35. 时间就是心肌，时间就是生命　▶▶▶

　　关键词：心肌梗死；病历管理制度；危急值报告制度。

病史简介

　　患者，男性，54 岁。因"胸闷 8 小时，胸痛 4 小时"入院。患者 8 小时前无明显诱因下出现胸闷，伴大汗淋漓，4 小时前出现胸痛，位于心前区，呈持续性，较剧烈，伴气促和濒死感。患者家属急送当地医院就诊，考虑"急性心肌梗死"，予口服阿司匹林 300mg，替格瑞洛 180mg 抗血小板治疗，胸痛无明显缓解。急转院至急诊，急诊测血压偏低（85/45mmHg），予去甲肾上腺素静脉推注维持。急诊查心电图提示可疑下壁心肌梗死，急诊肌钙蛋白 I 4.5μg/L（急诊留观期间结果未出，转心内科途中，急诊科医生再次电话联系心内科会诊医生，补充说明化验结果），心内科会诊后拟"急性心肌梗死"收住入院。

　　既往有高血压病史 2 年余，未正规监测血压情况，长期服用非洛地平缓释片及降糖药物（具体药物不详）。

入院查体

　　体温 35.6℃，脉搏 121 次 /min，呼吸 30 次 /min，血压 92/64mmHg，指氧饱和度 99%，神志清，精神萎靡，口唇无发绀，双肺呼吸音粗，两下肺可闻及湿啰音，心律齐，各瓣膜听诊区未闻及病理性杂音，腹肌软，无压痛、反跳痛，肝脾肋下未及，双下肢无水肿。

辅助检查

　　急诊肌钙蛋白 I 4.5μg/L，D- 二聚体 0.22mg/L。急诊心肌酶谱提示：谷草转氨酶 79IU/L，肌酸激酶 330IU/L，乳酸脱氢酶 518IU/L。急诊心电图提示：可疑下壁心肌梗死。胸部 CT 提示：右肺下叶少许炎症，两肺散在纤维灶，左右冠脉多发钙化。

病情演变

　　入院后予一级护理，心电监护，告知病重，口服阿司匹林、替格瑞洛抗血小板及瑞舒伐他汀稳定斑块等治疗。拟急诊行冠脉造影术，必要时行经皮冠脉介入术（PCI）。

2 小时后患者胸闷胸痛加重，出现端坐呼吸，大汗淋漓。查体：口唇发绀，两肺闻及湿啰音，大动脉搏动难以触及，予气管插管接呼吸机辅助通气，并在主动脉内球囊反搏（IABP）支持下急送至导管室，行数字减影血管造影（DSA）急诊冠状动脉造影，结果显示前降支近段次全闭塞，回旋支近中段完全闭塞，右冠脉近中段完全闭塞，植入支架至病变处。术中患者血压持续偏低，反复出现室颤，多次电除颤，先后注射肾上腺素强心、去甲肾上腺素升压、碳酸氢钠纠酸等，术后转入 ICU 监护治疗。

患者转入 ICU 后，神志昏迷，双侧瞳孔散大固定，全身湿冷，口唇发绀，颈静脉充盈怒张，肝颈静脉反流（+），两肺布满湿啰音。呼吸机辅助通气下血氧饱和度维持在 96%～98%，去甲肾上腺素微泵维持及 IABP 支持下，平均动脉血压波动于 40～78mmHg。3 天后患者病情持续恶化，出现多脏器功能衰竭，家属商议后要求自动出院。

思考

1. 急性胸痛的诊治流程如何？

2. 有哪些措施可以优化急性心肌梗死患者从进入医院大门到球囊扩张血管再疏通的"进门 - 球囊开通"时间（D-to-B 时间）？

本案焦点问题

患方向医院医务科投诉：

1. 在外院已明确诊断急性心肌梗死的情况下，为何还要做这么多检查？存在延误病情。

2. 患者家属多次向急诊及心内科值班医生提出是否有必要急诊手术，但心内科医生会诊后将患者转至病房，未及时行急诊手术，导致患者病情延误，最终死亡。

案例分析

患者因胸闷、胸痛伴大汗淋漓就诊，外院考虑急性心肌梗死，予阿司匹林、替格瑞洛口服抗血小板治疗后转院。入院急诊测血压偏低，予去甲肾上腺素升压，复查心电图可疑下壁心肌梗死，但不典型难以确诊。急诊值班医生未等急诊肌钙蛋白 I 检查结果，在完成相关检查及急诊处理后，第一时间邀请心内科会诊协助诊治，诊疗过程规范，无原则性过错。

分析：焦点问题 1

在外院已明确诊断急性心肌梗死的情况下，为何还要做这么多检查？存在延误病情。

患者于外院及转院后检查得到的急诊心电图均不典型，难以确诊急性心肌梗死。急诊科医生第一时间邀心内科医生会诊，处理符合胸痛中心诊疗规范。心内科医生会诊后建议动态复查心电图，并等待肌钙蛋白 I 检查结果。后结合肌钙蛋白检查结果，急会诊记录患者明确诊断为急性心肌梗死，无"可能或可疑"等不确定描述，视为已明确诊断。同时建议患方在常规治疗基础上行急诊冠状动脉造影，必要时行 PCI。患方对反复检查不理解，可能与急诊科或心内科医生当时与患方沟通不到位有关，令患方产生了误解。

在急诊室，对于急性 ST 段抬高心肌梗死患者，尽早开通梗死相关血管是早期治疗的关键，通过挽救濒死心肌，尽可能降低患者急性期死亡风险，并改善长期预后。

根据患者就诊时机及初始治疗的不同，通常采取以下几种策略：

1. 直接 PCI　急性心肌梗死发病 12 小时内行 PCI。建议"进门 - 球囊开通"时间控制在 90

分钟内；发病超过 12 小时，仍有缺血症状、血流动力学不稳定或严重心律失常的者，也建议行直接 PCI；对于发生心源性休克的患者，可将时间放宽至 36 小时。

2. 转运 PCI　若首诊医院不具备条件行直接 PCI，且患者不能立即溶栓，则需转至具备 PCI 条件的医院行直接 PCI。

3. 补救 PCI　溶栓失败后梗死，相关血管仍处于闭塞状态者，可继续行 PCI。

4. 易化 PCI　发病 12 小时内，拟行 PCI 的患者术前给予溶栓或抗血小板药物治疗，以尽早开通血管。对于非 ST 段抬高心肌梗死，也应动态评估，并结合危险分层，手术风险及获益情况，在征得患者及其家属知情理解的前提下，尽早开通血管。

分析：焦点问题 2

患者家属多次向急诊及心内科值班医生提出是否有必要急诊手术，但心内科医生会诊后将患者转至病房，未及时行急诊手术，导致患者病情延误，最终死亡。

患者持续胸闷 8 小时伴胸痛 4 小时，心电图提示可疑下壁心肌梗死，后得到肌钙蛋白升高的检查结果，明确诊断急性心肌梗死。患者胸痛症状持续，心肌酶学升高，入急诊时病情比较严重。本案例有急诊 PCI 指征，此时应和家属积极沟通，确认急诊 PCI 相关适应证。如家属态度积极，结合手术风险及获益，可以积极行 PCI；在家属知情同意的情况下直接联系并送往导管室，尽早开通血管。在本案例中，可以感受到家属态度比较积极，手术意愿比较强烈，但会诊医生对手术指征的把握不够准确、与家属沟通不到位，故而错失了手术的最佳时机，诊疗过程存在缺陷。

医疗安全要点分析

本案例涉及急性胸痛，尤其是急性心肌梗死处理绿色通道及流程的规范化问题，应进一步完善相关流程，如加快急诊心肌梗死标志物的检测，缩短诊断时间。

另外，还涉及急诊医生评估及心血管内科医生手术指征的把握问题，这些都对患者的救治起到决定性的作用。

在本案例中，由于时间的延误、手术指征把握的不准确，最终导致患者死亡，医患双方付出沉重代价。

反思总结

急性冠脉综合征的发病率和死亡率在我国逐渐增加，成为致死及致残的重要原因之一。但随着我国胸痛中心的建设和综合医院 PCI 的开展，心肌梗死患者的救治成功率也有了明显的提高。为使更多患病人群获益，需进一步完善胸痛中心建设，认真执行急性胸痛绿色通道规范流程。在急性胸痛的处理中，对心肌梗死的尽早识别尤为重要，"时间就是心肌"，需要临床医师及时动态观察心电图变化，也需要加快实验室检查，尽早明确诊断。同时对心肌梗死患者尽快进行危险分层，对 ST 段抬高心肌梗死患者，要争分夺秒，尽早开通冠脉，恢复心肌血供；对非 ST 段抬高心肌梗死患者，也应准确评估手术适应证、获益及风险，并与家属充分沟通，在病情允许的情况下尽早恢复心肌血液灌注，避免因时间延误而耽误抢救时机，为更多患者争取更高质量的存活机会。

36. 肠癌肺转移漏诊案例 ▶▶▶

关键词：肠癌；肺癌；首诊负责制度；三级查房制度；多学科联合诊治制度。

病史简介

患者，女性，72岁。因"发现双肺阴影10天"于2015年9月3日入住呼吸内科。患者10天前因胃部不适至当地医院就诊，检查发现双肺多发结节影，建议前往上级医院进一步治疗，病程中患者无发热，有咳嗽，无咳痰，无咯血、胸痛、胸闷、无呼吸困难、气喘，无头痛、头晕，无恶心、呕吐，无腹痛、腹泻等不适。为进一步诊治，拟"双肺结节性质待查"收住入院。

既往有甲亢手术史；有8年吸烟史，约每日半包，已戒烟10年；少量饮酒史。

入院查体

体温36.5℃，脉搏88次/min，呼吸20次/min，血压156/84mmHg，神志清，精神尚可，全身浅表淋巴结未触及肿大，双肺呼吸音清，未闻及明显干湿啰音，心律齐，心音尚可，各瓣膜听诊区未闻及明显杂音，腹肌软，无压痛、反跳痛，肝脾肋下未触及，肠鸣音正常，双下肢无水肿，生理反射存在，病理反射未引出。

辅助检查

当地医院胸部CT提示双肺多发结节影，纵隔淋巴结无增大。

病情演变

患者入院后第3天行肺穿刺活检术，住院5天后出院，肺活检病理诊断考虑腺癌，建议行CK7、CK20、CDX-2、NapsinA、TTF-1、PAX-8及Ki-67检测进一步诊断，并注意检查胃肠及生殖系统有无肿瘤。首诊呼吸内科住院期间，病理结果未回报就让患者出院，嘱患者出院后3个工作日返回医院取病理报告结果。

出院后5天患者因"确诊肺癌5天"再入院，诊断肺腺癌，cT4N3M1 Ⅳ期，计划给予放疗，完善相关检查，定位发现双肺多发转移灶，难度大，后给予姑息性全身化疗。患者曾先后住院化疗10次，并予小分子抗血管生成药物靶向治疗约2个月，后因经济困难暂停治疗。停药半年后复查肺部CT示肿瘤明显进展。

患者多次住院及门诊复查血常规，均提示贫血，且逐渐加重，至2017年7月复查血红蛋白52g/L，为重度贫血。同时患者因反复解黑便，门诊查腹部CT考虑升结肠上段癌，故2017年8月20日因"发现升结肠占位6天"再次入院，诊断：升结肠癌、全身多发转移癌。入院第3天肠镜活检病理诊断为（升结肠）腺癌，免疫组化肿瘤细胞：CK7（+）、CK20（+）、NapsinA（−）、TTF-1（−）、CDX-2（+）、PAX-8（−）、Ki-67（+，约15%）。肺穿刺组织病理提示腺癌，考虑来源于胃肠道可能性大。结合检查修正诊断升结肠癌并全身多发转移，以化疗和靶向治疗为主。但患者情况差，不考虑化疗，选择安罗替尼靶向治疗（安罗替尼适应证为非小细胞肺癌三线治疗，该患者确诊为肠癌转移，选择安罗替尼为原则性错误），2周后患者病情加重，治疗无效死亡。

思考

1. 当临床医生看到病理报告建议做免疫组化或基因检测建议进一步明确诊断时，该如何和病理科沟通？

2.患者诊断肺癌，治疗长达2年，后进一步检查明确原发肿瘤为肠癌，或存在肺癌、肠癌双原发肿瘤的情况，诊断不全面，就此问题该如何与患者及其家属进行沟通？

本案焦点问题

患者家属投诉：

1.医生存在诊断不全面的问题，患者为肠癌但按照肺癌治疗长达2年，延误患者的病情及救治，给患者及其家属造成了巨大的损失，最终导致患者死亡。

2.在诊断尚未明确的情况下，医生未联合多学科进行全面讨论会诊，共同诊治。

案例分析

患者因双肺阴影收住呼吸内科，行肺穿刺活检术病理诊断考虑腺癌，建议行CK7、CK20、CDX-2、NapsinA、TTF-1、PAX-8及Ki-67检测进一步明确诊断，并注意检查胃肠及生殖系统有无肿瘤。但医生未行相关免疫组化检测，未行全身其他部位影像学检查，未行相关基因检测，诊断肺腺癌，予姑息性全身化疗，后进行靶向治疗。因患者血红蛋白持续下降，贫血加重，反复解黑便，行腹部CT、肠镜活检病理及免疫组化检查，确诊为升结肠癌并全身多发转移。

> **分析：焦点问题1**
>
> 医生存在诊断不全面的问题，患者为肠癌但按照肺癌治疗长达2年，延误患者的病情及救治，给患者及其家属造成了巨大的损失，最终导致患者死亡。
>
> 该患者因肺部CT检查提示双肺阴影收住呼吸内科，肺穿刺活检病理提示为腺癌，建议完善相关免疫组化检查，注意检查胃肠及生殖系统有无肿瘤。后患者收住放疗科，主管医生未予完善免疫组化检测，未予腹部及盆腔相关检查，未做到全面评估患者病情，上级医生对下级医生的诊断未进行严格审查，存在指导不充分。医疗制度落实执行均不到位，包括多学科讨论制度（肿瘤、影像、病理等专业科室参与）、病情评估制度、首诊负责制度及三级查房制度。
>
> 无论是在首诊负责的呼吸内科还是在后续的放疗科住院期间，主管医生均未对患者病情、各项检查结果进行全面的评估和了解。患者在当地医院就诊时就是以胃部不适为主诉就诊；首诊呼吸内科住院期间，病理结果未回报就让患者出院，嘱患者出院后3个工作日返回医院取病理报告结果；患者在多次住院及门诊复查中，一直存在贫血，且逐渐加重至重度贫血，但医生仍未注意完善腹部及盆腔相关检查，以进一步明确有无胃肠及生殖系统肿瘤的可能。上级医生也未能做到严格把控，上下级沟通不到位，缺乏正确有效的指导。最终导致延误患者的病情及救治，造成患者及其家属巨大的损失。

当患者诊断存在疑问，全面检查未完善，原发灶尚未进一步明确时，呼吸内科就让患者出院，院外等病理结果。患者在放疗科住院期间，未全面评估及了解患者已行的各项检查，未完善相关的重要辅助检查。

> **分析：焦点问题2**
>
> 在诊断尚未明确的情况下，医生未联合多学科进行全面讨论会诊，共同诊治。

患者首诊在呼吸内科住院期间，直至出院诊断均未明确，仍为"双肺结节性质待查"。在诊断未明确，病理结果未回报的情况下，呼吸内科应一方面完善相关的辅助检查，另一方面待病理结果回报后，调整诊疗方案，请相关科室会诊，协助诊治。放疗科同样也存在多学科联合诊治制度落实不到位的问题，应加强与病理科及其他相关科室的沟通协商，实现多学科联合诊治，提高诊断正确率及治疗有效率。

医疗安全要点分析

本案例涉及医疗质量安全核心制度中的多项制度，包括病情评估制度、首诊负责制度、三级查房制度、多学科联合诊治制度，非常值得学习及借鉴。

本案例中，患者从首诊呼吸内科到之后的放疗科，医生多次的忽略及认识不足导致对患者的诊断错误和治疗延误。应该注意：

1. 全面评估患者的病情及各项检查结果，完善相关重要辅助检查，不要遗漏任何一个患者的病史、症状、体征及相关辅助检查结果，尤其是病理免疫组织化学检测的结果。

2. 加强多学科的沟通交流，真正实现多学科联合诊治。

3. 当出现误诊的情况时，应该加强与患者及其家属的有效沟通，取得患者及其家属的理解，减少医患矛盾发生。

反思总结

对于老年肿瘤患者，应注意以下事项：

1. 病情评估　主管医师对患者病情、各种检查，尤其病理及免疫组织化学检测的结果等要有全面的评估及了解，抗肿瘤治疗前进行全面、准确的检查，结果的判断对治疗的决策极其重要。上级医生应对下级医生的诊断严格审查并给予正确指导。

2. 重视沟通

（1）学科间沟通：与相关多学科之间的沟通需加强，如加强肿瘤的多学科联合诊治。

（2）医患沟通：肿瘤至今仍是尚未攻克的疾病，存在着一定的复杂性，病情的变化也是常见的。医患双方有效沟通，才能真正让患者及其家属充分理解现代医学仍存在着局限性。

3. 重视核心医疗制度的落实　无论是病情评估制度、首诊负责制度、三级查房制度，还是多学科联合诊治制度等，只有做到制度有效落实，才能尽可能地降低或规避风险，达到治病救人的目的。

37. 医生为何不制止患者自行超说明书用药？▶▶▶

关键词：中央型肺癌；上腔静脉阻塞综合征；超禁忌用药；三级查房制度。

病史简介

患者，女性，66岁。因"确诊右下肺鳞癌6月余"入院。患者6个月前因咳嗽、咳痰、双颈肿胀到当地医院就诊，胸部 CT 提示右下肺癌并右肺门、纵隔淋巴结转移，两肺炎症，行纤维支气管镜活检提示肺鳞癌，肺癌相关驱动基因检测未见突变，全身骨发射型计算机体层成像（ECT）示未见转移征象，当地医院诊断"右下肺癌"。

当地医院先后行化疗 5 次，病情仍进展，肺部肿块增大，双颈肿胀加重，后调整方案化疗 2 周期，但上腔静脉阻塞综合征症状仍持续进展，颜面部、双颈部、肩部、上肢肿胀，无咯血、出血倾向等。

半个月前来门诊就诊，根据外院出院小结诊断"右下肺癌，上腔静脉阻塞综合征"，未提供胸部 CT。当时纵隔占位所引起的梗阻症状明显，病情危重，随时有生命风险，有急诊放疗指征，但因节假日不能及时行放疗治疗。经与患者及其家属充分沟通，告知目前疾病状态及现实问题、安罗替尼泛靶点靶向药的适应证及禁忌证，以及可能引起咯血、大出血风险，并权衡上腔静脉阻塞综合征所带来的死亡风险后，患者及其家属表示理解并最终选择使用安罗替尼（12mg 口服，1 次 /d），服用 4 天后自觉梗阻和肿胀症状缓解，咳嗽症状稍减轻。现为进一步治疗来院，拟"右肺癌伴纵隔、肺门淋巴结转移，上腔静脉综合征"收住放疗科。

既往体健。

入院查体

体温 36.3℃，脉搏 92 次 /min，呼吸 20 次 /min，血压 142/86mmHg，神志清，检查合作。颜面部、颈部、肩部、两上肢肿胀，两侧颈静脉怒张，两侧锁骨上淋巴结未触及。胸廓对称，无畸形，未触及包块，两侧胸廓呼吸运动对称，两肺呼吸音粗，未闻及明显干湿啰音，无胸膜摩擦音。心前区无隆起，无异常搏动，未触及细震颤及心包摩擦感，叩诊心界无扩大，心律齐，各瓣膜听诊区未闻及杂音。腹肌软，全腹无压痛、反跳痛，肝肋下 3cm，脾肋下未及，肝 - 颈静脉回流征（+），双下肢无水肿。神经系统查体未见异常。

辅助检查

外院病理：肺中分化鳞癌。免疫组化 CK5/6（+）、Ki-67（+，50%）、NapsinA（−）、P40（+）、P63（+）、TTF（−）。

病情演变

患者入院时带有安罗替尼泛靶点靶向药，自觉用药后症状有所好转，但该药针对该患者来说属说明书禁忌使用，经管医生与患者及其家属告知可能引起的严重并发症，不建议其继续使用该药物。请示上级医生后让患者家属签字同意冒风险继续使用。科室主任发现超禁忌使用药物后，与患者及其家属沟通后立即停止使用。患者无咯血、大出血等不良反应。入院第 5 天开始给予放疗治疗，患者无放疗不良反应。

思考

1. 当患者及其家属坚持服用的自带药属于说明书禁忌使用时，你该如何进行沟通及处理？

2. 当患者上腔静脉阻塞综合征持续加重，而由于客观原因无法及时行放疗治疗，靶向治疗药物又存在使用禁忌时，你该如何与患者及其家属进行有效沟通？以便给出更好的解决方案。

本案焦点问题

患者家属投诉：

1. 医生未能给予患者实施最佳治疗方案，选择同意让患者冒风险使用属禁忌使用的靶向药物，让患者及其家属承担相应风险。

2. 医生虽已告知患者使用该药的风险，但风险告知程度及适应证的选择不够详细和具体，患者及其家属未能充分理解禁忌使用的药物可能带来的严重后果。

案例分析

患者为右下肺中央型鳞状细胞癌,经多次化疗治疗效果不佳,上腔静脉阻塞综合征持续加重,病情危重,有行急诊放疗治疗指征,但因节假日不能及时行放疗治疗。门诊医生在告知患者疾病状态及现实情况、安罗替尼泛靶点靶向药的适应证及禁忌证,以及可能引起咯血、大出血风险后,予禁忌用药治疗。患者住院后仍坚持用药,医生再次与患者及其家属告知可能引起的严重并发症,不建议其继续使用该药物,患者家属签字同意冒风险继续使用,直至科室主任发现使用药物后,与患者及其家属沟通后停止使用。

分析:焦点问题 1

医生未能给予患者实施最佳治疗方案,选择同意让患者冒风险使用属禁忌使用的靶向药物,让患者及其家属承担相应风险。

患者上腔静脉阻塞综合征持续加重,病情危重,有行急诊放疗指征。门诊医生应与相关科室及部门协调,甚至向医院领导汇报,把患者的紧急救治排第一位,紧急安排节假日行急诊放疗治疗,而不应选择让患者及其家属承担相应风险,使用有禁忌的靶向药物治疗。

安罗替尼对于中央型肺鳞癌患者为禁用,且有引起大咯血的风险。虽院外门诊已在使用,但住院后主管医生对患者病情及治疗风险的评估不足,上级医生对下级医生的诊断审核及指导不足。上级医生明知为禁忌药物,当患者及其家属要求继续用药时,仍指导下级医生让患者家属签字同意冒风险继续使用,未充分考虑由此可能产生的严重后果。

同时医院管理制度规定等执行不到位包括患者病情评估制度、三级查房制度、医嘱制度、抗肿瘤药物临床使用管理办法、住院患者自备药品管理制度、超说明书用药规定等。在医疗诊治流程实施中存在缺陷,科室及医院应加强管理及监督,杜绝此类事件再次发生。

安罗替尼使用禁忌证:①对本品任何成分过敏者应禁用;②中央型肺鳞癌或具有大咯血风险的患者禁用;③重度肝肾功能不全患者禁用;④妊娠期及哺乳期妇女禁用。

分析:焦点问题 2

医生虽已告知患者使用该药的风险,但风险告知程度及适应证的选择不够详细和具体,患者及其家属未能充分理解禁忌使用的药物可能带来的严重后果。

患者入院后坚持继续使用安罗替尼,虽签署同意书,但医患间沟通存在不足,对治疗及风险沟通不到位,已告知患者使用该药的风险,但风险告知程度及适应证的选择可以更详细和具体一些,让患者及其家属充分理解服用禁忌使用的药物可能带来的严重后果,慎重考虑。虽然医生在病程记录中已记录为患者及其家属要求继续用药,但在同意书中未体现,无相关证据说明使用该药的风险及告知,无法律效力,风险意识薄弱。

医疗安全要点分析

本案例涉及医疗质量安全核心制度中的三级查房制度,同时涉及医院管理制度中的患者病情评估制度、医嘱制度、抗肿瘤药物临床使用管理办法、住院患者自备药品管理制度、超说明书用药规定。

本案例中，患者为右下肺中央型鳞状细胞癌，化疗效果不佳，上腔静脉阻塞综合征持续发展，不断加重，病情危急，需要紧急治疗处置。在制订治疗方案的过程中应该注意：

1. 加强病情评估　主管医生对患者的病情及治疗风险应评估到位，上级医生要对下级医生的诊断和治疗进行审核并充分指导。

2. 规范管理制度执行落实　病情评估制度、三级查房制度、医嘱制度、抗肿瘤药物临床使用管理办法、住院患者自备药品管理制度、超说明书用药规定等，需落实执行到位。

反思总结

上腔静脉阻塞综合征是由血液从腔静脉到右心房的通过受到阻塞而导致的综合征，是癌症患者比较常见的症状，患者会出现呼吸困难或头面部肿胀，因呼吸问题出现颅内缺氧或颅内压升高，对患者的生命带来很大危害，要马上进行治疗。

对于肿瘤患者制订相关治疗方案时，应注意以下事项：

1. 重视用药规范　强调医嘱制度、抗肿瘤药物临床使用管理办法、住院患者自备药品管理制度、超说明书用药规定等落实执行。原则上有用药禁忌的，不能使用，除非权衡利弊，在可能获益大于风险，且征得患方书面知情同意的情况下使用（一般指原发病非常需要，但基础病有相对禁忌和风险的情况）。

本例中，作为原发病的"中央型肺癌"有用药禁忌，原则上不予使用。特殊情况下如患者坚持一定要用，医生应让患者签署知情同意书后使用。

2. 重视沟通　加强医院科室间沟通、上下级间沟通，以及医患间沟通，对治疗及风险的沟通。本案例中，告知程度及适应证的选择应更加详细和具体。

3. 重视病历记录　如实记录及反映处置的真实情况、患者及其家属的意见，医患之间的沟通要有文字记录和签字，加强风险防范意识，减少医患纠纷的发生。

38. 错过最佳的救治时机，谁的错？　▶▶▶

关键词：危急值报告制度；值班和交接班制度；脑卒中。

病史简介

患者，男性，62 岁。因"抑郁状态"入住精神心理科。患者失眠、情绪低落伴食欲下降近 1 个月，每晚入睡困难，辗转反侧，只能睡 1~2 小时，睡着后又容易早醒，并多梦，情绪低落，郁郁寡欢，不愿外出参加活动，不愿与他人过多交流，生活可勉强自理，体重减轻 5kg，2019 年 5 月 8 日以"抑郁状态"收入精神心理科。

35 年前曾行胃溃疡手术。饮酒史 20 余年，每日饮白酒约 100ml。

入院查体

体温 36.8℃，脉搏 100 次 /min，呼吸 18 次 /min，血压 123/58mmHg，神志清。精神检查：意识清晰，接触稍被动，衣着整洁，精神萎靡。由家属陪同步入病室，睡眠质量差，严重时整夜失眠，自觉周身疲乏不适。语速慢、语调低、语量少，在有效交流中未查及错觉、幻觉及感知综合障碍，思维活动符合逻辑，未查及思维形式及内容障碍，反应变慢，自知力缺失，计算及远记忆力减退。

辅助检查

宗氏焦虑自评量表提示有轻度焦虑症状。宗氏抑郁自评量表提示有轻度抑郁症状。头颅CT检查未见明显异常。

病情演变

患者入院后完善血、尿常规和心电图等检查，结果均正常。给予抗抑郁治疗。5月14日15:00患者出现右侧肢体无力，右上肢肌力4级、右下肢肌力3+级，不能自主活动，立即请神经内科会诊，建议急行头颅MRI检查。16:30结果回报：双侧小脑半球、额叶、顶叶、左侧颞叶、双侧侧脑室旁梗死；脑干异常信号，考虑缺血灶，请结合临床；脑内多发腔梗及软化灶。因白班医生16:30下班忘记查看检查结果，也没有将此患者情况向夜班医生交接，直至次日8:10（MRI检查16小时以后）主治医师才发现患者MRI检查结果，考虑"急性多发脑梗死"。随后患者转神经内科给予抗血小板聚集、稳定斑块、降脂、改善循环、营养神经支持等对症治疗。5月27日患者出院，出院时张口困难，发音费力，吞咽困难，左侧肢体肌张力正常，右侧上肢肌力4级、右侧下肢肌力3-级，出院时诊断"抑郁发作、急性多发脑梗死"。

思考

1. 患者突然出现右侧肢体无力，不能自主活动，应考虑什么情况？应该如何处理？
2. 医生交接班时，哪些患者需要重点交接？
3. 当班医生做紧急检查是否应该及时追查检查结果并作出相应处理？

本案焦点问题

患者家属投诉：患者住院期间突然发生急性多发脑梗死，没有及时给予诊断治疗，造成患者右侧肢体偏瘫。

案例分析

患者因"抑郁状态"入住精神心理科第7天，突然出现右侧肢体无力，不能自主活动，查体见右上肢肌力4级，右下肢肌力3+级，右侧巴宾斯基征阳性，请神经内科会诊后建议急行头颅MRI检查。检查16小时后主治医师才查看患者MRI检查结果，发现患者急性多发脑梗死，转入神经内科治疗。

对于脑卒中患者，在发病4.5～6小时急救时间窗内实施静脉溶栓是缺血性脑卒中急性期救治的主要手段。如果能在急救时间窗内完成相关检查和评估，并给予及时溶栓，就有可能减少由于血栓堵塞引起的供血区脑细胞死亡，尽可能挽救脑组织，使急性脑梗死患者获益，有利于康复。

分析：焦点问题

患者住院期间突然发生急性多发脑梗死，没有及时给予诊断治疗，造成患者右侧肢体偏瘫。

本案例住院患者病情突然变化时，请神经内科会诊建议急查头颅MRI后，医生应及时追查紧急检查的结果，在下午班就应给予处理。16:30检查结果回报后心理科医生没有及时查看检查结果，交接班时也未将患者情况向夜班医生做特殊交接，夜班医生接班后没有进行查房，影像科没有通知科室此患者头颅MRI的危急值结果，造成延误诊断。最终导致没有及时启动脑卒中急诊救治绿色通道，使患者错过在脑卒中治疗的黄金时间窗内得到及时救治的机会，在诊疗过程中存在延误过错。

医疗安全要点分析

本案例涉及的主要医疗制度有值班和交接班制度、危急值报告制度。值班和交接班制度指出，各科室医生应在下班前将危重患者的病情和处理事项记入交班本，并做好交班准备。值班医生在每日下班前到科室，接受各级医生交办的医疗工作。交接班时应巡视病室，了解危重患者的情况，并做好床旁交接。值班医生负责各项临时性医疗工作和患者临时情况的处理。每日早交班时，值班医生应将患者情况，特别是危重患者情况及尚待处理的工作做好交班，并和经治医生做好交接工作。

本案例中，精神心理科医师未追踪特殊患者的紧急检查结果并及时处理，此紧急情况应该在下午班处理（MRI结果在16:30已回报），也没有将待处理事项与夜班医生做好交接，以便及时发现问题采取措施。夜班医生没有做到接班时查房，如能了解此患者情况，在患者检查报告回报时，及时启动脑卒中急诊救治绿色通道，也可避免延误患者治疗。

危急值报告制度要求医学检验科、医学影像科（CT/MRI 室、放射科、核医学、超声）、心电图建立危急值项目及标准。临床科室及相关医技科室，应当建立"危急值报告登记本"，内容包括：检查/检验日期、时间、患者姓名、住院号、检查/检验项目、危急值结果、复查结果、报告人员、接听人员、主管医生姓名及确认报告的时间等。检查/检验人员发现患者的危急信息后，必须紧急电话通知主管医生或病区护士，双方应尽快复述核对、确认后登记。临床科室接收报告者应及时向该患者的主管医生报告。临床医生接到报告后，应立即结合临床情况，给予有效的干预措施或治疗（如用药、手术、会诊、转诊或转院等），对治疗结果进行密切观察，确保患者安全，并于6小时内在病程记录中详细记录诊治经过，必要时报告上级医生或科主任。

如果临床医生认为该结果与患者的临床病情不相符或标本的采集有问题，应重新留取标本进行复查。门、急诊医务人员接到"危急值"电话时应及时通知患者或其家属取报告并及时就诊；一时无法通知患者时，应及时向门诊部报告，值班期间应向总值班报告，必要时门诊部应帮助寻找该患者，并负责跟踪落实。

医学影像检查中枢神经系统"危急值"报告范围包括：①严重的颅内血肿、挫裂伤、蛛网膜下腔出血的急性期；②硬膜下/外血肿急性期；③脑疝、急性脑积水；④颅脑CT或MRI扫描诊断为颅内急性大面积脑梗死（范围达到一个脑叶或全脑干范围或以上）；⑤脑出血或脑梗死复查CT或MRI，出血或梗死程度加重。

本案例中患者符合医学影像检查中枢神经系统"危急值"报告范围，而MRI医生未落实危急值报告制度，没有按照"危急值"报告程序执行。如果MRI医生将此患者检查结果及时通知临床科室，可能就会避免此案例的发生。

反思总结

"脑卒中"是一种急性脑血管疾病，是由于脑部血管突然破裂或因血管阻塞导致血液不能流入大脑而引起脑组织损伤的一类疾病，包括缺血性和出血性脑卒中。中国人群脑卒中的发病率和死亡率高于国际平均水平，在全国死亡、致残疾病中名列第一位，脑卒中以其高发病率、高复发率、高致残率、高死亡率著称，须引起高度重视。

"时间就是大脑，时间就是生命"，对于脑卒中患者，入院到溶栓时间（DTN）至关重要。脑卒中绿色通道制度要求对于高度疑似脑卒中的患者，应立即启动脑卒中绿色通道，进入脑卒中急诊救治绿色流程。快速进行（美国）国立卫生研究院脑卒中量表（NIHSS）评分、行头颅 CT、头颅 MRI、血常规等检查，及时完成溶栓适应证评估工作，以保证患者在急救时间窗内完进行溶栓治疗。在整个脑卒中绿色通道救治流程中，能否在急救时间窗内完成溶栓治疗，各项检查结果的快速获得至关重要。

本案例患者是院内发病患者，没有院前转运的过程，本应该得到最有效的黄金时间救治。但由于医生责任心不强，没有对急诊头颅 MRI 结果进行追踪，对医疗质量安全核心制度不熟悉，没有严格执行，最终导致患者错过了最佳的救治时机。本案例教训深刻，值得医务工作者反思。

医疗质量安全核心制度是提高医疗质量、规范诊疗行为、杜绝医疗事故发生的重点规范制度，也是医务人员医疗活动中必须遵守的工作规则。医疗工作是一项神圣的救死扶伤的工作，是和人的生命直接相关的工作，责任心是作为一名医疗人员必备的素质之一。作为医务工作者，要加强责任心，严格执行医疗质量安全核心制度；对患者高度负责，真正履行医务人员治病救人、救死扶伤的天职。

39. 被漏诊的股骨颈骨折

关键词：跌倒；股骨颈骨折；医疗过失；会诊制度。

病史简介

患者，女性，72 岁。患者 20 日前因老伴去世后逐渐出现心情不好、睡眠差、食欲差的情况，有轻生的想法。10 日前患者走路前倾，伴右侧肢体活动不灵，头颅磁共振检查，诊断"脑梗死"。神经内科对症治疗后，右侧肢体活动障碍有好转，但情绪未见好转。2017 年 10 月 30 日以"脑器质性抑郁"收住精神心理科。

既往有高血压病史 30 年，2 型糖尿病病史 10 年。

入院查体

体温 36.0℃，脉搏 94 次 /min，呼吸 20 次 /min，血压 130/68mmHg，一般状态尚可，意识清，皮肤巩膜无黄染，构音不清，无突眼，伸舌右偏，心肺听诊无殊，腹肌软，无压痛、反跳痛，肝脾肋下未及。右侧肢体活动不灵，双上肢肌力正常，右侧下肢肌力 5- 级，左侧下肢肌力 5 级，双足病理征（+），脑膜刺激征（-）。

精神检查：意识清晰，接触良好，衣着整洁，年貌相称，体态中等，由家属陪同步入病室，时间、地点、人物定向力完整，无幻听幻视，注意力下降，兴趣减退，思维迟缓，思虑过度，悲伤，乏力，睡眠障碍，紧张焦虑，食欲减退，有自杀意念，自知力存在，社会功能受损。

辅助检查

2017 年 10 月 20 日头颅磁共振提示脑梗死。

病情演变

入院后完善相关检查，请相关科室会诊，控制血压、血糖，给予营养脑神经、抗抑郁药物、改善睡眠药物治疗。11月20日患者病情好转准备出院，途中不慎摔倒，双侧下肢疼痛，表情愁苦，返回医院精神心理科，给予股骨正、侧位X线，腰椎正、侧位X线，骨盆正位X线检查。X线所见左侧股骨颈骨质连续性中断，断端重叠、移位，左侧股骨颈变短。结果回报：腰椎退行性改变；左侧股骨颈骨折后改变，请结合临床；左侧股骨干未见明显异常。心理科医生未查看X线报告单，直接看X线片后告知患者家属检查未见明显异常，可以回家休养，避免剧烈活动。患者回家后左腿疼痛逐渐加重，12天后（12月2日）到医院复查X线片，诊断左侧股骨颈骨折，股骨头坏死，住院行人工髋关节置换术。

思考

1. 老年人摔倒后应考虑哪些部位容易受伤，这样处理是否合适？

2. X线检查报告"左侧股骨颈骨折后改变，请结合临床"，应如何处理？

本案焦点问题

家属向医院医务科投诉：因精神心理科医生误诊未及时采取措施，增加患者痛苦，导致股骨头坏死，行人工髋关节置换术。

案例分析

患者不慎摔倒，双侧下肢疼痛，表情痛苦。经X线检查报告：左侧股骨颈骨折后改变，请结合临床。医生告知患者回家休养，12天后患者因疼痛再次复查时股骨头坏死，行人工髋关节置换手术。

股骨颈骨折常发生于老年人，有两个基本因素：①骨质疏松骨强度下降；②股骨颈上区滋养血管孔密布。这两点均可使股骨颈生物力学结构削弱，导致股骨颈脆弱。另外，因老年人髋周肌群退变，反应迟钝，不能有效地抵消髋部有害应力，加之髋部受到应力较大（体重的2～6倍），局部应力复杂多变，因此不需要多大的暴力，只要经受如平地滑倒、由床上跌下或下肢突然扭转，都可甚至在无明显外伤的情况下发生骨折。老年人跌倒后诉髋部疼痛，不能站立和走路，应想到股骨颈骨折的可能。股骨颈骨折的治疗原则应是：早期无创伤复位，合理多枚螺钉固定。这些措施可促进早期康复。

医疗安全要点分析

本案例涉及医疗质量安全核心制度中的会诊制度。患者病情超出本专业范畴，需要其他科室协助诊疗者，应行科间会诊。病情疑难复杂需多科共同协作、突发公共卫生事件、重大医疗纠纷或某些特殊患者等应进行全院会诊。

在本案例中，患者摔倒后双侧下肢疼痛，心理科医生未按会诊制度要求请骨科会诊，没有及时诊断并作出相应处理，与患者最终股骨头坏死，行人工髋关节置换术存在一定的因果关系。

分析：焦点问题

因精神心理科医生误诊未及时采取措施，增加患者痛苦，导致股骨头坏死，行人工髋关节置换术。

因精神心理科医生误诊未及时采取措施，增加患者痛苦，导致股骨头坏死，行人工髋关节置换术。X线检查报告详细描述了"左侧股骨颈连续性中断，断端重叠移位"，也明确给出"左侧股骨颈骨折"的诊断，医生粗心大意，未认真阅读X线检查报告单，未及时发现问题，草率马虎处理，在处理中存在疏忽大意的过失错误。

反思总结

医疗过失的种类分为疏忽大意的过失与过于自信的过失两种。

1. 疏忽大意的过失　是指医务人员应当预见自己的行为可能发生对患者的危害结果,但因为疏忽大意而没有预见到,致使危害发生。在实践中通常表现为:①不执行或不正确执行规章制度和履行职责,对危重患者推诿、拒治;②对病史采集、患者检查处理漫不经心,草率马虎;③擅离职守,延误诊治或抢救;④遇到不能胜任的技术操作,既不请示,也不请人帮助,一味蛮干;⑤擅自做无指征或有禁忌证的手术和检查等。

2. 过于自信的过失　是指医务人员虽然预见到自己的行为可能导致患者出现危害结果,但是轻信能够避免,以致发生种种不良后果。

本案例中,医生缺乏老年人摔倒后最容易造成股骨颈骨折的认识,疏忽大意,没有对患者 X 线检查报告进行仔细阅读和分析,没有对明显异常的 X 线片检查结果作出正确判断,造成漏诊,延误了诊治。医务人员在医疗过程中,要认真执行核心医疗制度,加强责任心,时刻谨慎小心对待,避免因自己的疏忽大意行为给患者造成损害,引发医疗纠纷。

40. 患者隐私权时刻放心上　▶▶▶

关键词:梅毒;青霉素皮试;隐私权;首诊负责制度。

病史简介

患者,男性,30 岁。因"阴茎破溃伴疼痛 2 周"来皮肤性病科就诊。患者 2 周前发现阴茎冠状沟绿豆大小糜烂,自行口服左氧氟沙星一周无好转,阴茎破溃逐渐变大变深,形成溃疡。该患者发病 1 个月前有一次婚外性行为,此后与其妻子有多次性生活。

既往体健,否认青霉素等药物过敏史。

入院查体

体温 36.8℃,脉搏 65 次/min,呼吸 16 次/min,血压 115/80mmHg,神志清,精神可,心肺检查正常,右侧腹股沟可扪及 2 枚明显肿大的淋巴结,表面无红肿、破溃,阴茎冠状沟可见 1.0cm×1.3cm 大小椭圆形浅溃疡,周围稍水肿,表面少许脓性分泌物,触之质硬如软骨样。

辅助检查

梅毒血清学试验:①快速血浆反应素试验(RPR)阳性,滴度 1:16;②梅毒螺旋体明胶颗粒凝集试验阳性。

抗 HIV 抗体:阴性。

生殖器溃疡分泌物涂片:见少量革兰氏阳性球菌。

病情演变

结合病史、临床表现及实验室检查,明确诊断"一期梅毒"。安排患者至门诊注射室行青霉素皮试。患者等候电梯时偶然听闻两名皮肤科住院医师大声讨论自己病情和感染经过。20 分钟后护士告知患者青霉素皮试结果阳性,患者表示曾多次口服和静脉用青霉素,均无过敏。护士告知患者此次皮试结果阳性,具体治疗和病情需咨询医生。患者返回皮肤科,医生告知青霉素皮试结果由护士判断,医生无法改变。患者往返两次后,放弃肌内注射苄星青霉素,改为口服米诺环素治疗。

思考

1. 梅毒的传播途径有哪些?
2. 哪些皮肤病可表现为生殖器溃疡?
3. 梅毒血清学检查的临床意义是什么?

本案焦点问题

1. 住院医师公共场所讨论患者病情是否规范?
2. 患者无青霉素过敏史,此次青霉素皮试阳性是否错误?
3. 患者对青霉素皮试结果有疑问,应由护士还是医生解释?

案例分析

隐私是指患者不妨碍他人及社会利益的个人不愿公开和不愿他人知道的事情。隐私权是指私人保持生活中的秘密不为他人知道的权利。皮肤性病科门诊诊疗过程中,对患者进行病史采集、体检和护理操作时,常涉及患者多方面的隐私问题,如生殖器官的暴露、不洁性接触史等。皮肤性病科门诊医务工作者应充分尊重患者隐私保护需求,使患者隐私得到最大限度的保护。

> **分析:焦点问题 1**
>
> 住院医师公共场所讨论患者病情是否规范?
>
> 《中华人民共和国执业医师法》第二十二条"医师在职业活动中履行下列义务"的第三款明确指出"关心、爱护、尊重患者,保护患者的隐私",由此可见保护患者隐私是执业医师法定的义务之一。皮肤性病科门诊患者大都有沉重的思想负担,存在羞愧、负罪、焦虑等心理问题,害怕就诊时遇见熟人,担心医务人员故意或过失情况下在公开场合以口头或书面的形式泄露他们的隐私。住院医师在电梯间等公共场所大声讨论患者病情,泄露患者隐私,侵犯和伤害了患者的人格和自尊。

苄星青霉素是治疗梅毒的首选药物,其疗效显著优于其他抗生素。但青霉素过敏反应的发生率相对较高,严重情况下可发生过敏性休克,导致患者死亡。青霉素皮试对诊断青霉素过敏具有重要意义。青霉素皮试阳性反应者禁用青霉素。

> **分析:焦点问题 2**
>
> 患者无青霉素过敏史,此次青霉素皮试阳性是否错误?
>
> 《中国药典》明确要求,任何类型的患者在使用青霉素类药物前都必须做青霉素皮试。有青霉素过敏史者,一般不宜进行皮试。青霉素皮试结果受多种因素影响,如皮试液的浓度、注射剂量、存放时间、消毒剂的选择及人员操作等。患者年龄、性别、饮食及是否饮酒也会影响皮试结果。该患者既往曾使用过青霉素,此次青霉素皮试阳性,可于患者的对侧前臂使用 0.9% 生理盐水做皮试对照,排除假阳性可能。

首诊负责制度是指首诊医生对其所接诊患者的检查、诊断、治疗、会诊、转诊、转科、转院等工作负责到底的制度，可保证患者来院后得到认真及时诊治和抢救，体现了医院卫生技术人员对患者高度负责态度。

分析：焦点问题3

患者对青霉素皮试结果有疑问，应由护士还是医生解释？

首诊负责制度是医疗质量和医疗安全的核心制度之一。该患者治疗梅毒愿望迫切，对皮试阳性结果无法接受，多次咨询首诊医生和操作护士，均未获得满意答复。作为开青霉素皮试医嘱的首诊医生应掌握相关知识，积极主动联系操作护士，向患者详细解释，以取得患者信任。

医疗安全要点分析

本案例涉及医疗质量安全核心制度中患者隐私保护、首诊负责制度。医务人员在诊疗过程中应严格遵守。患者隐私被曝光，给患者带来巨大的心理伤害。另外，医护双方互相推诿患者，未从患者角度思考，这些均可引发医患矛盾。

反思总结

医院是一个特殊的公共场所，医务人员在诊疗过程中，尤其在皮肤性病科门诊这个敏感地方，需要了解患者的一些隐私。医务工作者更应增强法律意识，加强职业道德修养，尊重患者的人格和隐私权。诊疗过程中不得挖苦、排斥患者，切忌居高临下、冷嘲热讽，甚至抨击患者道德问题。对患者要有严肃认真、一视同仁的态度，不应有歧视行为。

医生是个需要终生学习的职业，不能仅仅掌握本专业的知识，平时还应加强相关专业知识的学习和更新。在临床工作中应该树立首诊负责理念，严格规范执行首诊负责制度，多从患者角度出发，热情周到服务患者。平时应加强医护之间沟通交流，工作上积极配合，而不是相互推诿，从而为患者提供优质、安全的医疗服务。

41. 交叉过敏防不胜防 ▶▶▶

关键词：交叉过敏；病情评估；病历管理制度。

病史简介

患者，男性，45岁。因"全身弥漫性红斑、风团伴痒2天"来某医院皮肤科就诊。患者5天前因"关节病型银屑病"在另一医院皮肤科就诊，予以口服"塞来昔布"治疗，100mg/次，2次/d。2天前患者面部、躯干及四肢出现多发红色风团，瘙痒剧烈，自服氯雷他定，10mg/次，1次/d，病情未缓解，遂就诊。

既往有鱼虾及复方磺胺甲噁唑片过敏。

入院查体

体温 36.5℃，脉搏 75 次 /min，呼吸 17 次 /min，血压 125/80mmHg，神志清，精神可，心肺检查正常，腹平坦，腹肌软，无压痛、反跳痛，全身散在大小不等的红斑及风团，圆形、椭圆形及不规则形，部分融合成片，皮损水肿明显，部分呈橘皮样外观。

病情演变

接诊医生详细询问患者近期服药、饮食情况及药物过敏史。患者告知因银屑病一直口服维生素 A 及外用糖皮质激素类软膏治疗，5 天前因关节疼痛，加用塞来昔布止痛。接诊医生考虑药物过敏，予口服咪唑斯汀治疗，并口头告知患者避免食用鱼虾，不适随诊。患者返回家中后，突然胸闷不适，无法呼吸，立即联系急救 120 送至急诊抢救室，予肾上腺素、甲泼尼龙琥珀酸钠、氨茶碱等治疗后，呼吸困难好转。家属阅读塞来昔布说明书发现，此药不可用于已知对磺胺过敏者，停用塞来昔布后，荨麻疹痊愈。

思考

1. 药疹的病因有哪些？
2. 如何规范处理过敏性休克？
3. 如何预防药疹？

本案焦点问题

患者及其家属投诉：

1. 塞来昔布说明书明确注明不可用于已知对磺胺过敏者，医生为何依然开立塞来昔布处方？
2. 患者就诊回家后突发呼吸困难，医生评估疾病严重程度是否不足？

案例分析

药疹是药物通过口服、注射、吸入、栓剂、外用药吸收等途径进入人体后引起的皮肤黏膜不良反应，是在正常剂量下出现的有害的和与用药目的无关的反应。药疹与药物种类和患者的过敏体质有关，但患者及其家属对其不易理解和难以承受，使得它常常成为医疗纠纷的诱因。

分析：焦点问题 1

塞来昔布说明书明确注明不可用于已知对磺胺过敏者，医生为何依然开立塞来昔布处方？

交叉过敏是指机体被某种药物致敏后，再用与该种药物化学结构相似或存在共同化学基团的药物也可发生过敏反应（图 41-1）。磺胺类药物包括磺胺类抗菌药和磺胺类非抗菌药，后者包括磺酰脲类、环氧化酶 2 抑制剂、袢利尿剂、噻嗪类利尿剂及吲达帕胺、乙酰唑胺、索他洛尔等。塞来昔布属于环氧化酶 2 抑制剂，说明书明确注明不可用于已知对磺胺过敏者。该患者明确有复方磺胺甲噁唑片过敏史，并已告知医生。医生因不了解磺胺类药物的交叉过敏，使用塞来昔布引发荨麻疹型药疹及过敏性休克。

荨麻疹型药疹的病情严重程度差异较大，一般表现为红斑和风团而无内脏损害；严重病例除皮损外，还可累及胃肠道、喉头、支气管，甚至出现过敏性休克，危及生命。

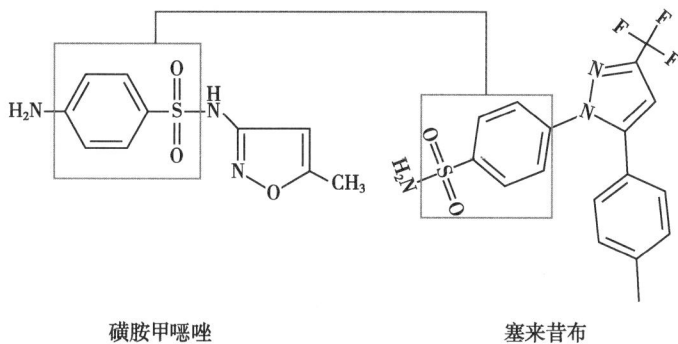

磺胺甲噁唑　　　　　　　　　塞来昔布

图 41-1　磺胺甲噁唑与塞来昔布的化学式

分析：焦点问题 2

患者就诊回家后突发呼吸困难，医生评估疾病严重程度是否不足？

荨麻疹型药疹病情变化迅速，医生应高度关注本病的病情判断。该患者就诊时医生仅询问有无内脏受累的体征，未测量血压、脉搏、呼吸频率等并记录在门诊病历，病情评估存在欠缺。诊疗结束后仅简单口头告知不适随诊，未详细说明具体的不适症状，尤其是危及生命的体征，如胸闷、呼吸困难、心慌、烦躁、血压降低等，导致贻误病情，产生严重后果。

医疗安全要点分析

本案例涉及处方管理、病历管理制度，值得临床医生引以为戒。《处方管理办法》明确要求医生应当根据医疗、预防、保健需要，按照诊疗规范、药品说明书中的药品适应证、药理作用、用法、用量、禁忌、不良反应和注意事项等开具处方。医生开立处方前先充分了解药物，尤其是不良反应和禁忌证。

病历是医疗纠纷鉴定的重要文件，是医疗机构举证的重要依据之一，在医疗纠纷诉讼中具有举足轻重的作用。诊疗活动记录不完整甚至未记录，即使是无过失的医疗行为也可因病历的缺陷而导致败诉，给医生和医院造成不可估量的损失。

反思总结

医疗安全是医疗行业强烈关注的重要问题，药物使用安全是医疗安全的重要内容。具有磺胺类抗菌药过敏史的患者在临床上并不少见，普通人群中约为 3%，艾滋病患者中更高达 60%。临床常用的许多药品，如氢氯噻嗪、呋塞米、塞来昔布及磺酰脲类降糖药等均为磺胺类非抗菌药，磺胺类药物的交叉过敏是困扰临床的一个用药难题。

药物过敏是医患双方均不愿看到的，但几乎每个医疗机构及其医务人员（医方）都会遇到。药物过敏相关的医疗纠纷在法律认定上异议很大，医患双方争议的焦点在于是医疗意外还是医疗事故（医疗侵权）。医疗意外是指由于病情或患者的体质特殊而发生难以预料和防范的不良后果；而医疗事故是指医疗机构及其医务人员在医疗活动中，违反医疗卫生管理法律、行政法规、部门规章或诊疗护理规范、常规，过失造成患者人身损害的事故。若患者明确告知相关药物过敏史，但医生未仔细阅读药物说明书，忽略药物的交叉过敏，如出现药物过敏，属于医疗事故，医生需承担相应的民事责任甚至刑事责任。因此，医生应充分了解病史和药物特性，合理药物，尽量减少药物过敏。

《病历书写基本规范》要求病历书写应当客观、真实、准确，门诊初诊病历记录书写内容应当包括就诊时间、科别、主诉、现病史、既往史、阳性体征、必要的阴性体征和辅助检查结果，还有诊断及治疗意见和医生签名等。目前门诊工作繁重，部分医生忽视门诊病历书写要求，有时候为了偷懒，仅口头交代一些注意事项而未记录在病历中。病历是具有法律效力的文字资料，在医疗事故鉴定中有着极为重要又无可替代的作用，若未采集并记录患者相关的阳性体征、必要的阴性体征和辅助检查结果等，也就无法判断诊断和治疗措施正确与否。引导医生认识门诊病历的重要性，提高门诊病历质量，同时强化医生的法律意识，有助于确保医疗质量和医疗安全。

42. 术中方案改变切除脾脏未告知致纠纷案例 ▶▶▶

关键词：食管裂孔疝；脾切除；手术知情同意。

病史简介

患者，女性，85 岁。自诉外院诊断食管裂孔疝 4 年，1 周前（10 月 17 日）出现剑突下烧灼感，可放射至背部，恶心、呕吐，症状逐渐加重，呕吐物呈咖啡样，门诊以"呕吐待查"收入消化科。

既往有食管裂孔疝病史 4 年。

入院查体

体温 36.0℃，脉搏 94 次 /min，呼吸 21 次 /min，血压 130/68mmHg，一般状态尚可，精神状态欠佳，神志清醒，皮肤巩膜无黄染，双肺呼吸音清晰，未闻及干湿啰音，心律齐，未闻及病理性杂音，腹平坦，腹肌软，无压痛、反跳痛，肝脾肋下未触及，腹部未触及包块，双下肢无水肿。

辅助检查

上腹 CT 提示：食管裂孔疝可能性大。

病情演变

入院后进一步检查胃镜提示：齿状线距离门齿 33cm，食管裂孔压痕与齿状线间距较大，食管腔内有潴留液，可见胃黏膜逆行疝入，伴反流性食管炎，贲门口宽大松弛，胃底较浅。钡餐造影提示：食管一侧有疝囊，膈上疝囊有胃黏膜皱襞影，食管下括约肌环升高和收缩，出现食管胃环。符合手术适应证，转胸外科治疗。转入胸外科后完善术前相关检查，医生与患者及其家属进行了术前沟通，告知术中和术后可能会发生意外和并发症，患者及其家属同意手术并在手术知情同意书签字后，于 10 月 29 日在全身麻醉下行食管裂孔疝经腹修补术。术中分离暴露手术视野时，因粘连严重，导致脾门出血，最终行食管裂孔疝还纳修补术及脾切除术。术后主治医师将术中情况告知家属，给予抗感染等对症治疗，患者治愈出院。

思考

1. 患者食管裂口疝还纳修补术前沟通医生应向患者及其家属做哪些告知？

2. 患者术中发生并发症应如何处理？术中临时改变术式应什么时间与家属沟通签字？

本案焦点问题

患者向医院医务科投诉：

1. 术前未告知手术会出现脾切除的风险。

2. 术中切除脾没有及时告知家属及征得家属同意。

案例分析

手术知情同意包括两方面内容：

1. 知情　应确保患者对病情、手术的目的、手术适应证、手术方案、术中可能出现的问题、潜在危险、成功率、预期效果、手术并发症、备用手术方案、实施该手术的人员、费用开支等真实情况有所了解；同时也应了解不做手术所需承担的风险。手术前医务人员（手术医生）在书面文件的基础上综合运用口头解释、图表和照片等简明易懂的方式向患者本人、患者近亲属、授权委托人说明告知，详细讲解，做到让患者和家属充分了解知情。

2. 同意　患者在知情的情况下有选择接受或拒绝的权利，签署知情同意书。

> **分析：焦点问题 1**
>
> 术前未告知手术会出现脾切除的风险。
>
> 该患者食管裂孔疝病史 4 年，病变时间长，易造成腹腔内粘连，手术存在伤及周围邻近器官的风险。因此术前医生应充分告知术中可能会伤及周围哪些脏器，确保知情同意后签字。本案例医生在术前沟通时告知"术中损伤周围组织器官如迷走神经、膈神经和食管"的风险，未明确告知有关脾切除的相关手术风险，手术医生未做到使患者对术中可能出现的问题、潜在危险的完全知情，在医患沟通上存在一定缺陷。

术中更改术式应履行告知规定，手术过程中出现没有估计到的意外情况，需要改变术式时，应立即向上级医生报告，必要时上报医务科和主管院长；同时与家属进行沟通，详细告知术中出现的意外和意外可能给患者带来的风险，以及现在需要采取的措施和需要更改的术式、新术式可能带来的并发症等。在患者家属理解并同意手术后，重新填写"手术知情同意书"或在原"手术知情同意书"上写明需要更改的术式和新术式可能带来的风险和并发症，请家属再次签字。

> **分析：焦点问题 2**
>
> 术中切除脾没有及时告知家属及征得家属同意。
>
> 本案例手术中脾门出血需要进行脾切除时，应及时与患者家属沟通，对手术利弊进行解释说明，征得家属的同意。故医生未尽到术中更改手术方式时及时告知的义务，存在流程落实不到位的缺陷。

医疗安全要点分析

本案例术前、术中病历及手术知情同意书中，均无关于脾切除的任何记载，科室也承认在术中实行脾切除术时未与患者家属进行沟通并获得书面同意。根据《侵权责任法》第五十五条规定（具体内容见"案例 34"），医务人员未尽到法律规定的义务，造成了患者损害的，医疗机构应当承担赔偿责任。

同时根据《中华人民共和国民法通则》第七十一条规定：财产所有权是指所有人依法对自己的财产享有占有、使用、收益和处分的权利。任何患者对自己身体上的各个器官均有处分的权利，医生在进行脾切手术时没有取得患者家属同意，擅自将脾摘除的行为，侵犯了患者的处分权。

反思总结

手术是外科常用的一种治疗方式。手术治疗的特点是时间短见效快，大多数能解除患者所受疾病的折磨与痛苦。但手术是一种有创性治疗，它会给患者带来躯体上的损伤、失血，以及肉体和精神上的痛苦，甚至受术者还要承担在手术中发生意外及术后发生并发症的风险。

手术治疗中，知情同意原则是医生必须坚持的医德原则，是患者自主原则的具体体现，符合医院尊重患者的医德一般规范，是手术治疗的道德要求，同时也是有效减少医疗纠纷的重要措施。手术知情同意书一经双方签订，就形成一种约定，无特殊情况，双方均不得随意改变。若因患者病情变化确实需要改变，手术医生必须及时与患者及其家属商讨，征得患者及其家属的同意并签字确认。术中更改手术方式的情况偶有发生，需要术中及时与患者或家属沟通并签字。如术中情况紧急，取得家属口头同意后施行手术。术后要及时补充签字，且说明术中意外情况和并发症等都要面面俱到，避免遗漏。

当今法制逐步完善，人们的法律观念及自我保护意识逐渐增强，手术医生在手术治疗过程中必须坚持知情同意这一医疗原则，尊重和保护患者合法权益。

43. 忘记一个小标识，引来一个大隐患　　▶▶▶

关键词：脂肪瘤；手术安全核查制度；手术部位标识。

病史简介

患者，男性，56岁。因"发现左侧腹股沟区肿块一周"于2019年1月28日入院，一周前无意中发现左侧腹股沟区可还纳性肿块，无疼痛，平卧后消失，站立、行走、加腹压时肿物突出明显，病程中无腹痛，无恶心、呕吐，无腹胀，无排便、排气停止，门诊以"左侧腹股沟疝"收入院。

既往体健。

入院查体

体温36.6℃，脉搏82次/min，呼吸18次/min，血压140/80mmHg，一般状态较好，神志清，精神可，皮肤、巩膜无黄染，心肺未闻及异常杂音。专科检查：左侧腹股沟可见一约4cm大小肿物，未降入阴囊，周围皮肤无红肿，无波动感，质软，无压痛，活动度良好，可还纳，还纳后以手指压迫内环，加腹压，手指有冲击感，肿物不再出现。右侧无异常。右下腹皮下一5cm×5cm大肿物，边界尚可，无触痛。

辅助检查

超声检查提示：左侧腹股沟可探及疝囊及疝内容物。下腹壁正中偏右脂肪层内可见一中等度回声团，大小约4.6cm×5.2cm，考虑脂肪瘤。

病情演变

入院后确定诊断：左侧腹股沟疝、右下腹壁脂肪瘤。完成术前讨论与手术知情同意签字，拟定于 2019 年 1 月 29 日在全身麻醉下行腹腔镜下左侧腹股沟疝无张力修补术＋右下腹壁脂肪瘤切除术。29 日 8:15，患者躺在手术台上，手术护士及麻醉师核对患者信息后准备麻醉。8:30 手术副主任医师（第一助手）到达手术间，与护士核对患者身份信息，准备消毒、铺无菌巾。主刀医生（主任医师）到达后 9:05 手术开始。9:50 腹腔镜下左侧腹股沟疝无张力修补术顺利结束后，主刀医生将脂肪瘤位置指给副主任医师（第一助手）后离开，由副主任医师进行脂肪瘤切除术。副主任医师经过近 1 小时的反复探查，没能在切开位置发现脂肪瘤，告知家属，征得同意后留置负压引流管，缝合切口。术后发现手术部位错误导致没有成功切除脂肪瘤，次日，与患者及其家属沟通同意后，做好脂肪瘤手术部位标记，患者再次手术，成功切除脂肪瘤。

思考

1. 手术患者，医务人员应对哪些内容进行查对？
2. 手术部位是如何标识的？

本案焦点问题

患者出院后到医务部投诉：

1. 主刀医生术前不做标识，导致术中找不到脂肪瘤位置。
2. 术前核查不规范，违反原则，导致术中出错、需要进行二次手术，增加患者痛苦和伤害。

案例分析

患者计划全身麻醉行腹腔镜下左侧腹股沟疝无张力修补术，右下腹壁脂肪瘤切除术。术前手术医生没有对手术部位进行标识。在手术操作开始前，手术医生没有根据病历资料，进行患者及手术部位核对，主刀医生仅凭印象告知医生脂肪瘤的位置。

手术部位标识方法包括：

- 在手术部位标以手术切开线或"十"字，并标明左右侧（眼科手术左右以 OS/OD 表示，余以 L/R 表示）。如左眼手术，则在左侧额部皮肤上画"十"字形标志，并标明"OS"；右前臂手术，则在右前臂划手术切开线，并标明"R"。
- 手术部位已有纱布、石膏、牵引架等时，统一标记在包扎物上方 5cm 左右（2～3 横指）处，以"十"字标识并标明左右侧。
- 标记颜色一律使用黑色标记笔，由主刀医生或第一助手在患者入手术室前做好手术部位标识工作。
- 对于新生儿、婴幼儿及拒绝手术部位标识的患者，应在手术部位标识图中进行标识，并详细注明手术部位及拟手术名称。

分析：焦点问题 1

主刀医生术前不做标识，导致术中找不到脂肪瘤位置。

该患者拟行腹腔镜下腹股沟疝无张力修补＋右下腹壁脂肪瘤切除术，原则上术前主刀医生必须做好查体工作及相关手术部位的标识。针对该患者，主刀医生没有严格执行手术部位标识制度，未按照以上手术部位标识方法对脂肪瘤部位进行手术标识，手术时没有准确定位,存在原则性的错误,直接导致第一次手术失败。第一助手医生在未探查到肿瘤的情况下,也未及时向上级主刀医生汇报,或通过进一步检查如超声定位等方法确定脂肪瘤位置,存在实际操作上的缺陷。

患者离开病房入手术室前,手术室护士与病房护士交接患者应认真核对患者信息,同时检查手术部位是否有清楚标识。如果没有手术标识或手术标识不清,手术室护士有权拒接患者。麻醉医生在手术医生没有及时到达手术间时不予麻醉,待手术医生到达进行三方(手术医生、麻醉医生和手术室护士)安全核查后实施麻醉。手术开始前应实行"术前暂停期(time out)",再次进行安全核查。

手术安全核查的内容及流程:

- 麻醉实施前,三方按"手术安全核查表"依次核对患者身份(姓名、性别、年龄、病案号)、手术方式、知情同意情况、手术部位与标识、麻醉安全检查、皮肤是否完整、术野皮肤准备、静脉通道建立情况、患者过敏史、抗菌药物皮试结果、术前备血情况、假体、体内植入物、影像学资料等内容。
- 手术开始前,三方共同核查患者身份(姓名、性别、年龄)、手术方式、手术部位与标识,并确认风险预警等内容。手术物品准备情况的核查由手术室护士执行并向手术医生和麻醉医生报告。
- 患者离开手术室前,三方共同核查患者身份(姓名、性别、年龄)、实际手术方式,术中核查用药、输血,清点手术用物,确认手术标本,检查皮肤完整性、动静脉通路、引流管,确认患者去向等内容。

每次三方确认后,需分别在"手术安全核查表"上签名。

分析:焦点问题2

术前核查不规范,违反原则,导致术中出错、需要进行二次手术,增加患者痛苦和伤害。

本案例中,在手术安全核查的各个环节,手术医生、手术室护士及麻醉师均未能按照手术安全核查的内容和流程对患者信息及手术名称、手术部位、手术标识等进行反复核查;手术安全核查不规范,未发起三方参与"术前暂停期"的要求,团队成员之间沟通缺乏,未起到相互提示和监督作用,组织监管不到位,组织安全文化堪忧。最终导致手术部位错误,给患者造成伤害,承担全部责任。

医疗安全要点分析

本案涉及医疗质量安全核心制度中的手术部位标识制度,该制度要求:择期及限期手术,手术医生应在手术当天患者进入手术室之前,征得患者和/或家属同意后进行标识;急症手术,应在确定手术方案后术前由手术医生在取得患者和/或家属同意后进行标识。标识需由手术医生进行,主刀进行确认。必须在取得患者和/或家属的同意后、患者家属或监护人在场的情况下方可进行。如患者意识不清且无家属在场的情况下,须有至少2名手术医生共同确认标识。在手术操作开始前,手术医生应再一次根据病历资料,结合手术部位标识进行患者及手术部位核对,待准确无误后,手术方可开始。

本案还涉及手术安全核查制度。手术安全核查是由具有执业资质的手术医生、麻醉医生和手术室护士三方，分别在麻醉实施前、手术开始前和患者离开手术室前，共同对患者身份和手术部位等内容进行核查的工作。手术患者均应佩戴标有患者身份识别信息的标识以便核查。手术安全核查由手术医生或麻醉医生主持，三方共同按步骤依次执行，每一步核查无误后方可进行下一步操作，共同填写"手术安全核查表"归入病历中保管。

本案例中，手术医生如能严格遵守手术部位标识制度，在手术前进行手术部位的正确标识，并在手术开始前对手术部位及标识进行确认，或是手术医生、麻醉医生和手术室护士中任何一方能严格遵守手术安全核查制度，都会避免第一次手术因部位定位不准确给患者造成的损害。

反思总结

手术治疗是外科医生解决患者疾患的一项主要治疗措施，手术部位错误一旦发生，就会对医务人员和患者产生巨大影响，造成严重后果。目前并不缺少具体的保障手术部位正确的工具或推荐做法（如"术前暂停期"），关键在于提高安全教育、规范实践标准、强化培训与监测的常态化，以及提高临床实践的依从性。如遇特殊情况中途更换手术者，术者应该再次阅览病历，核对部位信息无误后再开始继续手术。

将手术安全教育培训关口前移至医学生的入职前教育及入科教育，使学生在进入临床前即具备防范手术部位错误的意识，对防范措施有正确的认识，避免"无知之错"。

定期组织手术安全知识培训，加强安全教育，使医务人员充分认识发生手术部位错误的严重性。定期对手术科室巡查，让医务人员感受到上级的重视程度。提高医务人员安全防范意识，达到知道怎么做、为什么做，从而提高实践的依从性与持久性，愿意主动做、坚持做。

综上所述，只要认真执行各项手术安全管理制度，严格按照制度中规范的内容和流程操作，所有的部位错误手术都是可以避免的。

44. 消失的"手术知情同意书" ▶▶▶

关键词：胰头肿物；术中病理；知情同意；病历管理制度。

病史简介

患者，女性，55 岁。因"发现右上腹实性肿块 7 天"入院。患者在 7 天前体检行超声检查时发现右上腹实性肿块，约 15cm×13cm 大小，行 CT 检查提示：胰头部囊实性占位。患者无腹痛，无恶心，无呕吐，无发热，无腹胀，排便正常，门诊以"腹部肿物"收入院。

既往有脑梗死病史。

入院查体

体温 36.5℃，脉搏 80 次 /min，呼吸 18 次 /min，血压 160/88mmHg，皮肤巩膜无黄染，心肺无异常，腹平坦，无胃型肠型及蠕动波，无腹壁静脉曲张，腹部无压痛、反跳痛及肌紧张，肝脾肋下未及，右上腹触及肿块如拳头大小，位置深在，形状尚规则，连界尚清，肠鸣音正常。

辅助检查

腹部 CT 示：胰头部大小约 15cm×13cm 囊实性占位。

病情演变

入院诊断：胰头占位。入院后完善术前准备，3 天后行手术探查，术中见肿瘤位于胰头处，大小约 15cm×13cm，与胰头关系密切，肿物与胰头界限不清，考虑不除外胰腺来源可能，加之肿物呈侵袭性生长，行胰十二指肠切除术＋胰头肿物切除术＋胆囊切除术＋胆肠吻合＋胰肠吻合＋胃肠吻合＋肠吻合术。术中患者大量失血，约 1 000ml，生命体征不平稳，术中给予输注全血 1 000ml。术后转入重症医学科。入重症医学科时患者出现失血性休克，给予输注红细胞、血浆和血小板等血液制品，止血、抗感染、抑酸、保护脏器功能及对症治疗。因患者大量出血，逐渐出现多脏器功能损害，病情逐渐恶化，出现肠瘘、腹腔严重感染、肺部感染，经抢救无效，患者于术后 15 天死亡。

根据术后病理得出死亡诊断：患者有胰头部恶性肿瘤、失血性休克、低蛋白血症、心力衰竭、肝损害、急性肾功能不全、急性呼吸窘迫综合征、多器官功能障碍综合征、肺部感染、胸腔积液、腹腔积液、肠瘘、腹腔感染；死亡原因：呼吸循环衰竭。

思考

1. 哪些情况需要做术中快速冰冻病理检查？

2. 当术中所见与术前诊断不一致，需要更改手术方式时，该如何进行知情同意？

本案焦点问题

患者家属向医院医务科投诉：

1. 术中未做快速冰冻病理检查，医生的手术方式选择不当，给患者造成了严重损伤，与患者死亡有直接因果关系。

2. 医生术前告知不充分，从剖腹探查发现胰头部巨大肿物到决定具体手术方式未取得患者家属的知情同意。

案例分析

患者诊断为腹部肿物，肿物巨大，术前 CT 提示肿物与胰头关系密切，非手术治疗无效，无手术禁忌证，手术是有效的治疗手段。

术中快速病理诊断合理使用指征：

1. 适用范围　①需要确定病变性质（如肿瘤或非肿瘤、良性肿瘤或恶性肿瘤等），以决定手术方案的标本；②了解恶性肿瘤的扩散情况，包括肿瘤是否浸润相邻组织、有无区域淋巴结转移等；③确定肿瘤部位的手术切缘有无肿瘤组织残留；④确认切除的组织，例如甲状旁腺、输卵管、输精管及异位组织等。

2. 慎用范围　涉及截肢和其他严重致残的根治性手术切除的标本。需要此类手术治疗的患者，其病变性质宜于手术前通过常规活检确定。

3. 不宜应用范围　①疑为恶性淋巴瘤；②过小的标本（检材长径≤0.2cm）者；③术前易于进行常规活检者；④脂肪组织、骨组织和钙化组织；⑤需要依据核分裂象计数判断良、恶性的软组织肿瘤；⑥主要根据肿瘤生物学行为特征而不能依据组织形态判断良、恶性的肿瘤；⑦已知具有传染性的标本（例如结核、病毒性肝炎、艾滋病等）。

临床上，术中快速病理的准确率可达到 95% 以上，虽然未规定术中必须做快速病理，但如果怀疑患者有肿瘤性疾病的时候，通常会做快速病理检查，确定患者的肿瘤性质，以便于患者进行下一步的治疗。

医生在术前告知患者及其家属手术名称、方式、术中、术后风险等,并与患者及其家属签署手术知情同意书,但在患者家属投诉后,该医生发现已找不到手术知情同意书原件,原件不知何时已丢失,仅有一张医生留存的复印件。

医疗安全要点分析

本案例涉及病历管理制度。2013版《医疗机构病历管理规定》第六章第二十九条指出,门、急诊病历由医疗机构保管的,保存时间自患者最后一次就诊之日起不少于15年;住院病历保存时间自患者最后一次住院出院之日起不少于30年。

本案例中医生没有保管好患者病历资料,导致手术知情同意书丢失。病历材料作为医疗损害鉴定的基础,是体现诊疗活动的核心,若在庭审过程中,医疗机构未提交病历资料原件的,人民法院可依照《侵权责任法》第五十八条第二项规定推定医疗机构有过错。病历是患者病情的客观原始记录,医疗纠纷、伤残鉴定、诉讼案件都需要以病案记录作为处理和判明责任的根据。在2020年发布的《医疗事故处理条例》中,对医疗事故技术鉴定所需的医疗文件的书写、提供、使用、封存、保管等均进行了明确的规定。医疗机构如无正当理由未按规定提供相关资料,导致医疗事故技术鉴定不能进行的,应当承担责任。由此可看出,病历的完整程度,直接决定了医疗机构承担的风险,故医务人员在诊疗过程中应妥善保管病历,以免因病历缺失产生纠纷。

反思总结

1. 重视术中快速冰冻病理　临床考虑患者有肿瘤性疾病时,通常进行术中快速病理检查确定肿瘤性质，便于决定下一步的治疗方案。术中快速冰冻病理的开展大大提高了临床手术术式选择的准确性，尤其对妇科卵巢、甲状腺、乳腺肿瘤进一步选择手术方式有帮助，一个术中快速冰冻病理出色的病理科对一个医院的外科系统发展具有很大的促进作用。

2. 重视病理资料的保管　病历资料是医疗纠纷中事实认定的重要依据。法庭采信的事实依据中，口头陈述证据等级相对较低，更重要的是病历中客观、主观的原始记录。由于医疗文件的书写和保管的责任在医疗机构，医方有义务提供客观的医疗文书和资料。所以不管什么原因导致的医疗文书的丢失，都需要医疗机构来承担责任。医疗文书作为具有法律依据的客观事实，在医疗争议事实认定当中，发挥了决定性的作用。故医务人员在诊疗过程中应妥善保管病历，以免因病历缺失产生纠纷。

45. 既然没有条件，为什么要等进了手术室才告知要转院？ ▶▶▶

关键词：血管损伤；肢体缺血坏死；转院时机；医患沟通制度；注意义务。

病史简介

患者，男性，51 岁。因"外伤（骑车摔伤）致右下肢疼痛 1 小时"于 2015 年 2 月 6 日 18:00 至某县人民医院急诊，查体：右膝局部肿胀压痛，右胫前见长约 1cm 创口，深达皮下，右足局部苍白，足背动脉搏动未及。X 线片示右胫骨外侧平台及腓骨上段骨折，右膝关节周围广泛软组织挫伤。诊断为"右下肢外伤，右下肢血管神经损伤"，骨科会诊予右小腿夹板固定，考虑医院肢体血管损伤处理能力不足，于当日 20:41 转到某市中心医院（地市级三甲医院）。

既往体健。

体格检查

体温 37.7℃，脉搏 102 次 /min，呼吸 19 次 /min，血压 112/76mmHg。神志清，一般状态可，急性痛苦貌，睑结膜无苍白，颈软，甲状腺无肿大，两侧锁骨上淋巴结未及。心肺检查无异常。腹平坦，腹肌软，无压痛，肝脾肋下未及。专科查体：右小腿夹板固定，右大腿下段及右小腿肿胀，右足苍白，血供差，未及足背动脉搏动。

辅助检查

X 线片示：右胫骨外侧平台及腓骨上段骨折，右膝关节周围广泛软组织挫伤。

病情演变

20:45 予右股骨 X 线片、右下肢血管超声、血常规及生化检查，并请骨科会诊及药物治疗。22:54 以"右下肢骨折、血管损伤"收住入院。23:00 送入数字减影血管造影（DSA）室行右下肢选择性动脉造影术，结果显示：右侧腘动脉远端呈截断性闭塞，未见明显造影剂外溢及假性动脉瘤表现，远端胫前、胫后、腓动脉未见显影（图 45-1）。考虑为右胫骨平台骨折伴右腘动脉损伤，拟行血管探查、取栓术。病情告知患者及其家属，签署手术知情同意书后于 23:50 送入手术室。血管外科医生到达手术室后发现无血栓取出器，无法保证动脉血栓的完整取出，经与家属交流，建议转上级医院手术，予以联系救护车于 2 月 7 日 00:15 转院。

约 3 小时后到距离该院 170km 以外（车程 2.5 小时）的省级医院，查体：右下肢皮肤冰冷，右足背动脉搏动未及。4:34 两下肢动脉计算机体层血管成像（CTA）示：右侧腘动脉远端中断，断端欠光整，以下分支未显示，右侧髂内动脉局部管壁钙化斑块形成，拟诊为右侧腘动脉损伤、右腓骨骨折、失血性休克收住入院，并在全身麻醉下急诊行腘动脉、胫前动脉探查加重建 + 切开减压 + 神经松解术，术中见右膝部肌肉完全断裂，腘动脉、腘静脉完全断裂，胫前动脉断裂，给予静脉结扎 + 腘动脉重建术 + 胫前动脉重建。

术后患者右下肢膝下严重肿胀，右足皮肤冰凉，右足背脉未触及，休克状态难以纠正，考虑右下肢坏死可能性大，于当日 18:20 行右下肢动脉探查 + 右膝上大腿截肢术，术后恢复顺利，于 2 月 16 日出院，后遗右下肢远端肢体缺失之永久性残疾（图 45-2）。

思考

1. 下肢外伤后查体无法触及足背动脉搏动，此时如何评估血管损伤程度？

2. 下肢动脉损伤急诊手术处理的方式有哪些，如何进行术前准备？

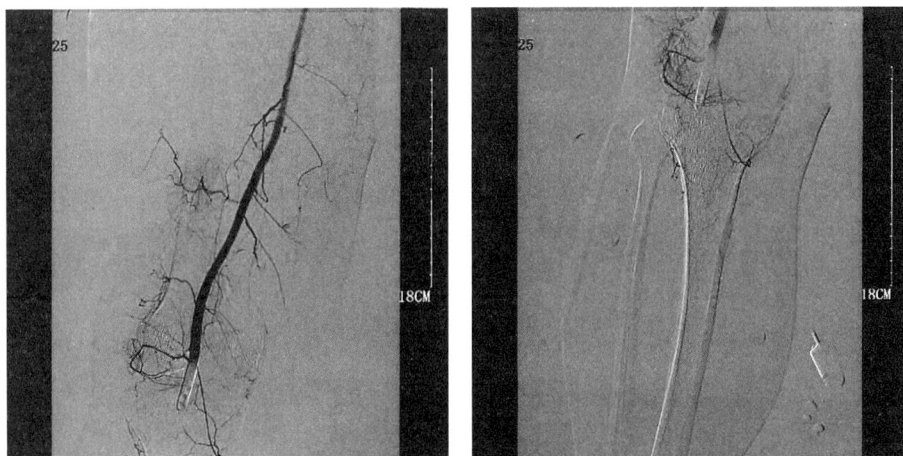

图 45-1 右下肢动脉造影

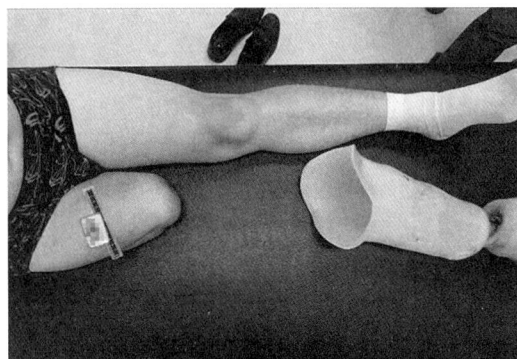

图 45-2 右下肢残疾现状

本案焦点问题

出院后患者及其家属先向市中心医院医务科投诉，协调无果，遂向当地法院起诉，起诉主要问题如下：

1. 医方理应清楚自己医院相关手术设备情况,患者从下级医院转院已诊断为血管损伤,等到患者推上手术台,准备手术时才想到自己医院无相关的手术设备而告知患者需要转院;另外来院后重复进行了下级医院已经做过的一系列的检查,也浪费了抢救时间,延误了治疗时机。

2. 肢体动脉完全断裂手术再接的最佳时间为 6 小时以内,而转院前被告医院的医生告知家属为 12 小时,没有告诉实情,违反诊疗常规,沟通不到位,致患方误判同意转院,最后导致截肢。

3. 医方没有立即安排转院,救护车不配备医生,未通知家属自行安排车辆,也在一定程度上延误了治疗。

案例分析

患者因"外伤致右下肢疼痛 1 小时"到县级医院急诊,查体见右膝局部肿胀压痛,右胫前深达皮下的 1cm 创口,右足苍白,足背动脉搏动未及。结合 X 线片示右胫骨外侧平台及腓骨上段骨折,右膝关节周围广泛软组织挫伤。诊断为"右下肢外伤,右下肢血管神经损伤"明确,县级医院在患者到院后即予 X 线、超声检查,骨科会诊予右小腿夹板固定,考虑本院血管损伤处理能力不足而马上联系上级医院并及时转院,其医疗行为符合骨外科诊疗常规,并履行了转院义务。

根据腘动脉损伤诊疗常规:腘动脉损伤诊断一经确立,应尽早采取手术探查,肢体血管损伤在 6 小时内手术为最佳时间窗,过晚手术将可能发生血栓蔓延及远端肢体严重缺血。动脉重建术前常规用 Fogarty 导管取栓,既可去除损伤近远端动脉内血栓,还可判断有无动脉狭窄或阻塞,是手术必需的步骤。另外,根据转诊转院制度相关规定,转出科室(医院)应正确评估患者在转送途中的风险,做好与患者或家属(监护人)的告知谈话和签字工作。如估计患者在转院途中有可能加重病情或死亡者,应留院处置。肢体血管损伤后,应尽早手术再接恢复远端肢体血供,缩短远端肢体缺血时间而减少截肢致残发生率;转院前应正确评估转院途中及诊治时间的延误带来的风险。

分析:焦点问题 1

医方理应清楚自己医院相关手术设备情况,患者从下级医院转院已诊断为血管损伤,等到患者推上手术台,准备手术时才想到自己医院无相关的手术设备而告知患者需要转院;另外来院后重复进行了下级医院已经做过的一系列的检查,也浪费了抢救时间,延误了治疗时机。

伤者在县级医院已做 X 线、超声检查,基本明确了右下肢骨折和软组织损伤情况,但对于肢体血管损伤情况不明确。某市中心医院在接诊患者后,即请相关科室会诊,行右下肢 X 线和血管超声检查以进一步确定诊断,急诊入院后行 DSA 右下肢动脉造影术,进一步明确腘动脉损伤部位,确定了手术指征和方式。但是,待者到院后 3 小时(伤后近 6 小时)送入手术室准备手术,会诊的血管外科才发现无相关手术取栓器,只好告知患者家属病情和因缺乏手术器械而无法保证手术效果,建议转上级医院手术。

某市中心医院对患者的上述诊疗行为虽然基本符合一般外科急诊的诊疗常规和规范,但医方对患者右下肢肿胀明显、张力较高、右足苍白、皮温低、右足趾活动障碍、未及足背动脉搏动等提示存在严重右下肢血管(动脉)损伤迹象情况未给予重视;且伤者在到该院时已受伤 3 小时,特别是患者在外院已经进行过 X 线和超声检查,并初步确定血管损伤前提下,仍按照一般急诊流程进行检查是不恰当的,应快速实施下肢动脉造影等关键检查和必要的术前化验检查后行手术探查,为抢救肢体赢得宝贵时间。

本案例中医方仅认为右腘动脉远端呈截断性闭塞系动脉损伤血栓形成所致,未能及时明确患者右下肢为"肌肉完全断裂,腘动脉、腘静脉完全断裂,胫前动脉断裂"的严重损伤,未启动快速确定诊断和紧急手术相关程序,故医方存在对该患者右下肢损伤程度、病情发展和转归的预判不足及重视程度不够等未尽专家高度注意义务和不良结果回避义务的医疗过错行为。

其次,医院理应清楚自己医院相关手术设备情况。该患者在县级医院已明确诊断为血管(动脉)损伤,接诊时应该想到手术很可能需要取栓器,而不应该等到患者推上手术台,准备手术时才想到自己医院无相关的手术设备,才告知患者需要转院,存在对医疗必需设备准备不充分和延误治疗时机等未尽专家高度注意义务和不良结果回避义务的医疗过错行为。

分析:焦点问题2

肢体动脉完全断裂手术再接的最佳时间为6小时以内,而转院前被告医院的医生告知家属为12小时,没有告诉实情,违反诊疗常规,沟通不到位,致患方误判同意转院,最后导致截肢。

住院病历中未发现有关医方在转院前病情严重性,治疗时间窗、备选治疗方式选择和转院风险等方面告知的书面记录;从医方陈述书"动脉损伤的最佳治疗时间是越早越好,患者外伤时值2月份,气温很低,保肢时间可以适当延长,即便是完全离断12小时后再植成功的病例也屡见不鲜"的医方陈述观点可见医方认为腘动脉离断超过6小时再接成功率仍会较高,正是医方这种观点导致患方对病情误判而同意转院,最终致手术失败而截肢。医方除存在对病情误判和未尽不良结果回避义务外,还存在对"随手术时间推迟,特别是超过血管损伤手术最佳时间窗后,转院必然大幅增加截肢风险"告知不足,沟通不到位,未告知可供选择替代治疗方案等未尽履行充分知情同意告知义务,以及未能很好履行转院义务之医疗过错行为。

根据转诊转院制度相关规定,医院因限于技术和设备条件,对不能诊治的病员,经同意可转院,应提前与转入医院联系,征得同意后方可转院。

分析:焦点问题3

医方没有立即安排转院,救护车不配备医生,未通知家属自行安排车辆,也在一定程度上延误了治疗。

根据病例记载和法院庭审记录,医方未与上级接诊医院取得联系并协助患者快速转运和及时救治。因而,医方在协助伤者联系上级医院办理转院过程中存在未完全履行转院义务的医疗过失行为。

法院判决意见:原告(患方)因外伤致右胫骨平台及腓骨上段骨折伴腘动静脉、胫前动脉断裂,软组织严重损伤诊断明确,虽经手术等治疗仍无效且出现右下肢坏死而行右膝上大腿截肢术,现后遗右侧膝上远侧肢体缺失,构成(医疗损害)八级伤残。被告(某市中心医院)存在对患方病情和损伤转归的判断不足及重视程度不够等未尽专家高度注意义务和不良结果回避义务之医疗过错行为，存在没有较好履行治疗时间窗、治疗方式等病情告知和转院风险等未尽充分告知义务的医疗过错行为，存在未完全履行转院义务的医疗过失行为。医方存在的医疗过错／过失行为在对患方损害后果（右膝上大腿截肢）中承担次要责任。

医疗质量与安全要点分析

本案涉及医方没有很好地执行肢体血管损伤诊疗常规，存在对患者病情严重程度和损伤转归的判断不足及重视程度不够，未及时启动快速确定诊断和紧急手术的绿色通道，治疗时间窗把握不到位，会诊制度执行不到位等医疗质量问题。存在常规医疗备用物品管理缺失，转院风险、备选治疗方式等病情告知不足，沟通不到位和未完全履行转院义务的医疗安全问题。

反思总结

肢体主要动脉严重损伤病情急，危害大，必须争分夺秒，准确诊疗。如处置不当，其后果严重，往往造成肢体残疾，甚至危及生命。

从本案应吸取以下教训：

1. 对肢体血管严重损伤等患者必须开通绿色通道，争分夺秒地进行快速诊断，尽可能在最短时间内明确病情，制订相应治疗方案实施处置，以免错过最佳治疗时间窗，避免肢体残疾等不良后果的发生。

2. 重视不良后果的预见和避免，应及时辨认出肢体主要动脉严重损伤的临床表现，充分认识到不及时恢复肢体血供带来的严重后果，对于此类患者应尽快完成最关键的检查以明确诊断，采取有效措施恢复肢体血流，避免不良后果的发生。

3. 时间窗并不代表成功率，对于时间窗，不同的医生有不同的理解，需要相关医务人员对肢体血管损伤的时间点进行统一认识。在谈话告知的时候强调时间窗的重要性，但更要强调并不是时间窗内手术就能成功。对于有治疗时间窗的患者，应该避免不必要的重复检查，以免因重复检查而延误治疗最佳时机，酿成大错。

4. 严格遵循关键急救物品的备用制度和执行急诊会诊制度，及时请相关专科会诊。专科医生针对缺乏相关诊治器材而又必须手术时，应果断提出替代治疗方案以供患方选择。

5. 切实履行知情同意告知义务，做好病历记录并签字，做到医患良好沟通，并规范执行合理的转院义务，避免因转院而造成患者更大的伤害。

46. 如何揪出躲在静脉血栓背后的真凶 ▶▶▶

关键词：深静脉血栓；肺癌；漏诊；术前讨论制度；病历管理制度。

病史简介

患者，女性，77岁。因"右下肢肿痛5天"于2008年12月22日入院。5天前出现右下肢肿痛，持续存在，活动后加重，无皮肤溃疡，无间歇性跛行，无发热，门诊拟"右下肢深静脉血栓形成"收住。

既往史有十二指肠溃疡出血病史，否认高血压、糖尿病及其他心、脑、肾等重大脏器疾病。

入院查体

体温 36.7℃，脉搏 78 次 /min，呼吸 17 次 /min，血压 125/78mmHg。神志清，皮肤巩膜无黄染，颈静脉无怒张，浅表及淋巴结无肿大，气管居中，右下肺呼吸音稍低，两肺闻未及干湿啰音，心律齐，腹平坦，腹肌软，无压痛，肝脾肋下未及，右下肢水肿，无皮肤破溃及色素沉着。

辅助检查

双下肢血管超声提示：右下肢深静脉血栓形成，双下肢动脉硬化。胸部 X 线提示：两肺纹理增粗增多，右侧少量胸腔积液。

病情演变

患者 12 月 22 日入住血管外科。入院后完善下肢血管超声、胸部 X 线、肝肾功能、血常规等检查后，于 12 月 24 日进行医疗组内术前讨论（此次术前讨论并未提及右侧少量胸腔积液），并于 12 月 25 日行"下腔静脉滤器置入术"，手术顺利，术后予华法林抗凝，泮托拉唑抑酸等治疗，右下肢肿胀好转后出院，出院诊断：右下肢深静脉血栓形成。出院医嘱：未告知患者右侧胸腔镜积液复诊。

2009 年 1 月 30 日，因"进行性胸闷 1 个月"在门诊复查胸部 X 线提示两肺纹理增多增粗，右侧胸腔积液（中等量）。次日入住干部病房，入院诊断：①右侧渗出性胸膜炎，怀疑恶性胸腔积液、结核性胸腔积液；②右下肢深静脉血栓形成；③下腔静脉滤网植入术后；④双下肢动脉硬化。进一步查胸部 CT 提示：两肺多发结节、两肺感染、两侧胸腔积液、肝内多发低密度影。行胸腔积液穿刺引流术，脱落细胞病理提示肺腺癌。诊断为肺癌伴多发转移，行化疗后出院。

思考

1. 下肢深静脉血栓形成的原因有哪些？

2. 恶性肿瘤患者为什么容易出现血栓并发症，如何识别？

本案焦点问题

出院后患者向医院医务科投诉：

1. 术前胸部 X 线已经提示有异常却未进一步检查，导致漏诊肺癌，1 个月后出现症状时已是肺癌晚期，延误了病情。

2. 患者存在右侧胸腔少量积液，出院后未告知注意事项及复诊内容、时间，延误了疾病诊治。

案例分析

患者因"右下肢肿痛 5 天"入院，诊断为右下肢深静脉血栓形成（DVT），入院后予抗凝、活血、制动等对症治疗，并完善术前相关检查，符合深静脉血栓诊疗规范。

根据《深静脉血栓形成的诊断和治疗指南（第三版）》（以下简称《指南》），对于下肢 DVT，抗凝是基本治疗，但是，单纯抗凝不能有效消除血栓、降低肺栓塞发生率。应根据病情情况积极选择溶栓治疗、手术取栓、机械血栓清除术、放置下腔静脉滤器等。对于下列情况可以考虑置入下腔静脉滤器：①髂、股静脉或下腔静脉内有漂浮血栓；②急性 DVT，拟行接触性导管溶栓（CDT）、经皮机械血栓切除术（PMT）或手术取栓等血栓清除术者；③具有急性 DVT、肺栓塞高危因素的行腹部、盆腔或下肢手术的患者。本案例中，患者高龄，既往有溃疡病出血病史，抗凝治疗出血风险较大，属于相对禁忌，符合下腔静脉滤器置入指征。

发生静脉血栓的危险因素主要包括下列几个方面：

1. **患者因素** 卧床≥72 小时、既往有静脉血栓栓塞症病史、高龄、脱水、肥胖（体重指数

>30kg/m²)、遗传性或获得性易栓症、妊娠及分娩等。

2．外科因素　手术、创伤、烧烫伤、各种有创操作等。

3．内科因素　恶性肿瘤、危重疾病、脑卒中、肾病综合征、骨髓增殖性疾病、阵发性睡眠性血红蛋白尿症、静脉曲张、炎性肠病等。

4．治疗相关因素　肿瘤化疗或放疗、中心静脉置管、介入治疗、雌激素或孕激素替代治疗、红细胞生成素、机械通气、足部静脉输液等。

本案例中，肺癌是危险因素，可导致血液高凝状态，诱发血栓形成。对于存在下肢血栓的患者，应多考虑血栓背后可能的潜在原因：①深静脉血栓的患者要考虑到恶性肿瘤也是一种原因，并予以关注；②对于入院后检查异常，即使不是本专科范围，也要进一步检查，如果涉及跨科，要及时请会诊。

> **分析：焦点问题1**
>
> 术前胸部X线已经提示有异常却未进一步检查，导致漏诊肺癌，1个月后出现症状时已是肺癌晚期，延误了病情。
>
> 本案例争议的焦点在于漏诊肺癌，而问题的核心是临床诊断血栓但未对血栓危险因素、病因进行深究。患者发生右下肢深静脉血栓，入院后处置符合《指南》要求。患者病情演变主因是肺癌，但和第一次住院漏诊也有一定关系。漏诊使患者没有得到及时治疗，使其预后变差。
>
> 第一次住院胸部X线提示"两肺纹理增多增粗，右侧少量胸腔积液"，主管医生对阳性检查结果并未给予重视，没有进一步行胸部CT检查，寻找胸腔积液的原因。对于发生下肢DVT的危险因素和可能病因，术前评估不足，没有进行仔细的术前讨论，导致诊断思维的局限，遗漏导致血栓形成的真凶肺癌，存在诊疗缺陷。该案例经医患调解委员会调解，医院给予患者经济补偿。

医务人员对出院患者有告知义务，应对患者的病情、出院后的注意事项、药物抑制、饮食禁忌、复诊的内容及时间做好充分的告知。并在出院病历上有充分的体现。

> **分析：焦点问题2**
>
> 患者存在右侧胸腔少量积液，出院后未告知注意事项及复诊内容、时间，延误了疾病诊治。
>
> 本案例患者术前发现右侧胸腔少量积液，虽然胸腔积液不一定能早期明确性质。但在出院后，未对患者进行病情告知和做好随访复诊计划，导致患者在病情进一步恶化后才来院就诊，但为时已晚。故本案例医务人员未尽到充分的告知义务，侵犯了患者的知情权，并导致医疗后果。

医疗安全要点分析

本案例涉及医疗质量安全核心制度中的术前讨论制度和病历管理制度。

术前讨论制度以降低手术风险、保障手术安全为目的，在患者手术实施前，讨论内容包括：术前诊断、手术适应证、手术方案、麻醉方式、术中和术后可能碰到的意外情况及对策、术中和术后应当充分注意的事项、术前各项准备是否完善等。术前讨论结论应当记入病历，并做好专册登记。

本例患者虽然进行了术前讨论，但是讨论流于形式，并未对异常胸部 X 线结果进行分析讨论，未进一步行胸部 CT 检查或出院前复查胸部 X 线。针对下肢静脉血栓，只讲到了手术适应证，缺乏危险因素和病因分析，忽略了和胸腔积液的联系，导致漏诊恶性肿瘤，存在缺陷。

病历质控是对每位住院患者诊疗质量把关的最后环节，病历管理制度要求病历质控应对每一位出院患者在整个住院过程中的诊疗方案进行评估、审查，对诊断的正确性、完整性进行回顾，且对病历的完整性进行质量控制，病历归档以后形成病案。

本案例中，患者在血管外科放置了下腔静脉滤器后出院，上级医生在病历质控环节应对诊疗过程进行评价，或者对第一次入院拍摄的胸部 X 线片进行复阅，判断当时有无漏诊肺癌。但上级医生在病历质控环节仍没发现漏诊了"右侧胸腔积液"，甚至连相应的诊断都没有书写。此环节存在缺陷，失去了最后的补救机会，患者出院后由于没有被交代和胸腔积液随访复查相关的内容，在门诊复查阶段仍然没有关注到右侧胸腔积液的问题，直至 2 个月后出现胸闷气喘症状，来院复查胸部 CT，发现肺癌晚期。

反思总结

对于每一例静脉血栓的诊断，均应分析血栓形成的危险因素和可能的潜在原因，找出血栓背后的"真凶"，避免漏诊。同样的道理，临床诊疗过程中要多问几个为什么，思路不局限于某一症状体征或某个系统，要有整体思维，考虑不同系统之间可能存在的联系。

每例手术患者术前均应进行必须全面评估。术前评估不能搞形式主义，若缺乏术前的全面评估，没有做到规定的动作，常常就会出错。按照规范流程进行的团队协作和讨论可以开阔思路，减少错误的发生，也有利于医生团队的成长。

病历质控不仅能检查病历的"完整性"，还是保障医疗质量的一种手段。本案例中，出现问题是由于对阳性发现不重视，诊断与鉴别诊断不到位。因此病历质控环节应对出院患者整过住院过程的诊疗方案进行评估、审查，对诊断的正确性、完整性进行回顾，这是补救漏诊、误诊的最后一道防线。

任何一次安全事故或差错的发生都并非偶然，其背后都有酿成安全医疗事故的必然因素。严格遵守诊疗指南和核心医疗制度，是避免漏诊、误诊的有力武器。

47. 容易误诊的"定时炸弹"——腹主动脉瘤 ▶▶▶

关键词：腹痛；腹主动脉瘤；疑难病例讨论制度；会诊制度；三级查房制度。

病史简介

患者，男性，50 岁。因"左侧腰腹疼痛 12 小时"于 7 月 21 日 9:00 在急诊科就诊。患者昨晚跑步后 21:00 开始出现左侧腰腹阵发性绞痛，初起疼痛持续约半小时，伴恶心，休息后稍缓解。疼痛发作逐渐频繁、加重，次日凌晨 4:00 左侧腰腹痛加重显著，呈持续性，伴恶心，无呕吐，无尿急、尿频、尿痛，无血尿，无里急后重，无畏寒发热等不适主诉。急诊初步诊断：左肾绞痛查因，怀疑左肾结石；高血压。予急查血常规、尿常规、肾脏输尿管超声、心电图，并办理急诊留观。

既往有左肾结石病史，体检发现轻度高血压病史，均未治疗。

入院查体

体温 36.3℃，脉搏 92 次 /min，呼吸 22 次 /min，血压 148/105mmHg。一般情况尚好，颈软，无抵抗。双肺呼吸音稍粗，两肺未闻及干湿啰音，心律齐，心脏各瓣膜区未闻及病理性杂音，腹平坦，腹肌软，左侧腰腹部压痛，无反跳痛，肝脾肋下未触及，肠鸣音正常。四肢肌力、肌张力正常，生理反射存在，病理征未引出。

辅助检查

超声提示左肾结石。

病情演变

9:20，镇痛、解痉，给予哌替啶 50mg ＋ 山莨菪碱 10mg 肌内注射。

9:59，疼痛无缓解。超声：双肾结石。血常规：白细胞计数 17.1×10⁹/L。尿常规和心电图未见异常。诊断：肾结石；尿路感染（怀疑左肾盂肾炎）；高血压。予头孢呋辛抗感染治疗。

12:08，疼痛加重，血压较前下降，血压 106/70mmHg，心率 126 次 /min。当班医生继续按照肾绞痛、急性肾盂肾炎处理，并迁入抢救室。

13:22，突然意识丧失，无自主呼吸，心率减慢，立即予心肺复苏等抢救，经积极抢救无效宣布临床死亡。死亡诊断：①呼吸、心搏骤停；②肾结石；③尿路感染（怀疑左肾盂肾炎）；④高血压。

后行尸检提示：腹主动脉瘤破裂。

思考

1. 你作为急诊接诊医生，当接诊腰腹部疼痛的患者时，需要完善哪些相关检查？需要完成哪些鉴别诊断？

2. 当患者突发病情变化时，你作为一线医生，需要进行哪些紧急救治措施？当病情无法改善时，是否需要寻求帮助？

本案焦点问题

家属投诉，要求追究法律责任并赔偿，医院讨论问题：

1. 该案例诊疗过程是否存在缺陷，是否违反诊疗常规？
2. 违反了哪些医疗质量安全核心制度？

案例分析

急诊科由于疾病谱复杂，部分患者病情表现不典型，且患者多、医生疲惫，故而易忽略病情的多次评估。另外，腹主动脉瘤发病率低，CTA 一般不是常规急诊检查项目，而且由于超声检查报告肾结石，掩盖了腹主动脉瘤，可能是造成误诊的原因之一。

分析：焦点问题 1

该案例诊疗过程是否存在缺陷，是否违反诊疗常规？

患者以"左侧腰腹疼痛"为主诉就诊，急诊医生给予常规检查后，按照肾绞痛进行处理，但患者病情持续加重，无缓解，医生未进一步完善相关检查明确诊断，未全面鉴别诊断，未及时请相关科室会诊协助诊治，延误诊治，耽误救治最佳时期。

本案例中，在整个救治过程中，医生的救治措施及流程存在不足，相关医疗质量安全核心制度落实不到位。

分析：焦点问题2

违反了哪些医疗质量安全核心制度？

1. 会诊制度　当患者罹患疾病超出了本科室诊疗范围和/或处置能力时，若评估可能危及生命，应及时申请急会诊，立刻邀请相应科室协助诊疗、参与抢救。而针对该患者的处置过程中，未请相关科室急会诊、协助诊治，未进一步明确诊断并及时调整治疗方案。

2. 疑难病例讨论制度　对于没有明确诊断或诊疗方案难以确定，疾病治疗未达到预期疗效，出现可能危及生命或造成器官功能严重损害的并发症时，应组织讨论。该患者诊疗期间均未开展疑难病例讨论，未组织科室相关人员共同讨论和制订及调整治疗方案。

3. 三级查房制度　对患者的病情评估与再次评估存在严重缺陷。该患者按照肾结石肾绞痛处理，非但无效而且病情持续恶化，应该及时请上级医生及相关科室会诊和协助救治。

医疗安全要点分析

本案例涉及医疗质量安全核心制度中的疑难病例讨论制度、会诊制度、三级查房制度。为尽早明确诊断或完善诊疗方案，对诊断或治疗存在疑难问题的病例应进行疑难病例讨论及请示汇报，对于疾病超出了本科室诊疗范围或处置能力的患者，应及时请相关科室会诊，协助诊治。

该案例中，患者的腹部体格检查并未被重视，如有无搏动性肿块、有无腹部膨隆等情况均未进行检查。未进一步进行腹部超声检查，尤其是腹部大血管的检查，其有助于腹主动脉瘤伴破裂的诊断。患者血压下降、心率加快均提示有失血性休克的可能，也未被重视。患者的血常规中红细胞、血红蛋白的变化也未密切监测。可见，很多重要环节上的疏忽是导致此不良事件的重要原因。

反思总结

急腹症是急诊常见病，由于发病急、病情发展快、病史资料少，同时急诊还存在患者多、病种复杂、医生工作压力大等问题，极易导致误诊、误治，甚至引起严重后果。如何有效利用医疗管理核心制度，提升诊疗能力，避免严重不良事件的发生，极其重要。

腹主动脉瘤发病率低，容易与其他疾病混淆而误诊。在本案例中，患者不但症状与肾结石肾绞痛类似，而且血常规和超声检查结果都符合肾结石的表现，均是造成误诊的重要原因。

当临床医生按照肾结石肾绞痛和急性肾盂肾炎抗炎、对症等治疗无效时，就应该考虑其他诊断或合并症等可能。此时，应该及时向上级医生汇报，若仍无法解决可以参照疑难病例讨论制度和会诊制度要求科内讨论，甚至多学科联合会诊。当患者病情恶化或出现自己无法解决的病情变化，在向科主任等请示汇报的同时，应该及时邀请相关科室会诊，协助诊断治疗和指导帮助抢救。

48. 简单的甲状腺腺瘤手术怎么会引起食管瘘、声音嘶哑？　▶▶▶

关键词：甲状腺腺瘤；腔镜手术损伤；食管瘘；喉返神经损伤；注意义务。

病史简介

患者，俞某，女性，28 岁。因"体检超声发现右侧甲状腺结节 3 年，疑为恶性可能 10 天"，2012 年 6 月 27 日收住某市三甲医院。

既往体健。

入院查体

体温 36.5℃，脉搏 76 次 /min，呼吸 14 次 /min，血压 120/70mmHg。

一般情况好，无突眼。颈软，右叶甲状腺触及一直径约 2.0cm 大小肿块，质地硬，边界尚清，随吞咽上下活动，左叶及峡部甲状腺未及明显结节，气管居中。双侧颈部、锁骨上未扪及肿大淋巴结。心肺腹体检无异常。

辅助检查

甲状腺超声造影提示右甲状腺结节，大小约 2.3cm×2.5cm，恶性考虑，右侧颈部淋巴结探及。

入院诊断：右甲状腺肿瘤。

病情演变

入院后予术前检查未发现手术禁忌证，经术前准备和知情同意并签字后，于 7 月 2 日在全身麻醉下采用新技术行腔镜辅助下右侧甲状腺次全切除术。术中探查：右侧甲状腺结节，大小约 3.0cm×2.5cm，质地偏硬，腺体表面与周围组织粘连明显，余甲状腺未及异常。操作：提吊拉钩建立临时腔隙，内镜辅助下用超声刀游离凝闭上极血管帽，将腺体牵向对侧下极，分离右甲状腺外侧，发现腺体与同侧喉返神经稍有粘连，予细致分离，超声刀凝闭中静脉及甲状腺下动脉分支，结扎切断下极血管，将右侧腺体次全切除，切除过程中未发现明确甲状旁腺。术中病理提示右甲状腺腺瘤样结节伴部分囊性变、钙化。

术后第 1 天无声音嘶哑，但进食后引流管引流出食糜，请胸外科会诊后考虑食管瘘可能，于当日行清创及食管瘘修补术，术中发现右侧甲状腺残腔少量蓝色混浊性积液（术前服用亚甲蓝），食管右侧壁可见 4mm 左右线形破口，挤压后见蓝色内容物漏出，清创后间断全层修补食管破口，检查无渗漏，置残腔、皮下各一引流管负压吸引。

术后予禁食、全肠外营养（TPN）、加强引流、抗感染等治疗，声音无嘶哑，但术后第 4 天颈部引流管负压引出少量唾液，予加强引流和观察。术后第 5 天颈部引流管负压引出 330ml 清亮液，即请外院专家会诊确认 2 次术后食管瘘再发，经继续冲洗引流、营养支持等保守治疗后逐渐好转，至术后 1 个月食管造影未见瘘口，进食无不适于 8 月 16 日出院。出院诊断：右甲状腺腺瘤样结节、食管瘘。

此后患者因"进食困难"于 9 月 16 日前往某胸科医院门诊，食管镜发现距门齿 15cm 处有食管狭窄（约 0.2cm），周边见瘢痕，依次予 7mm、9mm 直径的 Savary 扩张探条进行扩张，器械不能进入，经多次食管狭窄扩张术后，可进半流质食物，仍需长期行扩张术维系；但声音嘶哑、低沉（喉镜检查：右侧声带光滑、固定，左侧正常）。

思考

1. 腔镜或腔镜辅助下甲状腺手术的指征是否存在？其技术要求是否达标？

2. 腔镜手术中发现甲状腺背侧与周围组织粘连较明显，解剖结构较为模糊时，是否应及时中转开放手术，或请专家会诊协助手术？术中如何与患方沟通？

3. 甲状腺手术时如何保护喉返神经？

本案焦点问题

出院后患者向医院医务科投诉：

1. 医方术前仅行超声检查，未对手术部位进行全面客观的检查准备。

2. 根据医方提供的甲状腺切除手术记录，仅描述"腺体与喉返神经粘连"，并未提及腺体与食管组织粘连，故食管瘘纯属医方操作不当误伤引起，且术中未发现；另外，医方两次手术记录中均无对喉返神经保护或有无损伤的描述，而患者未进行淋巴清扫，对喉返神经的损伤完全可以避免，故患者喉返神经的损伤系院方医生手术粗疏导致。综上，医方显然没有尽到审慎注意义务，医方存在明显的过错，并与损害结果存在因果关系。

案例分析

患者因体检超声发现右侧甲状腺结节 3 年，近日超声造影示恶性可能，结合体检右叶甲状腺可及一约 2.0cm×2.0cm 大小质硬肿块，医方入院诊断为"右甲状腺肿瘤"成立，因超声怀疑恶性可能，认为手术指征明确。入院后予术前检查未发现手术禁忌证，经术前准备和知情同意并签字后在全身麻醉下行腔镜辅助下右侧甲状腺次全切除术。术中探查见右侧甲状腺 3.0cm×2.5cm 大小结节，质地偏硬，腺体表面与周围组织粘连明显；术中快速冰冻病理切片和术后石蜡病理切片均提示右甲状腺腺瘤样结节伴部分囊性变、钙化。但病理表现和入院诊断"右甲状腺肿瘤"并不符合。

分析：焦点问题 1

医方术前仅行超声检查，未对手术部位进行全面客观的检查准备。

医方在术前已予患者常规术前检查无异常发现，超声造影怀疑恶性可能时，还可通过甲状腺 CT 或 MRI 检查以进一步明确肿块性质，并了解肿块位置及其与周围组织解剖关系；和 / 或常规进行肿块细针穿刺细胞学检查以便术前取得病理，更加确定诊断，但也可以直接手术，进行术中病理检查。因而，医方在术前最好进一步做 CT 或 MRI 检查以弥补超声的不足。可见，医方术前检查存在未能深入检查以明确诊断和了解手术部位情况的医疗过失行为。

分析：焦点问题 2

医方没有尽到审慎注意义务，存在明显的过错，与损害结果存在因果关系。

医方在术中发现腺体背侧与同侧喉返神经稍有粘连，肿块不大，应该手术难度不大，可以继续腔镜手术，虽然术中描述也是仔细分离，但两次手术记录中均无对喉返神经保护或有无损伤的描述，也没有描述肿块或甲状腺组织与食管粘连，但事实上术后不久就出现食管瘘和声音嘶哑，而且食管在喉返神经内后方，平时损伤概率很低，所以，在损伤食管前很有可能已经将喉返神经损伤，右侧食管壁和喉返神经损伤又是在没有行颈淋巴结清扫情况下发生的。

同时，患者术后出现较严重的食管上段狭窄，如按医方二次手术描述"食管壁仅 0.4cm 大小全层损伤"，早期仔细修补后，应该不至于造成术后较严重的食管狭窄，因而可以推测当时食管壁损伤范围较大而且为热损伤。由此可见，这些损伤主要是术中腔镜手术技术不精练和/或操作不仔细所造成的，医方在术中存在未尽专家高度注意义务的医疗过错行为，并应对此负全部责任。假如术中发现甲状腺腺体与喉返神经有粘连当时及时改为开放手术，可能就会避免损伤。

按医方陈述书描述，患者于术后半个月出现声音嘶哑，但医方在病程记录和出院记录中均无声音嘶哑的相关记录，也没有告知患方喉返神经损伤情况和进行相关检查（包括喉镜）的明确诊断，可见，医方在对患者诊疗过程中存在没有及时告知患方喉返神经损伤情况而侵犯了患者知情同意权和存在未尽专家高度注意义务的医疗过错行为。

本案例最后法院判决：某市三甲医院在对俞某诊疗过程中存在严重医疗过错行为，患者目前后遗的食管上段瘢痕狭窄和喉返神经损伤之损害后果与某市三甲医院存在的医疗过错行为之间存在直接因果关系。医方对俞某造成的食管上段瘢痕狭窄后遗症应承担完全责任；对右侧喉返神经损伤致声音嘶哑承担主要责任（偏重），综合评估医方责任程度为80%～90%。患者目前后遗的声音嘶哑（发声困难）和食管上段瘢痕（轻度）狭窄分别构成三级丁等和三级戊等医疗事故，损害达到九级、十级伤残。

医疗安全要点分析

本案例涉及医疗质量安全核心制度中的新技术准入制度、术前讨论制度和术中会诊制度。对于"腔镜或腔镜辅助下甲状腺手术"新技术，医院应该严格执行手术新技术准入制度，本案中术者采用新技术在腔镜辅助下实施一侧甲状腺良性肿瘤手术时，造成食管如此严重损伤，说明术者腔镜甲状腺手术技术不熟练，可能为初学者。因而，腔镜甲状腺手术必须实行技术准入，术者应有熟练的开放甲状腺手术和腹腔镜手术的基础，才准许在上级医生指导下学习腔镜甲状腺手术，直至技术考核合格，方可认定其技术准入资格，如此才能尽可能减少技术性损伤和并发症的发生，保障医疗安全。对于手术适应证和手术方式的选择应严格执行术前讨论制度。当术中发现操作困难或手术容易致周围脏器及组织损伤等异常情况时，应及时调整手术方案或执行术中会诊制度协助手术实施。

反思总结

甲状腺良恶性肿瘤是普外科常见病、多发病，常需行一侧或两侧甲状腺切除术，是普外科最基本的手术之一，需要认真对待和规范地操作，以免发生各种严重并发症。甲状腺良恶性肿瘤选择甲状腺切除手术治疗时，应注意以下事项：

1. 甲状腺良恶性肿瘤选择手术治疗时，除了注意手术方式的选择外，更应认真选择手术路径，特别确定或怀疑恶性肿瘤时，应根据肿瘤切除难易程度、术者技术条件和患者意愿，来确定选择经颈前切口的传统手术路径，还是腔镜辅助或完全腔镜手术。

2. 腔镜或腔镜辅助下甲状腺手术术中遇到困难情况、发现术前未预见的情况致手术难度增高等情况时，能否继续腔镜或腔镜辅助下手术，主要看术者自身腔镜甲状腺手术技术能力，假如技术熟练,可以继续腔镜手术;但如为初学者,技术不稳定时,应该在征得患方知情同意的前提下,及时改为开放手术或术中请上级医生会诊协助手术,以避免神经和器官损伤的发生。

3. 重视手术并发症。术中应该仔细查看有无喉返神经、喉上神经及气管、食管和周围大血管等损伤发生,如有发生,应及时予以修复等处置或执行术中会诊制度。术后应严密观察上述并发症的发生,一旦发现应立即组织疑难病例讨论和及时处置。

4. 切实履行知情同意告知义务,做到医患良好沟通。

49. 极其凶险的甲状腺术后出血致窒息风险如何破解 ▶▶▶

关键词:甲状腺术后出血;上呼吸道窒息;急危重患者抢救制度。

病史简介

患者,女性,35岁。因"发现左侧颈部肿块1个月"于2017年4月23日入院。患者1个月前发现左侧颈部肿块,当地医院超声提示两侧甲状腺占位[左侧甲状腺影像报告和数据系统(TI-RADS)4a类,右侧TI-RADS 3类],门诊以"两侧甲状腺占位"收住入院。

既往健康。

入院查体

体温37.4℃,脉搏72次/min,呼吸20次/min,血压122/72mmHg,神志清,精神可,颈软,气管居中,左侧甲状腺中极可及1cm×1cm肿块,质硬,边界清,可随吞咽上下活动,无压痛,右侧甲状腺未及明显肿块,两侧颈部未及明显肿大淋巴结。双肺呼吸音清晰,未闻及干湿啰音,心律齐,未闻及病理性杂音,腹平坦,肝脾肋下未触及。

辅助检查

超声提示:两侧甲状腺占位,左侧结节大小7mm×12mm,右侧结节大小10mm×15mm(TI-RADS 4a类)。穿刺涂片:两侧甲状腺找到乳头状癌细胞。

病情演变

入院后完善术前检查,于4月25日在全身麻醉下行全甲状腺切除术+两侧中央区淋巴结清扫术,常规留置负压引流,16:00安全返回病房,给予术后常规心电监护。17:20主刀医生查房,患者未诉明显不适,引流量约30ml,淡血性,心电监护提示生命体征平稳。

患者18:30略感胸闷,无其他明显不适,值班护士给予拍背对症处理,患者自诉略有好转;19:12分者再次主诉呼吸费力,胸闷不适,值班医生诊视发现引流量约50ml,颈部无明显肿胀,心电监护提示生命体征平稳,考虑术后不适所致,嘱继续观察,未向上级医生汇报。19:36分值班护士汇报患者出现明显呼吸困难,吸气困难,出现"鸡鸣样"呼吸,烦躁不安,值班医生立即赶到床边,心电监护提示氧饱和度98%,患者烦躁不安,呼吸困难,面色发绀,颈前无明显肿胀,考虑存在呼吸道窒息,立即向主刀医生汇报,给予放置口咽通气管并请麻醉科急诊会诊行气管插管,患者氧饱和度迅速下降到63%,紧急气管插管后考虑存在术后出血,送入手术室急诊探查,术中见甲状腺床积血约80ml,予清创止血,术后患者一直未能清醒,后明确为脑死亡。

思考

1. 甲状腺术后出现胸闷气促，需考虑哪些情况？

2. 当发现患者出现"鸡鸣样"呼吸，存在明显的上呼吸道窒息症状时，该如何紧急处理？

本案焦点问题

患者家属向医院医务科投诉：患者术后多次主诉胸闷、呼吸困难不适，医生没有及时正确处理，耽误了病情，患者成了"植物人"，医院有责任。

案例分析

本案患者两侧甲状腺癌诊断明确，手术适应证明确，手术方式正确。甲状腺术后常见的并发症有出血、窒息、声音嘶哑等。甲状腺术后常规留置引流，可根据引流量和颜色及颈前肿胀情况判断有无术后出血，并据此做后续的处理。

> **分析：焦点问题**
>
> 患者术后多次主诉胸闷、呼吸困难不适，医生没有及时正确处理，耽误了病情，患者成了"植物人"，医院有责任。
>
> 患者术后回病房1小时余出现胸闷，值班护士诊视患者后发现患者引流量、颜色、颈前肿胀情况均无明显异常表现，给予拍背等处理；后再次出现类似情况时，值班医生也第一时间来到床边诊视，患者引流液较前略有增多，但无明显甲状腺术后出血颈前肿胀的体征，嘱咐继续观察。在19:12分患者已经主诉呼吸费力，医方仍未深入追查原因，直到患者出现"鸡鸣样"呼吸，有明显上呼吸道窒息表现时，才意识到严重性。医生未能第一时间识别术后出血导致气道梗阻，也没有在病情变化时向及时上级医生汇报，没有进行紧急开放气道的处置，错过了最佳的抢救时间。因此，对严重并发症的识别和处理存在过错。最后经医患协调委员会调解，由医院承担医疗费用并给予经济补偿。

甲状腺术后出血可导致窒息，如何识别是否存在术后出血至关重要。甲状腺术后出血大多表现为引流量增多，色鲜红，颈前肿胀不适，皮下淤青，甚至呼吸困难、窒息等，往往需要进一步清创处理，而一旦出现窒息症状时，应第一时间打开创口，解除压迫。

对于甲状腺术后出现呼吸困难应特别注意以下事项：

1. 有无出血的判定 甲状腺术后出血一般发生在术后10小时内，表现为引流量明显增多，色鲜红，颈部肿胀不适，局部皮下淤青等；但需特别注意一些患者因脖子粗短，有可能会影响颈部肿胀的判断。对症状明显，但出血相关体征不明显的患者，应及时做超声检查以明确有无出血。

2. 甲状腺出血的处理 根据出血的量及患者的症状，若引流无明显增加或无明显压迫不适，可以密切观察；一般情况下，尽早清创止血处理。

3. 窒息的处理 甲状腺术后出血严重会引起窒息，若不能及时处理，将会导致死亡，一旦发现有窒息症状，应紧急气管插管或者果断打开创口，解除压迫，必要时切开气管，保持呼吸道通畅。

医疗安全要点分析

本案例涉及医疗质量安全核心制度中的急危重患者抢救制度和值班制度。

急危重患者抢救制度指为控制病情、挽救生命，对急危重患者进行抢救并对抢救流程进行规范的制度。急危重患者抢救工作第一时间应由现场级别和年资最高的经治（或值班）医生和首席（或值班）护士组织，并及时汇报上级医生、护士长。紧急情况下医务人员参与或主持急危重患者的抢救，不受其执业范围限制。医师未到前，现场第一目击人员应根据病情给予力所能及的抢救措施。本案例中值班医生和值班护士虽然在患者出现病情变化时及时进行了处理，但是存在对危重病识别不足的缺陷。而作为甲状腺术后最严重的并发症"窒息"，科室应有紧急情况下的应对预案，并且对全科室人员进行相应的培训。只有这样，才能保障面对紧急情况时临危不乱。

值班医生需要承担相应的职责，不得以任何借口推迟抢救，必须全力以赴，分秒必争，各种记录及时全面，有病情变化时及时汇报请示，对有他科病情时由主诊科室负责邀请相关科室参加抢救。在本案例中，当患者出现明显"鸡鸣样"呼吸的窒息症状时，值班医生应果断地打开创口甚至气管切开，解除压迫。如果低年资医生经验不足，在发现患者病情变化时，需要第一时间向上级医生请示汇报。

反思总结

甲状腺术后出血是甲状腺外科手术常见的并发症，症状可轻可重，轻者可无症状，重者可致窒息，危及生命。

本案中患者多次主诉胸闷不适，低年资的值班医生未能第一时间判断出存在甲状腺术后出血，进而引起压迫和引流管引流不畅问题，同时对病情变化时也未能第一时间请示上级医生，当患者出现明显窒息症状时没有果断打开创口解除压迫，也未进行现场紧急气管切开，使患者错失了最好的抢救时机，窒息时间过长导致严重脑缺氧，其教训极其深刻。

在诊疗中，医务人员应严密观察病情变化，高度重视气道通畅的重要性，判断存在窒息，应第一时间开放呼吸道。特别是术后出血发生率较高的甲状腺癌根治术等颈部创面较大的手术后，应常规床头备气管切开包。

对急危重患者进行抢救并对抢救流程进行规范是提高抢救成功率的保障。本案例的教训在于，要做好普外科医生尤其是颈部外科医生对危及生命的窒息的识别和处置能力培训，加强气管插管及紧急气管切开的基本操作技能的训练，落实向上级医生汇报请示的制度。只有这样，才能尽可能地降低或规避风险，避免悲剧的发生。

50. 十二指肠溃疡穿孔怎么一下子变成了晚期胃癌？ ▶▶▶

关键词：急性腹膜炎；胃癌；会诊制度；误诊误治；注意义务。

病史简介

患者，男性，65 岁。因"上腹痛 2 天，突发加重伴大汗淋漓 5 小时"于 2015 年 10 月 8 日，下午 3:00 至某县级医院急诊。患者 2 天前无明显诱因下出现上腹部隐痛饱胀不适，无反酸、恶心、呕吐，进食后加重，当时未给予重视。10 月 8 日，上午 10:00 左右，进食后突感上腹痛加重，呈刀割样绞痛，难以忍受，伴大汗淋漓，面色苍白，腹痛很快扩散至全腹，并逐渐出现腹胀。发病以来，大小便无明显异常，食欲下降，无明显消瘦。

既往体健。

入院查体

体温 37.5℃，脉搏 106 次/min，呼吸 20 次/min，血压 122/72mmHg。一般状态可，神志清，急性痛苦貌，唇红，颈软，甲状腺未及肿大和肿块，两侧锁骨上淋巴结未及。心肺检查无异常。腹稍膨隆，未见胃肠型和蠕动波，全腹板样腹肌强直，压痛、反跳痛明显，尤以上腹部为甚，肝脾肋下未及，肝浊音界消失，移动性浊音阳性。下肢无水肿。

辅助检查

急诊 CT 报告：膈下游离气体，腹腔内中等量积液，提示消化道穿孔。血常规：白细胞计数 $15.4 \times 10^9/L$，血红蛋白 10.1g/L。

病情演变

入院后拟诊为"急性腹膜炎，上消化道穿孔"，于当日急诊在全身麻醉下行剖腹探查，术中见腹腔较多量黄色浑浊液，含脓苔和少许食物残渣，十二指肠球部前壁见一溃疡穿孔约 8mm，周围瘢痕炎症水肿粘连明显，质硬，肠管轻度扩张，未及明显肿块。术中诊断：十二指肠球部溃疡穿孔，急性弥漫性化脓性腹膜炎。行十二指肠溃疡穿孔修补、腹腔冲洗引流术。术后经禁食、补液、抗炎、抑制胃酸分泌等对症治疗 2 周后，康复出院。出院时已能进半流质饮食，食欲可，继续服用抑制胃酸、护胃等药物治疗。

患者出院后仍感上腹痛，服药治疗无明显缓解，同时伴食欲下降，进食后饱胀明显，曾于出院后 25 天来院门诊，当时仅给予抑制胃酸、护胃等药物。出院后 2 个月开始呕吐宿食，体重下降，症状日益加重，出院 2 个半月后拟诊为"幽门梗阻"再次入院。胃镜：胃十二指肠复合巨大溃疡，球部明显变形；病理：胃窦黏膜慢性胃炎。经保守治疗无效，且胃溃疡有恶变可能，认为手术指征明确而行手术治疗，经术前病情和手术风险告知并签字同意后，于入院后 12 天在全身麻醉下剖腹探查，术中见胃窦部巨大肿瘤，约 7.0cm×8.0cm×3.5cm 大小，质硬，不规则，活动性差，腹腔多处多颗淋巴结肿大，术中请上级医院主任医师台上会诊，取淋巴结活检快速冰冻病理示 13 组淋巴结腺癌转移，术中告知家属肿瘤广泛转移无法切除而行胃空肠吻合术。术后经补液、抗炎、营养支持、补充白蛋白等治疗后能进食少量流质，食欲差，精神差，消瘦。出院诊断：胃癌伴腹腔广泛转移。出院后 1 月余（二次术后 2 个月）患者死亡。

思考

1. 溃疡病穿孔行修补术时，术中是否需要活检病理？

2. 溃疡病穿孔行修补术后是否需要行胃镜检查确定诊断？何时行胃镜检查？如何与患方沟通？

3. 术后症状未缓解时，该如何处置？

本案焦点问题

第二次住院出院后患者家属向医院医务科投诉：

1. 第一次手术时为何没有诊断出胃癌穿孔？为何未进行病灶活检？

2. 按照诊疗常规，溃疡病穿孔行修补术后 1 个月内需要行胃镜检查以确定诊断，而医院为什么在出院时没有交代术后 1 个月内来院行胃镜检查？

3. 患者出院后在服药（质子泵抑制剂、胃黏膜保护剂等）治疗同时仍感上腹痛，并且无明显缓解的情况下，第一次门诊复诊时为何仍没有嘱胃镜检查，使患者再次失去根治手术机会？

总之,医方在患者初次就诊到第二次住院手术前近 3 个月时间内存在众多环节严重违反外科诊疗常规,造成误诊误治,使患者失去了原本可以根治胃癌的机会,大大缩短了患者存活期,剥夺了患者的生命权、健康权,因此,医方应对此负全部责任。

案例分析

患者急诊入院时有剧烈上腹刀割样绞痛迅速扩散至全腹剧痛,板状腹,结合 CT 报告"膈下游离气体,腹腔内中等量积液",提示消化道穿孔和血白细胞明显升高,因而,医方认为"急性腹膜炎,上消化道穿孔"诊断明确,并经快速术前准备后急诊剖腹探查。可见,医方对该患者作出的第一次术前诊断基本正确,急诊手术指征明确,符合消化道穿孔诊疗常规。

根据《外科学》(第 9 版,陈孝平、汪建平、赵继宗主编)和《消化疾病诊疗指南》(第 3 版,田德安主编),对于符合以下条件者均存在急诊剖腹探查指征:①饱食后穿孔,顽固性溃疡穿孔,伴有幽门梗阻或出血者;②年老,全身情况差或疑有癌变者;③经非手术治疗 6~8 小时后症状体征无好转,反而加重者。

分析:焦点问题 1

第一次手术时为何没有诊断出胃癌穿孔?为何未进行病灶活检?

复阅入院时术前 CT,除了原报告的膈下新月形游离气体和腹腔内中等量积液之外,还明确可见胃幽门管壁不规则增厚,可见一 5cm×6cm 不规则的低密度软组织肿块影,腹腔多处(胃大小弯、肝门、肠系膜等)淋巴结肿大,提示胃幽门管癌伴穿孔。结合第一次术中所见描述"溃疡穿孔周围瘢痕炎症水肿,质硬",可知患者在第一次术前已存在肉眼可见的较大胃幽门管癌肿块。由此判断医方对术前 CT 阅片不全面,造成胃幽门管癌伴穿孔误诊为十二指肠溃疡穿孔,遗漏胃幽门管癌的诊断;术者在术中对已经存在的胃幽门管肿块观察、探查不仔细,对癌肿块和溃疡瘢痕的鉴别诊断缺乏应有的临床判断经验,从而造成误诊。对于溃疡病穿孔行修补术前,应行病灶活检以明确诊断,避免误诊。因而,医方在对该患者诊疗过程中存在 CT 片阅读不仔细而遗漏胃幽门管肿块、术中缺乏对良恶性肿块鉴别诊断经验、未按诊疗常规对病灶进行活检组织病理检查之未尽专家高度注意义务的医疗过错行为。

对于上消化道溃疡穿孔的手术方式有胃大部切除术和单纯穿孔修补术;如为胃癌穿孔,可行胃癌根治术、姑息性胃癌切除术、穿孔修补或大网膜填塞术。对于行溃疡穿孔修补术,为避免漏诊和误诊,理应在术后 1 个月内常规行胃镜检查。

分析:焦点问题 2

按照诊疗常规,溃疡病穿孔行修补术后 1 个月内需要行胃镜检查以确定诊断,而医院为什么在出院时没有交代术后 1 个月内来院行胃镜检查?

本例假如术前或术中能判断出胃幽门管癌穿孔,应行根治性或姑息性胃癌切除术,但医方却因术中误诊为十二指肠溃疡穿孔而行了穿孔修补术,而且又没有及时在术后规定时间内做胃镜检查,存在知情同意告知不足,未患方高度重视之不足。因而,医方在对该患者诊疗过程中存在误诊误治、未按规定及时行胃镜检查等未尽高度注意义务,以及侵犯了患者知情同意权之医疗过错行为。

溃疡病穿孔患者行穿孔修补术后，应用质子泵抑制剂、胃黏膜保护剂等对症治疗下，出现上腹部疼痛等症状无改善，而且日益加重的情况，说明药物治疗效果差或诊断有误，应及时行胃镜、腹部增强CT等检查以明确诊断，并排除恶性病变可能。

分析：焦点问题3

患者出院后在服药（质子泵抑制剂、胃黏膜保护剂等）治疗同时仍感上腹痛，并且无明显缓解的情况下，第一次门诊复诊时为何仍没有嘱胃镜检查，使患者再次失去根治手术机会？

此时医方即应考虑原来溃疡病穿孔诊断是否正确，有无误诊可能而予及时胃镜或上消化道造影检查，直至患者出现幽门梗阻时才予胃镜检查，已经为时过晚，使患者在一定程度上失去了行胃癌根治术的机会，缩短了患者的生存时间。可见医方存在对病情和药物治疗疗效观察不仔细、重视程度不足，以及未及时行进一步检查以明确诊断的未尽高度注意义务之医疗过错行为。

法院判决如下：医方在对该患者诊疗过程中存在对术前CT片阅片漏诊、术中病灶性质判断错误、手术方式选择错误和术后未及时行胃镜等检查明确诊断，导致误诊误治的未尽专家高度注意义务和侵犯患者及其家属知情同意权之医疗过错行为。考虑患者本身就诊时已患胃癌，估计为中晚期，且并发穿孔，其根本死亡原因为自身疾病胃癌，而医方的过错行为使其可能失去了根治机会，导致生存期缩短，加速了患者死亡。因而，医方存在的医疗过错行为，应对患者死亡承担主要责任。

医疗安全要点分析

本案例中，临床医生在影像学阅片方面片面依赖放射科医生报告，缺乏临床医生应有的相关专科阅片能力，造成影像学漏诊，按照规定临床医生应该具备相应专科阅片能力，并亲自阅片以协助诊断，当阅片结果与报告有分歧时，应及时与放射科联系，共同探讨明确诊断。术中发现"溃疡周围瘢痕组织质硬"，应对病灶性质进行病理分析，排除胃癌等可能，当不能确定诊断，存在医疗风险时，应请上级医生会诊。

溃疡病穿孔修补术后未按诊疗规范，告知患者及其家属按规定及时复诊，并在近期（1个月内）做胃镜检查以确定诊断，并排除恶性病变，违反了消化道穿孔诊疗常规。当出院后，患者在正规药物治疗下，腹痛等症状未缓解时，也没有全面分析原因，进行进一步检查和向患者说明情况，再次失去了纠正误诊误治的机会，违反了一般诊疗常规，侵犯了患者知情同意权。

反思总结

消化道穿孔是临床常见的急腹症，病情危重且急，有时病因诊断困难；如穿孔时间长，腹膜炎严重，穿孔较大，良性溃疡瘢痕大，周围粘连严重或恶性溃疡穿孔无法切除时，处置困难，容易发生术后并发症。

从本案应吸取以下教训：

1. 检查结果的判读　加强对辅助检查结果的判读，特别是影像学资料的判读，提高术前诊断正确率，避免误诊误治，尤其是术前影像报告已经提示恶性肿瘤的情况下，要给予足够重视，选择合理的手术方式，并详细告知家属。

2. 重视术中病灶性质的判断　对于穿孔修补者，均应行病灶活检病理检查，以明确诊断，以免漏诊误诊，并排除恶性肿瘤。对术中诊断困难者，应及时请上级医生或其他专科医生会诊，严格执行会诊制度。必要时术中做冷冻切片以明确病灶性质。

3. 遵循诊疗规范　对于穿孔修补术后严格按照规定时间做胃镜等相关检查。

4. 疗效评估与判断　对于规范治疗疗效不佳或无效者，应该认真、全面分析原因，进行进一步检查或调整治疗方案，如有必要可请示上级医生。

5. 切实履行知情同意告知义务，做到医患良好沟通。

51. 简单的阑尾炎怎么会一下子变成了白血病？ ▶▶▶

关键词：急性白血病；腹痛；误诊误治；注意义务。

病史简介

患者，女性，60岁。因"腹痛10天余"于2014年10月7日入住某市人民医院（以下简称"医方1"）。患者10天前无明显诱因下出现腹痛，以右下腹为主，呈间断性隐痛，伴畏寒发热，最高体温39.0℃，自觉恶心，无呕吐，当地卫生院补液、抗炎等治疗后畏寒消失，体温下降至38.0℃以下，但腹痛无明显改善，遂转入。

既往体健。

入院查体

体温37.8℃，脉搏88次/min，呼吸16次/min，血压122/78mmHg。一般情况可，浅表淋巴结未及，巩膜无黄染，心肺体检无异常，腹肌软，右下腹压痛、反跳痛，似可及肿块，边界不清，质中，肝脾肋下未及，移动性浊音阴性。

辅助检查

血常规示：白细胞计数1.5×10^9/L，血小板计数45×10^9/L；腹部CT：阑尾炎伴周围渗出可能性大，盲肠肠壁增厚。

入院诊断：阑尾炎性包块。

病情演变

入院后予抗炎、补液、对症支持治疗后体温下降至正常，但腹痛未缓解。复查超声示右下腹包块（约58mm×40mm×39mm），阑尾周围脓肿可能，血常规示：白细胞计数3.4×10^9/L，血小板计数28×10^9/L。血液科会诊建议行骨髓穿刺术。住院5天后，家属要求出院，出院诊断：阑尾炎性包块、血小板减少症、白细胞减少症。出院时体温正常，腹平坦，腹肌软，右下腹压痛、反跳痛，可及肿块。

出院当天（10月12日）拟诊为"阑尾周围脓肿"收住某市中心医院（以下简称"医方2"），入院后给予完善相关检查，静脉滴注头孢噻肟钠和甲硝唑联合抗感染、营养支持等处理，腹痛无改善，再次发热。10月13日血常规示：白细胞计数5.3×10^9/L，血小板计数11×10^9/L。考虑治疗效果差，改为静脉滴注哌拉西林他唑巴坦钠抗炎，3天后又改为静脉滴注亚胺培南西司他丁抗感染，患者高热，多次化验血白细胞计数、血小板计数明显降低，CT示回盲部炎症及阑尾周围脓肿考虑，医方2认为反复高热为阑尾周围脓肿所致，建议局部穿刺引流，建议行骨髓穿刺以排除血液系统疾病。因考虑阑尾周围脓肿，保守治疗效果欠佳，不排除感染引起的类白血病反应，需要积极处理原发病，手术指征存在，病情充分告知患者及其家属，取得理解并签字后于 10 月 24 日在全身麻醉下行腹腔镜手术探查，术中见右侧腹腔粘连明显，回盲部显示不清，暴露困难，游离面大量渗血点，遂改开放进腹，右下腹腔无脓性积液，回盲部周围脓腔可见少量脓性积液，并可见阑尾坏死，行阑尾切除、腹腔引流术。

术后诊断：阑尾周围脓肿。继续静脉滴注亚胺培南西司他丁抗炎，并进行补液、对症治疗。术后第 1 天外周血报告白血病可能，以"阑尾周围脓肿、急性白血病可能"转入血液科，予骨髓穿刺等进一步检查。10 月 27 日骨髓穿刺报告：急性早幼粒细胞性白血病（APL-M3a），予静脉滴注三氧化二砷加口服维甲酸（视黄酸）诱导化疗，输红细胞、血浆及抗感染等治疗，先后予静脉滴注高三尖杉酯碱、静脉推注伊达比星杀白细胞。但患者病情仍继续恶化，腹腔感染严重，出现腹壁切口裂开、肠瘘、肺部感染、呼吸衰竭、脓毒症休克，经积极抢救无效，于 11 月 20 日死亡。死亡诊断：急性早幼粒细胞性白血病、阑尾周围脓肿、肺部感染。

思考

1. 疑为阑尾炎的腹痛患者，当血常规显示反常性的白细胞计数、血小板计数降低时，应排除哪些疾病或考虑伴有哪些疾病可能？

2. 以腹痛为首发症状的急性白血病，哪些情况才需要外科手术治疗？

本案焦点问题

出院后患者家属向某市中心医院（医方 2）医院医务科投诉：

1. 原以为是简单的阑尾炎，怎么会一下子变成了白血病？

2. 医方 2 对患者入院时已经存在的阑尾脓肿、腹腔感染病因及病情判断错误，迟迟不予手术，造成延误治疗致病情迅速加重而死亡。

3. 医方 2 对患方提供的某市人民医院（医方 1）病历资料根本不重视、不采信，导致本应尽快实施的骨髓穿刺拖延到剖腹探查术后才实施，使患者失去治疗的最佳时机而导致患者死亡。

因而，医方 2 存在误诊误治的医疗过错行为，是医方 2 的误诊误治造成了患者死亡，医方 2 应承担全部责任。

案例分析

根据患者在医方 1 住院时，有右下腹痛伴反复高热病史，右下腹压痛、反跳痛和包块体征，结合超声、CT 等均示阑尾炎性包块、阑尾周围脓肿等影像学征象，考虑患者存在右下腹感染病灶明确，首先考虑阑尾炎可能，但血常规多次检查示白细胞计数和血小板计数明显降低显然不支持，而且至从医方 1 出院已 15 天，脓毒血症表现明显，但影像学示右下腹包块无明显脓肿形成，不符合一般阑尾炎性包块特征，因而，应做进一步检查以明确诊断。而且，医方 1 血液科会诊建议骨髓穿刺，当患者转入医方 2 时，首先应请血液科会诊行骨髓穿刺检查。

分析：焦点问题 1

原以为是简单的阑尾炎，怎么会一下子变成了白血病？

患者入院后阑尾炎性包块经长时间抗感染治疗未见明显好转的根本原因是急性白血病本身，阑尾炎性包块只是其合并感染的一种表现，该患者以此为首发症状，临床少见，鉴别诊断有一定难度。根据医方 2 术后骨髓检查报告，患者确诊为急性早幼粒细胞白血病（APL-M3a）

无误。可见，入院时其实就是 APL-M3a 合并阑尾炎，因医方延误诊断直至发病后 1 个月（就诊后 20 天）才确诊。可见不是"简单的阑尾炎怎么会一下子变成了白血病？"而是医方 1 开始时误诊为阑尾炎。

急性阑尾炎发病后，未经及时治疗或有效治疗，其腹痛、发热等症状持续，且出现全身中毒症状，右下腹扪及边界不清、固定压痛的包块时，应考虑有阑尾炎性包块或阑尾周围脓肿形成，此时血白细胞计数往往明显升高，严重时甚至出现类白血病反应，表现为外周血白细胞计数显著增高（$> 50 \times 10^9$/L）和 / 或存在有异常未成熟白细胞，但其血红蛋白和血小板计数一般正常。阑尾周围炎性包块一般经强有力的抗感染治疗 1～2 周有效，无效者往往会形成阑尾周围脓肿，甚至脓肿破裂或肠穿孔导致腹膜炎，此时常需要手术治疗。但如无明显脓肿或肠穿孔，则无须手术介入。

分析：焦点问题 2

医方 2 对患者入院时已经存在的阑尾脓肿、腹腔感染病因及病情判断错误，迟迟不予手术，造成延误治疗致病情迅速加重而死亡。

患者于 10 月 12 日拟诊为"阑尾周围脓肿"收住于医方 2 时，已经腹痛 20 天，予抗感染、对症处理后无效，高热不退，增强 CT 示回盲部炎症及阑尾周围脓肿可能，但多次血常规示白细胞计数、血小板计数仍明显降低，与一般阑尾周围脓肿表现不符。此时，医方 2 理应警惕该患者的特殊性，遵循血液科会诊意见尽早作骨髓穿刺查找原因，但医方 2 仍认为可能是类白血病反应，予以局部穿刺引流。事实上，医方 2 在当时影像学检查没有显示阑尾周围有较多脓液的情况下，予以超声定位穿刺未抽到液体后，仍行脓肿引流术，后术中所见证实右下腹腔广泛粘连，无明显脓性积液。可见，医方 2 在患者手术指征不明显的条件下进行了手术探查，存在误判误治的医疗过错行为。因而，不支持患方质疑的"因迟迟不予手术，造成延误治疗致病情迅速加重而死亡"的观点，相反，给患者进行开腹手术探查可能加重病情。

对于怀疑细菌性感染的患者，出现反常性或原因不明的外周血白细胞和 / 或血小板减少，应首先想到排除血液系统疾病可能，而予骨髓穿刺检查。

分析：焦点问题 3

医方 2 对患方提供的某市人民医院（医方 1）病历资料根本不重视、不采信，导致本应尽快实施的骨髓穿刺拖延到剖腹探查术后才实施，使患者失去治疗的最佳时机而导致患者死亡。

医方 1 的出院记录中已明确记载出院诊断为"阑尾炎性包块、血小板减少症、白细胞减少症"，出院医嘱建议"继续抗感染治疗＋骨髓穿刺术"，可见医方 1 已经明确指出需要骨髓穿刺来排除血液病和协助诊断。而医方 2 却对此视而不见，对入院后多次血白细胞和血小板重度减少误认为是严重感染引起的"类白血病反应"而错误地实施了手术探查，加重了病情恶化；对血液科、感染科提出骨髓穿刺检查会诊意见也没有及时执行，直至剖腹探查发现右下腹并无明确感染性脓肿时，才想到骨髓穿刺来协助诊疗，此时已为时过晚，使患者失去了治疗的最佳时机而加速了患者死亡。因而，医方 2 存在对患者延误诊治和错误手术的未尽专家高度注意义务和不良结果回避义务的医疗过错行为。

法院判决意见：鉴于患者死亡是在其自身急性早幼粒细胞性白血病合并腹腔感染的严重疾病基础上，经医疗干预后，其原发病和感染均未得到控制致病情恶化而死亡，其自身疾病病情重，预后差；而医方 2 存在的医疗过错行为加速了患者病情恶化，未能很好阻止其死亡。综合判定患者最终死亡是患者自身急性白血病与医方 2 存在的医疗过错行为共同作用所致，即患者自身疾病和医方的医疗过错行为在其死亡中起同等作用，故医方 2 对患者死亡与患方承担同等责任。

医疗安全要点分析

本案例涉及医疗质量安全核心制度中的疑难病例讨论制度和术前讨论制度。当患者诊治发生困难、治疗效果较差、出现意外或少见情况时，应组织科室甚至全院疑难病例讨论。按照 2018 年国家卫生健康委员会发布的《十八项医疗质量安全核心制度》规定，除急诊抢救手术外，凡重大、疑难、新开展、诊断未确定的探查手术及二级以上择期手术，均需进行术前讨论。"而医方 2 没有执行。

本案例在入住医方 2 前及入院后均存在诊断未明确、治疗效果差和疑为"阑尾周围脓肿"伴脓毒血症的细菌性感染而出现外周血白细胞和血小板异常减少。病因未完全明确，属于疑难病例，但医方 2 却未及时组织疑难病例讨论，因而，医方 2 违反了疑难病例讨论制度、术前讨论制度。

反思总结

急性阑尾炎是急腹症中最常见的病因，但因阑尾的解剖位置变异较多，故临床表现亦多变易，有时被误诊。常常需要与回盲部疾病、女性盆腔疾病、右侧尿路结石、可能会波及右下腹的右上腹疾病、急性胃肠炎和右侧胸膜炎等内科疾病，甚至过敏性紫癜、铅中毒相鉴别。特别是有些疾病以右下腹痛或阑尾炎表现为首发症状时，容易误诊为急性阑尾炎，如回盲部癌、急性白血病侵犯阑尾和回盲部等。

对于病因不明的右下腹痛或临床表现不典型的阑尾炎，应注意以下几点：

1. 重视鉴别诊断 当遇到右下腹痛诊断不明或诊断困难，常规治疗效果差或存在阑尾炎无法解释的症状、体征或辅助检查结果时，应特别注意疾病诊断，切记不可单凭以往经验作出判断，而是应该严格执行会诊制度，以求其他专家协助诊疗，避免误诊误治。当阑尾炎患者出现不明原因的血白细胞、血小板降低时，就应想到要排除血液病可能而请血液内科会诊和进行骨髓穿刺。

2. 重视他科会诊意见 对于相关专科会诊意见，应结合病情具体分析其合理性和执行会诊意见的可行性，原则上应执行会诊意见并及时实施。本案例假如医方 2 能够根据血液科、感染科作骨髓穿刺的会诊意见及时行骨穿检查，不仅能很快得出急性白血病的诊断，而且能免去加速病情发展的错误手术探查，并使患者得到及时治疗。

3. 重视病史采集和对外院诊疗记录的分析 假如医方 2 能够进行详细的病史采集，并重视医方 1 出院诊断中"白细胞减少症、血小板减少症"和出院医嘱中的骨髓穿刺建议，并在入院后即行骨髓穿刺，就能很快明确诊断并采取有效治疗，很可能就可挽救患者生命。

4. 严格执行术前讨论和疑难病例讨论制度 患者在入住医方 2 后，经抗感染治疗效果较差，应该进行疑难病例讨论，在手术前应进行术前讨论。假如本案例医方 2 能够很好执行这二项制度，就可以避免延误诊断和治疗。

综上所述，临床医生必须仔细采集病史，认真审阅外院诊疗情况，学会疾病的鉴别诊断，重视会诊意见，当疾病诊断发生困难、治疗效果不佳或病因未明、无法确定诊疗措施等情况时，必须进行疑难病例讨论；在术前应该严格执行术前讨论制度，以减少误诊误治，保障医疗质量。

52. 警惕伪装成阑尾炎的大肠癌 ▶▶▶

关键词：阑尾炎；结肠癌；病历管理制度；医患沟通制度。

病史简介

患者，65 岁，女性。因"持续性右下腹痛 1 天"于 2011 年 8 月 6 日入院。患者 1 天前无明显诱因出现右下腹持续疼痛，疼痛不能缓解，无发热，无恶心、呕吐，无腹胀腹泻，无肛门停止排气排便，无便血。查 CT 示：阑尾增粗，伴周围少许积液。遂以"急性阑尾炎"收住入院。

既往体健，否认恶性肿瘤家族史。

入院查体

体温 36.9℃，脉搏 104 次/min，呼吸 20 次/min，血压 117/83mmHg，神志清，精神可，皮肤、巩膜无黄染，心肺听诊未见异常。腹平坦，右下腹压痛、反跳痛、肌紧张，未触及明显包块，肝脾肋下未及，移动性浊音（-），肠鸣音 3 次/min。

辅助检查

血常规提示：白细胞计数 $14.3×10^9/L$，超敏 C 反应蛋白 5.0mg/L。CT 提示：阑尾增粗，伴周围少许积液，回盲部多发小淋巴结影。考虑急性阑尾炎可能。

病情演变

入院后急诊行腹腔镜阑尾切除术，术中见阑尾充血肿胀，表面附有脓苔，部分升结肠肠壁水肿、色泽潮红、轻度扩张，腹盆腔内少量淡血性渗出，术中考虑急性阑尾炎诊断明确，升结肠改变不除外结肠癌可能。遂术中与患者家属谈话，将上述情况告知患者家属后，家属同意行腹腔镜阑尾切除术，术后再进一步检查。术后 3 天患者出院，出院时医生口头告知患者需进一步检查，如行肠镜、腹部增强 CT 等检查，但未记录于出院记录当中。术后病理结果提示：急性化脓性阑尾炎伴周围炎。患者出院后一直未规律随访，6 个月后诊断为结肠癌伴脑转移，错失手术时机，不久死亡。

思考

1. 除了急性阑尾炎，哪些疾病可表现为急性右下腹痛？

2. 如果你是主刀医生，术中腔镜下探查见到升结肠肠壁水肿、扩张，该如何处理？

本案焦点问题

出院后家属向医院医务科投诉：医生虽然告知其升结肠病变可能是结肠癌，但没有充分告知他们后续该如何处理，导致其延误结肠癌的诊治，最终导致患者死亡。

案例分析

患者右下腹持续疼痛，查体有右下腹固定压痛、反跳痛、肌紧张，CT 提示阑尾增粗伴周围炎，血常规提示白细胞计数明显升高，中性粒细胞百分比升高，阑尾炎诊断依据充分，各项检验检查未提示明显手术禁忌证，手术指征明确。术中探查进一步明确阑尾炎诊断，符合阑尾炎诊疗规范。

但是患者为阑尾炎合并结肠癌，是临床比较常见并且比较棘手的情况，临床医生应当保持清醒的头脑，应当充分告知患者可能存在阑尾炎合并结肠癌的可能，征得患者知情同意后，外科医生应当果断选择开腹手术，充分探查病变结肠，必要时可以行术中冷冻切片检查，触及明显肿块或者术中病理明确后，有条件的情况下，可以直接行结肠癌根治术。如果条件不足，可以限期在胃肠道充分准备后，尽快行结肠癌根治术。

分析：焦点问题

医生虽然告知其升结肠病变可能是结肠癌，但没有充分告知他们后续该如何处理，导致其延误结肠癌的诊治，最终导致患者死亡。

本例焦点问题在于病情告知，医生有责任告知后续需要做进一步检查，如肠镜或腹部增强 CT 及复诊时间。虽然术中谈话时医生曾口头告知，但术中告知的知情同意书、手术记录和出院小结中均无书面记录证据，医方存在流程落实的缺陷。患者死亡主要和疾病本身相关，没有按要求随诊也是病情延误的原因，但医方未能明确告知，导致病情延误，有次要责任。经第三方调解，医院给予患方经济补偿。

医疗安全要点分析

本案例涉及医疗质量安全核心制度中的病历管理制度和医患沟通。

作为医生行医证据的病历文书具有法律效应，需要特别重视。在病情发生变化，手术所见和术前预计不相符合，手术方式变化时，需要报告上级医生，必要时上级医生协助手术，同时进行书面告知并取得知情同意签字，本案例仅口头告知，存在缺陷。

出院记录是指经治医生对患者此次住院期间诊疗情况的总结，内容主要包括入院日期、出院日期、入院诊断、诊疗经过、出院诊断、出院情况、出院医嘱、医生签名等。出院记录另页书写，通常一式两份，一份交给患方，一份在病历中留存。出院医嘱包括患者出院的注意事项及后续治疗方案与带药、复查时间等，还包括对患者的服药指导、康复指导、营养指导。对转诊其他医疗机构的患者，需填写转诊机构的联系方式、主管医生的姓名、转诊方式及工具，如自行转诊、120 转诊或其他等。对每个患者的病情需要有针对性地记录。本案例医生没有针对可疑的结肠癌对患者及其家属给予有针对性的出院指导，存在缺陷。

反思总结

阑尾炎是最常见的急腹症，症状典型者容易诊断，但不典型者容易误诊、漏诊，尤其是阑尾合并恶性肿瘤的情况，容易"捡了芝麻漏了西瓜"。因此对于手术中所见与术前预计不相符合的情况，应特别注意以下事项：

1. 警惕大肠癌伪装成阑尾炎的可能，避免造成误诊误治。临床中，不少急性阑尾炎患者，手术中发现病灶不在阑尾上，而是右半结肠癌。这是因为，盲肠及升结肠肿瘤周围区域的炎症，如扩散累及到阑尾，阑尾腔部分会发生梗阻，加上结肠癌扩张性生长，肠腔变窄，致使肠腔近端压力升高，阑尾腔内容物无法正常排空，细菌会生长繁殖，从而引发急性阑尾炎。

2. 一定要充分与患者家属沟通，如实记录沟通内容并签字。对于住院期间诊断未明确的患者，出院记录一定要写清楚复诊时间及具体建议检查内容。

3. 重视医疗文书书写，尤其是出院小结，这是患者出院后能取得的主要文书，是指导他们术后饮食、生活、复查时间、复查项目的重要文件。同时，也是医疗行为的法律证明，特别在发生医疗纠纷时，是极其重要的证据文件。

53. 外出检查中患者病情变化抢救无效死亡 ▶▶▶

关键词：CT 检查；过敏性休克；多学科联合诊治制度；会诊制度。

病史简介

患者，男性，63 岁。因"反复呕血、解黑便十余年，再发 10 天"入院。患者 10 年前无明显诱因下出现呕血，为暗红色血液或咖啡样物，量约为 500ml，伴冷汗、四肢冰冷，无腹胀、腹痛，无反酸、嗳气，无多饮、多食、多尿，在当地医院住院治疗（具体不详）后出血停止。之后几年仍反复出现呕血或解黑便症状，呕血量在 100～300ml 不等，黑便量在 50～100g 不等，曾先后 2 次在本院消化内科住院，诊断"酒精性肝硬化失代偿期、食管胃底静脉曲张"，行食管胃底静脉曲张套扎术。

10 天前，患者再次出现解黑便，量约 20g/ 次，共 4 次，伴上腹部胀痛，无放射痛，无呕血、头晕、畏寒、发热等其他不适，当地医院住院治疗后解黑便停止，大便为黄褐色。现为求进一步治疗而来就诊，拟"酒精性肝硬化失代偿期，食管胃底静脉曲张破裂出血，门静脉高压症，腹水；中度贫血；肺炎"收入介入科。

既往无乙肝、丙肝病史，无药物及食物过敏史；有饮酒史 40 余年，白酒 0.5kg/ 次，3 次 /d。

入院查体

体温 36.5℃，脉率 92 次 /min，呼吸 20 次 /min，血压 148/81mmHg，皮肤晦暗，巩膜稍黄染，睑结膜苍白，未见肝掌及蜘蛛痣。两肺呼吸音粗，可闻及散在细湿啰音。心律齐，各瓣膜听诊未闻及病理性杂音。腹部膨隆，无腹壁静脉显露，未见肠型及蠕动波，中上腹轻压痛，无反跳痛，全腹未扪及包块，肝脾肋下未及，墨菲征阴性，双肾未扪及，麦氏点无压痛、反跳痛，双肾区无叩击痛，叩诊肝脾浊音界存在，肝区无叩击痛，移动性浊音可疑阳性，肠鸣音正常，未闻及血管杂音。双下肢无水肿。神经系统查体未见异常。

辅助检查

血常规示：白细胞计数 26×10^9/L，粒细胞百分比 87.8%，血红蛋白 82g/L。肝功能示：总胆红素 37.7μmol/L，谷丙转氨酶 7IU/L，谷草转氨酶 13IU/L，碱性磷酸酶 68IU/L，谷氨酰转肽酶 22IU/L。腹部及肺部 CT 平扫：①右肺中叶及左肺上叶下舌段、两肺下叶后基底段多发斑点、斑片状密度增高影，考虑为炎症；②两侧胸腔少量积液；③肝硬化、脾大、腹水、胆囊结石；④肝左叶囊状低密度影，考虑为肝囊肿；⑤胃底管壁增厚，考虑门静脉高压。

病情演变

入院后完善相关检查，并予护肝、抗感染、抑酸护胃、利尿、补充白蛋白等对症治疗。住院第 3 天为进一步评估患者肝脏病变情况，9:00 外出行肝脏增强扫描 CT 检查。CT 检查中，患者突发呕吐，意识丧失，呼吸心跳停止，考虑造影剂所致过敏性休克，立即给予胸外心脏按压、呼吸囊辅助呼吸及抗过敏等处理。9:24 转送急诊抢救室继续抢救，给予气管插管，呼吸机辅助呼吸,继续胸外心脏按压、建立静脉通道、抗过敏等治疗,9:39心跳恢复,继续予积极抢救和对症支持治疗。但患者病情危重,经积极抢救治疗无效于16:43宣布临床死亡。

思考

1. 当患者外出检查时,突然出现病情变化,呼吸心跳停止,作为医生你该如何进行积极抢救处理?

2. 患者出现病情变化,病情极其危重,你该如何与患者及其家属进行更好的沟通?

本案焦点问题

患者家属投诉:

1. 外出检查前,医生未充分评估患者的病情,未完善相关检查,未能排除相关检查风险,导致发生造影剂所致的过敏性休克,患者病情加重抢救无效死亡。

2. 患者出现病情变化时,医生抢救治疗是否准确及时?

案例分析

患者"酒精性肝硬化失代偿期、食管胃底静脉曲张破裂出血、门静脉高压症、腹水"诊断明确,本次因解黑便再次住院治疗。为进一步评估患者肝脏情况,有肝脏CT检查指征。在检查过程中患者突然出现病情变化,呕吐、意识丧失、呼吸心跳停止,考虑造影剂所致过敏性休克,立即予积极抢救处理。

CT增强检查用的是非离子型碘造影剂,安全性高,一般不会发生药物反应,但极少数患者由于特异体质或各种事先不能预知的原因,可能发生过敏及肾功能损害等不良反应,严重者会危及生命,现代医疗手段尚难预知。不同程度的过敏反应具体表现有:①轻度反应,如荨麻疹、头痛、头晕、恶心、呕吐等;②中度反应,如口舌发麻、结膜充血、胸闷气急、发音嘶哑等;③重度反应,如呼吸困难、血压骤降、意识丧失、休克,以及呼吸、心搏骤停导致死亡等。

> **分析:焦点问题1**
>
> 外出检查前,医生未充分评估患者的病情,未完善相关检查,未能排除相关检查风险,导致发生造影剂所致的过敏性休克,患者病情加重抢救无效死亡。
>
> 肝脏CT多期增强扫描可明显提高小病灶(≤3.0cm)的检出率,有利于病灶定性、鉴别诊断;同时也有利于显示肝内血管结构,显示肝动脉或了解肝脏微循环血流灌注,了解肝脏病灶强化的趋势,从而进一步明确病灶性质、范围,明确肿瘤病灶有无侵犯邻近血管或癌栓形成等。结合该患者病史,有行肝脏多期扫描CT检查的指征。入院后医生予完善相关病史采集及辅助检查,患者既往无药物、食物过敏史及相关禁忌证。检查前CT室医生或护士已将碘过敏试验、增强过程中可能出现的碘过敏反应,以及意外、过敏反应及抢救措施等与患者及其家属沟通清楚,患者家属同意并在"CT增强检查知情同意书"上签字并生效。该患者行碘过敏试验为阴性,才予进一步完善CT检查,检查中患者出现速发型过敏反应、过敏性休克,医生立即予积极抢救处置,医生诊疗流程并无过失。

患者在行肝脏多期扫描CT检查时,突发病情变化,出现过敏性休克,医生立即予胸外心脏按压、呼吸囊辅助呼吸及抗过敏等处理。并紧急转送至急诊抢救室继续抢救,给予气管插管,呼吸机辅助呼吸,继续胸外心脏按压,抗过敏等治疗,后患者心跳、血压恢复,继续予积极抢救和对症支持治疗。

过敏性休克治疗原则：①立即平卧，肌内注射肾上腺素；②迅速补充有效血容量以维持组织灌注；③使用肾上腺皮质激素；④应用支气管解痉剂；⑤早期应用抗组胺类药物；⑥严重喉头水肿者须作气管切开术；⑦尽早去除病因。

> **分析：焦点问题2**
>
> 患者出现病情变化时，医生抢救治疗是否准确及时？
>
> 患者在检查过程中，突发速发型过敏反应、过敏性休克，医生立即予积极抢救处理，并紧急转往急诊抢救室行进一步抢救治疗。抢救措施及时正确，符合过敏性休克抢救治疗原则，但应急救治及处理仍存在一定的不足，存在病情变化应急预案及处理流程不够完善，医疗质量安全核心制度中的多学科联合诊治制度、会诊制度执行不到位的问题；未予多学科会诊共同讨论制订救治方案，协助抢救处置，以达到更好的救治效果。

医疗安全要点分析

本案例涉及医疗质量安全核心制度中的多学科联合诊治制度、会诊制度。

本案例中，患者在行肝脏多期扫描 CT 检查时，突发病情变化，出现过敏性休克，经积极抢救治疗但最终抢救无效死亡。危重患者外出行需使用造影剂的相关检查的时候，应该注意：

1. 临床科室应提前做好患者病情的评估，包括既往有无其他药物过敏史，排除有无造影剂过敏的可能，完善相关风险筛查，事先与辅助检查科室行患者病情沟通告知，以及做好检查安全防护措施。

2. 辅助检查科室应完善相关造影剂过敏所致过敏性休克的应急救治流程及预案，做到防范到位，救治处置及时。

3. 检查前风险的充分告知、检查中病情变化及抢救处置均应与患者家属做好及时、充分、有效的沟通，取得患者家属的信任和理解。

反思总结

过敏性休克的表现与严重程度因机体反应性、抗原进入量及途径等不同而有很大差别。本病大都突然发生，约半数以上患者在接受病因抗原 5 分钟内发生症状，仅 10% 患者症状起于半小时以后，极少数患者在连续用药的过程中出现。过敏性休克所致死亡可发生在几分钟内，迅速处理十分重要。抢救的关键是保持呼吸道通畅和维护有效的呼吸与循环功能。

对于需使用造影剂行辅助检查的患者，应注意以下事项：

1. 重视观察监护　在检查中及检查完成后 30 分钟内，都需严密观察患者的病情，做好监护防范，避免疏忽遗漏，延误患者的救治。

2. 重视联合救治　多学科联合诊治制度及会诊制度执行到位，以最优治疗方案，给予患者最好的救治处置。

3. 重视应急预案流程　完善健全的应急预案及处理流程，加强培训演练，当出现紧急病情变化时，做到应急救治及处理及时准确，将取得更高的救治效率及成功率。

54. 危重高龄患者围手术期管理缺陷案例 ▶▶▶

关键词：急性胃穿孔；病情评估；病历管理制度；急危重患者抢救制度；三级查房制度。

病史简介

患者，男性，97 岁。因"突发腹痛 4 小时"于 2 月 20 日 19:00 急诊入院。患者家属诉患者 2 月 20 日 15:00 左右无明显诱因下突然出现左中腹持续性胀痛，程度中等，休息无缓解，渐加重并扩大至全腹，无畏寒、发热，无恶心、呕吐、血便等不适，急查腹部立位 X 线片：①不完全性肠梗阻；②拟气腹症，怀疑消化道穿孔；③腹部异物影：怀疑消化道异物、腹部软组织物。急诊抗炎、补液等治疗无好转，拟为"腹痛待查：怀疑消化道穿孔"入院。起病以来，患者精神、食欲、睡眠较差，大小便未见异常。

既往有高血压及冠心病病史 10 年，未规律用药。

入院查体

体温 37.3℃，脉搏 132 次 /min，呼吸 25 次 /min，血压 96/60mmHg，血氧饱和度 98%，神志清，精神差，巩膜无黄染，颈软，无抵抗，两肺呼吸音稍粗，未闻及明显干湿啰音，心律齐，心脏各瓣膜区未闻及病理性杂音，腹平坦，未见胃肠型及蠕动波，全腹腹肌紧张，压痛、反跳痛，未扪及包块。四肢肌力、肌张力正常，生理反射存在，病理征未引出。

辅助检查

腹部 X 线片：①不完全性肠梗阻；②拟气腹症，怀疑消化道穿孔；③腹部异物影：怀疑消化道异物、腹部软组织物。

心电图：①窦性心动过速；②偶发房性期前收缩；③完全性右束支传导阻滞。

病情演变

患者初步诊断：①腹痛待查：怀疑消化道穿孔；②不完全性肠梗阻；③弥漫性腹膜炎。给予禁饮禁食、抗感染、补液等支持对症治疗，进一步完善检查。

19:45 血常规示：白细胞计数 $2.25×10^9$/L，血红蛋白 160g/L，血小板计数 $176×10^9$/L，超敏 C 反应蛋白 4.67mg/L。电解质、肝、肾功能正常。

19:51 值班主治医师查房：①消化道穿孔诊断明确，无明显手术禁忌，考虑"急诊全身麻醉下行腹腔镜探查术，备消化道穿孔修补术、部分肠管切除吻合、肠造瘘术"，并开始术前准备；②静脉滴注头孢他啶和甲硝唑二联抗炎，同时予抑酸护胃治疗。

20:28 检验科第一次危急值报告及处理：血浆 D- 二聚体 20.02mg/L。患者无胸闷心悸，无恶心、呕吐及呼吸困难等不适主诉，经请示值班主治医师，嘱观察，同时急查血气分析。

21:18 检验科第二次危急值报告及处理。血气分析：pH 7.38，动脉血氧含量 22.70mmol/L，二氧化碳分压 16.70mmHg。患者无明显胸闷、心悸，无呼吸困难等，继续予抗炎、对症、给氧、生命体征及指脉氧监测等处理观察。

21:30 术前小结：体温 37.3℃，呼吸 22 次 /min，心率 132 次 /min，血压 96mmHg/60mmHg，血氧饱和度 98%；病史、生命体征及查体、辅助检查结果、诊断等与主治查房记录完全相同。

术前诊断：①腹痛查因，怀疑消化道穿孔；②不完全性肠梗阻。急诊全身麻醉下行腹腔探查术，术中见：腹水褐色，有大量食物残渣，回盲部 100cm 处小肠穿孔 1.5cm、粘连成团。行切除穿孔及严重粘连小肠约 30cm，小肠侧侧吻合。手术约 3 小时，经过顺利。

术后诊断：①小肠穿孔；②不完全性肠梗阻；③感染性休克。患者送出手术室时，体温 37.8℃，呼吸 22 次 /min，心率 132 次 /min，血压 96mmHg/60mmHg，血氧饱和度 98%。

次日 2:18，返回胃肠外科后约 30 分钟，患者出现呼吸困难，气促，血压 70/30mmHg，心率 60 次 /min，呼吸急促，约 55 次 /min，指脉血氧无法测出，当班主治医师立即行床边抢救，同时请麻醉科、ICU 等多科急会诊共同抢救。给予药物抢救治疗，气管插管、心肺复苏等处理。4:45 患者血氧饱和度回升至 93%，呼吸较前平稳，脉搏 126 次 /min，血压 137/79mmHg，诊断：①小肠穿孔；②不完全性肠梗阻；③感染性休克；④急性呼吸、心脏功能衰竭；⑤心肺复苏术后。转 ICU 进一步治疗，予静脉滴注亚胺培南西司他丁 + 莫西沙星 + 奥硝唑抗感染、血管活性药物、补液扩容、胃肠道保护及营养等对症支持治疗。

5:02 血常规：白细胞计数 1.73×10^9/L。

5:30 血 α- 淀粉酶 2 027IU/L。

7:15 肌红蛋白 > 3 000.0μg/L，肌钙蛋白 1.410μg/L。

后病情继续进展，经积极抢救无效，因多功能脏器衰竭死亡。

思考

1. 面对高龄患者，基础疾病多，患者手术风险极高，你作为临床医生应如何充分分析高龄患者的疾病特点？如何尽可能地降低手术相关风险？

2. 应如何更好地进行医患沟通，做到充分告知？如何取得患者及其家属的理解及配合？

本案焦点问题

请问住培学员：

1. 院方诊疗过程存在哪些缺陷，违反哪些诊疗常规？

2. 医院违反哪些医疗质量安全核心制度，造成患者死亡？

案例分析

该案例为高龄患者，基础疾病多，因消化道穿孔入院，行剖腹探查手术风险极高，危重高龄患者的围手术期管理非常重要。虽然临床医生勇于承担，争取给患者生存的机会，但本案例最终结局不好，值得大家思考及反思。对于危重高龄患者如何更有效评估和沟通告知，在工作中要做细、做到位，医疗质量安全核心制度的执行及病历书写规范，更是尤为重要。

分析：焦点问题 1

院方诊疗过程存在哪些缺陷，违反哪些诊疗常规？

1. 术前多项检查结果提示高危信号，但医生未进行深入分析和处置。

2. 违反病历书写规范，术前小结简单复制入院记录，患者护理记录与病程记录存在严重不一致情况，存在明显拷贝、伪造病历嫌疑。

3. 忽视高龄、高危和多次危急值的警示，术前漏诊、未进行仔细分析，未及时调整诊疗方案，努力将患者手术风险降至最低。

该患者初步诊断肠穿孔并腹膜炎，急诊手术指征充分，但在整个诊疗处置过程中，存在医疗质量安全核心制度未严格执行的问题，导致处置不及时，救治未到位，本是治病救人，但最终导致不良结果，患者最终死亡。

分析：焦点问题2

医院违反哪些医疗质量安全核心制度，造成患者死亡？

1. 未能履行急危重患者抢救制度、三级查房制度　该病例中存在以下诊疗缺陷：

(1) 血常规白细胞、D-二聚体和血气分析等严重异常的化验结果已强烈提示"感染性休克"可能，由于当班手术医生经验不足，未能及时发现和诊断感染性休克并正确处置，存在漏诊和治疗延误。

(2) 本案例中，97岁高龄手术患者、术前检验科多次危急值报告，均反复提醒当班医生需要按照急危重患者抢救制度和三级查房制度完善诊疗，但患者在19:00入院至22:00手术长达3小时中，胃肠外科值班医生未汇报上级医生完成急危重症讨论、未邀请麻醉医生完成麻醉前评估、未邀请相关科室充分围手术期准备，导致该患者休克状态未能得到及时诊治，继而逐步恶化进入休克衰竭期，而无法逆转。

(3) 麻醉值班主治医师也存在未能完成麻醉前评估、履行危急重症患者抢救制度和三级查房制度的问题，值班麻醉医生由于对病情判断和治疗经验不足，麻醉和复苏过程中患者抗休克状态未能有效纠正就送回普通病区治疗，患者回到病房仅30分钟病情就发生了严重恶化。

2. 违反病历管理制度　病历书写规范要求病程记录应如实反映病情变化，及时和完整记录阳性检查检验结果和重要阴性结果和诊治过程，注意避免出现病程记录、护理记录与病情变化和诊疗实际相互矛盾的错误。该患者入院病程记录、主治医师查房记录与术前小结高度一致，入院和术前相隔3小时，但两个记录中生命体征居然一模一样，与护理记录存在明显矛盾，极有可能是电子病历中简单粘贴拷贝导致的严重缺陷。在纠纷处理时，很容易被质疑"由于临床医生未能仔细观察病情变化，继而导致漏诊感染性休克"，医方存在失职。

3. 应重视急危重症患者的病情评估和麻醉前评估　急危重患者病情变化较快，获取患者的病史、病情信息较少，容易发生漏诊和误诊。定期及时地进行多环节评估可以有效提升诊疗质量，减少误诊和漏诊，提升患者安全。

医疗安全要点分析

该案例提示在临床工作中严格执行急危重患者抢救制度、三级查房制度和麻醉前患者访视制度等可以有效提高诊疗质量和患者安全程度。这些制度对于危重急诊患者的救治、临床经验欠缺的低年资医生尤为重要。麻醉医生临床工作中以上制度也同样适用，并应切实执行。

由于电子病历管理便捷、数据存储和提取高效等优点，其使用和推广现已成为各大医院的主要趋势。但电子病历中复制、粘贴导致"张冠李戴"、与护理记录和实际病情变化相矛盾等错误屡见不鲜。这类错误的发生，不但极易导致误诊、漏诊的发生，而且容易引起纠纷，甚至在纠纷处置时成为严重失职、虚假病历、无效病历、伪造病历的重要证据。

反思总结

急腹症是急诊常见病，由于发病急、病情发展快、病史资料少，极易导致误诊、漏诊和误治。

同时,医疗资源和高级别医师的缺乏也是常导致急诊手术不良事件的重要原因。

术前需要高度重视患者病情的评估,及时识别危重患者,及时向上级医生汇报,若仍无法解决,可以参照疑难病例讨论制度和会诊制度要求进行科内讨论,甚至多学科联合会诊。若患者病情恶化或出现自己无法解决的病情变化,在向本科主任等请示汇报的同时,应该及时邀请相关科室会诊,协助诊断治疗和指导帮助抢救。

我国人口老龄化趋势下,如何应对高龄患者,充分分析高龄患者的疾病特点,加强医患之间的沟通,做到充分告知,是临床医生需要思考及解决的问题。

55. 动动手指头就能避免的误诊　▶▶▶

关键词:肛门指检;直肠癌;注意义务;三级查房制度;会诊制度,疑难病例讨论制度。

病史简介

患者,男性,61 岁。因"阵发性脐周痛伴腹胀半个月,加重 4 天"于 2014 年 12 月 16 日收住于某市三级乙等医院(以下简称"医方 1")。患者半个月前无明显诱因下出现脐周疼痛,阵发性,伴有腹胀,肛门排气后往往能缓解,无恶心、呕吐,食欲稍有下降,当时未予以重视。4 天前腹痛腹胀加重,发作频繁,伴恶心、呕吐,呕吐胃内容物,吐后腹痛稍减轻,同时伴有肛门排气减少,近 3 日共解血丝便 4~5 次,量少。感乏力、口渴、食欲差。

既往有痔疮病史。

入院查体

体温 37.2℃、脉搏 96 次 /min、呼吸 16 次 /min、血压 130/84mmHg。一般情况可,浅表淋巴结未及,巩膜无黄染。心肺检查无异常。腹膨隆而软,无明显压痛、反跳痛,未及包块,肝脾肋下未及,肠鸣音活跃。肛门指检未及明显肿块,指套未染血。

辅助检查

X 线示:肠梗阻。超声示:腹腔胀气明显、腹腔少量积液,胆囊多发胆固醇结晶。血常规示:白细胞计数 13.7×10^9,C 反应蛋白 13.0mg/L。大便隐血(+++)。

入院诊断:肠梗阻。

病情演变

入院后予禁食、抑酸、通便、抗感染及补液等治疗,拟进一步检查,必要时手术治疗。次日(12 月 17 日)患者仍感腹胀,但无明显腹痛,肛门无排气。12 月 18 日 X 线示腹部肠管局部积气,可见充气结肠曲伴数只阶梯状大液平,提示肠梗阻,癌胚抗原(CEA)13.96μg/L,考虑肠梗阻,肠道肿瘤可能性大。暂予口服液状石蜡(石蜡油)200ml、生大黄煎液灌肠(200ml/ 次,共 3 次)、开塞露通便等治疗,如无法解除,需急诊手术,家属表示理解。12 月 20 日 6:57 突发腹痛腹胀加剧,查体左侧腹部轻压痛,考虑肠梗阻未能解除,闭袢型肠梗阻可能,结肠占位可能性大,即予胃肠减压和联系腹部 CT。

鉴于病情恶化,9:00 家属要求转某市三级甲等医院(以下简称"医方 2")。当天 11:00 到达,查体:脉搏 148 次 /min,呼吸 24 次 /min,血压 155/123mmHg,全腹高度膨隆,压痛、反跳痛不明显,双下肢皮温低,双侧足背可及散在淤血点。肛检:距肛 6～7cm 可及巨大溃疡型占位,肠腔狭窄。急诊 CT:直肠上段肿瘤伴梗阻、穿孔,腹腔少量积液;右侧髂总动脉分叉处狭窄。经术前准备及手术知情同意签字后,于当天下午行剖腹探查术,术中见腹腔内约 400ml 粪水,距肛缘 7cm 可及一约 10cm×8cm 大小直肠肿瘤,与膀胱壁致密粘连,横结肠多处肠管破裂穿孔,穿孔处肠管发黑,予直肠肿瘤切除 + 乙状结肠造口 + 横结肠部分切除 + 横结肠造口 + 腹腔冲洗引流 + 阑尾切除术。手术历时 5 个多小时,术中麻醉记录:血压低(最低 80/60mmHg),血气分析示酸中毒,pH 7.17,碱剩余 12.7mmol/L。术后诊断:直肠癌伴梗阻、横结肠穿孔、腹膜炎、感染性休克。

考虑病情危重,术后(20:30)即送 ICU,予静脉滴注亚胺培南西司他丁联合替考拉宁抗感染、禁食、补液、生长抑素、纠酸、抗休克等治疗。当晚 21:21 发现四肢皮温低,双足可见花斑,右足背动脉未及,次日 9:29 再次确定右足背动脉未及,大腿发绀明显,超声检查示右侧髂总动脉、股浅动脉内大量血栓形成,予低分子量肝素抗凝等治疗,并于当天 13:00 经家属同意行右下肢动脉探查取栓术,术中取出混合性血栓约 10cm,术后四肢皮温较前好转,右足背动脉可及。但患者病情仍进行性恶化,出现多器官功能衰竭,于 12 月 22 日经家属商议后放弃治疗,自动出院后死亡。出院诊断:直肠恶性肿瘤伴梗阻、横结肠穿孔、腹膜炎、感染性休克、急性右下肢动脉血栓形成、多器官功能衰竭(呼吸系统、循环系统、肾脏、肝脏)。

思考

1. 肠梗阻的常见原因有哪些?

2. 导泻药物可能引起肠穿孔,该如何避免?

3. 导致下肢深静脉血栓形成的危险因素有哪些?

本案焦点问题

事后患者家属向两家医院医务科投诉:

1. 同样的肛门指检为什么医方 1 查不出肿块,而上级医院(医方 2)就能查到?

2. 医方 1 没有及时做腹部 CT 等检查来排查肠梗阻病因,以致误诊、延误治疗,病因不明而又不及时转诊,造成严重后果,存在严重的医疗过错行为。

3. 医方 1 给予口服液状石蜡等药物使用不当,未行胃肠减压,造成病情突然加重,存在医疗过错行为。

4. 医方 2 存在术前诊断严重不足,漏诊弥漫性腹膜炎、肠穿孔;对右下肢动脉血栓漏诊、延误治疗,导致右下肢严重缺血而加重病情致患者死亡,故医方 2 存在严重医疗过错行为。

总之,两家医院的医疗过错行为造成患者死亡,应承担全部责任。

案例分析

患者因"直肠癌伴肠梗阻"而就诊于医方 1,结合医方 2 术中所见及病理报告,其"直肠癌伴闭袢性肠梗阻、横结肠多发穿孔、急性弥漫性粪性腹膜炎、急性右下肢动脉血栓形成"诊断明确,最后导致多器官功能衰竭而死亡。

根据肠梗阻的诊断流程,首先要确定是否肠梗阻,然后明确肠梗阻的类型(机械性、动力性、血运性)和性质(单纯性、绞窄性),再明确梗阻的部位(低位、高位)和梗阻程度(完全性、不完全性),最后确认梗阻的原因。医方 1 在患者入院后即作出"肠梗阻"的诊断,并根据 CEA 增高,首先考虑肠道肿瘤引起的肠梗阻,根据当时具体情况,采取了相应的保守治疗措施,没有明显违反诊疗常规。

分析：焦点问题1

同样的肛门指检为什么医方1查不出肿块，而上级医院（医方2）就能查到？

医方1入院时进行了肛门指检，但没有发现问题；而医方2入院时肛门指检就能触及直肠肿块，究其原因可能是医方1当时根本没有作肛门指检，也可能是检查医生不会做肛门指检或检查不到位。因而，医方1存在未行肛门指检或检查不到位而造成漏诊和延误治疗的医疗过错行为。

医方1已经作出不完全性肠梗阻诊断后，应首选CT等影像学检查，如肠梗阻基本解除、病情允许时也可做肠镜检查，进一步确定梗阻部位和原因。

分析：焦点问题2

医方1没有及时做腹部CT等检查来排查肠梗阻病因，以致误诊、延误治疗，病因不明而又不及时转诊，造成严重后果，存在严重的医疗过错行为。

入院后医方1曾作出"不完全性肠梗阻，肠道肿瘤可能性大"的诊断，此时按照肠梗阻诊断步骤，理应尽早行腹部CT检查来确定梗阻部位和原因，而医方1却没有及时行腹部CT检查，并忽视了X线片所见"充气结肠曲伴数只阶梯状大液平"高度提示结肠梗阻和CEA明显增高提示胃肠道癌肿的诊断意义，造成梗阻部位和原因判断困难；梗阻病因不明而又不及时予以转诊，从而未能尽早作出明确诊断。可见，医方1存在未及时行腹部CT检查、忽视X线片所见等医疗过错行为，应承担相应责任。

当X线片出现"充气结肠曲伴数只阶梯状大液平"，应该想到完全性肠梗阻可能，予以禁食、胃肠减压、补液等保守治疗措施，如保守治疗无效，就应及时行手术探查。

分析：焦点问题3

医方1给予口服液状石蜡等药物使用不当，未行胃肠减压，造成病情突然加重，存在医疗过错行为。

医方1对X线片所见"充气结肠曲伴数只阶梯状大液平"提示完全性肠梗阻的影像学表现判断错误，仅以肛门有少量排气就判断患者当时为不完全性肠梗阻，而给予口服液状石蜡、生大黄煎液灌肠和开塞露通便等治疗。医方1在患者出现完全性肠梗阻的情况下仍给予口服液状石蜡，以及多次生大黄煎液灌肠和开塞露通便，而且量较多，造成2天后结肠多处坏死穿孔（这在医方2术中已证实）。因而，医方1在对患者诊疗过程中存在对其病情错判，并实施了错误治疗措施导致患者结肠穿孔后果的医疗过错行为。因此，医方1应对患者肠梗阻后并发结肠穿孔负全部责任。

肠梗阻患者如出现绞窄性肠梗阻表现或经保守治疗无效致腹痛等症状和腹膜炎体征加重时，应立即进行剖腹探查，查明病因和解除肠梗阻，以免发生肠坏死、肠穿孔等并发症，如查明已发生肠坏死，应切除坏死肠段和解除肠梗阻。对于并发的并发症或伴随疾病，根据具体情况及时诊疗。

分析：焦点问题4

医方2存在术前诊断严重不足，漏诊弥漫性腹膜炎、肠穿孔；对右下肢动脉血栓漏诊、延误治疗，导致右下肢严重缺血而加重病情致患者死亡，故医方2存在严重医疗过错行为。

医方2在接诊后很快通过病史、体征（包括肛门指检）和CT等检查作出"直肠癌伴袢性肠梗阻、消化道穿孔可能、急性腹膜炎、感染性休克"的诊断；手术指征明确，行急诊手术，术后诊断为"直肠癌伴梗阻、横结肠穿孔、腹膜炎、感染性休克"。可见，医方2术前诊断基本正确，手术及时，手术方式选择正确，诊疗符合肠梗阻处置常规。因而，医方2不存在患方提出的"术前诊断严重不足，漏诊弥漫性腹膜炎、肠穿孔"的医疗过错行为。

但是，医方2对术前CT示"右侧髂总动脉分叉处狭窄"和"双下肢皮温低，双侧足背可及散在淤血点"，以及术后回ICU时"右足背动脉未及"等异常征象未予重视并进一步检查，至次日才行超声检查确定诊断，然后急诊手术取栓。可见医方2存在延误急性右下肢动脉血栓形成诊断的过错行为，导致患者右下肢缺血时间延长，肢体组织因缺血缺氧致组织分解、细胞坏死产生的各种毒素等有害物质增加，加重了对机体重要器官功能损伤，加速了患者死亡。但患者本身疾病危急也在一定程度上影响了医方2的判断。因此，医方2存在对患者右下肢动脉血栓形成的漏诊、延误治疗的医疗过错行为。

经司法鉴定，两家医院的医疗过错行为与患者的死亡之间存在直接因果关系。患者自身疾病与两家医院存在的医疗过错行为对患者死亡起相同作用，即两家医院共同承担45%～55%责任，其中医方1和医方2分别承担40%～45%和5%～10%责任。该鉴定结果被法院采纳并判决。

医疗安全要点分析

本案例涉及医疗质量安全核心制度中的三级查房制度、会诊制度和疑难病例讨论制度。医方1医生的肛门指检等基本技能差和对于病因不明肠梗阻进一步检查诊疗规范执行不到位，而且医方1对诊断不明患者没有履行三级查房制度、会诊制度和疑难病例讨论制度，直接导致对患者的误诊误治进而引起严重后果。医方2对于已发现的"右侧髂总动脉分叉处狭窄"等异常他科情况未及时请血管外科会诊，而导致"右下肢动脉血栓形成"的漏诊、延误治疗，可见，医方2违反了对"患者病情超出本科专业范围，需要其他科室协助诊疗者，应行科间会诊"的会诊制度。

反思总结

肠梗阻是普外科常见的急腹症，其误诊率高，延误诊疗经常会导致严重后果甚至造成患者死亡。急性机械性肠梗阻诊疗时应特别注意以下事项：

1. 严格执行肠梗阻的诊断流程。对于有肠梗阻症状的患者，首先要确定是否为肠梗阻，然后明确其类型和性质、部位和梗阻程度，最后确认病因。特别是注意有无绞窄性肠梗阻表现，确定有无手术探查指征。

2. 重视肛门指检等常规检查的实施。所有怀疑有肠梗阻的患者，均需行肛门指检，而且必须认真进行肛门指检以免漏诊，平时要加强基本技能培训。

3. 严格执行三级查房制度，对于诊断不明确、保守治疗无效的肠梗阻患者，应该及时进行科室甚至全院疑难病例讨论，以协助诊治，避免误诊误治。

4. 严格执行会诊制度。对于检查中发现超过本科诊疗范围的情况，应及时请相关专科进行会诊，以免误诊漏诊。

5. 对于明确肠梗阻的患者，口服药物及灌肠等保守治疗措施应禁用或仅能在严密监护下慎重使用，以免加重肠梗阻。

综上所述，在肠梗阻诊疗中，医务人员必须严密观察腹痛腹胀等病情变化，通过 CT 等影像学等检查，尽快查找肠梗阻的部位和病因及严重程度等，来确定有无手术指征。对于疑似绞窄性肠梗阻或保守治疗无效者，应积极创造条件及时手术，以免造成肠坏死穿孔等严重并发症。

56. 腹腔镜胆囊切除术致胆总管损伤案例

关键词：胆囊结石；腹腔镜胆囊切除术；胆总管损伤；注意义务；会诊制度；疑难病例讨论制度。

病史简介

患者，余某，女性，41 岁。2015 年 9 月 17 日因"右上腹反复疼痛 10 年余"至某市第二人民医院住院治疗。10 年前开始右上腹疼痛，后反复发作，自服药后均可缓解。近日超声提示胆囊多发结石伴胆囊炎，患者近期无明显症状，要求手术，以"胆囊结石，胆囊炎"收住入院。

既往体健。

入院查体

体温 36.9℃，脉搏 80 次 /min，呼吸 12 次 /min，血压 112/76mmHg。一般情况可，皮肤巩膜无黄染，心肺体检无异常，腹平坦，腹肌软，无压痛，肝脾肋下未及，墨菲征阳性，肠鸣音 4 次 /min，移动性浊音阴性。

辅助检查

血常规和肝功能均正常。超声提示胆囊多发结石伴胆囊炎。

病情演变

入院后予常规术前检查，未发现手术禁忌证，医方将病情和风险告知患方，患方知情同意并签字后，于 9 月 19 日在全身麻醉下行腹腔镜胆囊切除术（LC）。术中见胆囊增大约 8cm×6cm×4cm，张力高，胆囊壁薄，内有数枚结石，胆囊颈部完全阻塞，胆囊内为白色胆汁，给予减压，胆囊与周围组织广泛粘连，分离粘连，分离胆囊三角，分离出胆囊管与胆囊动脉，分别用 Hem-o-lock 夹夹闭离断，以电凝切除胆囊。手术顺利，置腹腔引流管 1 根，术后安全返回病房。

术后第 2、3 天晨，网膜孔引流管分别引流出黄绿色液体约 100ml、80ml，伴发热，考虑胆漏，请示主刀医生后予以对症支持治疗。术后第 4 天发现巩膜黄染，肝功能示梗阻性黄疸和转氨酶升高，此后黄疸加重，每天网膜孔引流胆汁增多。术后第 6 天腹部 CT 示肝内胆管轻度扩张，胆囊术后改变。患者病情继续加重，医方考虑胆总管不全梗阻并胆漏，9 月 26 日（术后第 7 天）转入省级医院。

入院查体：神志清，精神欠佳，急性病容，贫血貌，皮肤巩膜黄染，腹肌软，无明显压痛、反跳痛，右上腹壁可见一引流管引出多量胆汁。拟诊为：黄疸原因待查，怀疑胆道损伤、胆总管结石、胆道肿瘤、胆道感染、胆囊切除术后。入住消化内科，予积极抗感染、生长抑素、护肝、退黄和补液等对症支持治疗。入院后腹腔引流管引流出胆汁样液体 200～400ml/d，体温正常，转氨酶较前升高,总胆红素 68.5μmol/L,较前下降。术后第 9 天磁共振胰胆管成像(MRCP)考虑肝门部占位伴肝内胆管梗阻性扩张;次日经内镜逆行胆胰管成像(ERCP)示胆管造影见胆总管盲腔样,胆总管中上段及肝内胆管未见显影,请普外科会诊考虑"怀疑肝门部占位伴梗阻性黄疸、胆道损伤,胆道感染,胆囊切除术后,中度贫血"有手术指征而转入肝胆外科,经科室讨论后认为胆道损伤可能性大,需行胆肠吻合术。经术前准备后于术后 11 天在全身麻醉下行剖腹探查,术中见右上腹原手术区有粘连,左右肝管汇合处有塑料夹夹闭,右肝管侧壁有一小破口,有胆汁流出,局部组织挫伤较重,探查左右肝管通畅而行肝管空肠端侧结肠前 Roux-en-Y 吻合术。术后经抗炎、护肝、护胃等对症支持治疗,恢复基本顺利而于 10 月 22 日出院。

思考

1. LC 术中发现胆囊三角解剖不清等异常情况时,术者该如何确定手术方案?如何与患方谈话取得患方知情同意?

2. LC 术后早期发生胆漏和 / 或黄疸,该如何结合手术情况来判断其原因和决定下一步诊疗措施?并如何与患方谈话取得患方知情同意?

3. 假如已疑有胆总管损伤,是尽早手术修复还是延期手术为宜?为什么?

本案焦点问题

患者针对某市第二人民医院向法院提出医疗纠纷诉讼:

1. 医方实施的 LC 存在明显的重大过错,术中将夹子夹在了左右肝管汇合处,造成了胆道损伤和患者二次手术,使其遭受了不必要的损害和痛苦,让本来的微创手术变成了开腹手术,造成永久性伤残。

2. 医方对患者术后早期出现的胆漏和黄疸,原因判断失误,存在严重漏诊现象,致患者术后第 11 天才实施二次手术,延误了最佳手术治疗时间。

3. 当术后患者出现胆漏和黄疸,以及转院治疗时,医方均没有及时和如实告知病情和原因,侵犯了患者的知情同意权。

案例分析

患者因"右上腹反复疼痛 10 年"入院。根据反复右上腹疼痛病史,墨菲征阳性,超声示胆囊多发结石伴胆囊炎,医方术前诊断为"慢性胆囊炎、胆囊结石"正确,手术指征存在。入院后经常规术前检查未发现手术禁忌证,术前准备完毕后,医方病情和风险告知患方,患方知情同意并签字后,于 9 月 19 日在全身麻醉下行腹腔镜胆囊切除术,可见医方已经履行知情同意告知义务,采取腹腔镜胆囊切除术治疗,其手术方式和方法选择正确,医疗过程符合肝胆外科诊疗常规,无明显医疗过错。

分析:焦点问题 1

医方实施的 LC 存在明显的重大过错,术中将夹子夹在了左右肝管汇合处,造成了胆道损伤和患者二次手术,使其遭受了不必要的损害和痛苦,让本来的微创手术变成了开腹手术,造成永久性伤残。

医方术中遇到胆囊颈部结石嵌顿造成胆囊炎症、周围广泛粘连致胆囊三角区解剖不清,对此情况下易误伤胆管的风险认识不足,仍继续顺行胆囊切除术,如此时改为逆行胆囊切除术或改为开腹手术就会明显降低胆管误伤的风险,加上解剖结构不清晰,从而造成 Hem-o-lock

---

夹夹闭在左右肝管汇合处，导致局部组织严重挫伤，并误伤右肝管侧壁造成胆漏的医源性胆管损伤。由此可见，医方存在具体术式选择不当、手术损伤胆管之未尽义务的医疗过错行为，造成患者需通过开腹二次胆肠吻合术来纠正，并后遗腹壁长手术瘢痕。

当 LC 术中遇到以下情况时，应该主动中转开腹，以免发生难以挽回的严重并发症。

1. 解剖关系不清，如胆囊管部结石嵌顿、胆囊炎症严重、胆囊周围粘连严重、萎缩性胆囊炎等造成胆囊三角解剖不清。

2. 难以在腔镜下处理的胆道或肝门部解剖异常。

3. 术中发生腔镜下难以控制的出血。

4. 术中发生胆管、血管或胃肠道等损伤。

5. 术中发现术前未能预见而又无法同期在腹腔镜下处理的癌症、严重的胆囊内漏等其他复杂病变，或存在术者腹腔镜手术经验不足等技术性原因，或缺乏相应腹腔镜手术器械。

分析：焦点问题 2

医方对患者术后早期出现的胆漏和黄疸，原因判断失误，存在严重漏诊现象，致患者术后第 11 天才实施二次手术，延误了最佳手术治疗时间。

医方在患者术后第 1 天发生胆漏和术后第 4 天发现梗阻性黄疸后，未及时予相关检查（如腹部 CT 或 MRI），也没有实施有效专家会诊（均是电话会诊），一直采取保守治疗；转到上级医院也是转入消化内科，行 MRCP 和 ERCP 检查后，请普外科会诊时仍怀疑肝门部占位可能，直至术后 11 天病例讨论后才确定为胆管损伤予手术治疗。

以上情况说明医方开始根本没有意识到术中胆管损伤的可能性和严重性，使患者错过了最佳的补救时机（假如早期手术，Hem-o-lock 夹夹闭的左右肝管汇合处局部组织挫伤有可能还较轻，不需要切除较多胆管而可直接行胆管端端吻合术，就可能避免肝管空肠内引流术而造成胆道改道），增加了患者痛苦。因而，医方术后存在对术中胆管损伤严重情况认识不足，没有及时采取相应检查和有效会诊等措施，尽早查明胆漏和梗阻性黄疸原因并及时采取有效治疗措施以减少其继发损害的医疗过错行为，存在延误诊疗。

单纯胆囊切除术后第 1 天引流出多量胆汁，结合术中胆囊三角解剖困难，就应该考虑胆管损伤可能；伴有梗阻性黄疸时，更应考虑胆管横断伤加胆管壁损伤的可能，并尽快行 MRCP 等检查以明确诊断，而不应该首先考虑胆管癌等其他原因。

分析：焦点问题 3

当术后患者出现胆漏和黄疸，以及转院治疗时，医方均没有及时和如实告知病情和原因，侵犯了患者的知情同意权。

医方在 LC 术中遇到胆囊颈部结石嵌顿造成胆囊炎症、周围广泛粘连致胆囊三角区解剖不清，侥幸完成 LC 后，未能在术后谈话时告知患方术中解剖困难，可能发生胆管损伤等情况；当患者术后早期出现胆漏和梗阻性黄疸，以及转院治疗时，均未谈及胆管损伤可能，说明医方没有很好履行告知义务，侵犯了患方的知情同意权，存在医疗过错行为。

本案例最后法院判决：某市第二人民医院存在医疗过错行为，与患者在省级医院进行二次手术、患者肝胆管等器官损伤及肝功能损害存在直接因果关系。某市第二人民医院在余某发生的损害后果中承担主要责任，建议医方参与度为56%～75%；而对于余某后遗的右上腹长手术瘢痕存在一定因果关系，医患双方承担共同责任，建议医方参与度为46%～55%。患者构成医疗事故八级伤残。

医疗安全要点分析

本案例涉及医疗质量安全核心制度中的会诊制度、疑难病例讨论制度。当术中出现病情疑难复杂、难以判断或选择手术具体方案有困难、术者自身技术能力不够时，应该尽早请上级医生甚至外院专家术中会诊，有时可以是同级医生会诊，协助诊疗并共同处置，以减少手术并发症发生，并提高手术质量，保障医疗安全。术后发生非预期情况或并发症时，应该将之作为疑难病例及时组织讨论，以免延误诊疗，进一步加重患者损害。

反思总结

胆囊结石、胆囊炎是普外科最常见的疾病之一，约1/3患者需要手术治疗并首选胆囊切除术，手术治疗不当会造成严重后果，甚至危及生命或终身残疾。

在胆囊结石、胆囊炎诊治，特别是选择手术治疗时，应注意以下事项：

1. 明确诊断，把握好胆囊切除术的手术指征及禁忌证。

2. 术前确定适合的手术方式。在术前通过病史、体征和辅助检查等，了解胆囊本身结石和炎症情况，特别强调需要术者在术前通过亲自仔细阅读CT或MRI等影像学资料来判断胆囊及胆囊三角、肝总管和胆总管、肝门及其胆囊周围脏器的解剖、炎症情况和手术难度，从而决定是否采取LC，如术前资料显示LC难度较大或患者存在无法难受LC的其他情况时，应在术前即主动选择开腹胆囊切除术为宜，并与患者及其家属明确告知病情、手术风险和备选方案，协商稳妥后再行手术。

3. 术中如遇需要中转开腹手术等情况，应及时请术中会诊，根据会诊情况决定手术具体方案，需要时应毫不犹豫地改为开腹胆囊切除术，切勿对胆囊三角解剖不清等手术困难情况存在侥幸心理，而对其进行强行操作导致发生损伤胆管等严重并发症。

4. 术后发生胆漏、梗阻性黄疸等情况时，应积极行相关检查以明确有无胆管损伤等并发症发生，并及时组织疑难病例讨论以决定下一步诊疗方案，使之得到尽快处置，以减少后遗症。

5. 切实履行知情同意告知义务，做到医患良好沟通。

57. 如何避免肺穿刺活检左右部位错误　▶▶▶

关键词：经皮穿刺肺活检术；肺癌；交接班制度；查对制度；知情同意。

病史简介

患者，男性，72岁。因"咳嗽伴胸闷1月余"2013年10月17日入院。咳嗽阵发性发作，晨间较明显，无咯血、无低热盗汗，无进行性消瘦。支气管镜检查提示右肺癌，胸部CT提示有两肺病变。拟进一步明确诊断和手术治疗入住心胸外科。

既往有高血压病史 1 年,不规律服药,未监测血压。

入院查体

体温 37.1℃,脉搏 86 次 /min,呼吸 19 次 /min,血压 108/64mmHg。神志清,慢性病容,锁骨上淋巴结未及肿大,右肺呼吸音偏低,左肺呼吸音正常,未及干湿啰音,心率 86 次 /min,心律齐,未闻及杂音,腹平坦,腹肌软,无压痛,肝脾肋下未及,双下肢无水肿。

辅助检查

胸部 CT 平扫:右肺上叶支气管闭塞伴右肺上叶不张;左肺尖结节伴其内小空洞、邻近多发微小结节;右肺门及纵隔多发淋巴结肿大;右侧胸腔积液。

支气管镜检查活检病理:(右肺上叶管口活检)少量鳞状细胞癌。

诊断:①右肺癌伴右上肺不张;②左上肺肿物,怀疑恶性、结核空洞;③右侧胸腔积液;④高血压。

病情演变

患者右上肺鳞癌已诊断明确,左肺病变性质不明,拟左肺结节穿刺活检,明确病理诊断,排除左肺癌后行右上肺手术治疗,2013 年 10 月 17 日开出电子申请单,拟行"左上肺结节穿刺活检术"提交至放射科,放射科在穿刺前 CT 扫描发现两肺均有病灶,申请单提示穿刺左侧,但根据 CT 影像右肺病灶更明显,更符合肺癌表现,估计穿刺右侧阳性率可能更高。想联络主管医生确认,但医生在手术台上电话不通。放射科医生根据临床经验自行决定穿刺右侧病灶,此过程中没有与患者核对和沟通。

待家属来院咨询病理时发现穿刺部位错误,医生说的是穿刺左肺,怎么穿刺了右肺,提出异议。经多方协调后于 2013 年 10 月 25 日行"左上肺结节穿刺活检术",术后病理提示:肉芽组织伴凝固性坏死,考虑结核可能性大。

思考

1. 肺穿刺活检的适应证和禁忌证是什么?

2. 临床如何防范检查、治疗及手术部位错误?

本案焦点问题

出院后患者向医院投诉:

1. 肺穿刺活检左右位置搞错,白白多挨了一针,医方应对此负全部责任。

2. 临床医生与医技检查医生之间交接、沟通未落实到位,导致活检部位左右搞错,医方存在医疗过错行为。

3. 医方在改变穿刺活检部位时,未履行知情同意告知义务,医方侵犯了患者知情同意权;同时,也反映"医院说鼓励患方积极参与安全医疗"是空话。

案例分析

患者因"咳嗽伴胸闷 1 月余"入院,诊断"右肺癌伴右上肺不张;左上肺肿物,怀疑恶性、结核空洞"。入院后需要继续明确左肺结节性质,拟排除左肺肿瘤后行右上肺癌手术治疗,符合临床诊疗程序,符合肺癌治疗原则。

临床医生开出肺穿刺活检申请单,已备注"左肺穿刺",但未注明"右肺肿物性质已明确,不需穿刺"。放射科穿刺医生发现患者两肺肿物,右肺穿刺获得阳性结果可能性更大,但申请单写的是左肺穿刺,没有进行深入查对,虽尝试和临床医生沟通,但在电话不通的情况下没有尝试通过其他可获得相关信息的途径(如护理人员、其他经管医生、患者家属等)进行沟通和核对,而仅凭经验擅自更改为穿刺右肺。

分析: 焦点问题 1

肺穿刺活检左右位置搞错,白白多挨了一针,医方应对此负全部责任。

很明显,本案中医方在操作前查对制度未执行到位,直接导致穿刺位置左右错误,违反核心医疗制度,医方存在医疗过错行为。后通过医患协调委员会调解给予患者经济补偿。

分析: 焦点问题 2

临床医生与医技检查医生之间交接、沟通未落实到位,导致活检部位左右搞错,医方存在医疗过错行为。

临床和医技交接班制度应严格执行,当医技医生穿刺操作前发现有疑问时应及时与临床医生沟通,或临床医生开出申请单时发现可能出现左右混淆时,应主动备注或与放射科医生电话交接,避免出现穿刺错误。

本案例中未能严格执行交接班制度,导致活检部位左右搞错,医方存在医疗过错行为,应承担全部责任。

分析: 焦点问题 3

医方在改变穿刺活检部位时,未履行知情同意告知义务,医方侵犯了患者知情同意权;同时,也反映"医院说鼓励患方积极参与安全医疗"是空话。

医院鼓励患者参与医疗安全,应主动邀请患者及其家属参与治疗计划的制订、实施和医疗决策过程,并进行记录;患者在接受介入诊疗或有创操作等高危诊疗操作前告知患者诊疗目的与风险,邀请患者参加参与手术部位的确认;患者在接受特殊治疗(化疗、放疗)前告知治疗目的与风险,履行知情同意;患者在接受特殊检查及辅助检查时告知如何配合检查(临床科室查检查教育内容),邀请患者参与检查部位的确认。

本案例患者作为穿刺整个过程的当事人,穿刺前临床医生、放射科穿刺操作的医生应告知患者穿刺的部位,穿刺的目的、穿刺的风险,并在穿刺前、中、后进行三次查对,患者如果觉得部位、方法与事前告知不符合,可随时提出疑问,再次确认后才可继续操作。特别是当医方在改变穿刺活检部位时,应再次与患方沟通,征得患方知情同意并签字为凭,而本案放射科医生在改变穿刺部位时,没有在穿刺前再次与患方沟通签字,说明医方侵犯了患者知情同意权,此病例明显未执行鼓励患方积极参与安全医疗的相关规定,而造成了医疗差错。

医疗安全要点分析

本案例涉及手术安全核查制度、交接班制度和知情同意告知制度。手术室安全核查由手术医生、麻醉医生和巡回护士三方,在麻醉实施前、手术开始前和患者离室前时共同对患者身份、手术部位、手术方式、麻醉及手术风险、手术使用物品等进行的核查工作。对于手术室外有创操作也和手术室内一样应进行安全核查，如放射介入、辅助生殖、各类穿刺插管及引流等有创操作。此时核查可由术者、门诊手术室（介入治疗室等）护士一起进行核查。

本案例还涉及不同医生之间的交接班和沟通。交接班的核心就是交接"特殊患者"，避免出现遗漏、差错，保证患者诊疗的正确性和连续性。特别是对于左右部位易混淆的特殊病例，应该重点进行交接和沟通，避免医疗差错的发生。

当诊疗方案发生变化，特别是手术方案（含活检部位）发生变化时，应再次与患方进行沟通，取得其知情同意。本案假如能在改变活检部位时，再次告知，并取得知情同意，就不会发生左右活检部位的错误，并避免患方的投诉。

反思总结

医疗质量安全核心制度作为医务人员工作的基本准则，是减少医务人员犯低级错误的有效方法。

临床医生和医技医生之间应加强沟通。临床提供详细准确的申请单非常重要，把要做的检查目的说清楚，就可减少很多不必要的沟通和误会，提升工作效率，还能避免低级别的差错发生。

安全核查的范围不单局限在手术室，对于手术室外按外科手术执行的有创操作，如心导管、内镜等，由术者、门诊手术室（导管室等）护士一起进行核查。放射介入、辅助生殖、各类穿刺插管及引流等有创操作也应纳入安全核查范畴。

鼓励患者参与医疗安全。这在各级医院中也逐渐得到重视并形成了一些规范和制度。患者在接受介入诊疗、有创操作、手术、特殊治疗（放化疗）、输液、输血、麻醉等高危诊疗操作前告知患者诊疗目的与风险，邀请患者参加参与手术部位的和检查部位的确认。患者参与医疗安全是避免差错非常有效的方法之一，医务人员需改变老的思维方式，从以医生为核心的诊疗模式转变为"以病人为中心"、医患共同参与的诊疗模式。

诊疗方案发生变化时，应再次及时与患方进行沟通，并取得其知情同意。

58. 睾丸切除告知缺失案例 ▶▶▶

关键词：睾丸扭转；腹痛；手术分级管理制度；知情同意。

病史简介

患者，男性，13 岁。因"右下腹痛 10 小时就诊"。患者 10 小时前无明显诱因出现右下腹痛，为持续性胀痛，伴右侧阴囊坠胀疼痛，无尿频尿急尿痛，无肉眼血尿，无畏寒发热，无咳嗽咳痰，无头晕头痛，无恶心呕吐，无腹泻。疼痛逐渐加剧，遂至急诊科就诊，急诊科拟"急性阑尾炎"收住普外科。病程中，精神欠佳，大小便正常，近期体重无明显变化。

入院查体

体温 36.6℃，脉搏 80 次 /min，呼吸 16 次 /min，血压 110/65mmHg，神志清，步入诊室。营养良好，头颅无畸形，双侧瞳孔等大等圆，对光反射正常，颈软，心肺查体未见明显异常。腹平坦，未见腹壁静脉曲张，未见胃肠型及蠕动波，腹肌软，肝脾肋下未及，右下腹压痛、反跳痛可疑阳性,肝肾区无叩击痛,移动性浊音阴性,肠鸣音约 4 次 /min。右侧阴囊触痛,无明显肿胀,左侧阴囊未见明显异常。

辅助检查

暂缺。初步诊断:急性阑尾炎。

病情演变

患者为夜间就诊,普外科值班医生为住院医师,跟班医生为泌尿外科住培医生,值班医生会诊并电话请示备班的上级医生后将患者收住院,在上级医生的指示下,值班医生带领住培学员、实习医生以"急性阑尾炎"急诊在全身麻醉下行腹腔镜下阑尾切除术。

值班医生术中探查:腹腔内无明显渗液,阑尾无充血、水肿,表面未见脓苔,未发现阑尾炎症,腹腔内未见其他炎性病灶,未见异常病灶。立即报告上级医生,上级医生回顾病史,考虑患者入院时曾诉右侧阴囊触痛,遂行超声检查,提示右侧精索扭转,睾丸肿胀,睾丸血流信号基本消失,请泌尿外科会诊,考虑睾丸扭转可能。

于术中切开阴囊,切开右侧睾丸鞘膜,发现患者右侧睾丸在鞘膜内逆时针旋转 360°,右侧睾丸呈黑色,张力高,附睾、远端精索呈黑色。立即予以复位,温盐水湿敷。50 分钟后,再观察右侧睾丸色泽,仍然呈黑色,考虑右侧睾丸已坏死。泌尿外科指示诊断明确,需切除患侧睾丸,手术难度低,未派医生上台参与手术。泌尿外科住培学员在普外科医生的协助下,切除了患侧睾丸。

术中没有和家属详细沟通,仅简单告知手术方式更改,需要切除睾丸,患者家属并未再行签字手续。手术顺利,术后康复出院。

术后患者家属对诊断持怀疑态度,认为是由于手术中误损伤导致睾丸必须切除,睾丸扭转坏死只是医生的借口,且没有要求签署睾丸扭转坏死的知情同意书,怀疑睾丸为误切,是医疗事故。

思考

1. 睾丸扭转有哪些临床表现?

2. 急性阑尾炎应该和哪些疾病进行鉴别诊断?

3. 当术中诊断和术前诊断明显不一致,需要进行预料外的脏器器官切除时,该如何告知?

本案焦点问题

患者家属投诉:

1. 术前患者已经有右侧阴囊疼痛,为何没有考虑排除睾丸扭转的诊断?

2. 是否存在手术越级越权情况,如住院医师是否能够开腹腔镜下阑尾切除术、普外科能否行睾丸切除术、住培学员是否能够主刀手术?

3. 睾丸切除术是否需要审批?

4. 更换手术方式,为何没有告知患者家属再签字?

案例分析

睾丸扭转是泌尿外科的常见急症,发病急骤,青少年好发,多于睡眠中发病,患者一侧睾丸和阴囊会剧烈疼痛,扭转初起时疼痛局限在阴囊部位,以后会向下腹和会阴部发展,同时还会伴有呕吐、恶心或发热。部分患者以腹痛、恶心为就诊的第一主诉,阴囊的坠胀不适反而被误认为是放射痛。这要求医生必须仔细询问病史,明确最初的疼痛部位。对于青少年,合并有阴囊疼痛的一定要高度重视,查体如有阴囊红肿、睾丸触痛、抬举痛阳性的,要高度怀疑睾丸扭转,及时行超声检查明确,争取尽早手术,发病 6 小时之内有复位可能,超过 6 小时,睾丸缺血坏死,通常难以保留。

> **分析:焦点问题 1**
>
> 术前患者已经有右侧阴囊疼痛,为何没有考虑排除睾丸扭转的诊断?
>
> 本案例中,患者为儿童,起病时就有阴囊的坠胀疼痛,查体时右侧阴囊触痛,在病程进展中,疼痛逐渐加剧,结合年龄、病史和查体,对睾丸扭转需要鉴别。由于睾丸扭转坏死程度与时间相关,且是重要的生殖器官,因此必须高度重视。普外科医生对阑尾炎的判断先入为主,没有认真分析,对于漏诊睾丸扭转的严重性没有足够认识,诊疗存在缺陷。

医疗安全要点分析

《手术分级管理制度》是为保障患者安全,按照手术风险性和难易程度不同对手术进行分级管理的制度。对于手术的级别、手术医生的权限及手术审批要求都有明确的规定。该案例中在手术分级管理中存在明显缺陷。

> **分析:焦点问题 2**
>
> 是否存在手术越级越权情况,如住院医师是否能够开腹腔镜下阑尾切除术、普外科能否行睾丸切除术、住培学员是否能够主刀手术?
>
> 1. 越级手术之一 阑尾切除术在国家卫生健康委员会规定的手术分级分类中属于一级手术,由主治医师签发手术通知单,住院医师可以开展。但本案例是腹腔镜阑尾切除术,属于三级手术,应由副主任以上医师签发手术通知单,主治医师级别以上才能开展。该案例中住院医师开展腹腔镜阑尾切除术,属越级手术,违反规定。
>
> 2. 越级手术之二 《手术分级管理制度》规定,独立开展手术的医师应当为持有"医师资格证书"和"医师执业证书"的本院执业医师,经特别审批的除外。住培学员无权行睾丸切除术,即使住培学员取得了上述证书,但如所在医院没有授权执业,则不能独立开展手术。在本案中,虽然住培学员行睾丸切除术时有本院医生协助,然而住培学员为泌尿外科专业,本院医生为普外科专业,实质上不存在住培学员在上级指导下手术,因此住培学员违反《手术分级管理制度》事实成立。
>
> 3. 越权手术 《手术分级管理制度》规定,各级医师应经医院手术权限授权并在医院授权范围内开展手术,任何医师不得越级手术、擅自开展未经授权及超执业范围的手术。睾丸扭转属泌尿外科急症,睾丸切除术属于泌尿外科手术,普外科行睾丸切除术属于超执业范围(在某些中小医院,泌尿和普外属同一科室的情况除外)。本案中,该医院存在普外科和泌尿科,因此,普外科行睾丸切除术为超执业范围行为。

《手术分级管理制度》将一些手术界定为特殊手术,必须按照四级手术审批管理。其中包括"各种原因导致毁容或致残的""涉及法律风险,可能引起司法纠纷的"。凡属于切除重要器官(如肾脏、眼球)的手术(如截肢)等都必须经科内讨论,科主任签字同意后报医务科备案,手术科室科主任负责审批。

分析：焦点问题 3
睾丸切除术是否需要审批？

睾丸切除手术难度低，但属重要生殖器官，也极易引起医疗纠纷，因此适用特殊手术审批规定。该案例在此流程上缺失，管理上存在漏洞。

《侵权责任法》指出，在医疗活动中，患者有知情同意权；患者主动参与医疗安全是更积极的参与方式。因此要通过沟通建立起良好的医患关系，与患者及其家属建立起良好的合作伙伴关系，将他们作为医疗团队的成员，捍卫患者的知情同意权；尤其是需要改变手术方式时，要充分沟通，并签字同意。最终取得患者及其家属的理解，确保医疗的安全，避免不必要的纠纷。

分析：焦点问题 4
更换手术方式，为何没有告知患者家属再签字？

在本案中患者睾丸扭转坏死，切除睾丸在医疗的角度上毋庸置疑，但在法理上存在明显缺陷；且手术方式的更改，并没有和家属充分沟通，没有签署知情同意书，在患者家属已经心存不满的情况下，留下了严重的医疗纠纷的隐患。

反思总结

医疗业务能力是医疗质量的先决条件，核心制度能为过硬的医疗业务能力增光添彩，而对于低下的业务水平，只能是遮羞布。因此注重医疗业务能力的培养至关重要，在住培阶段要规范问诊和查体，规范诊疗流程，要认真做好在每一个专科的轮转工作，不能过早地局限在自己的专业领域，成井底之蛙。术前需要仔细分析病情，确定诊断及手术方案，并做好术中可能的预案。

手术分级管理制度，是对患者医疗安全的承诺，也是对医务人员的保护，保障了医疗质量与安全。在手术分级、手术权限规定及审批要求等方面，都必要严格按照制度执行，才能最大程度地确保手术的成功和患者的满意。

要关注平等沟通。当患者躺在手术台上的沟通，往往不是平等的沟通，对患者来说，即使签字也是"城下之盟"，被动接受，埋下隐患。要充分理解相关法律的内涵并履行，要切实让患方理解医疗行为，签字不仅仅是为了签字，而是沟通有效的最终体现，是对患者权力的保护。

59. 医方不及时手术探查导致睾丸不保　▶▶▶

关键词：睾丸扭转；睾丸坏死；首诊负责制度；转诊转院制度。

病史简介

患者，男性，17岁。因"突发感左侧阴囊内疼痛难忍2小时"于2009年3月9日下午至某中医院就诊。患者于2小时前突发左侧阴囊区疼痛不适，呈持续性钝痛，向左侧腹股沟区放射，难以忍受,无畏寒发热,无尿频、尿急、尿痛,无肉眼血尿等,门诊拟"左睾丸扭转可能"收住入院。

入院查体

体温 37.2℃,脉搏 95 次/min,呼吸 20 次/min,血压 135/76mmHg,神志清,急性面容,心肺听诊无殊,腹平坦,腹肌软,无压痛、反跳痛,肝脾肋下未触及,腹部未触及包块,肠鸣音 4 次/min,双下肢无水肿。左侧阴囊红肿,皮温高,左侧睾丸未及明显肿大,质中,触痛明显,右侧睾丸正常。两侧腹股沟未及肿大淋巴结。

辅助检查

2009 年 3 月 9 日行超声检查示:双侧附睾及睾丸未见明显异常,血流信号未见明显减少或消失。

病情演变

2009 年 3 月 9 日入院后根据病史、查体及辅助检查(无血常规),考虑诊断:左侧急性睾丸、附睾炎。予以抗炎治疗。2 天后复查超声提示:左侧睾丸回声低,分布不均匀,血流信号消失。考虑睾丸扭转,医方建议手术探查,家属要求去上级医院进一步检查治疗,上级医院最终诊断为左侧睾丸扭转坏死,行左侧睾丸坏死切除。

思考

1. 入院前患者怀疑睾丸扭转,为何不及时请上级医生会诊?为何不及时手术探查?

2. 医方决定行左侧睾丸扭转探查手术,但患方要求转院,在转院过程中有可能使原睾丸扭转程度加重,发生 180°—360°—720° 转变,有可能导致机会丧失,如何与患方沟通?

本案焦点问题

出院后患者向该中医院医务科投诉:

1. 患者门诊拟"左睾丸扭转可能"收住,入院后病房医生首先考虑左侧急性睾丸、附睾炎,给予抗炎观察治疗,在诊断思路上存在偏差,未能及时明确诊断。

2. 患者高度怀疑睾丸扭转时,未及时行手术探查与患者左侧睾丸坏死存在直接的因果关系。

3. 转院过程中有可能发生原睾丸扭转程度加重,发生 180°—360°—720° 转变,有可能导致手术机会丧失,医方未充分与患方沟通相关风险。

案例分析

患者 17 岁,以突发左侧阴囊内疼痛难忍 2 小时就诊,且门诊拟"左睾丸扭转可能"收住,而病房医生首先考虑左侧急性睾丸、附睾炎,给予抗炎观察治疗,在诊断思路上存在偏差,导致 2 天后患者左侧睾丸扭转坏死被切除。

分析:焦点问题 1

患者门诊拟"左睾丸扭转可能"收住,入院后病房医生首先考虑左侧急性睾丸、附睾炎,给予抗炎观察治疗,在诊断思路上存在偏差,未能及时明确诊断。

患者门诊拟"左睾丸扭转可能"收住,入院后病房医生首先考虑左侧急性睾丸、附睾炎,给予抗炎观察治疗。医方未做能够排除睾丸扭转的相关检查,也没有请上级医生会诊,对于怀疑睾丸扭转的患者,至少应该严密观察症状、体征等病情,定时(2~6 小时)复查超声,行保守治疗;如有条件可行放射性核素 99m 锝(99mTc)睾丸扫描(公认最可靠的睾丸扭转辅助检查措施)。因而医方在诊断思路上存在偏差,导致患者失去挽救睾丸的机会,造成左睾丸坏死。经市医学会鉴定,该缺陷与患者左侧睾丸坏死存在直接的因果关系,定为三级丁等医疗事故,医方负主要责任。

睾丸扭转的诊断通常根据临床症状(如突发阴囊剧烈疼痛、肿胀,腹痛,恶心呕吐,睾丸位置、角度不正常,尿频,发热等)和体格检查(可有患侧阴囊肿胀、红斑和提睾肌反射消失,睾丸触痛、上升,可呈横位等;受累侧提睾肌反射消失是最可靠的临床体征)就能进行诊断。当诊断不清楚时,可借助超声检查(为诊断睾丸扭转的首选检查,准确率接近90%,结果可显示睾丸血流信号减弱或消失)。

该患者因突发左侧阴囊内疼痛难忍就诊,查体显示左侧阴囊红肿,皮温高,触痛明显,虽然超声结果阴性,但仍应高度怀疑睾丸扭转的可能,而病房医生根据超声结果阴性,排除睾丸扭转,以睾丸炎、附睾炎处理,诊断思路上存在偏差;而且超声检查的准确性也只有90%左右,医生在诊断患者时不能盲目根据辅助检查,同时必须结合临床症状和体格检查,对于该患者,高度怀疑睾丸扭转时,应仔细进行体格检查,6小时内必须复查超声,条件允许下可每2小时复查一次,并密切关注患者睾丸情况,及时诊断和治疗。

> **分析:焦点问题2**
>
> 患者高度怀疑睾丸扭转时,未及时行手术探查与患者左侧睾丸坏死存在直接的因果关系。
>
> 该患者高度怀疑睾丸扭转时,未及时行手术探查,导致左侧睾丸坏死切除。医方在入院前诊断为"左睾丸扭转可能",入院后却以"左侧急性睾丸、附睾炎"给予抗炎观察治疗,又没有严密观察患者症状和体征变化,包括 Prehn 征等体征检查,也没有在短时间内复查超声,待2天后复查超声发现左睾丸无血流已经为时过晚,错失了及时手术探查挽救睾丸坏死的时机,故医方存在延误诊断和治疗致左睾丸坏死的医疗过错行为。

在高度怀疑睾丸扭转的可能时,应尽快完成术前准备,争取在发病6小时内对患侧睾丸进行探查。有研究表明,睾丸扭转发生后2小时内开始出现出血性梗死,6小时后发生不可逆损伤,24小时完全梗死。疼痛发作后6小时内被认为是挽救睾丸的黄金时间。

> **分析:焦点问题3**
>
> 转院过程中有可能发生原睾丸扭转程度加重,发生180°—360°—720°转变,有可能导致手术机会丧失,医方未充分与患方沟通相关风险。
>
> 转院过程中有可能发生原睾丸扭转程度加重,有可能导致手术机会丧失,医方在与患方沟通相关风险方面存在缺陷。复查超声后提示睾丸扭转,医方决定手术探查时,患方要求转上级医院进一步检查治疗,此时医方应充分与患方沟通,告知转院过程中也可能发生原睾丸扭转程度加重,发生180°—360°—720°转变,导致最后的手术机会丧失。

医疗安全要点分析

本案例涉及医疗质量安全核心制度中的首诊负责制度、三级查房或会诊制度、转诊转院制度。患者的首位接诊医生（首诊医生）在一次就诊过程结束前或由其他医生接诊前，负责该患者全程诊疗管理，对患者进行初步诊断，并作出相应处理，患者因病情需要住院或留观时，应与有关医生取得联系并做好交接，以保证医疗安全。入院后，对诊断不明的患者应及时请上级医生会诊，或至少在次日查房时认真执行三级查房制度，以免漏诊误诊误治。转诊转院制度要求主管医生应正确评估患者在转送途中的风险，转院前应做好与患者或家属的病情沟通及说明转院途中的风险并履行签字手续。

在本案例中，患者门诊的首诊医生拟"左睾丸扭转可能"收住时，应与有关医生取得联系并做好交接，告知怀疑睾丸扭转，以保证医疗安全。另外，当患方要求转诊转院时，医方应与患者及其家属加强沟通，充分告知病情，尽量避免错失手术机会，取得患者及其家属的理解，减少医患矛盾。

反思总结

睾丸扭转是男性最常见、最重要的泌尿科急症之一，通常表现为严重的睾丸疼痛或腹股沟和下腹部疼痛。疼痛一般突然开始，通常只涉及一侧，并且以左侧睾丸多见。常见于儿童及青少年，扭转 $90°$、$180°$、$360°$、$720°$ 时发生睾丸坏死时间则分别为 7 天、3～4 天、12～24 小时和 2 小时。因此，在明确或高度怀疑睾丸扭转时，必须尽早处理，以免睾丸坏死，丧失生精功能。治疗的关键是恢复受累睾丸血流。首选治疗方式为手术治疗。目前临床上已较少采用单纯的手法复位。

病房接诊医生只看超声检查单而不重视临床症状和体格检查，是导致临床决策失误的重要原因。辅助检查判读是重要的基本功，需要和临床相结合，而不是盲目相信检查结论。针对异常结果分析要和病情相结合，对于检查结果无法解释临床表现时，需要及时复查或与超声医生取得联系共同分析病情，提高诊断正确性，排除假阴性的可能。

综上所述，在诊疗中，医务人员应及时对患者进行诊断和治疗，严密观察病情变化，及时调整治疗方案，以免错失治疗的良机。首诊医生应与有关医生做好交接。患方要求转诊时，应充分与患方沟通，告知相关风险，尽到知情同意的义务，只有这样，才能尽可能地降低或规避风险，减少医患矛盾。

60. 磁共振检查中患者意外坠床后治疗无效死亡案例 ▶▶▶

关键词：磁共振检查；脑出血；应急预案；分级护理制度；疑难病例讨论制度。

病史简介

患者，男性，48 岁。因"头痛 2 个月，加重伴呕吐 1 天"入院。患者 2 个月前无明显诱因出现头痛，阵发性，卧床休息后稍缓解，当时无行走不稳、无视物模糊、无头晕目眩、无胸痛胸闷、无恶心呕吐、无四肢抽搐、无大小便失禁，自行到当地诊所就诊（具体治疗不详），头痛稍好转。1 天前头痛加重，持续性疼痛，休息后无缓解，伴呕吐两次，卧床休息无缓解，病情逐渐加重。为求进一步治疗，家属送至急诊科就诊，头颅 CT 平扫提示：右侧小脑半球团块影，肿瘤性病变合并出血可能，建议行 MRI 检查。急诊拟"右侧小脑出血（肿瘤可能）；高血压Ⅲ级，很高危"收入重症监护病房。

既往有高血压病史多年，未规律服用降压药物，血压控制不详。

入院查体

体温 37.1℃，脉搏 102 次 /min，呼吸 20 次 /min，血压 186/98mmHg，指氧饱和度 94%，格拉斯哥昏迷指数（GCS）评分 13 分（睁眼反应 3 分、言语反应 4 分、运动反应 6 分），嗜睡，对答迟钝，双侧瞳孔等大等圆，直径 2.5mm，对光反射灵敏，嘴角无偏斜，伸舌居中，颈软，无抵抗，双肺呼吸音稍粗，未闻及明显干湿啰音，心率 102 次 /min，心律齐，心脏各瓣膜区未闻及病理性杂音，腹平坦，腹肌软，无压痛、反跳痛，肝脾肋下未触及，肠鸣音正常，四肢肌力、肌张力正常，生理反射存在，病理征未引出。

辅助检查

头颅 CT 平扫提示：右侧小脑半球团块影，肿瘤性病变合并出血可能，建议 MRI 检查。

血生化提示：钾 3.45mmol/L，钠 137mmol/L，氯 94mmol/L，钙 2.53mmol/L，尿素 6.60mmol/L，肌酐 84μmol/L。

血常规提示：白细胞计数 14.72×10⁹/L，粒细胞百分比 88.6%，血红蛋白 145g/L，血小板计数 235×10⁹/L。

病情演变

入院后第 2 天 15:08 患者进入磁共振机房做头颅 MRI 平扫及增强检查，患者神志清醒，行为能力正常，检查前患者平静，已扫描完成的序列图像质量良好，15:25 检查过程中患者突然出现躁动，从检查床上掉下，陪检 ICU 医生评估患者意识清楚，可遵嘱动作，家属不同意继续检查，予返回病房。

16:11 患者出现嗜睡，予请神经外科急会诊。会诊中患者意识由嗜睡转为模糊，进而呈昏迷状态，呼之不应，无自主呼吸，立即给予气管插管和呼吸机辅助呼吸。18:38 送手术室急诊手术，术中诊断右侧小脑肿瘤并出血；行后颅窝开颅右小脑半球血肿清除 + 脑室穿刺外引流术 + 脑脊液漏修补术 + 开颅颅内减压术 + 颅内血肿清除术 + 去颅骨骨瓣减压术 + 任意皮瓣成形术，术后返回重症监护病房继续监护治疗。患者术后病情危重、深昏迷，继续予气管插管和呼吸机辅助呼吸、脱水降颅内压、抗感染、改善脑循环、脑保护、抑酸、祛痰、肝肾功能保护等对症支持治疗。经长达 2 个月的积极救治，最终抢救无效死亡。

思考

1. 当患者外出检查时发生坠床出现病情变化，你应该如何进行应急处置、抢救治疗？
2. 患者出现病情变化、昏迷，需行急诊手术，你应该如何与患者家属进行沟通？

本案焦点问题

患者家属向医院医务科投诉：

1. 外出检查前，医生未充分评估患者的病情及风险，贸然外出检查导致发生意外。
2. 患者行检查时医务人员未进行妥善防护而致坠床，导致患者病情加重最终死亡。

案例分析

患者以头痛、呕吐为主要症状就诊，急诊就诊时行头颅 CT 平扫提示：右侧小脑半球团块影，肿瘤性病变合并出血可能，建议行 MRI 检查。入院后评估患者嗜睡，GCS 评分为 13 分，自主体位，虽然对答迟钝，但查体能合作。入院后考虑患者为"右侧小脑肿瘤性病变合并出血可能"，计划予完善 MRI 平扫及增强检查，以进一步明确患者小脑出血病因，并评估病情。

一、MRI检查适应证

1. 中枢神经系统　脑梗死、脑肿瘤、炎症、先天畸形、外伤、椎管内肿瘤等。MRI对此类病变的定位、定性诊断较为准确、及时，可发现早期病变。

2. 心血管系统　可用于心脏病、心肌病、心包肿瘤、心包积液，以及附壁血栓、主动脉夹层等的诊断。

3. 胸部病变　纵隔肿瘤、淋巴结及胸膜病变等，可以显示肺内团块与较大气管和血管的关系等。

4. 腹部器官　肝癌、肝血管瘤及肝囊肿的诊断与鉴别诊断，腹部肿块的诊断与鉴别诊断，尤其是腹膜后病变。

5. 盆腔　子宫肌瘤、子宫内膜癌、宫颈癌、卵巢肿瘤等，直肠、前列腺等肿瘤诊断。

6. 骨与关节　骨肿瘤、外伤的诊断与病变范围评估，尤其对一些细微异常如骨挫伤等有较大价值；也对关节软骨、韧带、肌腱、半月板、滑膜、滑液囊等病变及骨髓病变有较高诊断价值。

7. 全身软组织病变　无论来源于神经、血管、淋巴管、肌肉、结缔组织的肿瘤、感染、外伤等，皆可作出较为准确的定位、定性的诊断。

二、增强MRI检查禁忌证

1. 造影剂过敏患者，或其他药物过敏反应严重者。

2. 严重肾功能不全、房颤。

3. 甲亢。

4. 哮喘。

5. 严重心力衰竭。

6. 多发性骨髓瘤、恶病质，重度脑动脉硬化及脑血管痉挛、急性胰腺炎、急性血栓性静脉炎等。

7. 其他严重病变。

分析：焦点问题1

外出检查前，医生未充分评估患者的病情及风险，贸然外出检查导致发生意外。

MRI检查软组织结构显示清晰，对中枢神经系统、直肠、子宫、阴道、关节、肌肉等检查优于CT，且多序列成像、多种图像类型，能为明确病变性质提供更丰富的影像信息；但MRI检查所需时间较长，危重患者不宜做。

该患者有MRI检查指征，入院后评估神志为嗜睡，GCS评分13分，生命体征平稳，自主体位，查体能合作，应该能配合完成检查。虽外出检查有医生及护士陪同护送，但在对患者进行检查风险评估，以及重症医学科、放射科医生事先与患者进行病情沟通的处理方面存在一定缺陷。

MRI检查过程中患者突然出现躁动，从检查床上掉下，当时评估患者意识清楚，返回病房后患者意识障碍加重，逐渐变为昏迷，呼之不应，予行急救处置，神经外科急诊行开颅血肿清除术，患者术后病情危重，虽继续予积极抢救对症支持治疗，但最终抢救无效死亡。

分析：焦点问题2

患者行检查时医务人员未进行妥善防护而致坠床，导致患者病情加重最终死亡。

患者出现病情变化后，医生进行积极的救治，并请相应专科急会诊、行急诊手术处置，但患者病情危重，经过近2个月的救治，最终仍抢救无效死亡。而检查过程中，医生及护士对患者的观察与监护方面做得欠妥当，未实施有效的安全防护措施，防范不到位；应急救治及处理措施不完善，医疗质量安全核心制度中的分级护理制度、疑难病例讨论制度执行不到位，对于治疗有难度的患者，应开展多学科疑难病例讨论，共同商讨制订及调整治疗方案，且放射科缺乏相应的应急预案及救治流程。

放射科危重患者抢救预案包括：

1. 对危重患者，应做到详细询问病史，准确掌握体征，密切观察病情变化，及时进行抢救。

2. 抢救工作应由临床医生、护士、科主任、护士长负责组织和指挥，并将病情及时报告医务科、护理部。对重大抢救或特殊情况（如查无姓名、地址者，无经济来源者）须立即报告医务科、护理部及分管院长。

3. 在抢救过程中，应按规定做好各项抢救纪录，须在抢救结束后6小时内补记。

4. 专人保管急救、抢救药品、器械，随时检查，随时补充。确保药品齐全、仪器性能完好，保证抢救工作的顺利进行。

5. 抢救时，护理人员要及时到位，按照各种疾病的抢救程序进行工作。护士在医生未到以前，应根据病情，及时做好各种抢救措施的准备，如吸氧、吸痰、人工呼吸、建立静脉通道等。在抢救过程中，护士在执行医生的口头医嘱时，应复述一遍，认真、仔细核对抢救药品的药名、剂量，抢救时所用药品的空瓶，经二人核对后方可弃去。抢救完毕立即督促医生据实补写医嘱。危重患者就地抢救，病情稳定后，方可移动。

本案例中，ICU陪同检查医生及MRI医生在救治流程上均存在缺陷。

医疗安全要点分析

本案例涉及医疗质量安全核心制度中的分级护理制度、疑难病例讨论制度，涉及医院管理制度中的病情评估制度、患者风险评估及安全护理制度。为尽早明确诊断或完善诊疗方案，对诊断或治疗存在疑难问题的病例应进行疑难病例讨论。而医务人员应根据住院患者病情和/或自理能力对患者进行分级护理。

本案例中，患者在行MRI平扫和增强检查时突然坠床，后病情加重，予行急诊手术，最终抢救无效死亡。危重患者外出检查的时候，应该注意：①临床科室应提前做好患者病情及相关风险的评估，事先与检查科室进行患者病情沟通告知，护理方面需严格评估护理分级并及时调整，做好检查安全措施；②辅助检查科室应完善相关应急救治流程及预案，做到防范到位，救治处置及时；③应做到检查前风险的充分告知、检查中病情变化及抢救治疗与患者家属充分沟通，取得患者家属的信任和理解，减少医患纠纷的发生。

反思总结

MRI已应用于全身各系统的成像诊断，对中枢神经系统疾病具有良好的诊断价值。脑出血是指非外伤性脑实质内血管破裂引起的出血，占全部脑卒中的20%～30%，急性期病死率为30%～40%。

对于危重患者外出检查出现严重并发症时，应注意以下事项：

1. 重视检查评估　患者病情、风险评估要到位，做好检查安全措施。

2. 重视风险防范 检查安全措施及防范需到位、应急救治及处理措施应完善。
3. 重视医患沟通 检查前风险告知、检查中病情变化及抢救治疗均需与患者家属充分沟通。

61. 功亏一篑：如何完成高危患者的转运 ▶▶▶

关键词：脑肿瘤；MRI 检查；危重患者转运制度；知情同意。

病史简介

患者，男性，45 岁。因"右侧肢体乏力 3 月余，加重 1 天"于 8 月 20 日晚 20:20 急诊平车入院。患者 3 个月前无明显诱因下出现右侧肢体乏力，无活动障碍，无麻木感，无头痛、头晕，无恶心、呕吐，无耳鸣等不适。1 天前症状加重。急诊 CT 提示：胼胝体体部占位性病变，伴出血可能。拟诊"胼胝体体部占位"收入神经外科。自患病以来，患者一般情况及大小便正常，无明显体重减轻，无视物旋转、视物模糊，无饮水呛咳，无呼吸困难等不适。

既往体健。

入院查体

体温 36.5℃，脉搏 58 次 /min，呼吸 19 次 /min，血压 112/57mmHg，平车入院未测身高体重。心肺腹部检查未见异常。神经系统检查：神志清，精神可，言语欠流利，查体合作，额纹无变浅，双眼瞳孔等大等圆，直径 3mm，对光反应灵敏。双眼视力、视野粗测正常；眼球活动自如，无眼球水平震颤，角膜反射正常；嗅觉粗测未见异常；听力粗测正常；鼓腮可，露齿时嘴角左偏，咀嚼对称有力；伸舌居中；无饮水呛咳。闭目难立征阴性，指鼻试验、跟膝胫试验准确。右侧肢体肌力 5- 级，余肢体肌力、肌张力正常。四肢腱反射对称（++），病理反射未引出。

辅助检查

急诊 CT 提升胼胝体体部占位性病变，伴出血可能。

病情演变

入院后在全身麻醉下行左额开颅胼胝体肿瘤切除术，术后第 2 天患者仍述头痛，偶有恶心、呕吐，上级医生指示复查头颅 MRI 了解颅内情况。MRI 检查同意书签字人并非授权委托人，未签署授权委托责任书。随后患者由实习护士及外勤工人陪同到放射科行头颅 MRI 检查。MRI 检查结束时发现患者口唇发绀，呼吸、心搏骤停，立即进行心肺复苏并就近送入急诊抢救室，给予电除颤、呼吸机辅助呼吸等一系列抢救措施，患者恢复窦性心律，呈深昏迷状态，GCS 评分 3 分，血压 220/130mmHg，心率 140 次 /min，无自主呼吸，转入 ICU 持续呼吸机辅助通气，脱水降颅内压，冰帽降温脑保护，镇静等对症治疗，向家属告知病情危重及抢救措施。

3 个月后，患者仍处于深昏迷状态，无自主呼吸，瞳孔对光反射消失，四肢肌张力低，生理反射消失，考虑脑死亡。患者家属放弃治疗而自动出院。

出院后，家属向医院投诉，认为医院诊疗过程存在重大过失责任，索赔百万。

思考

1. 脑肿瘤术后患者需外出行相关检查以进一步评估患者病情，你作为临床医生如何评估患者外出检查的相关风险？评估指标有哪些？

2. 高风险患者外出检查，医务人员的配备及相关抢救用物的准备要求如何？

本案焦点问题

患者家属向医务部投诉：

1. 检查过程中没有医生陪同，违反诊疗常规。

2. 检查前并未详细告知会出现如此严重的后果，也没有做好安全防护。

案例分析

本案例中，该患者术后第 2 天仍述头痛，偶有恶心、呕吐，故临床医生安排外出行头颅 MRI 检查，在 MRI 检查结束时发现患者口唇发绀，呼吸、心搏骤停，立即予心肺复苏并送入急诊抢救室给予电除颤、呼吸机辅助呼吸等系列抢救措施。

分析：焦点问题 1

检查过程中没有医生陪同，违反诊疗常规。

该患者病情危重，配备医务人员未达到《急诊危重症患者院内转运共识——标准化分级转运方案》(2017，急诊危重症患者院内转运共识专家组) 的要求，仅由一名实习护士及一位外勤工人陪同外出行头颅 MRI 检查，人员配备不合规。

该患者在 MRI 室检查结束才发现呼吸、心搏骤停，脑缺氧时间过长导致患者脑死亡，说明临床科室及放射科对该患者的病情监护存在缺失。虽然 MRI 检查区域不能放置心电监护等含铁设备，是导致该检查区域缺乏有效监护手段的重要原因，但是医院和科室应根据这一情况制订相应的应对预案和流程，尽量减少无监护诊疗的风险。对于的确无法解决的，应通过知情同意制度履行对患者及其家属的告知责任，以保证患者和家属的选择权利。

该患者 MRI 检查同意书签字人并非授权委托人，未签署授权委托责任书，知情告知存在严重缺陷，且对于替代医疗措施、检查必要性及特殊区域风险等方面的知情告知不具体，相关医疗质量安全核心制度落实不到位，诊疗过程存在严重缺陷。

分析：焦点问题 2

检查前并未详细告知会出现如此严重的后果，也没有做好安全防护。

1. "知情告知"必须注意以下三个方面：

(1) 手术、治疗和检查的知情告知，"替代方法"供患者和 / 或家属选择。

(2) 签署知情告知的患者家属，必须与患者授权人相一致，否则为无效告知。

(3) 未成年人与法定监护人的法律定义。

患方的签字人员未签署授权委托责任书，存在明显缺陷。

2. "外送检查治疗时的患者安全保护"必须注意以下内容：

(1) 评估分级：由转运决策者（抢救室主班及以上医生）负责，对患者病情（包括生命体征、意识、呼吸支持、循环支持、主要临床问题五方面）和预计转运时间进行评估，确定转运分级。分级标准按照转运风险由高到低分为Ⅰ、Ⅱ、Ⅲ级。

（2）沟通解释：根据转运分级进行有效沟通。①与患者家属沟通：告知转运风险，获取家属的知情同意及配合；②与团队内部沟通：明确职责，相互配合；③与接收部门沟通：详细告知患者病情及预计转运时间，做好相应准备工作。

（3）充分准备：包括转运人员、转运装备、患者及接收方的准备。

本案例患者评估为Ⅲ级患者。外出检查前，一方面没有做好详细的告知，另外一方面转运前，患者有头痛、恶心和呕吐临床表现，而且MRI检查时间久，场所封闭，极有可能检查过程中出现呕吐窒息、恶性心律失常等情况，需要医生和护士一起转运，并在检查过程中进行监护。

医疗安全要点分析

本案例涉及医疗质量安全核心制度中的危重患者转运制度及知情告知制度。对于患者的检查必要性、风险及应急处置方案应提前充分告知患者及其家属，授权委托不能流于形式，而是要落实到纸面上。危重患者转运前应做到充分评估、妥善安排，外出过程必须仔细小心，认真观察患者生命体征及病情变化。

在本案例中，一个高危患者到特殊区域检查，由于环境原因无法提供实时生命体征监护系统，导致患者呼吸、心搏骤停未能及时发现和救治，最终导致患者脑死亡。此类情况虽然少见，但也是日常临床工作可能面临的风险，必须予以重视和预防。

反思总结

危重患者外出检查和治疗时的安全评估和保护是临床诊疗过程中的常见问题。如何妥善提供医疗救治服务，确保患者安全，有待临床医生解决。

危重患者在特殊区域检查治疗（如MRI、高压氧舱等），必须考虑患者病情突发变化的可能性，应根据具体情况制订相应的紧急救治预案、措施和具体流程。同时确保患者和家属对这些风险知情同意并进行书面授权。

患者病情评估和再评估是患者安全的重要内容，也是危重患者转运安全的重要内容。临床医生应在充分评估后，根据患者病情严重程度配备相应的医务人员和设备。

62. 药名相似，查对缺陷，致用药错误　▶▶▶

关键词：股骨颈骨折；用药安全；查对制度；三级查房制度。

病史简介

患者，女性，78岁。因"跌倒致左髋部疼痛伴活动受限5小时"就诊。患者5小时前下楼时没有扶稳，不慎跌倒，左侧臀部着地，感左髋疼痛，活动后加剧，不能站立，联系120送至医院。发病以来，无腰痛，无下肢肿胀，无头痛，无胸痛、胸闷，无昏迷，无恶心、呕吐，精神状态一般，未进食，小便自解。急诊以"左股骨颈骨折"收住骨科。

既往有脑梗死病史 3 年，遗留左侧肢体活动不利；有帕金森病 2 年，自服卡左多巴、金刚烷胺、尼麦角林、森福罗等药物治疗；有高血压病史 20 年，口服非洛地平缓释片，血压控制尚可。15 年前因左乳腺癌行手术治疗，具体不详，术后恢复良好，未复发。否认有输血史，否认有食物药物过敏史。

入院查体

体温 36.8℃，脉搏 75 次 /min，呼吸 20 次 /min，血压 155/85mmHg，神志清，急性病容，营养状态一般，平车推入诊室，查体配合。头无畸形，双瞳等大等圆，对光反射灵敏，耳鼻无溢液，唇无发绀，气管居中，双侧颈静脉无怒张，双侧甲状腺无肿大。双侧呼吸对称，叩诊清音，听诊双肺呼吸音粗，双下肺闻及少许湿啰音，心界无明显扩大，心率 75 次 /min，心律齐，各瓣膜听诊区未闻及病理性杂音。腹平坦，腹肌软，无压痛，肝脾未及，移动性浊音阴性，肠鸣音 3 次 /min。脊柱无畸形、无压痛。左下肢可见外旋外展畸形，未见明显缩短，左髋部肿胀，局部未见明显淤血瘀斑，左侧腹股沟中段压痛阳性，轴向叩击痛阳性，左下肢因疼痛活动受限。左侧肢体肌力 4级，肌张力无亢进，余关节活动可。病理征未引出。

辅助检查

X 线检查提示：左侧股骨颈骨折伴周围软组织肿胀；骨盆、双髋关节、左膝退变；骨质疏松。

病情演变

患者入院完善辅助检查后，全身麻醉下行左髋人工股骨头置换术。术后第 2 天，主治医师查房考虑患者有脑梗死病史及术后血液高凝状态，嘱给予长春西汀 2 支（20mg）每天 1 次静脉滴注，住院医师对此在住院病历中如实记录，但在医院信息系统中医嘱开成"长春新碱 2 支（2mg）每天 1 次静脉滴注"，护士遵医嘱执行。

其后该住院医师每天查房，患者反复诉输液时血管刺激疼痛明显，术后 1 周起患者诉四肢麻木，并逐渐加重，患者精神状态欠佳，乏力、恶心进行性加重。住院医师考虑为患者高龄、术后卧床等原因所致，未汇报上级医生，未在病历中详细记录。术后第 10 天行血常规、血生化检查，发现白细胞计数 $2.5×10^9$/L，追查医嘱发现药物使用错误，停用长春新碱，予升白细胞、营养神经、糖皮质激素等治疗，后症状缓解，伤口拆线后出院。

思考

1. 如何避免错误医嘱的执行？
2. 当患者出现新发症状时该如何处理？

本案焦点问题

出院后患者向医院医务科投诉：

1. 长春新碱属化疗药物，误用是否对患者后期造成严重的精神和生理伤害？
2. 为何这么多天，医生、护士及药房工作人员均没有发现用药错误？
3. 患者用药后已经出现不良反应，为何得不到医生的重视？

案例分析

长春西汀和长春新碱虽然都是从夹竹桃科植物提取，但药理方面完全不一样。长春西汀为长春胺的衍生物，可选择性地抑制脑血管平滑肌钙离子依赖性，使松弛血管平滑肌的环磷酸腺苷（cAMP）含量增加，从而松弛血管平滑肌，使脑血流量增加；还可增强红细胞变形能力，降低血液黏度，抑制血小板聚集，从而改善血液流动性和微循环；同时能促进脑组织摄取葡萄糖，促进脑内单胺的代谢转化；在脑缺血时可抑制脑内乳酸增加，使腺苷三磷酸（ATP）含量增加，抑制脑内过氧化脂质的产生，延迟脑缺血痉挛发生时间，改善脑代谢、保护脑功能。常用于心脑血管疾病及后遗症，手术以后的脑保护等。

长春新碱为夹竹桃科植物长春花中提取的有效成分，是抗肿瘤药物。抗肿瘤作用靶点是微管，主要抑制微管蛋白的聚合而影响纺锤体微管的形成，使有丝分裂停止于中期，还可干扰蛋白质代谢及抑制RNA多聚酶的活力，并抑制细胞膜类脂质的合成和氨基酸在细胞膜上的转运。

长春新碱有一定的毒副作用：①神经系统毒性，呈剂量限制性，主要引起外周神经症状，如手指、足趾麻木，腱反射迟钝或消失，外周神经炎；腹痛、便秘，麻痹性肠梗阻偶见；运动神经、感觉神经和脑神经也可受到破环，并产生相应症状。神经毒性常发生于40岁以上者，儿童的耐受性好于成人，恶性淋巴瘤患者出现神经毒性的倾向高于其他肿瘤患者。②骨髓抑制和消化道反应。③有局部组织刺激作用，药液不能外漏，否则可引起局部坏死。④可见脱发，偶见血压的改变。

分析：焦点问题1

长春新碱属化疗药物，误用是否对患者后期造成严重的精神和生理伤害？

该患者输注长春新碱后诉输液部位疼痛明显，这是由于长春新碱的局部组织刺激作用造成的。1周后患者出现四肢麻木，这与药物的神经系统毒性相关，由于存在剂量相关性，所以患者的相关症状逐渐加重。长春新碱的骨髓抑制一般较轻，但随着药量蓄积，骨髓抑制逐渐显现，因此出现血白细胞的下降。长春新碱突出的毒性反应是神经毒性，神经系统修复缓慢，通常需要数周到数月的时间逐渐恢复。

分析：焦点问题2

为何这么多天，医生、护士及药房工作人员均没有发现用药错误？

该患者错用药物10天内，医务人员每天都在履行日常的查对工作，可是"天天漏网"，这需要我们重视查对制度，并落到实处。查对工作在临床中往往是护士与医生，护士与药房，护士与护士，护士与患者进行核对，往往没有医生与医生，医生与患者之间的核对，本案中是上级医生没有和下级医生核对出现了问题，同时上级医生也没有在床边和患者核对具体的药物使用，造成漏洞也未能及时补上。

查对不能流于形式，要关注用药的合理性，多个查对环节都只关注是否按照医嘱执行，对医嘱的合理性没有关注。查对制度是医疗质量安全的核心制度，要严格执行，更要注意提高查对制度的内涵质量。

分析：焦点问题3

患者用药后已经出现不良反应，为何得不到医生的重视？

对患者的用药一错再错，这表明没有执行三级查房制度，或者说没有真正落实该制度，只是做表面文章。该案例中住院医师没有对患者的病情变化给予足够重视，也没有汇报上级医生，没有针对性处理，所以尽管可能每天两次查房，甚至多次，但查房要做什么，观察什么，发现问题如何解决等并没有认真去做。上级医生也没有在查房时审核住院医师的医嘱，没有了解诊疗方案的执行情况，没有认真观察患者的治疗反应，没能发现和处理问题。

医疗安全要点分析

本案例涉及医疗质量安全核心制度中的查对制度和三级查房制度。

查对制度的核心是防止医疗差错，保障医疗安全。要求医务人员对医疗行为和医疗器械、设施、药品等进行复核查对。因此查对制度不仅仅是护理方面需要强调的，上下级医生、医生与护士、医生与患者之间都应该进行多维度的查对，以确保避免医疗差错。

三级查房制度指患者住院期间，由不同级别的医生以查房的形式实施患者评估、制订与调整诊疗方案、观察诊疗效果等医疗活动的制度。住院医师要求掌握病情、及时发现变化、汇报上级、随时处理。上级医生要系统检查住院医师的医嘱、病历和各项医疗记录，详细了解诊疗进度和医嘱执行情况，严密观察治疗效果，避免和杜绝医疗差错事故的发生，及时发现问题和处理问题。

反思总结

医务人员必须要有责任心，本案中为何貌似没有违反医疗质量安全核心制度，但却又出现层层漏洞，仅仅因为药名相似？其实不然，恰恰是由于医务人员责任心的缺失。核心制度的执行不能为了执行而执行，要落到实处，必须要有责任心。核心制度是一切以患者为出发点，以医疗质量和安全为目标，所以查对要认真，医生必须参与查对工作，查房要认真地履行三级查房制度，其他制度也是一样，不流于表面，才能为日常的医疗行为保驾护航。

63. 到底折了几根肋骨？　▶▶▶

关键词：肋骨骨折；漏诊；放射科影像报告审核制度；三级查房制度。

病史简介

患者，男性，40 岁。因"客车侧翻后导致其撞击左侧胸部，出现胸痛、胸闷气短，呼吸困难"就诊。门诊行胸部 CT 提示左侧肋骨骨折、左侧胸腔积液、左侧气胸，以"胸外伤、左肋骨骨折、左血气胸"收入院。

既往有乙肝肝硬化病史，否认高血压、糖尿病病史。

入院查体

体温 37.2℃，脉搏 89 次 /min，呼吸 18 次 /min，血压 135/95mmHg，发育正常，营养良好，神志清楚，皮肤黏膜色泽正常。

胸廓外形大致正常，左侧呼吸动度减弱，触诊左侧语颤减弱，叩诊左肺下野呈浊音，听诊左肺呼吸音弱，可闻及散在湿啰音。左侧胸壁局部压痛明显，未及骨擦感，未及骨擦音。心律齐，心音正常；腹平坦，腹肌软，上腹压痛，无反跳痛，无移动性浊音，肠鸣音 4 次 /min，双下肢无水肿。

辅助检查

上腹部 CT 检查：左侧后肋多根肋骨骨质不连续，可见清晰骨折线影，后胸壁肿胀，胸腔内少量积液。诊断意见：①左侧后肋多发骨折，胸腔积液；②左肺下叶肺挫伤；③肝下缘积液，考虑局部挫伤；④肝硬化，脾大。

病情演变

入院后完善相关检查,抗感染、止血、补液对症支持治疗。4 月 8 日,患者一般状态好,要求出院。出院病历记录临床诊断:胸部闭合性损伤、左侧第八肋骨骨折、左侧血气胸(少量)。5 月 31 日患者到上级医院复查 CT,肋骨三维成像,诊断结果:左侧第 7、8、9、10 肋骨骨折,左侧第 1~10 胸椎横突骨折。

思考

1. 如何规范书写肋骨骨折影像报告?

2. 临床医生发现放射科影像报告漏诊和错误时该如何处理?

本案焦点问题

患者向医院医务科投诉:

1. CT 检查报告漏报左侧第 1~10 胸椎横突骨折,存在漏诊。

2. 病历中记录临床诊断"左侧第 8 肋骨骨折",对于肋骨骨折诊断描述不全面。医院误诊误治,影响患者伤残鉴定,导致患者民事纠纷赔偿金额受到影响。

案例分析

患者胸部外伤后出现胸痛、胸闷气短、呼吸困难。门诊及入院后均进行了胸部 CT 检查。根据影像报告书写相关规范,胸部 CT 或 MRI 诊断报告包括:

①气管:主气管及其各分支情况;②肺门:肺门结构、血管与淋巴结情况;③肺野:肺叶、肺段、肺小叶情况,发现病灶应重点描述;④胸膜:壁侧与纵隔胸膜及叶间胸膜情况;⑤纵隔:大血管、心脏各房室及纵隔各组淋巴结情况;⑥胸壁:骨骼骨质结构与软组织情况;⑦横膈情况。如发现病灶,要求重点描述部位、大小、形态、边缘、累及或浸润周围结构情况,增强前后密度或信号变化情况。

分析:焦点问题 1

CT 检查报告漏报左侧第 1~10 胸椎横突骨折,存在漏诊。

经查阅患者原始胸部 CT 影像,可见左侧第 7、8、9、10 肋骨骨折及左侧第 1~10 胸椎横突骨折。CT 报告未对肋骨骨折的数量和部位做详细描述,未提示左侧第 1~10 胸椎横突骨折。CT 报告填写存在漏报、不准确、不完整、描述不全面的情况。

病历书写是指医务人员通过问诊、查体、辅助检查、诊断、治疗、护理等医疗活动获得有关资料,并进行归纳、分析、整理形成医疗活动记录的行为。《病历书写基本规范》第三条要求病历书写应当客观、全面、真实、准确、及时、完整、规范。

分析:焦点问题 2

病历中记录临床诊断"左侧第 8 肋骨骨折",对于肋骨骨折诊断描述不全面。医院误诊误治,影响患者伤残鉴定,导致患者民事纠纷赔偿金额受到影响。

经组织多学科专家会诊,本案例患者左侧第 7、8、9、10 肋骨骨折及左侧第 1~10 胸椎横突骨折均属于闭合性损伤,无明显移位,无须手术治疗,治疗原则和方案与原治疗方案基

本一致，因此在治疗上没有造成延误。病历是患者进行伤残鉴定的重要依据，本案例中医生病历中诊断左侧第8肋骨骨折，对肋骨骨折的数量及部位诊断不全面、不准确，没有"胸椎横突骨折"的诊断，对患者伤残鉴定造成影响，医院存在过错。

医疗安全要点分析

本案例涉及放射科影像报告审核制度。制度中要求：严禁未经上级医生审核出具相关的诊疗报告。审查报告时要审查申请单的申请内容、检查部位等基本信息，与医学影像图像、报告上的基本信息是否符合，结合患者临床资料、相关检查资料及相应影像表现提出合理的意见或者相关建议。审查报告时，要认真仔细，不得遗漏。急诊报告可由1人单独签发，患者必须留下可靠的联系方式，工作日8:00集体阅片，对前一日急诊医学影像检查进行复阅，发现差错应及时与患者或相关科室联系，及时更正报告。

本案例中，根据患者因客车侧翻后导致其撞击左侧胸部的外伤病史，出现胸痛、胸闷气短、呼吸困难等临床表现，CT检查时要注意是否合并其他部位损伤，切勿漏诊。发现患者多发肋骨骨折时，报告书写时要对肋骨骨折的部位和数量详细描述。审核医生在审查报告时要结合影像图像仔细认真复阅，避免漏报情况发生。对书写不规范的报告提出建议加以完善，杜绝不规范报告的签发。

本案例还涉及医疗质量安全核心制度中的三级查房制度。住院医师要及时分析各项检查结果的临床意义，做好上级医生查房的各项准备工作，介绍病情和报告病例。主治医师要系统检查病历和各项医疗记录，及时发现问题和解决问题。主任医师要抽查病历，发现缺陷，改正错误，不断提高医疗水平。

在本案例中，医生在工作中疏忽大意，没有对患者胸部CT图像进行查阅分析，对报告进行仔细阅读，也没有及时向上级医生汇报病例，请上级医生协助诊断。主任医师、主治医师检查病历时不够认真仔细，没有发现患者CT报告"左侧多发肋骨骨折"与病历中诊断"左侧第8肋骨骨折"不符问题，未能及时查阅患者胸部CT图像，与影像科进行核实，最终造成漏诊的医疗过失而引发纠纷。

反思总结

辅助检查作为临床医生诊断的客观依据（客观诊断），其检查报告是否准确完整、描述全面，直接影响临床医生对疾病的分析和诊断。因此，医院各医技科室人员要提高医疗安全意识，通过业务学习不断加强自身能力，提高检查报告书写质量，助力临床医生明确诊断，减少因漏报、错报发生的医疗纠纷。

在临床工作中，医生必须通过详细询问病史，系统全面的体格检查和必要的辅助检查来收集资料，然后进行综合归纳分析，最后作出诊断。辅助检查仅能作为参考，需要临床医生通盘考虑，合理利用辅助检查。发现辅助检查有疑问，需要及时与报告医生沟通，弥补漏洞。辅助检查提示的需要进一步检查，要及时补充检查，避免出现漏诊的情况发生。特别是外伤患者，可能存在合并有其他部位外伤，需要全身、详细的体格检查，及时发现问题，做到早处理，避免因遗漏而发生的加重病情等额外问题。遇到车祸、打架等有第三方责任人的情况，病历可能作为责任认定的重要依据，一定要特别注意，记录要更加详实准确，要及时与上级医生保存沟通，多向上级医生请示，必要时与医务科进行沟通。

医院要严格落实三级查房制度，切实履行各级医生职责，不能流于形式，及时发现医疗工作中存在的问题，指导实践，改正错误，充分发挥三级查房的作用，不断提高医疗水平。

64. 骨折手术很成功，但患者为何死了？　▶▶▶

关键词：髋部骨折；感染性休克；会诊制度；术前讨论制度。

病史简介

患者，女性，77岁。因"摔伤致左髋部畸形，疼痛1天"入院。患者1天前不慎摔倒致左髋部畸形、疼痛，呈持续性钝痛，活动时加重，休息时缓解，伴左下肢活动受限，不能行走，无头晕头痛，无胸闷气促，无腹痛腹胀，无大小便失禁。遂至急诊就诊，左侧髋部X线提示：左侧股骨转子间骨折（Evans Ⅰc型），急诊拟"左股骨转子间骨折"收住骨科。

既往体健。

入院查体

体温36.5℃，脉搏71次/min，呼吸20次/min，血压116/90mmHg。查体合作，神志清，精神可，全身浅表淋巴结未及肿大。颈软，无抵抗，气管居中，甲状腺未触及，心肺腹部检查正常。专科检查：脊柱生理弯曲存在，各棘突、棘间韧带、棘突旁软组织无压痛，骨盆挤压、分离试验阴性。左下肢外旋短缩畸形，外旋约90°，左髋部轻度肿胀，无皮肤青紫瘀斑，无水疱，无破口，无肉眼可见出血点，左髋部压痛阳性，左下肢纵向叩击痛阳性，左下肢活动明显受限，左足背动脉搏动可触及，趾端血运良好，足趾感觉、活动未见明显异常。

辅助检查

骨盆正位X线片提示左侧股骨转子间骨折（Evans Ⅰc型）。

病情演变

入院第1天，患者诉骨折部位疼痛，无其他不适，予完善各项术前检查，查血常规示：白细胞计数9.29×10⁹/L，中性粒细胞百分比94.2%，血红蛋白111g/L，血小板计数201×10⁹/L。血生化、凝血功能、胸部X线等未见明显异常。

入院第2天，患者出现发热，最高达38.8℃，主管医生认为患者白细胞不高，结合胸部X线无明显感染迹象，考虑骨折端血肿吸收热可能，予吲哚美辛栓治疗后体温下降，继续观察。

入院第3天（周六），患者仍有发热，最高38.5℃，其间出现胡言乱语，偶有定向力障碍，可恢复。当天值班医生继续予吲哚美辛栓降温治疗。

入院第4天（周日），患者体温不高，对答切题，精神萎靡。针对患者前一天出现胡言乱语、定向力障碍等症状，主管医生考虑为老年髋部骨折后一过性谵妄发作，未予特殊处理，亦未向主刀医生反映上述情况。

入院第5天，患者在全身麻醉下行左股骨转子间骨折闭合复位髓内固定术，手术过程顺利，于12:00返回病房。当时患者神志清，精神萎靡，回答切题，呼之能应。17:00左右患者出现嗜睡状态，氧饱和度波动在89%～93%，血压波动于102～113/67～80mmHg，心率95～100次/min。急诊查血常规：白细胞计数24.2×10⁹/L，中性粒细胞百分比95.7%，血红蛋白89g/L，血小板计数

24×10^9/L；急诊钾钠氯检测：钾 2.83mmol/L，钠 143.2mmol/L，氯 111.9mmol/L；血气分析：乳酸 6.0mmol/L。结合患者症状体征及辅助检查，考虑感染性休克，具体原因待查，给予补液、补钾及各科会诊处理后，转 ICU 治疗。

患者进入 ICU 后予积极液体复苏，血管活性药物维持血压，积极抗感染，输血改善凝血功能，甲泼尼龙抗炎等治疗，同时做血培养检测，但患者病情进展迅速，持续恶化，于两天后出现心搏骤停，经心肺复苏及综合抢救后生命体征勉强维持，家属表示放弃一切抢救治疗，并自动出院，患者出院后在家死亡。一周后血培养结果回报：金黄色葡萄球菌、β- 内酰胺酶阳性。结合患者临床表现，诊断"金黄色葡萄球菌败血症、脓毒症休克"明确。

思考

1. 患者髋部骨折后出现发热需要考虑哪些原因？
2. 你认为案例中的医生有无过错？如果你是该主管医生你会怎么处理？

本案焦点问题

出院后患者家属向医务科投诉：

1. 患者术前就有感染，为何没有相应的抗感染治疗，也没有请感染科会诊？
2. 对于患者此前出现的发热、谵妄等临床表现，为何没有进行术前讨论就行手术治疗？

案例分析

根据患者入院时的症状、体征及辅助检查，"左股骨转子间骨折"不难诊断。

分析：焦点问题 1

患者术前就有感染，为何没有相应的抗感染治疗，也没有请感染科会诊？

患者入院后出现发热，最高达 38.8℃，虽然血常规提示白细胞不高，但嗜中性粒细胞百分比 94.2% 属于明显上升，应考虑存在细菌性感染可能；况且患者术前曾出现谵妄，而感染因素也是围手术期发生谵妄的重要原因之一。肺部感染、尿路感染等是老年髋部骨折患者常见的并发症，本应给予重视。

本病例中针对患者发热症状，主管医生仅考虑骨折血肿吸收热（吸收热一般不超过 38.5℃）而忽视了患者发生感染的可能性，尽管入院当天的胸部 X 线、尿常规等提示没有明显感染迹象，但该医生没有考虑到病情变化的可能性，在患者出现高热后没有及时观察血常规、C 反应蛋白、降钙素原、血培养等炎症指标的变化，亦未复查胸部 CT、尿常规等寻找潜在的感染源。在感染来源未明的情况下，也没有请感染科会诊，错过了早期抗感染治疗的时机。尽管患者髋部骨折手术很成功，但是在术后数小时即出现感染性休克，鉴于短时间内出现手术创口感染致感染性休克的可能性很小，因此基本可以确定感染在术前就已经存在并逐渐进展为败血症，最终导致患者发生感染性休克。

患者存在发热，术前未分析发热原因，是否为感染性或非感染性，请相关科室会诊明确病因；手术时机把握欠合理，左股骨转子间骨折为非急诊手术，可予发热控制后再行手术治疗。因此该主管医生在诊疗上存在缺陷。

分析：焦点问题2

对于患者此前出现的发热、谵妄等临床表现，为何没有进行术前讨论就行手术治疗？

对于周一手术的患者，要特别回顾周六和周日的病情变化情况，动态评估患者病情。住院医师要重视患者的病情变化，并及时上报上级医生。主刀医生手术前要关注患者的病情变化情况，并组织人员进行术前讨论。病例中主刀医生并未认真组织该患者的术前讨论，缺乏对患者术前全身情况的评估，对手术风险及术后并发症等方面考虑不全面，致使患者术后感染加重，对最终患者死亡的结局负有一定责任。

本案例涉及术前讨论制度。凡重大、疑难、新开展、诊断未确定的探查手术及二级以上择期手术，均需进行术前讨论。术前讨论内容包括但不限于术前病情评估的重点范围、手术风险评估、术前准备情况、术前诊断、手术指征、拟施手术及拟施麻醉方案、手术风险与利弊、术中可能发生的问题和对策、术后可能发生的并发症及防治措施等。另外还涉及会诊制度，没有请感染科会诊，错过了早期抗感染治疗的时机，也是导致最终死亡的可能原因之一。

反思总结

借助于先进的医疗设备，目前普通骨折的诊断并不困难。但是，隐匿在骨折背后的相关并发症却时常因没有得到足够的重视而导致严重的后果，从而引发巨大的医疗纠纷。特别是对于老年骨折患者，本身存在较多的基础疾病，而且对于自身的疾病感知和描述较为模糊，因此我在临床工作中要更加细致地把握患者的病情变化，不可把一些异常情况直接忽视或者想当然地归结于某些原因。

对于骨折患者出现原因不明的发热，需要仔细鉴别，要弄清楚是感染性的还是非感染性，而感染性发热除了考虑骨折部位的局部感染，还要关注呼吸道，泌尿道等全身各系统感染的可能。老年髋部骨折患者围手术期出现谵妄常常由多个致病因素共同作用导致，常见的原因包括感染、心肺功能衰竭、水电解质紊乱等，有报道表明严重的尿路感染、肺炎及败血症可通过产生毒素或高热而引起谵妄。因此，当老年骨折患者出现不明原因的发热和谵妄时，应该高度警惕发生感染的可能。

作为住院医师，应该严格按照医疗质量安全核心制度的要求，对于自己没有处理把握的情况，要及时上报上级医生并邀请相关科室会诊，尽早对患者的病情变化作出准确的评估和处理。另外对于疑难病例的手术必须认真履行术前讨论制度，对患者病情作出全面评估和严格的风险把控之后，再行手术治疗。

65. 为何做了骨折手术肩膀仍然无法正常活动？ ▶▶▶

关键词：肱骨近端骨折；术后康复；医患沟通制度。

病史简介

患者，女性，75岁。因"摔倒致左上臂疼痛，活动受限3小时"入院。患者于3小时前因不慎摔倒致左上臂持续性剧烈疼痛，无放射痛，活动时疼痛加重，休息制动疼痛可缓解，肩部活动受限，左侧肱骨 X 线提示左肱骨近端骨折，为求进一步手术治疗来就诊，急诊拟"左肱骨近端骨折"收住入院。

既往有高血压、2 型糖尿病病史，自诉服用伏格列波糖、氨氯地平、阿托伐他汀，血糖血压控制可。

入院查体

体温 37.2℃，脉搏 80 次 /min，呼吸 18 次 /min，血压 130/72mmHg，神志清，贫血貌，皮肤巩膜无黄染，双肺呼吸音清晰，未闻及干湿啰音，心律齐，未闻及病理性杂音，腹平坦，腹肌软，无压痛、反跳痛，肝脾肋下未触及，腹部未触及包块，肠鸣音 4 次 /min，双下肢无水肿。专科查体：脊柱生理弯曲存，各棘突无压痛，骨盆分离试验阴性，挤压试验阴性，左上臂局部压痛明显，纵向叩击痛阳性，骨擦感可疑阳性，活动受限，肢端感觉、血运未见明显异常，病理征阴性；余肢体肌力感觉血运正常，病理征阴性。

辅助检查

血常规提示：白细胞计数 13×10^9/L，血红蛋白 80g/L，血小板计数 250×10^9/L。血生化提示：肝功能正常，肌酐 80μmol/L，尿素 12mmol/L，葡萄糖 9.6mmol/L。粪常规提示隐血试验阴性。正常心电图。影像学检查：X 线、CT 均提示肱骨外科颈骨折。

病情演变

入院后完善术前各项检查，未发现明显手术禁忌证；患者心理准备可以，手术愿望强烈；各项同意书已经签字，但未详细向患者交代可能的并发症和预后；影像资料准备齐全。

术中见左肱骨近端粉碎性骨折，为两部分骨折，大结节骨块向后方及近端明显移位，小结节部分骨折，外科颈处骨折移位不明显。术中诊断为左肱骨近端骨折（Neer Ⅱ型）。行左肱骨近端骨折切开复位内固定术，透视下见骨折复位良好，钉板在位；予止血，缝合，置引流管，术中未输血。

术后予骨科二级护理，复查 X 线片示骨折对位良好，常规予抗生素抗感染，补液镇痛等治疗。后创口无渗血、渗液，予出院。

术后 2 个月患者肩关节上抬受限，约 120°，后伸亦轻度受限，没有达到其预期要求，诉手术不成功。复查 X 线提示：左肱骨近端骨折内固定术后，骨折线模糊，骨折端位置尚可，内固定在位，未见明显松动、断裂。经沟通，仍称医生告知不到位，疾病未治愈。

思考

1. 患者术后关节活动受限，是否手术造成？如不是，是否是其他医疗服务没有到位？

2. 本次医疗服务中，医生是否违反了医疗制度？该如何避免此类医疗纠纷再次发生。

本案焦点问题

出院后患者向医院医务科投诉：

1. 患者术后左肩关节活动受限，没有达到其预期要求，手术不成功。

2. 术前医生没有尽到告知义务，虽然粗略告知相关风险，但未将此并发症讲清楚，岗位职责未尽到。

3. 术后未进行康复指导，导致恢复慢，效果差。

案例分析

患者因"摔倒致左肩疼痛、活动受限 3 小时"入院。医生安排患者及时完善相关检查，择期其行手术治疗，手术顺利。术前签字为证，但术前评估不准确，未讲清并发症。术后虽积极管理患者，但未积极帮助患者进行术后康复，终致预后不佳，患者不满意。

医患沟通的原则：应充分体现以患者为中心的服务宗旨，尊重和维护患者的知情权、选择权和隐私权，尊重患者民族风俗习惯和宗教信仰，体恤患者的痛苦，同情患者的困难，耐心倾听患者的倾诉，使用规范的文明服务用语。内容：医务人员应向患者或家属介绍患者的疾病诊断、主要治疗措施、重要检查的目的及结果、患者的病情及预后，在 72 小时、手术前、有创检查、化疗、输血/血制品、病情变化及采用新方法治疗等情况时（包括可选择的替代方案），应充分与患者及其家属沟通谈话，并听取患者或家属的意见和建议，回答患者或家属想要了解的问题，此外还要加强对目前医学技术的局限性、风险性的告知，以保证临床医疗工作的顺利进行。

分析：焦点问题 1

患者术后左肩关节活动受限，没有达到其预期要求，手术不成功。

医方在完善患者术前检查的前提下，对患者病情评估正确，诊断明确，选择正确术式，且手术顺利完成，术后护理合理。因此，在院期间，医方尽到工作职责，手术成功。肩关节活动受限为肱骨近端骨折术后的常见并发症，不应归因于手术不成功。

分析：焦点问题 2

术前医生没有尽到告知义务，虽然粗略告知相关风险，但未将此并发症讲清楚，岗位职责未尽到。

从患者签署的文件可知，医生已经告知相关手术风险，但是根据患者描述，医生可能没有详尽谈及此类并发症，致使患者对于预后存在较高期望值。因此，术前应加强与患者及其家属沟通，充分告知术后并发症的风险，尤其是关节活动障碍或者无法 100% 痊愈，予知情同意后签字。故在充分告知患者的病情及预后方面，经治医务人员存在一定缺陷。针对术前对于预后存在较高期望值的患者，必须反复告知患者及其家属手术的风险及并发症，虽然术前术后均有签字，但仍有反复纠缠、投诉等可能。

分析：焦点问题 3

术后未进行康复指导，导致恢复慢，效果差。

骨科手术术后的康复锻炼对患者的功能恢复十分重要，医生应关注患者的术后康复状况，予以积极指导，促进锻炼恢复。对于术后康复问题，主刀医生必须对患者进行康复指导；本案例中，手术虽然是成功，但由于术后康复指导不足，使患者并未完全康复，导致患者不满意。

医疗安全要点分析

本案例涉及医疗质量安全核心制度中的医患沟通制度。患者术前有权知道疾病诊断、主要治疗措施、重要检查的目的及结果、自身的病情及预后等信息。医生有义务体恤患者的痛苦，同情患者的困难，耐心倾听患者的倾诉，详尽告知并发症和相关手术风险。

在本案例中，患者手术顺利，治疗上没有问题，术前也有签署相关文件，流程上没有错误。但应该注意：①应更详尽地告知相关并发症，最好在术前谈话时，与多位家属沟通后，签署知情同意书；②术后应更积极关注患者恢复情况，指导康复锻炼，减少医患矛盾。

反思总结

肱骨近端骨折术后存在多种并发症，对于老年患者应特别注意以下事项：

1. 术前检查及评估　因许多老年人有糖尿病史，伤口感染机会增加，术后应积极予抗生素预防。同时，应该根据患者的一般情况及病情严重程度，对患方进行详细的评估，了解其心理需求、对疾病恢复的期望等。

2. 相关并发症　肱骨近端骨折术后存在许多可能出现的并发症，如骨折不愈合或延迟愈合、肩关节活动障碍、内固定断裂等。

3. 重视术后锻炼　骨折术后长期制动极易导致关节僵硬，故术后应持续关注患者康复情况，积极敦促并指导患者进行规律、有效的功能锻炼，尽量避免或减少术后并发症。

4. 重视沟通　应与患者及其家属进行及时、充分、有效的沟通，取得患方的理解和配合。

综上所述，在诊疗中，医务人员要加强与患者及其家属沟通，严密观察病情变化，重视术后功能锻炼，只有这样才能减少医患矛盾。

66. 小腿骨折术后感染，拆了钢板又放外架，为何总是"翻修"？

▶▶▶

关键词：右胫腓骨下段骨折；切开复位内固定术；骨折不愈合；术前讨论制度；医患沟通制度。

病史简介

患者，男性，45岁。因"摔倒致右小腿疼痛，活动受限1天"入院。患者于1天前因不慎摔倒致右小腿疼痛，较剧，呈持续性，无放射痛，活动时疼痛加重，休息制动疼痛可缓解，当时无头晕头痛，无恶心呕吐，无胸闷气急，无腹痛腹胀，无四肢乏力，至当地医院就诊，X线检查示右胫腓骨下段骨折，予支具固定，为求进一步手术治疗来门诊就诊，门诊拟"右胫腓骨下段骨折"收住入院。

既往有糖尿病病史3年，自诉服用二甲双胍，血糖控制可。

入院查体

体温37.5℃，脉搏65次/min，呼吸18次/min，血压145/72mmHg，神志清，贫血貌，皮肤巩膜无黄染，双肺呼吸音清晰，未闻及干湿啰音，心律齐，未闻及病理性杂音，腹平坦，腹肌软，无压痛、反跳痛，肝脾肋下未触及，腹部未触及包块，肠鸣音4次/min，双下肢无水肿。专科查体：脊柱生理弯曲存在，各棘突无压痛，骨盆分离试验阴性，挤压试验阴性，右小腿支具固定在位，打开见右小腿局部肿胀、畸形明显，右小腿局部压痛明显，纵向叩击痛阳性，可及骨擦感，右下肢活动受限，可及右足背动脉搏动，肢端感觉、血运未见明显异常；余肢体肌力感觉血运正常，病理征阴性。

辅助检查

血常规提示：白细胞计数 $8.7 \times 10^9/L$，血红蛋白 $130g/L$，血小板计数 $250 \times 10^9/L$。血生化提示：肝功能正常，肌酐 $80\mu mol/L$，尿素 $12mmol/L$，葡萄糖 $13.6mmol/L$。粪常规提示隐血试验阴性。心电图提示未见异常。影像学检查：X线、CT均提示右胫腓骨下段骨折。

病情演变

入院后完善术前各项检查，未发现明显手术禁忌证；患者手术愿望强烈；各项同意书已经签字；影像资料准备齐全。

术中见右胫腓骨下段粉碎性骨折，骨折明显移位，对位对线差，软组织嵌入。术中诊断为右胫腓骨下段骨折。行右胫腓骨下段骨折切开复位内固定术，透视下见骨折复位良好，钉板在位；予止血，缝合，置引流管；术中未输血。

术后予骨科二级护理，复查X线片示骨折对位良好，常规予抗生素抗感染，补液镇痛等治疗。后创口无渗血、渗液，予出院。

术后5个月，患者仍诉右小腿骨折处疼痛，不能站立，予复查X线提示：右胫骨骨折内固定术后，骨折延迟愈合。故再次因"右胫骨骨折术后疼痛5个月"收住入院。予行取内固定＋取对侧髂骨植骨＋内固定术，术后并发感染，可见钢板外露，两处手术创口均见黄色脓性渗出。此后行2次清创术及内固定取出＋外固定术，创口愈合后带外固定架出院。

思考

1. 患者术后骨折不愈合，是否为手术不成功造成的？如不是，是否是其他术后护理、换药等操作没有到位导致的？

2. 本次手术治疗中，术后创口感染导致多次手术，医生是否违反无菌操作、控制院内感染的相关制度？

3. 该如何交代术后创口感染和延迟愈合风险？

本案焦点问题

出院后患者向医院医务科投诉：

1. 患者术后骨折不愈合，二次手术造成术后感染，没有达到其预期要求，诉手术不成功，术者操作不规范。

2. 术前医生没有尽到告知义务，虽然粗略告知相关风险，但未将此并发症讲清楚。

案例分析

患者因"摔倒致右小腿疼痛、活动受限1天"入院。医生安排患者及时完善相关检查，择期行手术治疗，手术顺利。术前签字时，流于形式主义，术前谈话时本院高年资医生未参加，未详细告知术后并发症的相关情况，未解释为何不更换内固定方式，工作不够细致。

术前讨论制度：该制度要求各级医生必须遵守、落实讨论制订的诊疗方案。并将讨论结果记录于记录本及病历中。如术中须改变手术方式或扩大手术范围，必须请示上级医生，并告知患者及其家属，签字同意后方可进行。术前谈话应有术者或本院高年资医生参加，医生应当将患者的病情、医疗措施、医疗风险等如实告诉患者本人或家属，及时解答患者的咨询，并由患者及其家属签署相关的知情同意书。

分析：焦点问题 1

患者术后骨折不愈合，二次手术造成术后感染，没有达到其预期要求，诉手术不成功，术者操作不规范。

患者在完善术前检查的前提下，对患者病情评估正确，诊断明确，选择正确术式，且手术顺利完成，术后护理合理，医方诊疗符合医疗原则。二次手术，手术操作规范，因病情需要手术时间长，软组织暴露久，创口情况差，按照病情转归术后感染风险较高。本案例中，医生在医患沟通时，流于形式，未详细告知术后并发症的相关情况，工作不够细致，存在缺陷。患者有 3 年糖尿病病史，长期服药，术前血糖控制不佳，应完善相关检查，比如评估下肢的血管、皮肤情况，组织相关科室会诊，讨论是否需要等血糖控制于较好水平后再行手术治疗；骨折手术治疗后随访时间过久，血糖控制情况不详，内分泌科门诊亦未参与会诊，存在流程落实上的缺陷。

分析：焦点问题 2

术前医生没有尽到告知义务，虽然粗略告知相关风险，但未将此并发症讲清楚。

虽然患者签署手术知情同意书，但是根据患者描述，医生沟通时没有详尽谈及此类并发症，致使患者及其家属对于预后存在较高期望值。因此，术前应加强与患者及其家属沟通，充分告知术后并发症的风险，尤其是关节活动障碍或者无法 100% 痊愈，予知情同意后签字。故在充分告知患者的病情及预后方面，经治医务人员存在一定缺陷。

医疗安全要点分析

本案例涉及医疗质量安全核心制度中的术前讨论制度与医患沟通制度。患者术前有权知道疾病诊断、主要治疗措施、重要检查的目的及结果、患者的病情及预后。医生有义务体恤患者的痛苦，同情患者的困难，耐心倾听患者的倾诉，详尽告知并发症和相关手术风险。术前谈话应有术者或本院高年资医生参加，及时解答患者的咨询，并由患者及其家属签署相关的知情同意书。

反思总结

由于胫腓骨下段解剖结构特殊，骨折不愈合发生率较高。

对于此类患者应特别注意以下事项：

1. **术前检查**　对于有糖尿病史的患者，伤口感染风险增加，术后应积极抗生素预防感染。

2. **相关并发症**　胫腓骨下段骨折因缺乏血供、软组织覆盖少等解剖结构的特殊性，较其他部位骨折更难恢复，容易出现诸如骨折延迟愈合或者不愈合、软组织坏死、内固定断裂等并发症。故术前应重点讨论手术方式的选择，术中通过减少软组织剥离、保持骨膜完整等方式减少术后并发症的发生。

3. **重视沟通**　术前应与患者及其家属进行及时、充分、有效的沟通，取得患方的理解与配合。

综上所述，在诊疗中，医务人员应加强与患者及其家属沟通，严密观察病情变化，指导术后功能锻炼，只有这样才能减少医患矛盾。

67. 治腿疼为何发展成脑梗死　　　▶▶▶

关键词：膝骨性关节炎；膝关节置换；脑梗死；术前评估；会诊制度。

病史简介

患者，女性，78 岁。因"右膝疼痛，活动受限 3 年"于 2015 年 3 月 1 日入院。患者 3 年前右侧膝关节疼痛，起初疼痛不剧烈可忍耐，膝关节活动受限不明显，无跛行，对日常生活影响不大。3 年来上述症状持续存在，右膝逐渐屈曲受限，无法完全下蹲，上下楼梯费力，无关节肿胀交锁，无异常弹响、晨僵、四肢关节游走性疼痛、发热，在外院多次行药物保守治疗，无明显好转。为进一步诊治拟"双侧膝关节退行性骨关节炎"收入院。

患者有高血压病史 10 年，糖尿病病史 3 年。

入院查体

体温 36.6℃，脉搏 72 次 /min，呼吸 19 次 /min，血压 128/78mmHg，心肺听诊未见异常，腹肌软，肝脾肾未触及，双膝稍肿胀，浮髌试验（−），右膝内翻约 7°，左膝内翻约 5°，膝内侧间隙压痛右侧（+），左侧（−），髌股关节压痛（−），髌骨研磨试验（−）。活动度：右膝 90°—15°—0°，左膝 110°—5°—0°。双侧足趾活动感觉无殊，足部无明显皮损，双下肢皮肤正常，无静脉曲张，双下肢站立及行走困难。

辅助检查

X 线提示：双侧膝关节退行性骨关节炎。

病情演变

患者入院后完善相关检查，排除手术禁忌证后于 2015 年 3 月 3 日全身麻醉下行右人工膝关节表面置换术，手术经过顺利。3 月 6 日 7:00 患者出现口齿不清，反应迟钝，右手握力减退，当时未处理。12:15 护士发现患者反应迟钝，表情淡漠，无法对答，两侧瞳孔对等约 3mm，对光反射存，右侧上肢肌力 4 级，右侧下肢活动受限。12:39 神经内科会诊，建议 CT、MRI 检查，12:57 医嘱给予 MRI 头颅平扫 + 水抑制成像和 CT 头颅平扫，13:20 外出检查，16:43 CT 报告左侧基底节区及半卵圆中心急性脑梗死。医嘱予静脉推注前列地尔、血栓通等改善微循环。3 月 7 日查体：患者部分性失语，伸舌困难，右侧上肢肌力 4 级，右侧下肢活动受限，吞咽功能变差，神经内科会诊后于 3 月 7 日转入神经内科，予以阿司匹林片抗血小板聚集，立普妥调脂，血栓通联合前列地尔改善循环，胰岛素控制血糖，加强肢体功能锻炼，症状好转，于 4 月 7 日转康复科进一步康复治疗。

11 月 20 日出院，出院时右手能持轻物，能独立下床，能平地行走，言语表达欠佳，少量言语对答，语速欠流畅，右上肢肌力 4 级，右下肢肌力 4+ 级，左侧上下肢肌力 5 级，坐位平衡 3 级，站位平衡 2 级。

思考

患者全膝关节置换术后出现口齿不清，饮水呛咳，右侧肢体肌力减退时，应首先考虑哪些问题？接下来怎么处理？

本案焦点问题

出院后患者向市医学会申请医学鉴定:

1. 医院在患者诊疗过程中是否存在过失?

2. 医院的诊疗过程与患者目前损害后果有无因果关系? 医院有无责任?

案例分析

人工全膝关节置换术的手术指征:①膝关节的各种炎症性关节炎(退行性骨关节炎、类风湿关节炎、血友病性关节炎);②创伤性骨关节炎;③膝关节滑膜良性肿瘤或骨肿瘤;④胫骨高位截骨术后的骨关节炎;⑤静息性的感染性关节炎(包括结核、化脓性感染);⑥缺血性骨软骨坏死性病变。

人工全膝关节置换术的手术禁忌证:①各种急性炎症性病变或膝部有感染灶;②膝部神经性病变;③膝部肌力不足;④骨骼发育未成熟;⑤难以配合治疗者;⑥下肢患有严重的血管性疾病者;⑦膝关节周围皮肤缺失者。

患者有右膝疼痛、活动受限症状,查体双膝关节活动度减退。依据相关病史、查体及相关影像学检查分析,患者"双侧膝关节退行性骨关节炎"诊断明确,手术指征存在,手术方式选择合理。

分析: 焦点问题 1

医院在患者诊疗过程中是否存在过失?

患者入院诊断明确,手术指征存在,无明显手术禁忌,选择的手术方式妥当,手术操作规范,术后复查 X 线提示右膝置换手术取得成功,手术医生资质符合要求。但当患者出现急性脑梗死表现时,主管医生及值班医生均未及时处理,造成患者一定程度的脑梗死后遗症,医方存在一定过失。

全膝关节置换术后发生急性脑梗死的原因:

1. **基础疾病** 脑梗死的病理实质是脑组织灌注不足,脑细胞缺血缺氧。老年患者血管壁顺应性下降,对血压的调节能力下降,而且血管内膜逐渐粗糙不平,容易形成血栓。如果合并高血压和动脉粥样硬化,则上述病理改变更加明显。高血糖患者由于长期糖代谢紊乱,可以引起微循环障碍,血小板功能异常,血管内皮损伤,机体处于高凝状态。

2. **手术诱因** 关节置换术中存在扩髓操作,并使用骨水泥填充髓腔,这两者在髓腔内产生的高压可以将骨髓成分压入血循环,在肺部和脑部形成脂肪栓塞。这些栓子有的很小,很多并不引起明显的临床症状或只有一过性的症状(如一过性的精神障碍或认知障碍),但如果患者合并有心脑血管的基础病变(如高血压、高血脂、高血糖、风湿性心脏病等),脑部血管对小血栓的清除能力和供血代偿能力下降,就会引起明显的脑梗死临床症状。

3. **麻醉因素** 麻醉过程中药物影响导致循环低灌注也是可能的潜在原因,需要密切关注术中血压的变化,避免低血压导致循环灌注不足。

全膝关节置换术后发生急性脑梗死,其最直接的病理后果是脑细胞缺血死亡,早期发现、及时处理,以最大限度减少脑细胞缺氧导致的不可逆改变至关重要。有两个因素往往影响骨科术后对脑梗死的早期诊断,应引起骨科医生的重视:①术后头几天患肢往往因疼痛影响肌力判断,对于偏瘫症状容易漏诊;②脑梗死其他的一些早期表现如头痛、胡言乱语、淡漠、欣快等精神症状,往往与麻醉药的后遗效应相混淆。

术后要全面检查患者肢体肌力及感觉改变,对于高危患者出现精神症状后,要想到本病的可能,及时给予 CT 或 MRI 检查。CT 于 24~48 小时后即可见低密度梗死区,MRI 对脂肪栓塞诊断较敏感,而且 T_2 加权像异常程度与神经损伤症状的严重程度有关,对只有脑部症状的脂肪栓塞诊断尤其有帮助。

(美国)国立神经疾病和脑卒中研究所(NINDS)研究表明,3 小时内重组组织型纤溶酶原激活剂(rt-PA)静脉溶栓组患者 3 个月完全或接近完全神经功能恢复者数量显著高于安慰剂组。欧洲急性脑卒中协作研究(ECASS)Ⅲ提示,发病 3.0~4.5 小时使用 rt-PA 静脉溶栓仍然有效。

分析: 焦点问题 2

医院的诊疗过程与患者目前损害后果有无因果关系?医院有无责任?

分析上述诊疗行为,患者术后第 3 天出现急性缺血性脑卒中是手术及术后难以预料的,与患者高血压、糖尿病及年龄存在高度相关性,主要系患者自身因素造成的偏瘫。但医方发现患者出现脑梗死表现后,未于 3 小时内完成溶栓等对症治疗,造成患者一定程度的脑梗死后遗症状,与患者目前遗留的后遗症存在部分因果关系,医方承担次要责任。

医疗安全要点分析

本案例涉及医疗质量安全核心制度中的术前评估制度、会诊制度和对术后病情突发变化的观察和处理。患者高龄,有高血压、糖尿病病史,属于心脑血管缺血性事件高危人群,术前应考虑到术后急性脑梗死风险,本案例中未对高危患者采取相应的预防措施,且存在对患者术后的病情变化存在观察不仔细,处理不及时等责任。当患者 3 月 6 日早上出现口齿不清及饮水呛咳等症状时,院方未予神经内科会诊及急诊颅脑 CT、MRI 检查。至 12:15,患者出现神志淡漠,对答障碍等症状时,神经内科才会诊,并建议急诊颅脑 CT、MRI 检查。至 16:43,患者影像学报告提示急性脑梗死后,才予以对症改善微循环治疗。这期间存在神经内科会诊不及时,主管医生对患者病情评估不准确,未及时行颅脑相关检查,且影像学检查完善后,未再次请神经内科阅片,而是等待报告单报告等过失,延误了患者诊疗时机,与患者后遗神经症状存在部分因果关系。

反思总结

急性脑梗死是骨科患者术后,特别是关节置换术后常见并发症,症状可轻可重,轻者可无症状,重者可至肢体残疾,甚至危及生命。对于老年患者应特别注意以下事项:

1. 血压控制 术中和术后血压不能过低,尤其是对没有接受过正规降压治疗的高血压患者,不能以正常血压值来衡量血压控制水平,宜将血压控制在稍高于正常值的水平,如 140/90mmHg 左右,以维持脑部的血液灌流。术中纠正低血压时应尽量少使用外周血管收缩药物,而应以补充血容量和具有血液稀释作用的扩容剂为主要手段。

2. 血液黏度控制 对于高血脂、冠心病和卧床时间较长的高龄患者,最好使用血液流变学监测血液黏度,尽量将其控制在较低水平。术中或术前使用有血液稀释作用的扩容剂,最好在扩髓操作和骨水泥灌注之前,这可以减少脂肪和骨水泥微粒栓塞的概率。另外强调术中止血尽量彻底,术后不用止血药。

3. 基础疾病控制　对于可以等待手术的非急诊髋膝置换患者，可通过饮食和药物治疗将血压和血糖控制在正常或稍高水平，降低血脂和血液黏度。

4. 对于高龄，存在多种合并症的患者，应重视术前评估，针对可能的心脑血管等相关并发症，提前预判，并做好防范措施，同时做好医患沟通，取得患方理解。

68. 骨折后下肢血栓，没错为什么要改病历？ ▶▶▶

关键词：髌骨骨折；静脉血栓栓塞症；病历管理制度；医患沟通制度。

病史简介

患者，女性，55 岁。因"摔倒致左膝肿痛，畸形 1 小时"于 2009 年 2 月 3 日来我院急诊。患者 1 小时前爬楼梯时不慎摔倒致左膝跪地，后出现膝盖部红肿疼痛，活动时加剧，局部变形，家属随即送医。

既往体健，否认高血压、糖尿病、心脑血管意外等病史。

入院查体

体温 37.0℃，脉搏 80 次 /min，呼吸 19 次 /min，血压 110/75mmHg。神志清，一般情况可，心肺听诊未见异常，腹平坦，腹肌软，无压痛、反跳痛，肝脾肋下未触及，腹部未触及包块。左膝关节肿胀明显，压痛阳性，未及骨擦感，左小腿腓肠肌无挤压痛，左足感觉无减退、活动良好，足背动脉搏动有力。X 线片提示：左髌骨骨折（图 68-1）。急诊予石膏托固定保护，复查 X 线片提示：骨折复位良好。遂予保守治疗。

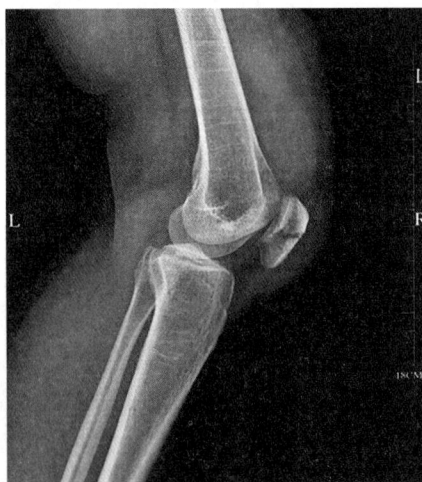

图 68-1　X 线片
患者，女性，55 岁，摔倒致左髌骨骨折，可见骨折无明显移位。

病情演变

患者在家保守治疗期间，由于左下肢仍有肿痛而电话咨询医生，医生告知属于骨折愈合过程中的正常现象。患者于伤后 24 天来院复查，诉左下肢仍存在持续性胀痛，医生未予特殊检查及处理。其后，患者左下肢持续性胀痛感逐渐加重，伴肿胀明显，遂于伤后 34 天再次来院就诊。双下肢血管彩色多普勒超声检查提示：左髂总静脉至股静脉血栓形成。予收住血管外科，行左股静脉穿刺造影＋左髂静脉球囊扩张＋支架植入术。患者术后左膝关节活动度康复不理想，活动度为 20°—0°—0°，患者对诊疗效果不满意，找当事医生理论，当事医生感受到纠纷压力，查阅了既往病历，对门诊病历做了部分修改。后患者转至某医院进一步康复治疗。

思考

1. 患者下肢骨折行石膏固定后持续肿胀且加重，应该考虑什么？需要做哪些检查？

2. 对于下肢骨折行保守治疗时，深静脉血栓的预防措施有哪些？

本案焦点问题

患者事后到医务科投诉：

1. 患者伤后第一次就诊时，医生未书面及口头告知患者血栓发生的可能性及防治措施，在血栓发生后，私自修改门诊病历，血栓后的病历描述与实际不符。

2. 由于下肢骨折血栓防治告知缺陷，导致患者在家卧床休息期间未做任何防范措施。患者伤后 3 周时下肢仍肿胀明显，医生仍未予重视及处理，也未告知患者来院进一步检查，导致血栓发生且延误治疗。

案例分析

患者诊断考虑左髌骨骨折（AO 分类：B 型），骨科医生急会诊后予保守治疗，符合医疗原则。在髌骨骨折的治疗选择上，对于稳定的无移位骨折（骨折分离＜3mm，关节面台阶＜2mm，伸膝支持带完整）可选择保守治疗。但易引起肌肉萎缩、肌力减弱、膝关节僵硬及创伤性关节炎等并发症。而对于开放性骨折、关节面台阶＞2mm 的骨折、骨折分离＞3mm、伸膝功能障碍，以及粉碎性骨折，建议手术治疗。在就诊过程中，对于所有的病历资料都要保证及时性、真实性、完整性，不得擅自修改。对于门诊病历的书写要求明确规定"开具诊断证明、休假证明和重要病情交代，病历中要有记录"。

> **分析：焦点问题 1**
>
> 患者伤后第一次就诊时，医生未书面及口头告知患者血栓发生的可能性及防治措施，在血栓发生后，私自修改门诊病历，血栓后的病历描述与实际不符。
>
> 发生血栓后住院病历描述说第一次就诊入院，与实际情况不符合，严重违反了《病历书写基本规范》。因此当事医生存在风险告知不够、未及时进行知情签字及事后篡改病历的严重错误。

骨折患者，其患肢肿胀的消退时间可能需要数月，有些患者甚至伤后长期存在患肢的肿胀情况。因此，骨折后短期内的肿胀，只要没有其他异常情况（如小腿肌肉挤压痛、皮肤张力增高等），一般首先考虑骨折后软组织肿胀，但应排除有下肢血栓形成等因素。作为专科医师，应当建议患者进一步来医院检查，排除可能发生的血栓、骨筋膜隔室综合征等情况。骨折患者在家行保守治疗期间，应当建议每周来医院复查；并且在复诊时，应当详细询问病史、仔细进行体格检查，以严谨的工作态度做到告知、指导工作。

> **分析：焦点问题2**
>
> 由于下肢骨折血栓防治告知缺陷，导致患者在家卧床休息期间未做任何防范措施。患者伤后3周时下肢仍肿胀明显，医生仍未予重视及处理，也未告知患者来院进一步检查，导致血栓发生且延误治疗。
>
> 患者由于缺乏对血栓风险的认知，故在保守治疗期间未做任何物理及药物的防范措施，导致发生深静脉血栓形成。在发生下肢肿胀明显且加重的情况下，医生仍未给予重视，未建议患者来院复诊，当患者来院复诊时，医生也没有对患者给予仔细的体格检查及必要的辅助检查（双下肢血管彩色多普勒超声），未告知血栓风险。由于医生对血栓认知的不足，导致患者血栓发生的风险增大，最终导致血栓发生。

静脉血栓栓塞症（VTE）是骨折患者的常见并发症，是血液在静脉内不正常凝结，阻塞静脉导致的静脉回流障碍，一旦发生可引起相应器官甚至肺脑栓塞等严重并发症，危及患者的生命。静脉血栓形成包括三方面主要因素：静脉内膜损伤、静脉血流淤滞，以及高凝状态。以上因素均可增加静脉血栓形成风险。该患者的危险因素有：下肢创伤、长时间制动等，该患者 Caprini 血栓风险评估结果为 10 分，属于极高危人群，此时应当按照《中国骨科大手术静脉血栓栓塞症预防指南》，对该患者采取预防措施，包括基本预防、物理预防和药物预防。骨科大手术后凝血过程的激活可达 4 周，VTE 的形成风险性可持续 3 月，这个情况同样适用于骨科下肢骨折。作为医生，需要对 VTE 有深刻的认识，任何时候、任何相关情况发生后都不能掉以轻心。切记要做到充分的知情告知，并按照诊疗指南来规范诊治。

医疗安全要点分析

该案例主要涉及病历管理制度和 VTE 防治制度。病历文书的书写是客观记录病情变化的唯一档案，该资料的首要原则就是客观的记录，而非主观臆测，更不能后篡改。对此国家法律法规已明确规定，出现篡改病历文书情况，医院承担 100% 责任。该案例中 VTE 防治管理制度未执行到位，致使患者出现了后期的深静脉血栓。目前国家层面已将 VTE 防治工作列为临床医疗中重要的一项病情评估制度，是必须遵循的医疗制度之一。

反思总结

中国医学教育家、内科学家，中国消化病学的奠基人张孝骞曾说："写大病历的阶段至为重要，要通过它形成一种终身不改的习惯，即在诊务繁忙之中也能如条件反射般运用，在诊治患者的过程中不遗漏任何要点。这种训练是短暂的，稍纵即逝，一旦落课，就无法再补，切勿等闲视之。"在临床工作中，读、说、写贯穿整个诊疗过程。通过阅读教科书、文献等获取知识和经验教训；通过和患者沟通、合作，有效地实施治疗计划并降低医疗风险；通过记录整个医疗过程，包括记录医疗行为及沟通内容等来佐证医疗行为。在病历记录过程中，临床工作者必须做到真实、及时、完整、规范。

69. "被思维定式"的术前讨论及三级查房

关键词：腰椎间盘突出症；转移性骨肿瘤；术前讨论制度。

病史简介

患者，女性，58 岁。因"反复右侧腰腿痛 3 个月，加重 3 天"于 2012 年 2 月 20 日入院。患者 3 个月前无明显诱因下出现右侧腰腿疼痛，右大腿外侧、小腿前外侧放射痛，持续性，无间歇性跛行，休息后稍缓解，予止痛药对症治疗无效。3 天前右侧腰腿痛加重，拟"胸腰椎先天性侧凸畸形、腰椎间盘突出症（L_4/L_5、L_5/S_1）"收住入院。

既往体健，否认高血压、糖尿病、传染病等病史，否认外伤、手术史，否认输血史，否认吸烟、喝酒史。

入院查体

体温 36.8℃，脉搏 99 次 /min，呼吸 19 次 /min，血压 154/105mmHg，神志清，精神可，心肺听诊无殊，腹肌软，肝脾肋下未及。胸腰椎侧凸畸形，活动无受限，L_4/L_5、L_5/S_1 棘突间轻度压痛，无叩痛。双下肢各肌群肌力、感觉均正常，右下肢直腿抬高试验（+），加强试验（−），无纵向叩痛，右膝反射（+），跟腱反射（++），病理征阴性。

辅助检查

胸、腰椎正侧位 X 线片（图 69-1）：T_{10}、T_{12} 及 L_1、L_2、L_5 椎体变扁，L_4 椎体不稳，胸腰椎退行性改变，右股骨骨小梁模糊，骨皮质异常。胸部正位片未见异常征象。磁共振提示：腰椎侧弯畸形，腰椎退行性改变，L_4/L_5、L_5/S_1 椎间盘突出，椎管狭窄，黄韧带增厚，椎旁软组织无殊。

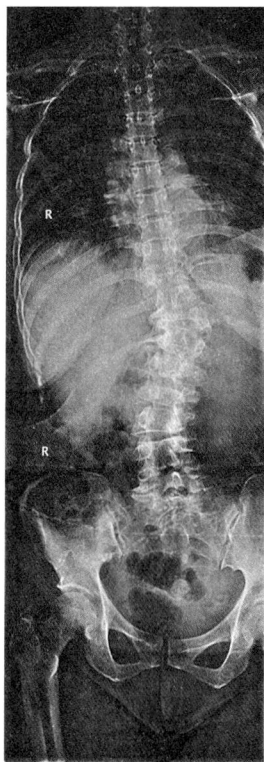

图 69-1 胸、腰椎正侧位 X 线片

患者，女性，58 岁，术前 X 线片提示胸腰椎侧凸畸形。

病情演变

入院后完善相关检查，排除手术禁忌证，于 2012 年 2 月 23 日行 L_4/L_5、L_5/S_1 减压融合内固定术。术后患者腰痛缓解，但右大腿上段仍有疼痛。患者出院后第 7 天在行走时突发右大腿上段疼痛、畸形。来院拍 X 线片提示右股骨中上段骨折，再次收住院。住院后查血癌胚抗原（CEA）198μg/L，CT 提示右上股骨病理性骨折，于 2012 年 3 月 19 日行右股骨上段病灶活检＋骨折切开复位内固定术。术后病理报告：右股骨转移性腺癌（肺腺癌可能性大）。

思考

1. 腰腿痛患者术后大腿仍有疼痛，查房时应该注意哪些内容？

2. 术前讨论应该讨论哪些内容?

本案焦点问题

患者家属向医务部投诉:

1. 腰骶椎手术前为什么未做术前常规血化验(包含血常规、血生化、肿瘤标志物、凝血功能)?

2. 术前 X 线检查发现右腿疼痛处与左腿不一样,为什么没有重视?

案例分析

患者术前查体及影像学检查提示腰椎间盘突出症诊断明确,症状明显,存在手术指征。但在分析右腿疼痛的原因时,须考虑到右腿本身疾病所致的因素,包括骨折、关节疾病、肿瘤等原因。该患者术后出现病理性骨折,病理报告证实肺腺癌骨转移。若术前及时发现转移性骨肿瘤,患者可能就不考虑行腰椎间盘突出症手术,而选择先行骨肿瘤手术。医生在查房时要注意病情变化及疗效判定,仔细阅读患者的化验、检查报告,不留遗漏,必要时做进一步的检查,以排除其他因素导致的可能性。在术前讨论时,需要明确诊断和诊断依据、手术指征和手术禁忌证。

分析:焦点问题 1

腰骶椎手术前为什么未做术前常规血化验(包含血常规、血生化、肿瘤标志物、凝血功能)?

三级查房制度中提到患者评估,要求医生按照制度、程序、诊疗指南或规范,严谨地对患者进行疾病诊断与评估、制订诊疗计划。评估内容至少包含住院患者评估、手术前评估、麻醉风险评估、危重患者评估、危重患者营养评估、住院患者再评估、手术后评估、出院前评估等。本案例中,未对患者术前的常规血化验、影像图片等进行严谨、全方位的评估;在患者主诉术后右腿仍疼痛的时候,也未再次进行评估,从而未及时安排进一步的检查,未对之前的诊疗方案进行调整,存在诊疗缺陷。

相关研究表明:病理类型为肺腺癌、较小的年龄,以及较高的血清学神经元特异性烯醇化酶水平是肺癌骨转移的发病危险因素。很多骨转移患者常在合并显著临床症状后才就诊,部分患者在就诊时已发生了骨相关事件(SREs),包括疼痛、病理性骨折、恶性高钙血症、脊髓压迫或神经根压迫,以及骨转移灶放射或手术治疗等。本案例中,患者已经出现疼痛等相关症状,且腰椎术后疼痛反而加重,然而医生除了血常规、血生化和 X 线检查外,没有进行血液肿瘤标志物检查,即武断判定该症状与腰椎病症相关,存在缺陷。

分析:焦点问题 2

术前 X 线检查发现右腿疼痛处与左腿不一样,为什么没有重视?

查房医生没有严格执行三级查房制度,对患者的主诉症状,由于惯性思维,没有从其他方面去考虑,没有仔细查看检查、检验资料,鉴别诊断思路不开阔,思维不够缜密。而在术前讨论过程中,各级医生也没有关注患者其他部位检查的异常情况。本案例中,如果各级医生在术前讨论过程中,关注过患者疼痛部位的影像学表现,或者在查房过程从不同的角度思考过患者的异常主诉,在患者发生病理性骨折之前就发现骨的转移性肿瘤,就有可能避免因漏诊而导致的纠纷。参与查房医生、参与术前讨论医生,没有严格执行三级查房制度、术前讨论制度,对本例患者的诊疗存在缺陷。

医疗安全要点分析

本案例涉及医疗质量安全核心制度中的三级查房制度和术前讨论制度。

三级查房制度对各级医师的岗位职责作出了明确的要求：①主任医师在查房时要解决疑难病历，核对患者后审查新入院患者的病历书写内容及诊疗计划，发现缺陷、纠正错误、指导实践、不断提高医疗水平。②主治医师查房时要对所管患者分组进行系统查房，全面评估患者的病情、病因，确定诊断及治疗方案、检查措施，分析可能的鉴别诊断，并掌握病情变化及疗效判定；对治疗效果不好的病例，应再次进行评估及重点检查与讨论，查明原因。③住院医师要做好上级医生查房的各项准备工作，介绍病情或报告病历。

本案例中，各级医师均未严格执行各自的岗位职责，未详细询问患者的病史及系统地查体，未能认真倾听患者诉求；由于惯性思维，在术前患者腰腿痛症状共存时，未能跳出"腿痛肯定是由腰椎间盘突出症引起的"的思维，从大腿本身疾病所致、身体其他部位疾病等方面去进行鉴别诊断；也未能对术后右大腿上段疼痛无明显缓解这一症状进行疗效的评估，未做进一步检查及讨论，以便查明原因。各级医师在查房过程中，如能严格执行各自的岗位职责，并且跳出原有的惯性思维，在患者术后主诉腰背部疼痛缓解但大腿上段疼痛仍明显时，进行疗效的评估与再评估，重新审阅检查报告、再次仔细查体，及时发现细微的变化，就很有可能避免漏诊的发生，可以及时纠正错误。

术前讨论制度规定：所有住院手术病例（急诊入院手术除外）均应进行术前讨论，讨论由科主任或副主任医师以上人员组织（主持），手术医生、护士及有关科室医务人员参加。讨论时应当讨论术前评估的重点范围、术前准备情况、疾病诊断及鉴别诊断、手术指征和手术禁忌证等。在术前讨论时，应当对患者的病史、体格检查、影像与实验室资料等进行细致、严谨的评估。择期手术患者完成各项术前检查、全面的病情和风险评估及规范的术前讨论后，方可下达手术医嘱。

本案例中，上级医生未按照围手术期管理规定，组织规范的术前讨论，而仅仅由住院医师以术前小结的形式做简单的记录。上级医生未对病历进行审阅、对术前检查进行审查、对影像资料进行审核，而草草签字，没有对该患者进行全面的病情评估，没有作出详细的诊治计划。如果诊疗组医生严格按照术前讨论制度作出完善的术前检查、全面的病情评估、规范的术前讨论；完善术前肿瘤标志物检查，再评估各项异常指标，及时发现 CEA 的异常从而进一步安排相关检查。跳出"患者有腰椎间盘突出症时大腿疼痛考虑腰椎间盘突出症所致"这一惯性思维，认真分析右股骨上段骨小梁模糊、骨质异常缺损的原因，应能避免漏诊的发生。

反思总结

1. 重视术前评估。患者评估和再评估是一个医疗质量管理的重点过程。须要完善必要的检查和化验，如血尿便常规、胸部 X 线、心电图、凝血功能。鉴于近年肿瘤发病率的增高，中老年患者肿瘤标志物筛查应列入常规检查范畴。

2. 养成良好的阅片习惯，主要病变部位重点观察，其他部位也应全面关注，避免遗漏。

3. 培养缜密开阔的诊断思维、优异的临床思维能力。跳出惯性思维，避免只关注熟悉的诊断与治疗，而忽略其他隐藏的可能疾病。

4. 严格落实安全医疗质量安全核心制度。术前讨论制度和三级查房制度是保证医疗安全的基本制度，切不可流于形式，甚至根本没有讨论。唯有在每一次医疗行为过程中，都严格按照规章制度执行，才能作出全面的分析和诊断，把医疗风险降低到最低。

70. 不该被遗漏的玻璃碎片和冒签的姓名 ▶▶▶

关键词：面部骨折；面部异物；漏诊；医患沟通制度；病历管理制度。

病史简介

患者，男性，64 岁。因"车祸致面部裂伤 4 小时"入院。患者 4 小时前被车撞倒，当即昏迷，面部裂伤出血，伴口腔、鼻腔大量出血（具体出血量不详）。被急送至急诊科，CT 检查提示：上颌骨骨折，蛛网膜下腔出血。口腔科会诊后建议急诊全身麻醉下行清创手术，拟"面部裂伤；上颌骨骨折；牙外伤（11～13、21、22 牙冠折断）；蛛网膜下腔出血"收住入院。

既往有高血压病史 2 年，规律服药，血压控制平稳。

入院查体

体温 36.0℃，脉搏 89 次 /min，呼吸 12 次 /min，血压 124/82mmHg。昏迷状态，面部多处创口，左颧面部皮肤创口长约 5cm，深达颧骨，出血明显，创口内未见明显异物，左面颊部创口长约 10cm，越过鼻背部，贯穿，达上颌骨骨面，可见骨折断端，口腔检查示 11～13、21、22 牙冠折断。两肺呼吸音清晰，未闻及干湿啰音，心律齐，未闻及病理性杂音，腹肌软，无压痛、反跳痛，肝脾肋下未触及。

辅助检查

血常规提示：白细胞计数 13.4×10^9/L，血红蛋白 94g/L，血小板计数 162×10^9/L。血生化提示：肝功能正常，肌酐 68μmol/L，尿素 7.91mmol/L，葡萄糖 7.06mmol/L。凝血功能常规检查正常。CT 示：蛛网膜下腔出血，左侧上颌窦前壁、外侧壁及左侧颧弓多发骨折。

病情演变

入院后拟急诊全身麻醉下行口腔颌面部软组织清创术，术前告知患者家属术后面部遗留瘢痕及面部骨折需二期手术可能，患者家属知情同意，予以手术，术后送 ICU 进一步对症支持治疗。

术后第 4 天，患者生命体征稳定，转入口腔科。转入时专科检查发现患者左侧额纹消失、左眼睑闭合困难、左上唇歪斜，颌骨功能无明显影响。补充诊断"左侧面神经损伤"，给予口服甲钴胺营养神经治疗。复查 CT 显示面部骨折断端轻微移位。颈托固定在位，左上肢肌力欠佳，行肌电图检查提示左上肢臂丛神经部分损害，经骨科、康复科会诊，给予保守治疗，但效果差，患者决定至上级医院进一步治疗臂丛神经损伤，予以出院。

患者出院后 3 个月，曾于口腔科门诊治疗折断牙齿，咬合关系基本正常，并行锥形线束 CT 检查，显示面部骨折断端轻度移位，愈合尚可。

患者出院后 11 个月至口腔科复诊，诉左侧颌下区皮肤反复肿胀流脓。医生结合病史及锥形线束 CT 影像，考虑异物残留可能，予以手术探查，取出一块"黄豆"大小玻璃碎片。

思考

1. 患者外伤后面部骨折、面神经损伤，该如何沟通？如何处理？
2. 车祸患者细小伤口内可能有玻璃碎片残留，该如何预防？

本案焦点问题

患者向医院医务科投诉：

1. 患者入院后明确有面部骨折，为什么不做手术？导致现在两侧面部不对称。

2. 患者颈部遗留玻璃碎片，门诊拍片检查时已经能够看到，医生为什么不把它拿出来？导致玻璃碎片留在伤口内长达 11 个月，并出现皮肤反复肿胀流脓。

案例分析

患者因"面部裂伤 4 小时"入院，入院后急诊行口腔颌面软组织清创术，符合口腔颌面软组织损伤诊疗规范。

根据《临床技术操作规范　口腔医学分册（2017 修订版）》（中华口腔医学会编著，以下简称《规范》）规定，开放性上颌骨骨折，创口与骨折线相通，是上颌骨骨折骨间固定术的适应证。同时《规范》也明确了手术的禁忌证，即全身情况差，应先抢救生命，待生命体征平稳后再做复位固定手术。

分析：焦点问题 1

患者入院后明确有面部骨折，为什么不做手术？导致现在两侧面部不对称。

患者面部裂伤创口达骨面，可见上颌骨骨折断端，CT 提示后上颌骨、颧弓骨折，存在手术的适应证。但患者入院时处于昏迷状态，且 CT 提示蛛网膜下腔出血，应先抢救生命，暂缓骨折复位固定手术。患者生命体征平稳后面部创口愈合良好，复查 CT 显示面部骨折断端轻微移位，临床检查发现颌骨功能无明显影响，同时患者出现臂丛神经损伤需要到上级医院进一步诊治，经治医生与患者及其家属沟通后患者同意保守治疗，诊疗过程没有原则性错误。

患者伤后 11 个月时提出两侧面部不对称，主要原因是面神经损伤导致面瘫及面部瘢痕挛缩，面部骨折并不是主要原因。患方对此不理解，请医患协调办公室介入调解。在调解时院方提供患者住院期间有关病情及治疗的告知书，证明患者及其家属知晓病情及治疗方案。但患者家属查看知情同意书后发现不是本人签名。经过医院对电子病历的记录调查，这份知情同意书是患者出院后书写的，存在没有及时记录病历的缺陷。院方进一步调查，发现开始未执行知情签字制度，在患者出院后病历归档时，住院医师仿冒患者家属签字，患者家属抓住医院这一点缺陷，对医院治疗方案提出疑问。本案例中医生在诊疗过程中未落实病历记录与知情同意制度，存在缺陷。

创腔内异物是外伤的常见并发症，医生在清创时要尽可能清除异物。一些细小的异物存在组织深处如果无不良反应可以不予处理，一旦出现排异反应一定要及时清除。

分析：焦点问题 2

患者颈部遗留玻璃碎片，门诊拍片检查时已经能够看到，医生为什么不把它拿出来？导致玻璃碎片留在伤口内长达 11 个月，并出现皮肤反复肿胀流脓。

患者为车祸导致的面部裂伤，细小伤口内存在异物的可能性不能排除，急诊清创手术术前谈话应告知"创腔内异物不能完全清除，需二次手术取出可能"。住院期间面部软组织愈合可，无红肿溢脓，且异物的位于颌下区，CT 检查未能发现。患者出院 3 个月后在口腔门诊

治疗折断的牙齿，其间行锥形线束 CT 检查，已显示左侧颌下区有异物影像，但门诊医生未仔细阅片，未及时发现，存在明显漏诊，导致异物长期残留在患者颌下区，并因排异反应反复肿胀流脓，院方存在过错。

医疗安全要点分析

本案例涉及医疗质量安全核心制度中的病历管理制度。医疗机构病历书写应当做到客观、真实、准确、及时、完整、规范，并明确病历书写的格式、内容和时限。2018 年国务院第 701 号令发布更新的《医疗纠纷预防和处理条例》明确规定：医疗机构篡改、伪造、隐匿、毁灭病历资料的，对直接负责的主管人员和其他直接责任人员，由县级以上人民政府卫生主管部门给予或者责令给予降低岗位等级或者撤职的处分，对有关医务人员责令暂停 6 个月以上 1 年以下执业活动。造成严重后果的，对直接负责的主管人员和其他直接责任人员给予或者责令给予开除的处分，对有关医务人员由原发证部门吊销执业证书；构成犯罪的，依法追究刑事责任。

在本案例中，医方知情告知后未取得书面签字违反了告知制度，在后续发现失误时，住院医师法律法规意识淡薄，犯了仿冒签名的低级错误。在发生医疗纠纷矛盾时使院方处于非常被动的位置。最后通过医患调解委员会调解，院方给予患者经济补偿。

反思总结

口腔颌面部外伤是常见急症，可导致患者面部外形改变，合并面部严重骨折的可引起张口受限、咬合紊乱等并发症，严重影响患者的生活。

对于重度面部外伤的患者应特别注意以下事项：

1. 面部骨折的治疗方案选择　轻度骨折断端移位的患者，如果不影响面型和功能，可保守治疗；如果骨折断端移位明显，出现面部塌陷、张口受限、咬合紊乱等并发症的，则需要手术治疗。

2. 相关并发症　异物残留是严重裂伤的常见并发症，清创手术时应仔细操作，规范全面的阅片，尽量减少异物残留的发生。

3. 重视沟通　患者的病情及治疗方案都需要与患者及其家属进行及时、充分、有效的沟通，取得患方的理解和配合。

4. 重视病历书写　病历文书是医疗过程的法律依据，是客观、真实、准确、及时、完整、规范的病历，是对事实的尊重，对患者的负责，也是对医生最好的保护。

71. 为什么吃个药我眼睛就看不见了？ ▶▶▶▶

关键词: 结核性胸膜炎；乙胺丁醇；视力下降；知情同意；医患沟通制度。

病史简介

患者，女性，43 岁。因"胸闷 1 月余"于 2010 年 6 月 10 日入院。患者于 1 个月前无明显诱因下出现胸闷，活动时明显，伴咳嗽，夜间盗汗，无咳痰，无畏寒发热，无胸痛咯血，患者未行诊治,胸闷逐渐加重,体重减轻 2kg,门诊查胸部 X 线提示右侧大量胸腔积液,拟"右侧胸腔积液待查"收住入院。

既往体健。

入院查体

体温 37.1℃,脉搏 98 次 /min,呼吸 18 次 /min,血压 110/70mmHg,神志清,皮肤巩膜无黄染,气管左偏,右肺触觉语颤减弱,叩诊浊音,右肺呼吸音低,双肺未闻及干湿啰音,心律齐,未闻及病理性杂音,腹平坦,腹肌软,无压痛、反跳痛,肝脾肋下未触及,腹部未触及包块,肠鸣音 4 次 /min,双下肢无水肿。

辅助检查

血常规提示:白细胞计数 $7.3×10^9$/L,血红蛋白 120g/L,血小板计数 $255×10^9$/L,红细胞沉降率 102mm/h。T-spot 试验(+)。胸部 CT 提示:右侧大量胸腔积液。

病情演变

入院后行右侧胸腔置管引流术引流胸腔积液,并行胸腔积液相关化验,胸腔积液常规提示:有核细胞计数 $1\ 700×10^6$/L,淋巴细胞百分比 78%,中性粒细胞百分比 10%,李凡他(Rivalta)试验(+),胸腔积液生化白蛋白 36.6g/L,腺苷脱氨酶(ADA)50IU/L,乳酸脱氢酶 277IU/L,胸腔积液 CEA 0.9μg/L,胸腔积液脱落细胞未找到异型细胞。考虑右侧结核性胸腔积液,告知患者及其家属,并行异烟肼、利福平、吡嗪酰胺、乙胺丁醇四联抗结核治疗。

患者服药 10 余天后出现视力模糊,未予重视且在门诊复诊时未告知医生,后视力模糊逐渐加重,其间未至眼科门诊就诊。2 个月后出现视力严重下降,眼科查双眼视力指数为 20cm。

思考

1. 患者诊断为结核性胸腔积液的依据是什么?

2. 患者为何会出现双眼视力严重下降?

本案焦点问题

患者及其家属向医院医务科投诉:

1. 患者行抗结核治疗前未行眼睛的评估是否可行相关药物治疗?是否存在用药禁忌?

2. 治疗前未告知相关药物副作用及如果出现不良反应该如何处理,导致患者最终出现双目失明。

案例分析

结核性胸腔积液是渗出液最常见的病因,多见于青壮年,常表现为胸痛、气短,并可伴有干咳、潮热、盗汗、消瘦等结核中毒症状,胸腔积液以淋巴细胞为主,蛋白质多大于 40g/L,ADA 增高,结核菌素试验强阳性,T-spot 试验阳性,胸膜活检见干酪样坏死组织可确诊。

患者有胸闷、干咳、夜间盗汗、体重减轻等结核中毒症状,胸部 CT 提示右侧大量胸腔积液,胸腔积液化验提示为渗出性液,ADA 高,T-spot 试验阳性,首先考虑结核性胸腔积液,存在抗结核治疗指征。

分析:焦点问题 1

患者行抗结核治疗前未行眼睛的评估是否可行相关药物治疗?是否存在用药禁忌?

患者有抗结核治疗指征，但抗结核药物有一定副作用，在使用前需进行详细评估，如异烟肼、利福平、吡嗪酰胺可导致肝肾功能损害，需评估肝肾功能，乙胺丁醇可导致视神经损害，在服用前及服用过程中需行视力、眼底等眼科检查，当事医生在患者服药前未行相关检查，存在缺陷。

乙胺丁醇眼毒性主要表现为：视力下降、色觉异常、视野缺损、视物疲劳，伴眼部干、痒、痛等不适。乙胺丁醇中毒性视神经病变早期症状包括色觉障碍、视野缺损和视敏感度下降，病变会在各种因素影响下加重，从而转向不可逆的视神经损害。老年人、糖尿病患者、高血压及肾功能障碍患者服用乙胺丁醇时更容易出现视功能障碍。服用乙胺丁醇前，需行视力、中心视野、色觉和眼底检查等眼科检查，需告知患者治疗期间应每月筛查，尤其是老年人及合并糖尿病等高危患者在用药后早期即应开始定期复查，如出现视力下降、色觉障碍等及时至眼科就诊，可早期干预，逆转视神经损害。

患者在行规律四联抗结核药物过程中出现视力障碍，患者虽然也存在未向医生告知的问题，但接诊医生缺乏对药物不良反应的关注，未详细询问相关症状。导致患者视力逐渐下降，未及时停药，直至最后视力不可逆性下降。

分析：焦点问题2

治疗前未告知相关药物副作用及如果出现不良反应该如何处理，导致患者最终出现双目失明。

乙胺丁醇致视神经损害在很大程度上与用药剂量及个体质特异性有关，本病例用药剂量在规定范围内，且服药时间较短，故最终失明与患者特异体质有关，在现有医学技术条件下难以防范。当事医生在患者服药前未向患者详细交代抗结核药物的副作用及注意事项，导致患者出现视力问题时未及时告知随访医生，且门诊医生也未询问患者是否出现视力障碍等相关临床表现，医方未按用药注意事项防范可能发生的视神经损害这一严重并发症，属于医疗过失。经市医学会鉴定，本病例双眼视神经损害与患者特异体质及医疗不当存在因果关系，其中医方存在医疗不当，负次要责任。

医疗安全要点分析

本案例涉及医疗质量安全核心制度中的医患沟通制度和知情同意。在本案例中，患者拟诊为"结核性胸腔积液"，予行抗结核治疗，考虑到乙胺丁醇的视神经损害副作用，需在治疗前行视力及眼底检查评估患者眼部情况，且要详细告知患者如出现任何视力障碍问题应及时就诊行专科检查，从而使医生可及时评估视功能情况并进行干预，及时停止使用乙胺丁醇和对症处理，以减少副作用的发生及避免导致进一步损害。

反思总结

结核性胸腔积液是临床常见的疾病，常规抗结核治疗为异烟肼、利福平、吡嗪酰胺、乙胺丁醇等药物，其均有各自常见的副作用，如肝功能损害、视神经损害、周围神经炎等。医生应熟知常用药物的毒副作用，并在患者服用前需详细告知，且必须签署书面知情同意书。在患者治疗期间需时刻警惕,定期复查肝肾功能、眼底检查等,一旦出现相关症状,及时处理。

应用乙胺丁醇前应做视力及眼底检查,应用过程中至少每月眼底检查 1 次,出院治疗应书面告知患者在用药过程中需进行视力及眼底监测,以及视功能出现任何障碍时尽快做专科检查并及时停用乙胺丁醇等。

对于使用有潜在毒副作用的药物时,知情同意环节必不可少。不但要重视初始用药的告知,也应重视出院时的病情告知和注意事项的交代,同时对出院后随诊过程中病情的动态观察也必不可少。只有关注到患者用药的方方面面,才能规避用药风险,降低药物的可能危害。

72. 为什么我的眼球保不住? ▶▶▶ ▶

关键词:眼球穿孔伤;眼内炎;眼球摘除;诊疗规范;病历管理制度。

病史简介

患者,男性,55 岁。因"右眼外伤伴出血 5 小时"就诊,患者 5 小时前因务工敲铁片时被异物射伤右眼睑,当时眼睑出血不止,伴视力稍有下降,无视物遮挡,无眼前黑影漂浮,急诊就诊。

既往体健。

入院查体

体温 36.8℃,脉搏 86 次 /min,呼吸 18 次 /min,血压 120/85mmHg,右眼视力粗测可,右眼上睑裂伤,长约 1cm,创口较深。右眼结膜无出血,角膜透明,前房清,瞳孔 3mm,对光反射灵敏,晶体在位,未见明显混浊,眼底未查。心肺体检无明显异常,腹肌软,肝脾肋下未及。

诊断:右眼上睑裂伤。

病情演变

患者就诊当天,给予治疗医嘱:①右眼睑清创缝合;②口服头孢拉定抗感染治疗;③明日复查(手写病历,字迹潦草)。

次日,患者没有遵医嘱复查。5 天后患者觉右眼视物不见,伴眼红、疼痛,遂来院复诊。查体:右眼睑肿胀,结膜充血水肿,全角膜脓疡穿孔,眼内结构不清。予急诊查眼眶 CT 提示:右眼金属异物伴眼球损伤、出血。诊断"右眼球穿孔伤伴眼内异物、右眼感染性眼内炎",予收入院,行右眼球内异物取出术,术中取出米粒大小铁片,予万古霉素稀释后眼内冲洗,术后予抗感染治疗。最终因"右眼感染性眼内炎"难以控制行右眼眼球摘除。

思考

1. 眼球内异物有哪些临床表现?如何早期发现?如何避免异物漏诊?

2. 如何选择眼球内异物的手术时机?

本案焦点问题

患方诉讼:

1. 外伤当天家属要求进行眼眶 CT 检查,医生没查。

2. 医生没有告知患者及时复查,导致未能获得及时诊治,最终因病情严重而行眼球摘除。

案例分析

患者外伤病史明确，右眼视力粗测可，右眼上睑可见裂伤，创口较深。右眼球前节未见明显异常，眼底未查，右眼上睑裂伤诊断明确。

接诊医生予右眼睑清创缝合，口服药物抗感染治疗，嘱次日复查，符合眼睑裂伤常规诊疗规范。

异物经眼睑创口进入致眼球后段穿孔，创口隐匿不易发现，尤其眼球前段未见创口，也未见结膜出血，容易漏诊。对于眼睑外伤创口，且致伤物为高速动作的尖锐细小物件，则需警惕是否合并眼球隐匿性创口，需借助影像检查明确诊断。

分析：焦点问题 1

外伤当天家属要求进行眼眶 CT 检查，医生没查。

接诊医生予眼睑创口探查后未发现眼睑存在贯穿创口，且眼球表面未见明显外伤创口等外伤体征，故行眼睑清创缝合，没有原则性错误。患方家属当时要求进一步行眼眶 CT 检查，但患者本人考虑经济因素拒绝检查。由于接诊医生认识不足，未能考虑到铁片快速致伤眼睑的创口，存在异物贯穿眼睑创口造成眼球后段穿孔可能，判断有误，同意患者本人意见未行眼眶 CT 检查，造成漏诊，存在过错。

《侵权责任法》第五十七条规定，医务人员在诊疗活动中未尽到与当时的医疗水平相应的诊疗义务，造成患者损害的，医疗机构应当承担赔偿责任。门诊医生未按常规行医学影像检查，导致右眼内异物漏诊，与患者因异物致右眼球感染、摘除存在部分因果关系。但是导致患者右眼球摘除的主要原因是因穿通伤伴异物致眼球内感染，与患者未及时复诊存在因果关系。综合评估，市医学会鉴定为三级丁等医疗事故，医方负次要责任。

分析：焦点问题 2

医生没有告知患者及时复查，导致未能获得及时诊治，最终因病情严重而行眼球摘除。

虽然医生在手写病历记载"明日复查"，对患方也有口头交代，但由于字迹潦草，患方表示无法辨认，事后也不承认医生有口头交代。

由于医生病历书写潦草，使得具有法律效应的"病历文书"不能成为对自身有利的证据，医生在此方面存在缺陷。

医疗安全要点分析

根据《病历书写基本规范》第一章第六条要求，病历书写应规范使用医学术语，文字工整，字迹清晰，表述准确，语句通顺，标点正确。本案例中，接诊医生已告知次日复诊，检查病情变化情况，且门诊病历上记录有"明日复查"字样。但接诊医生手写病历，字迹潦草，难以辨认。

医务人员在进行病历书写时应规范使用医学术语，做到文字工整、字迹清晰、表述准确、语句通顺、标点正确。目前基本使用电子病历，也应注意规范使用医学术语，表述准确、语句通顺、标点正确。电子病历书写后注意检查，切忌套用模板，更要注意拷贝模板中的内容，避免"张冠李戴"。

反思总结

眼内异物治疗原则为尽早取出异物,适时、恰当处理对预后非常重要。重视眼内异物对视功能的危害性,需要全面掌握治疗过程。

1. 病史的重要性　详细询问受伤时的情境、环境、异物的可能性质在眼外伤病史中尤为重要,可以大致判断疾病的严重程度。

2. 专科检查的重要性　有明确眼球创口的病例都会引起医生的重视,但对于创口隐匿、病史不明确、眼前段无受损、早期无症状的病例则容易误诊或漏诊,详细的检查可减少漏诊。

3. 影像检查的重要性　X线、CT检查对不透光性异物的诊断意义重大,对于非磁性异物(如植物性异物),X线、CT检查无法明确,需要磁共振、超声检查定位。

4. 沟通的重要性　认识到眼内异物的严重性,需及时有效地沟通,要做到充分告知、知情,取得患方的理解和配合。

5. 认识常见急诊疾病的重要性　特别是对于低年资医生,充分学习认知常见急诊疾病的处理规范,相关并发症的治疗。

6. 病历规范书写的重要性　应重视门诊病历的书写规范,既有利于患者了解病情及注意事项,又为医方留下法律依据。

73. 玻璃体积血手术死亡案例 ▶▶▶

关键词:玻璃体积血;高血压;会诊制度;低风险死亡。

病史简介

患者,女性,55岁。因"反复右眼玻璃体积血2年,视物不清3天"入院。患者2年前出现右眼反复玻璃体积血,经治疗后玻璃体积血部分吸收。3天前右眼再次出现视物不清,无眼胀、畏光、流泪症状,门诊以"右眼玻璃体积血"收入院。

既往史有高血压、2型糖尿病、慢性肾脏病5期病史。

入院查体

体温36.5℃,脉搏80次/min,呼吸16次/min,血压170/80mmHg。一般情况良好,营养良好,神志清楚,语言流利,双肺呼吸音清晰,未闻及干湿啰音,心律齐,未闻及病理性杂音,腹平坦,腹肌软,无压痛、反跳痛,肝脾肋下未触及,腹部未触及包块,双下肢无水肿。

专科查体:右眼指数指数20cm,左眼矫正视力0.8,双眼结膜无充血,角膜透明,虹膜纹理清,瞳孔大小正常,直接光反射(+),晶体混浊(+++),右眼眼底视不清,左眼下方玻璃体血性混浊(++),视盘界清,色淡,后极部可见视网膜前出血,网膜散在硬性渗出,微血管瘤,小片状出血。眼压:右眼15mmHg,左眼16mmHg。

病情演变

入院后第3天,患者在局部麻醉下行右眼晶状体摘除+玻璃体切割术+视网膜增膜切除术+视网膜脱离复位术+玻璃体腔注药+视网膜激光光凝术+气液交换术+硅油注入术。术后诊断:

①双眼糖尿病视网膜病变（增殖期）；②右眼玻璃体积血；③双眼白内障；④右眼视网膜分支静脉阻塞；⑤右眼视网膜脱离；⑥高血压；⑦2型糖尿病；⑧慢性肾脏病5期。

术后患者诉右眼异物感、胀痛，给予眼部常规换药、抗炎、监测眼压，拉坦前列素、布林佐胺滴眼降眼压，后患者自诉右眼无明显胀痛症状。术后第8天测血压194/93mmHg，嘱其自行口服硝苯地平10mg。术后第9天凌晨，患者突发胸闷，呼吸困难，意识不清，经过抢救无效后死亡。

思考

1. 当患者合并有多种伴随疾病时，该如何防范手术风险？该如何与家属沟通交流？

2. 什么是低风险死亡病例？

本案焦点问题

患者家属向医院医务科投诉：患者死亡与手术是否有关？是否由医务人员诊疗行为不当导致？

案例分析

该患者眼部超声提示右眼玻璃体积血，玻璃体机化膜，视网膜脱离可能。该患右眼玻璃体血性混浊（+++），右眼眼底视不清，以及超声提示等符合手术指征。且该患者右眼反复出血两次，这次出血导致右眼玻璃体内积血较多难以吸收，视网膜前增殖膜，视网膜脱离，有手术指征。

该案例为一典型的低风险死亡病例。低风险死亡病例的病情不重，发生死亡的可能性很小。一旦发生，死亡原因很可能不在疾病本身，而在临床过程。因此低风险组的死亡病例，也提示着临床或在管理过程中可能存在着问题。

观察上述病例，该患者以"右眼玻璃体积血"收入院，入院行右眼晶状体摘除＋玻璃体切除＋视网膜增值膜剥除＋视网膜脱离复位＋玻璃体腔注药＋视网膜激光光凝＋气液交换＋硅油填充术，手术过程很顺利、成功，但由于在会诊制度及护理方面的过错，导致患者因心脏停搏死亡，而非眼科本身疾病所致。该低风险组的死亡病例，不仅体现出医务人员在核心制度落实上的欠缺，也反映出医疗服务提供者的医疗服务质量问题。

> **分析：焦点问题**
>
> 患者死亡与手术是否有关？是否由医务人员诊疗行为不当导致？
>
> 该患者长期高血压、糖尿病，已导致靶器官严重损害，如糖尿病视网膜病变（增殖期）；且该患者慢性病病史明确，心血管疾病是糖尿病终末期常见死因，该患者的死亡原因与手术无直接关系。但是，在该患者住院过程中，在明确了既往有高血压病史，此病情超出眼科专业范围后，眼科医生却从未请过相关科室会诊，仅嘱其自行口服降压药，存在过错。该患者虽为二级护理，但医生长期医嘱单显示血压监测1次/d，而术后第2天、第3天、第5天的护理单上均没有测量血压记录，对高血压患者，护理人员未按护理规范监测血压，存在过错。

医疗安全要点分析

本案例涉及医疗质量安全核心制度中的会诊制度及医嘱执行制度。

会诊制度要求： 患者病情超出本科专业范围，需要其他科室协助诊疗，应及时行科间会诊。本案例中，患者有高血压、糖尿病病史，应该注意术前和术后及时请心血管内科、内分泌内科医生会诊，评估风险，指导用药，避免相关医疗风险。

医嘱执行制度要求：医生开出医嘱后护士应及时、准确、严格执行医嘱，不得擅自更改。如发现医嘱中有疑问或不明确之处，应及时向医生提出，明确后方可执行。在执行医嘱过程中，必须严格遵守查对制度。护士执行医嘱后，在医嘱执行单上签署执行时间和姓名。每天由科室当值组长与责任护士双人核对所有医嘱，保证医嘱正确执行，核对医嘱后双人在"医嘱查对登记表"上签名。本案例中，医生长期医嘱单显示血压监测 1 次 /d，护理人员应遵医嘱每天监测患者血压，在血压未能降到正常范围时，应及告知医生，及时处理。

反思总结

通过对死亡病例的分析，低风险组的死亡病例其实并不是真正由医疗差错或医疗事故导致的，但正是因为这种死亡原因，其比疾病本身引起的死亡更可怕。因为死亡的发生，完全可能是由医方的疏忽大意、盲目自信导致的。作为医务人员，不仅应重视专科疾病的治疗，更应注意基础疾病的变化，做到能够预防基础疾病所带来的风险。患者是一个整体，应全面分析患者病情，而不是仅仅在自己本专业方面诊疗。在涉及其他科室疾病时，要及时与相关科室沟通，以避免低风险死亡病例的发生。

由于低风险组的死亡病例体现着各个医院的医疗质量，故临床医生及医疗机构应该提高对低风险死亡病例的认识，加强对低风险死亡病例的分析和经验总结，并持续提高医疗质量。

74. 鼻咽癌漏诊案例　►►►

关键词：鼻咽癌；咽扁桃体肥大；误诊误治；术前讨论制度；手术标本送检流程。

病史简介

患者，男性，18 岁。因"鼻塞 2 个月"于 2008 年 2 月 18 日入院。患者 2 个月前无明显诱因出现双侧持续性鼻塞，逐渐加重伴睡眠打鼾 1 个月，偶有头痛，无涕血和鼻出血，无视力障碍，听力无明显改变；门诊查鼻咽部 CT 提示：鼻咽顶后壁软组织增生，咽扁桃体肥大。以"慢性肥厚性鼻炎"收住入院。

既往体健。

入院查体

体温 36.8℃，脉搏 80 次 /min，呼吸 20 次 /min，血压 140/90mmHg，一般状态较好，神志清，精神可，皮肤、巩膜无黄染，双肺呼吸音清晰，未闻及干湿啰音，心律齐，未闻及病理性杂音，腹平坦，腹肌软，无压痛、反跳痛，肝脾肋下未触及，腹部未触及包块，肠鸣音 4 次 /min，双下肢无水肿。

专科检查：双侧鼻腔总鼻道及下鼻道狭窄明显，双侧下鼻甲肥厚，局部呈桑葚样改变，黏膜水肿呈暗红色，双侧鼻腔内未见异常分泌物及新生物，可见咽扁桃体肥大。

辅助检查

鼻咽部 CT 提示：鼻咽顶后壁软组织增生，咽扁桃体肥大。

病情演变

入院后完善相关术前血液检查，于 2008 年 2 月 19 日局部麻醉下行咽扁桃体刮除术及双下鼻甲黏膜部分切除术。手术经过顺利，考虑患者系咽扁桃体肥大，切除组织未送病理检查。术后给予抗感染对症治疗，鼻腔无出血及渗血，对其进行间断抽取双侧鼻腔内部分纱条，无明显出血。2月25日患者一般状态良好，主诉鼻腔通气良好，检查见双侧鼻腔通畅，创口愈合良好，无异常分泌物及结痂，予以出院。

出院3个月后患者再次出现鼻塞并逐渐加重，伴有头痛和听力下降，影响正常生活和学习。于2008年10月15日赴外市某医院就诊，通过电子鼻咽纤维镜检查及活检，确诊为"鼻咽癌"。先后四次在外市某肿瘤医院住院进行放化疗。

思考

1. 鼻咽顶后壁软组织增生需要考虑哪些可能的情况？相关的鉴别诊断及辅助检查有哪些？

2. 鼻咽癌诊断及早期症状是什么？

3. 本案例患者手术切除的离体组织应如何处置？

本案焦点问题

患者向医院医务科投诉：

1. 医院诊断"咽扁桃体肥大"的依据不足。

2. 医院的误诊误治直接延误了患者的最佳治疗时机。

案例分析

该患者因双侧鼻塞2个月，睡眠打鼾1个月，门诊行鼻咽部CT提示：鼻咽顶后壁软组织增生。鼻咽部顶后壁软组织增生应考虑以下情况：①腺样体肥大，专科检查可见鼻咽部正常腺样体橘瓣样形态；②炎症，包括非特异性感染（细菌感染）和特异性感染（结核等）引起的腺样体增生，活检病理可以确诊；③鼻咽部肿瘤，包括淋巴瘤和鼻咽癌等，活检病理可以确诊，血清学检查如EB病毒抗体等有助诊断。

鉴别诊断及相关检查可借鉴的方面有如下几点：

1. 头痛是鼻咽癌常见的症状之一，临床上如患者头痛症状持续不能缓解并逐渐加重，同时伴有倒吸，鼻涕中带血，单侧耳堵塞感、听力下降，颈部可触及肿大淋巴结且质硬、活动度差等症状，需要临床医生特别警惕，行内镜检查，排除鼻咽癌的可能。

2. 鼻咽镜检查是早期发现鼻咽部病变的重要检查手段，间接鼻咽镜可充分显露鼻咽部，并可以进行活检，电子鼻咽纤维镜能全面仔细观察鼻咽部，可以进行录像及活检，是检查鼻咽部最有效的现代工具。

3. MRI具有良好的软组织分辨力，可清楚显示鼻咽癌组织与正常组织的界限，可以更好地观察癌组织向周围器官和组织侵犯的程度，同时可显示局部骨小梁尚未破坏时肿瘤对骨髓腔的浸润，如临床医生高度怀疑，需要做MRI检查，其诊断价值优于CT。

分析：焦点问题1

医院诊断"咽扁桃体肥大"的依据不足。

本案例中患者门诊鼻咽部CT检查提示鼻咽顶后壁软组织增生，医生对患者的病情未给予充分重视，没有对CT提示的咽后顶壁可疑征象引起警惕，未完善鼻咽部其他有关检查，未及时作出鉴别诊断，仅凭鼻咽部CT作出直接诊断，确为诊断依据不足。

患者入院后，医生没有给予鼻咽镜和鼻咽部 MRI 检查，在未排除"鼻咽癌可能"的情况下给予局部麻醉并行咽扁桃体刮除术及双下鼻甲黏膜部分切除术，且切除组织未送病理检查。

分析：焦点问题 2

医院的误诊误治直接延误了患者的最佳治疗时机。

医生未能重视患者鼻咽癌的鉴别诊断，没有给予鼻咽镜检查及活检，没做鼻咽部 MRI 检查。术前讨论未对术前诊断及选择的术式进行认真具体的分析，在未排除"鼻咽癌可能"的情况下给予局部麻醉后行咽扁桃体刮除术及双下鼻甲黏膜部分切除术。如患者确患有鼻咽部恶性肿瘤，术中局部挤压有促进肿瘤转移的可能。因此在疾病诊断及术式的选择上存在错误。术前未排除肿瘤可能，患者手术标本应视为有病理价值标本必须送病理检查，作为鼻咽癌鉴别诊断的有力依据。本案例手术标本未送病理检查，错失了判断是否患有鼻咽癌的机会。

医疗安全要点分析

本案例涉及术前讨论制度，通过术前讨论需要对术前诊断、手术指征及手术方式方法作出正确的选择。

本案例中，对患者"慢性肥厚性鼻炎、咽扁桃体肥大"诊断的依据不充分，讨论时应对术前诊断进行认真分析与鉴别诊断，从而作出准确诊断，选择合理正确的手术方式。

手术标本送检制度要求：凡在手术室内实施手术索取下的组织、器官或与患者疾病有关的物体、异物等均视为手术标本。肿瘤手术离体组织病理学标本必须 100% 送检。

本案例患者术前没有进行鼻咽部增生部位组织的活检，未排除肿瘤可能。手术标本应视为有病理价值的标本，按照要求，肿瘤手术离体组织标本要 100% 送病理检查，作为鼻咽癌鉴别诊断的有力依据。

反思总结

鼻咽癌的症状没有特异性，由于发生于空腔器官，早期可无症状，晚期压迫侵犯周围器官可出现症状。常见的症状有鼻塞、鼻出血、听力下降、颈部包块、复视、头痛等。

鼻咽癌早期诊断是提高生存率重要因素，若能早期发现，早期治疗，Ⅰ期鼻咽癌 5 年生存率可达到 90%。因此早期发现鼻咽部病变，及早诊断治疗，对于疾病的预后具有重要意义。但鼻咽癌好发部位隐蔽，早期症状无特异性，易发生漏诊。医生要从临床实际工作中不断总结经验，再把经验运用到实际工作中，通过患者病史、临床表现及症状，选择正确的辅助检查，结合各种检查结果，对患者疾病作出早期、正确、全面的判断。

手术病理标本的正确处理，不仅能给病理诊断提供有效的保证，而且也能维护患者身心免受伤害的权利，需杜绝标本处理不当带来的医疗纠纷。

75. 造影检查致过敏性休克死亡案例　▶▶▶

关键词：下肢静脉曲张；磁共振静脉造影；过敏性休克；急危重患者抢救制度。

病史简介

患者，男性，63 岁。因"双下肢浅静脉曲张 20 余年，伴足内踝溃疡 1 年"于 2010 年 5 月 31 日入院。患者在 20 余年前无明显诱因下出现双下肢浅血管迂曲扩张，呈蚯蚓状，突出皮肤表面，久站后明显，休息后可以略缓解，但不能完全消失。20 余年来上述症状逐渐加重，1 年前无明显诱因下出现双下肢内踝溃烂，门诊拟"下肢静脉曲张伴溃疡"收住入院。

既往有碘过敏史，表现为皮肤皮疹风团。

入院查体

体温 36.3℃，脉搏 84 次 /min，呼吸 21 次 /min，血压 161/97mmHg，神志清，皮肤巩膜无黄染，浅表淋巴结未及肿大，两肺呼吸音清晰，未闻及干湿啰音，心律齐，未闻及病理性杂音，腹平坦，腹肌软，无压痛、反跳痛，肝脾肋下未触及。双下肢浅静脉曲张以膝关节以下明显，双下肢内踝可见皮肤色素沉着，皮肤溃烂，左内踝约 4cm×5cm，右内踝约 1cm×4cm，表面有少量脓性分泌物，双下肢深静脉通畅试验阴性。

辅助检查

左下肢血管彩色多普勒示：左下肢动脉粥样硬化，左侧股静脉中下段血流呈云雾样改变，左下肢浅静脉曲张。

病情演变

入院后进行各项常规检查，完善术前准备，于入院第 4 天早上行双下肢深静脉磁共振静脉成像（MRV）。

当天 8:18 开始检查，静脉注射造影剂后患者马上出现咽喉部梗阻感，胸闷气促，全身湿冷发绀，意识淡漠，放射科医生立即予静脉补液，肾上腺素 0.5mg 皮下注射，并呼叫急救中心急会诊。8:19 患者出现神志不清，呼之不应，大动脉搏动消失，无自主呼吸呼吸。8:20 急救中心医生到达，立即转运至急诊室，8:25 到达急诊室，给予心肺复苏，呼吸囊辅助通气，肾上腺素 1mg 每3 分钟静脉推注一次，气管插管，呼吸囊辅助通气。抢救至 8:30 患者心跳恢复，心率 62 次 /min，血压 76/32mmHg，无自主呼吸，神志不清，两侧瞳孔对等约 3.5mm，对光反射无。8:42 患者再次心跳停止，立即予心肺复苏，肾上腺素 1mg 每 3 分钟静脉注射一次，抢救至 11:25，患者仍无自主呼吸，心电图呈一直线，宣告患者死亡。

思考

1. 该患者下肢浅静脉曲张诊断较明确，有没有必要做磁共振静脉造影？

2. 对于碘过敏的患者，如何选择相关检查来评估下肢静脉曲张？

3. 如何快速识别患者出现过敏性休克？第一时间该如何抢救？

本案焦点问题

患者家属无法接受死亡事实,向医院医务科投诉:

1. 已经做了下肢血管超声检查,为什么还要做造影?

2. 检查前知道患者存在碘过敏,属于过敏体质,可能发生危险,在造影检查前有没有做好抢救准备?

3. 出现过敏反应时,有没有及时发现?处理措施是否到位?为什么不在现场抢救而是转移到急诊室?有没有延误抢救?

案例分析

患者双下肢浅静脉曲张 20 余年,以膝关节以下明显,双下肢内踝可见皮肤色素沉着,皮肤溃烂,左内踝约 4cm×5cm,右内踝约 1cm×4cm,表面有少量脓性分泌物,双下肢浅静脉曲张诊断明确,双下肢深静脉通畅试验阴性,手术指征明确且无禁忌证。

分析:焦点问题 1

已经做了下肢血管超声检查,为什么还要做造影?

在造影检查前未充分告知相关检查风险。医生在造影检查之前也未说明检查的必要性,也未充分告知相关检查的风险,根据《侵权责任法》第五十五条患者的知情同意权(具体内容见"案例 34"),医方存在过错。

单纯性下肢静脉曲张为隐股静脉瓣膜功能不全所引起,亦称为原发性大隐静脉曲张;继发性类型则是深静脉病变导致深静脉压增高,破坏隐没静脉和交通支静脉瓣膜,从而引起浅静脉曲张。因此,下肢浅静脉曲张需要与原发性深静脉瓣膜功能不全及深静脉血栓形成相鉴别,需要进行静脉超声或造影检查来鉴别诊断。由于肠道气体的干扰,超声无法清晰判断下腔或者髂静脉情况,而造影检查则可以发现髂静脉有无血栓、狭窄病变。对于本例患者,下肢大隐静脉曲张诊断明确,且由于血管超声检查发现左侧股静脉中下段血流呈云雾样改变,需要排除深静脉有无病变,有必要进行血管造影检查。

分析:焦点问题 2

检查前知道患者存在碘过敏,属于过敏体质,可能发生危险,在造影检查前有没有做好抢救准备?

患者入院后碘试验为阳性,所以没有做增强 CT 或者 DSA,而是选择了磁共振静脉造影,使用的静脉对比剂为钆喷替酸葡甲胺(Gd-DTPA),该药相对安全可靠,但有极少数患者由于特异体质或各种事先不能预知的原因,在检查过程中可能会发生药物不良反应,严重者可导致休克甚至死亡。检查医生在签署知情同意书谈话时,流于形式,未和患者及其家属充分说明相关风险,也未做相应的抢救准备,诊疗过程存在缺陷。

分析：焦点问题3

出现过敏反应时，有没有及时发现？处理措施是否到位？为什么不在现场抢救而是转移到急诊室？有没有延误抢救？

该患者诊疗过程中存在术前不重视，评估不足，流程不完善问题。在检查室发生过敏反应休克，心跳呼吸停止，虽然给予了肾上腺素0.5mg皮下注射，但未在第一时间、第一现场实施心肺复苏措施，而是转至急诊室，在转运过程中的处理不及时，与最后的心肺复苏失败可能存在一定的关联。患者的死亡与其自身高敏感体质有关，但是医方过敏反应抢救程序不完善，危重患者抢救设施不齐全，预案不完善，谈话告知不完善（虽有签字，但无告知），存在缺陷。经市人民调解委员会调解，给予患方经济补偿。

医疗安全要点分析

本案例涉及医疗质量安全核心制度中的急危重患者抢救制度。医疗机构应当建立抢救资源配置与紧急调配的机制，确保各单元抢救设备和药品可用。院内突发情况：①发生区域为病房或门诊、CT室等诊疗行为场所，由当事科室或部门负责就地抢救。经现场人员判断有急性循环或呼吸功能严重障碍等危及生命的征象，如所需抢救能力及人力资源有限，可启动院内急危重患者抢救绿色通道。②发生场所为院内公共区域范围，由院内第一目击者就地抢救，判断有急性循环或呼吸功能严重障碍等危及生命的征象，可立即启动急危重患者抢救绿色通道，院内急救小组应立即赶赴现场抢救。同时当事人应及时汇报所在科室和部门的负责人，必要时汇报院领导。

患者抢救工作第一时间应由现场级别和年资最高的经治（或值班）医生和首席（或值班）护士组织，并及时汇报上级医生、护士长。紧急情况下医务人员参与或主持急危重患者的抢救，不受其执业范围限制。医生未到前，现场第一目击人员应根据病情给予力所能及的抢救措施。

本案例处理过程中所暴露的突发过敏性休克诊治流程和应急预案不完善问题，应该引起重视。完善制度，并加强培训及演练，有助于减少风险，降低严重后果发生概率。

反思总结

磁共振或CT增强造影检查，对很多常规检查难以确诊的病例具有重要诊断价值。但是对比剂，尤其是含碘对比剂容易出现过敏反应或过敏性休克，危及生命安全。虽然磁共振增强造影剂钆喷替酸葡甲胺过敏反应少，严重过敏反应罕见，但仍应引起重视。需要关注下列几点：

1. 在造影检查室，应配置备齐抢救药品及器械，放于固定位置，定期检查，及时补充更换，平时加强心肺复苏演练。

2. 出现过敏性休克或心跳呼吸骤停时，应立即就地抢救并启动院内急救程序。

3. 重视术前谈话沟通，充分告知相关检查风险，取得患方的理解和支持。

在临床诊治中，医务人员应严密监测患者病情变化，当出现危急事件时，应立即启动抢救措施。另外，所有医务人员应参加急救培训，熟练掌握心肺复苏程序，从而提高心跳呼吸停止的抢救成功率。

76. 因麻醉前访视被发现的主动脉夹层 ▶▶▶

关键词：主动脉夹层；麻醉前访视；术前评估；术前讨论制度；会诊制度。

病史简介

患者，男性，46岁。因"发现右侧腹股沟区可复性包块5月余"入院。患者5个月前洗澡时无意中发现右腹股沟区一鹌鹑蛋大小的包块，平卧时可自行回纳，无其他不适。1个月来包块明显增大，约鸡蛋大小，且于活动后及咳嗽时有坠胀不适感，自觉影响正常工作和生活前来就诊。近期患者无恶心呕吐，无腹痛腹胀，饮食、大小便正常，自述平卧时包块仍可回纳。入院诊断为"右侧腹股沟疝"，拟行手术治疗。

既往有高血压病史5年，自述最高血压为160/100mmHg，未用药治疗。3年前因"胸主动脉夹层"在外院行"微创手术"，术后未遵医嘱定期随访治疗。

入院查体

体温36.3℃，脉搏78次/min，呼吸18次/min，血压165/100mmHg，神志清，双肺呼吸音清晰，未闻及干湿啰音，心律齐，未闻及病理性杂音，腹平坦，腹肌软，无压痛、反跳痛，肝脾肋下未触及，腹部未触及包块，立位下右侧腹股沟区可触及一5cm×3cm质软包块，无触痛，平卧后该包块可回纳。

辅助检查

血、尿、粪常规及肝肾功能、凝血功能检查均正常。心电图提示窦性心律，左心室高电压，ST-T轻度异常。胸部X线提示两肺纹理略增多。

病情演变

入院后住院医师未向上级医生详尽汇报该患者高血压和主动脉夹层的相关病史，医疗组亦未进行规范的术前讨论。主治医师根据上述常规术前检查结果认为无明显手术禁忌，将网络登录密码告知住院医师，委托其向手术室提交手术申请，拟行择期右侧腹股沟疝修补术。麻醉医生于当天（恰逢周五）傍晚至床边做麻醉前访视，发现患者已擅自离院外出。复习病史后，麻醉医生建议患者于术前加行主动脉计算机体层血管成像（CTA）检查。

主管医生起初认为并非必要，但在麻醉医生坚持下，仍然为患者安排术前完善了主动脉CTA检查。主动脉全程CTA提示：主动脉夹层支架置入术后，主动脉弓至降主动脉可见网状金属支架影；支架近端主动脉弓下可见内膜破口，腔内可见内膜片影，向下延伸至右侧髂总动脉及髂外动脉。考虑主动脉夹层术后再发，决定暂停疝修补术。经多学科会诊，患者由普外科转入介入科与胸心外科分期行相关手术治疗。主动脉夹层病情控制后暂出院休养。患者于一年后再次入院行右侧腹股沟疝修补术，经过顺利，安全出院。

思考

1. 该患者存在腹股沟疝修补术的手术禁忌吗？
2. 该患者术前必须做主动脉CTA吗？
3. 取消手术，加做非常规检查，如何与患者沟通？

本案焦点问题

1. 麻醉医生认为外科医生没有认真进行充分的术前讨论和评估，带来安全隐患。
2. 外科医生认为麻醉医生过于谨慎，存在过度医疗之嫌。
3. 当医疗安全遭遇控制医疗费用，如何处理？

案例分析

主动脉夹层是一种严重威胁患者生命健康的危重症心血管疾病。主动脉夹层的发生是由于各种原因导致的主动脉内膜、中膜撕裂，主动脉内膜、中膜分离，血流经撕裂内膜由主动脉腔（真腔）进入主动脉壁的中层（假腔）而形成的。急性主动脉夹层常常导致患者迅速死亡，能幸运存活的患者容易发展为慢性主动脉夹层。

《主动脉夹层诊断与治疗规范中国专家共识》（2017）指出：即使接受手术治疗康复出院的患者，仍有可能发生新发夹层、脏器缺血、动脉瘤形成或破裂等并发症。手术的成功即意味着终生药物治疗和持续密切随访的开始。该专家共识推荐：主动脉夹层患者药物控制目标血压为120/80mmHg，目标心率为60～80 次/min；β 受体阻滞剂是主动脉夹层患者术后最常用的基础降压药物，可改善患者远期生存率；β 受体阻滞剂降压效果不佳时，可在专科医生指导下联用其他类别降压药物。

随着现代外科学和麻醉学的发展，各手术专科不断挑战极限，绝对的手术禁忌证已越来越少。然而，即使有娴熟的外科手术技术作为保障，有先进的麻醉监测手段提供支撑，围术期患者的安全依然存在着诸多不确定因素。

> **分析：焦点问题 1**
> 麻醉医生认为外科医生没有认真进行充分的术前讨论和评估，带来安全隐患。
>
> 该患者为壮年男性，接受在普外科相对简单的二级手术，从常规术前检查结果看，的确无明显手术禁忌。但该患者的高血压和主动脉夹层病史却不得不引起我们的高度重视。
>
> 《主动脉夹层诊断与治疗规范中国专家共识》（2017）指出，曾行主动脉介入或外科手术操作是主动脉夹层的高危病史。而高血压既是我国人群主动脉夹层发病的独立危险因素之一，又是主动脉夹层术后死亡的主要危险因素。
>
> 该患者医学依从性差，而主动脉夹层术后不控制血压，不遵医嘱进行定期规律随访，其后果是体内埋藏着一枚巨大的"不定时炸弹"。试想如果这枚"不定时炸弹"在围手术期爆炸，会给医患双方带来怎样的影响。因而，这枚"不定时炸弹"就是该患者的相对手术禁忌证。
>
> 显然，住院医师对该患者的病史未予足够重视，对合并症的严重程度评估不足。对自己不熟悉的知识或无把握的病情未向上级医生汇报求证，术前准备不够充分，从而可能带来安全隐患。

麻醉前访视是麻醉医生在术前根据患者病史、体格检查、实验室检查与特殊检查结果、患者的精神状态，对外科患者整体状况作出评估，制订麻醉和围术期管理方案的过程，是麻醉医生围术期管理的基础，是临床麻醉工作流程中的重要环节。

通过麻醉前访视，麻醉医生应该发现漏检或尚未报告的必检项目，发现某些重要但病历无记载的病史,并亲自体格检查,观察患者的全身情况和精神状态,判断病情轻重,必要时提出进一步检诊措施。

分析:焦点问题2

外科医生认为麻醉医生过于谨慎,存在过度医疗之嫌。

《主动脉夹层诊断与治疗规范中国专家共识》(2017)推荐,主动脉CTA因其极高的敏感性和特异性,是主动脉夹层诊断和随访的首选影像学手段。

该患者术后再发,属于慢性夹层,可以无明显临床症状。麻醉医生根据患者的病史,敏锐地察觉主动脉夹层再发的高危因素,坚持术前进行主动脉CTA检查,从而发现了这枚潜藏的"不定时炸弹",且病情已发展至有必须再次手术干预的程度,需及时行主动脉夹层的手术治疗。终于,这枚"不定时炸弹"被安全拆除。如果在腹股沟疝修补术中,因手术诱发出现主动脉夹层破裂,后果将不堪设想。

我国《民法通则》第九十八条规定,公民享有生命健康权。《民法通则》里所表述的生命健康权,实际上是生命权、健康权与身体权的总称。生命权是以自然人的性命维持和安全利益为内容的人格权。生命权是人权最基本的权利,生命权是健康权的基础,而生命权的延续又依赖于健康权的存在。

分析:焦点问题3

当医疗安全遭遇控制医疗费用,如何处理?

在临床医疗活动中,医务人员担负着保护患者生命健康权的重任。挽救生命的道德义务优先,是法律上实质正义的要求。所以,当医疗安全遭遇控制医疗费用,应尊崇生命权优先原则,孰轻孰重,显而易见。

医疗安全要点分析

本案例涉及医疗质量安全核心制度中的术前讨论制度和会诊制度。术前讨论制度旨在降低手术风险,保障手术安全。通过术前讨论,经治医务人员应明确该病例的手术指征、有无禁忌证、手术方式、预期效果、手术风险,以及围术期突发状况和处理预案等。术前讨论制度要求,除紧急抢救生命为目的的手术外,所有手术均需实施术前讨论;涉及多学科或存在可能影响手术的合并症的,应当邀请相关科室参与讨论,或者事先完成相关学科的会诊;术前讨论完成后方可开具手术医嘱。而临床上由于各种主客观原因,术前讨论流于形式者并不鲜见。

本案例至少应于术前一天在治疗组内完成术前讨论。住院医师需详尽准备病例资料并作汇报,主治医师提出手术诊疗方案及各种围术期并发症的应对预案,治疗组长总结归纳,定夺决策。然而在住院医师眼里,"疝修补术"是技术成熟的"小手术",没有意识到主动脉夹层的凶险,未向上级医生强调病情;主治医师起初只考虑控制医疗费用,拒绝进一步CTA检查,险些导致再发的严重主动脉夹层漏诊;因未进行规范的术前讨论,治疗组长仅知该患者罹患腹股沟疝需要手术,而对其余特殊病情不甚明了。

会诊制度要求当病情超出本科范围,需其他科室协助确定诊治方案时,需申请院内会诊。住院医师在把握不准高血压合并主动脉夹层可能带来的围术期风险时,可在术前讨论之前申请胸心外科和麻醉科会诊进行专科评估,以策安全。

反思总结

1. 医疗安全需警钟长鸣。医疗安全是医疗质量的生命线,临床医务人员必须始终绷紧医疗安全这根弦,保持对医疗风险的敏锐嗅觉,对潜在的医疗风险进行预警预判,防患于未然。严格执行医疗质量安全核心制度是保证医疗质量的前提。在临床工作中,必须让敬畏生命、敬畏职责、敬畏规章的理念深深根植于每位医务人员内心。

2. "三基(基本理论、基本知识、基本技能)"训练需常抓不懈。医生是必须终身学习的职业,各级医生,尤其是住培阶段的医生,应以"三基"训练为抓手,拓宽眼界,多学习和掌握非本专业、但又是临床常见的危急重症识别和初步急救的知识与技能,为日后的医疗工作打下坚实的临床基础。

3. 安全医疗隐患需时刻提防。本案例其他的安全隐患尚有:高危住院患者擅自离院,暴露了住院患者的管理问题;上级医生随意将网络密码透露给下级医生,可能带来网络安全甚至法律责任风险。

77. "预见"肺栓塞 ▶▶▶▶

关键词:髌骨粉碎性骨折;肺栓塞;抗凝治疗;危急值报告制度。

病史简介

患者,男性,54 岁。因"外伤后左膝肿痛伴活动受限 1 天"入院。患者 1 天前骑车摔倒,左膝着地,当即感左膝疼痛,不能活动,于当地医院就诊,行左膝 X 线摄片示左髌骨粉碎性骨折,予石膏托外固定后转回本市,急诊以"左髌骨骨折"收住入院。患者伤后无意识障碍,无喷射性呕吐,无胸闷胸痛,无腹胀腹痛,大小便正常。

既往体健。

入院查体

体温 36.3℃,脉搏 73 次 /min,呼吸 16 次 /min,血压 122/74mmHg。神志清,一般情况好,双肺呼吸音清晰,未闻及干湿啰音,心律齐,未闻及病理性杂音,腹平坦,腹肌软,无压痛、反跳痛,肝脾肋下未及,左膝青紫肿胀,触之有波动感,局部压痛明显,因疼痛左膝伸屈活动受限,左足背动脉可扪及,左下肢肌力、肌张力正常。

辅助检查

血、尿、便常规及肝肾功能正常,血总蛋白 59.6g/L,白蛋白 36.5g/L。纤溶全套提示:纤维蛋白原 4.18g/L,纤维蛋白降解产物 6.02mg/L,D- 二聚体 802μg/L。左膝关节摄片示左侧髌骨粉碎性骨折伴膝关节积液 / 血。心电图正常。胸部 X 线示两肺纹理稍多;主动脉纡曲,右下肺动脉干增宽。

病情演变

入院后行左下肢深静脉超声检查示左腿静脉血流缓慢,肌间静脉血栓形成。予抗凝治疗

（皮下注射达肝素钠 5 000IU，每天 1 次），以及消肿、止痛等对症治疗，拟择期行骨折切开复位内固定术。患者除诉左膝疼痛外，无不适主诉。

入院第 3 天管床医生行择期手术申请。当天傍晚，麻醉医生进行麻醉前访视，将患者此次术前检查的胸部 X 线片与 1 个月前住耳鼻喉科治疗期间所摄胸部 X 线片比对，发现右下肺动脉干增宽为新发病变（图 77-1），结合患者病史，高度怀疑存在肺栓塞可能，建议术前行肺动脉 CTA 筛查。

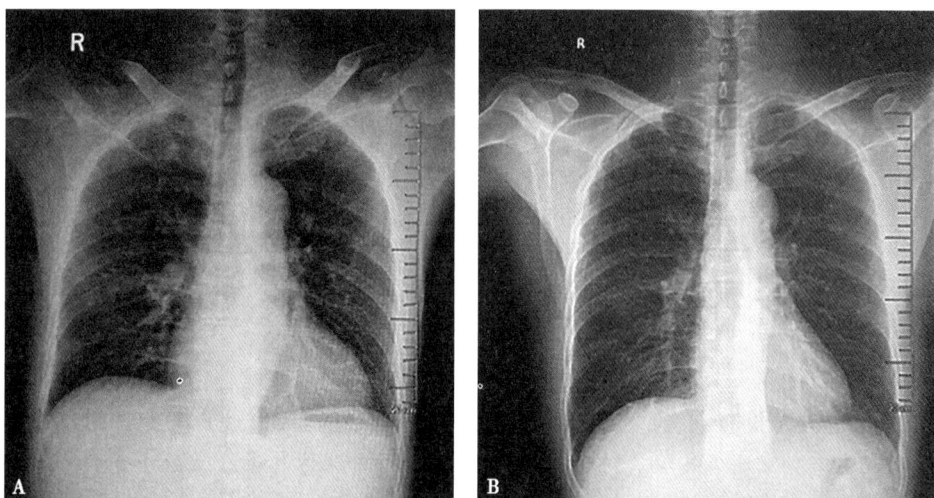

图 77-1　术前检查与 1 月余前胸部 X 线片对比图
A. 此次住院胸部 X 线片；B. 1 月余前住院胸部 X 线片。

入院第 4 天上午患者行肺动脉 CTA 检查，提示左肺舌段肺栓塞。10:15 影像科电话向病区做危急值报告，此时管床医生均在手术室手术，当天病区有一名失血性休克患者需要抢救。刚入职的护士接报告后，尚未及时记录结果并通知管床医生即被其老师外派血库取血。返回后该护士因忙于抢救工作，又忘记进行补录和通知医生。

15:30 管床医生手术结束回病区，追问肺动脉 CTA 检查结果，方得知影像科诊断肺栓塞已报危急值。立即赴床旁诊察，患者并无不适主诉。安全起见，仍告知患者病重，嘱卧床休息，接监护仪，予吸氧，请呼吸科和介入科急会诊，并将达肝素钠用法改为 5 000IU，每天 2 次。介入科会诊后决定急诊行下腔静脉滤器置入术，术后因介入科没有床位，继续回骨科监护治疗。

当天夜间监护发现患者血氧饱和度和血压下降，最低分别至 93% 和 81/43mmHg；急查心电图提示：窦性心动过缓，T 波高大；急查肌钙蛋白 I 和脑钠肽，提示基本正常。值班医生予对症处理后患者病情尚平稳。

次日上午患者转入介入科。介入科除继续使用达肝素钠外，加用阿加曲班和替罗非班抗凝治疗。十天后复查肺动脉 CTA 提示左肺舌段肺栓塞基本吸收。

思考
1. 肺栓塞的高危因素有哪些？
2. 如何早期诊断肺栓塞？
3. 如何规范治疗深静脉血栓和肺栓塞？

本案焦点问题

患方投诉:

1. 在已知存在深静脉血栓的情况下,仅使用预防剂量的达肝素钠治疗是否妥当? 是否需要邀请相关科室会诊?

2. 护士接到危急值报告后因故未及时报告管床医生是否妥当?

3. 在影像学诊断肺栓塞时,患者尚无明显临床症状,没有告诉家属。

案例分析

肺栓塞(PE)是由于各种栓子堵塞肺动脉或其分支导致的肺循环障碍的一组疾病或临床综合征,其中肺血栓栓塞症(PTE)是最主要的类型。引起 PTE 的血栓主要来源于下肢深静脉血栓形成(DVT)。DVT 的主要原因是静脉血管内皮损伤、静脉血流淤滞和血液高凝状态,多见于大手术或严重创伤后、长期卧床、肢体制动和肿瘤患者等。

分析: 焦点问题1

在已知存在深静脉血栓的情况下,仅使用预防剂量的达肝素钠治疗是否妥当? 是否需要邀请相关科室会诊?

该患者存在发生 DVT 的多种危险因素(髌骨粉碎性骨折、患肢严重肿胀、石膏跨关节固定、入院前乘坐交通工具跨省转诊、入院后患肢制动卧床休息等),常规检查 D- 二聚体升高,骨科管床医生能够意识到下肢 DVT 风险,进行超声 DVT 筛查,并预防性予以低分子量肝素治疗,符合诊疗规范。

中华医学会外科学分会血管外科学组发布的《深静脉血栓形成的诊断和治疗指南(第三版)》(2017)指出,抗凝是 DVT 早期治疗的基本措施。抗凝治疗可抑制血栓蔓延、有利于血栓自溶和管腔再通、降低 PE 发生率和病死率。因此在下肢血管超声检查明确诊断 DVT 时,仅使用低分子量肝素(达肝素钠)5 000IU,每天 1 次的预防性剂量是不够的。指南推荐的低分子量肝素(达肝素钠)治疗 DVT 的剂量是 200IU/kg、每天 1 次或 100IU/kg、每天 2 次,故存在治疗缺陷。

另外,中华医学会呼吸病学分会肺栓塞与肺血管病学组《肺血栓栓塞症诊治与预防指南》(2018)建议,对于疑诊急性 PTE 者,若无出血风险,在等待明确诊断的过程中应给予胃肠外抗凝,如皮下注射低分子量肝素。

在病情超过本科范围,不能准确把控诊疗方案时,管床医生可考虑申请相关科室(如介入科或呼吸科)会诊。

医疗质量安全核心制度中的危急值报告制度是指对提示患者处于生命危急状态的检查、检验结果建立复核、报告、记录等管理机制,以保障患者安全的制度。其目的是使临床医生能及时掌握患者病情变化,避免医疗事故的发生,保障患者安全。

分析: 焦点问题2

护士接到危急值报告后因故未及时报告管床医生是否妥当?

本案例中护士接到影像科危急值报告后,因故未及时将危急值反馈给管床医生,虽非故意但可能带来严重的医疗安全风险。

中华医学会呼吸病学分会肺栓塞与肺血管病学组《肺血栓栓塞症诊治与预防指南》(2018)建议,一旦确诊急性 PTE,如果没有抗凝禁忌,推荐尽早启动抗凝治疗。所幸该患者肺栓塞范围不算太大,在延误处置的几小时内未发生因血流动力学不稳定及右心功能不全而危及生命的状况。

中华医学会呼吸病学分会肺栓塞与肺血管病学组《肺血栓栓塞症诊治与预防指南》(2018)指出,PTE 和 DVT 具有高发病率、高病死率和高致残率的特点。PTE 的临床症状缺乏特异性,可以从无症状到血流动力学不稳定,甚至发生猝死,是院内非预期死亡的重要原因。故在诊疗过程中,医患沟通极为重要。

分析：焦点问题 3

在影像学诊断肺栓塞时,患者尚无明显临床症状,没有告诉家属。

肺动脉 CTA 可直观地显示肺动脉内血栓的形态、部位及血管堵塞程度,对 PTE 诊断的敏感性和特异性均较高,是目前确诊 PTE 的首选方法。毫无疑问,该患者诊断明确。

基于 PTE 的发病特点和病理生理改变,即使患者当时尚未出现明显临床症状,在诊疗过程中,经治医生仍应如实告知患方病情、预后及治疗措施的利弊、风险,使其对 PTE 有正确的认识,并能理解、配合治疗。医患沟通应有签字为据。

医疗安全要点分析

本案例涉及医疗质量安全核心制度中的危急值报告制度。危急值报告制度要求临床科室任何人员在接收到危急值信息后,应当准确记录、复读、确认危急值结果,并立即通知相关医生。医生接到危急值通知后,应根据患者病情立即处理,并于 6 小时内在病程记录中准确记录危急值项目、结果、处置措施等。护士根据医嘱积极处理,并于 6 小时内在护理记录中记录危急值项目、结果、处置措施等。显然,本案例中护士接到影像科危急值报告后的处置存在严重医疗安全隐患。如确因更为紧急的状况需要优先处置,应求助他人帮忙通知相关医生,并做好记录,以便后续追溯。

反思总结

绷紧 PTE 这根弦,将"遇见"变为"预见"。我国 PTE 和 DVT 的发病率近年来迅速增加,随着人口老龄化加速,其发病率还将进一步上升。临床工作中 PTE 并不罕见。据报道,在欧盟 6 个主要国家突发致死性 PTE 病例中,59% 的患者直到死亡仍未确诊,只有 7% 的患者在死亡前明确诊断,提示 PTE 早期诊断有相当的难度,值得注意。

对于 PTE 发病的隐匿性和突发致死性,临床医生应保持足够警惕。无论内科、外科还是麻醉科医生,在面对存在 PTE 高危风险因素的患者时,都要密切关注患者的临床表现和病情变化,要仔细研读患者的常规检查报告(如胸部 X 线片、心电图、D- 二聚体等),抽丝剥茧,一旦疑诊,立即行肺动脉 CTA 检查,及时明确诊断并给予胃肠外抗凝。

不断更新知识,规范诊疗行为。现代医学发展日新月异,临床医生必须努力学习,与时俱进,开阔眼界,立足教科书,把握新指南,使患者更多获益。本案例中早期对 DVT 进行规范治疗,或许会有助于预防 PTE 的发生。

预防 DVT，减少 PTE。中华医学会呼吸病学分会肺栓塞与肺血管病学组《肺血栓栓塞症诊治与预防指南》(2018) 指出，无论是外科手术还是内科住院患者，40%～60% 的患者存在 DVT 和 PTE 的风险，而高危人群的预防比例却很低。早期识别高危患者，及时进行有效预防，从而减少 DVT、PTE 的发生率，是临床各科室医务人员必须自觉地、有意识地去完成的一项常规任务。

78. 治疗颈部疼痛，为什么会出现气胸？　▶▶▶

关键词：颈部疼痛；臂丛神经阻滞；气胸；知情同意。

病史简介

患者，于某，男性，50 岁。因"颈部疼痛 2 天"于 2015 年 10 月 25 日 9:00 到疼痛科门诊就诊。2 天前无明显诱因下出现颈部疼痛，表现为双侧颈肌僵直、活动严重受限，以右侧明显，有明显压痛点及肩胛内侧、上臂放射痛，无发热，无咳嗽咳痰，无胸痛胸闷。

既往有颈椎病病史。

入院查体

体温 36.8℃，脉搏 75 次 /min，呼吸 22 次 /min，血压 122/82mmHg，一般情况良好，自主体位，神志清楚，步态正常，双肺呼吸音清，未闻及干湿啰音，心律齐，未闻及病理性杂音，腹平软，无压痛、反跳痛，肝脾肋下未触及，未触及包块，肠鸣音 5 次 /min，双下肢无水肿。双侧颈肌僵直、活动受限，以右侧明显，有压痛点。

病情演变

接诊主治医师考虑臂丛神经卡压可能、颈部肌肉筋膜炎可能，建议采用局部封闭注射和锁骨上臂丛神经阻滞治疗。医生告知患者及其家属治疗方案、注意事项及可能出现的并发症，患者同意。医生开具相关检查申请，定于当天 15:00 门诊给予治疗。14:00 主治医师正在 CT 治疗室内为其他患者处置，于某来到 CT 室，称现在特别痛苦，又急于赶火车，催促医生先行给予处置。因 CT 治疗室诊查床有患者占用，在于某的催促和强烈要求后，医生让其取坐位给予局部封闭注射，右侧锁骨上臂丛神经阻滞治疗。治疗 10 分钟后于某出现右侧胸痛、伴胸闷气短，咳嗽等不适。主治医师立即请胸外科会诊，同时在门诊紧急检查胸部 CT，诊断"右侧气胸"，收入胸外科。给予胸腔闭式引流治疗，11 月 2 日治愈出院。

思考

1. 神经阻滞治疗是否应签署知情同意书？

2. 患者坐位行神经阻滞治疗是否违反操作规定，气胸出现是否与之相关？

本案焦点问题

出院后患者向医院医务科投诉：

1. 医生未让患者签字给予臂丛神经阻滞治疗，违反规章制度。

2. 医生在 CT 治疗室内让患者取坐位给予操作，操作不规范，造成患者损伤，导致气胸。

案例分析

患者因右颈部疼痛就医, 医生口头告知患者及其家属治疗方案, 注意事项及可能出现的并发症。患者同意后给予右侧臂丛神经阻滞治疗。

该案例涉及有创诊疗操作管理制度。在进行有创诊疗前, 务必履行知情告知义务, 尊重患者的知情权。经治医生须加强与患者及家属的交流, 告知患者的病情, 重点交代清楚有创操作检查、治疗的必要性, 要强调其可能引起的并发症, 使患者和家属充分知情, 待患者在知情同意书上签字后, 方可实施。

分析: 焦点问题 1

医生未让患者签字给予臂丛神经阻滞治疗, 违反规章制度。

医生表示操作前沟通时口头告知患者及其家属, 征得患者同意后给予的操作, 但没有让患者在签字知情同意书上签字, 违反有创诊疗操作管理制度, 存在制度落实不足的缺陷。

医生让患者取坐位给予右侧臂丛神经阻滞治疗, 10 分钟后出现气胸。按照臂神经丛阻滞锁骨上阻滞法的操作方法, 患者应仰卧, 双臂靠身体平放, 头转向对侧, 肩下垫一小枕。该方法并发症为气胸、血胸、局部血肿等。患者在实施该治疗后出现气胸, 为锁骨上臂丛神经阻滞并发症之一, 出现后该主治医师立即请胸外科会诊, 及时救治, 患者得以治愈出院。

分析: 焦点问题 2

医生在 CT 治疗室内让患者取坐位给予操作, 操作不规范, 造成患者损伤, 导致气胸。

患者出现气胸, 为神经阻滞治疗的并发症之一, 操作规范建议仰卧位, 该患者临床操作当中采取坐位, 并非常规的体位, 出现气胸和操作相关不能排除。建议采用特殊体位时和患者和家属做详细沟通。后续医生处理及时有效, 患者得以治愈出院。虽医生述之前已口头告知患者及其家属可能出现的并发症, 出现并发症后也及时实施救治, 但在操作中未按照操作规范实施治疗操作, 存在缺陷。

医疗安全要点分析

根据《侵权责任法》第五十五条规定, 医务人员在诊疗活动中应当向患者说明病情和医疗措施。需要实施手术、特殊检查、特殊治疗的, 医务人员应当及时向患者说明医疗风险、替代医疗方案等情况, 并取得其书面同意。

本案例医生法律、医疗安全意识淡薄, 忽视患者知情同意权, 违反诊疗操作规范, 存在流程落实和治疗操作上的缺陷。

反思总结

作为一名医务工作者, 要遵循规范行医, 认真执行各项核心医疗制度, 在进行有创诊疗前, 履行知情告知义务, 使患者和家属充分知情, 并在知情同意书上签字。要对患者极其负责, 严格遵守技术规范, 严谨细致, 坚持按照医疗制度及操作规范实施医疗活动, 这既是对患者的负责, 也是对医务工作者的保护。

79. 宫腔镜手术致子宫穿孔案例 ▶ ▶ ▶

关键词：宫腔镜；子宫穿孔；子宫出血；子宫动脉栓塞；急救绿色通道。

病史简介

患者，女性，28 岁。已婚，0-0-3-0，平时月经规则，3 个月前外院行人工流产术，术后月经一直未来，门诊查超声示子宫内膜 4mm，查人绒毛膜促性腺激素（hCG）处于正常范围，予人工周期治疗 1 个月，月经未来潮，考虑"宫腔粘连"，拟行宫腔镜检查术。术中见宫腔重度粘连，宫腔中上段封闭，决定行宫腔粘连分离，分离过程出血较多，手术野显示不清，止血困难，拟"宫腔粘连分离术中出血，子宫穿孔可能"急诊收住入院。

既往体健。

入院查体

体温 37.7℃，脉搏 98 次 /min，呼吸 20 次 /min，血压 129/93mmHg，一般情况可，心肺体检无异常，腹肌软，下腹轻压痛、反跳痛，肝脾肋下未及，移动性浊音（−），肠鸣音 4 次 /min。妇科检查：外阴阴性，阴道畅，见少量血性液，宫颈光，子宫前位，正常大小，轻压痛，双附件阴性。

辅助检查

血常规：白细胞计数 9.7×10^9/L，中性粒细胞计数 8.89×10^9/L，中性粒细胞百分比 91.6%，红细胞计数 3.44×10^{12}/L，血红蛋白 100g/L，血细胞比容 0.32，血小板计数 133×10^9/L。

病情演变

入院后急诊备血输液，与患者沟通后拟行双侧子宫动脉栓塞术，因当天行数字减影血管造影（DSA）检查的患者多，无法为该患者行栓塞术。入院后患者出现腹痛加剧，阴道出血增多，情况紧急，故改全身麻醉下剖腹探查，术中发现子宫不全穿孔，穿孔部位在子宫左侧阔韧带夹层内，形成血肿，予清除血肿 + 缝扎止血 + 子宫修补术。手术过程顺利，术后予左氧氟沙星 0.5g、甲硝唑 1.0g（每天 1 次，静脉滴注）预防感染及补液支持治疗。术后第 2 天患者肛门排气，因患者宫腔粘连，予戊酸雌二醇片 3 片（每片 1mg），每天 3 次口服促进内膜生长。术后患者恢复良好，于第 4 天出院。

思考

1. 子宫出血的治疗方法有哪些？
2. 需要急诊手术，但所有手术台都在使用，无法即刻安排，该怎么办？

本案焦点问题

出院后患者向医院医务科投诉："门诊小手术发生了出血、穿孔并发症，因为术前谈话的时候有说过的，我也签字了，我接受，没什么意见；但本来说好做栓塞术止血，不用开刀的，结果却出尔反尔，最后变成开腹大手术。"

案例分析

患者因流产后宫腔粘连，予药物人工周期治疗后月经仍未来潮，予行宫腔镜检查＋宫腔粘连分离术，手术指征明确，治疗选择正确。

分析：焦点问题

"本来说好做栓塞术止血，不用开刀的，结果却出尔反尔，最后变成开腹大手术。"

任何手术都存在手术风险，子宫穿孔是人工流产术、宫腔镜术等宫腔操作手术的常见并发症之一。因该患者多次人工流产引起的宫腔粘连严重，分离过程中未能进入正常腔隙，术中发生出血、子宫穿孔的风险会明显增加。当发生出血视野不清的时候，主治医师及时停止操作并收住入院，在无法及时行 DSA 的情况下予积极处理。急诊行开腹探查，缝扎止血，子宫修补，避免给患者造成更大的伤害，整个处理过程符合医疗规范。

医疗安全要点分析

本案例涉及急救绿色通道制度，医院在治疗急危重患者时，为挽救其生命而设置的畅通的诊疗过程，为患者提供快速、有序、安全、有效的诊疗服务。在本案例中患者术中子宫穿孔，入院后腹痛加剧，阴道出血增多，考虑病情进展，如等待可能危及生命，虽然急诊剖腹探查也能治疗患者的并发症，但创伤大，术后恢复较慢；相比较而言，急诊 DSA 栓塞子宫动脉显然是最好的治疗选择，其能以最小的创伤栓塞双侧子宫动脉而止血。但却因当天急诊 DSA 患者太多而无法为患者治疗而改行急诊开腹手术，导致最后发生医疗纠纷。

反思总结

本例患者存在严重的宫腔粘连，在宫腔粘连分离过程中很可能会偏离正常的腔隙。虽然手术操作发生并发症在所难免，但如果术中给予超声监护或者收住入院腹腔镜监护下给予操作，可能会避免此并发症的发生，即使发生也可以及时处理，避免纠纷的发生。发生并发症并不可怕，关键是医务人员应积极应对，正确评估患者病情，立即采取有效抢救措施，请相关科室急会诊，协助治疗。对于急危重患者，应及时开通绿色通道优先诊治，不能因为其他患者太多而延缓甚至拒绝救治。治疗方案的选择要考虑可及性，在告知和沟通上需要有策略，必要时需上报医务处，由医务处协调安排抢救工作，加强沟通，及时救治患者，避免给患者造成更大的伤害。

80. 为什么手术后第 **2** 天就肺栓塞了？ ▶▶▶

关键词：恶性肿瘤；肺栓塞；医患沟通制度。

病史简介

患者，女性，65 岁。因"阴道不规则流血 2 年"入院。患者绝经 12 年，2 年前出现阴道少许血性分泌物，无腹痛，无发热畏寒，无尿频尿急。2周前当地医院行宫颈活检，病理报告"（宫颈）非角化大细胞鳞状细胞癌"，门诊拟"子宫颈鳞癌ⅡA期"收住入院。

既往有高血压病史8年，长期服用左旋氨氯地平，监测血压波动于130～140/60～70mmHg。

入院查体

体温36.7℃，脉搏81次/min，呼吸18次/min，血压148/70mmHg，神志清，皮肤巩膜无黄染，双肺呼吸音清晰，未闻及干湿啰音，心律齐，未闻及病理性杂音，腹平坦，腹肌软，无压痛、反跳痛，肝脾肋下未触及，腹部未触及包块，肠鸣音3次/min，双下肢无水肿。妇科检查：外阴无异常，阴道畅，阴道上1/3可见病灶累及，宫颈萎缩，溃疡，子宫略小，质中，活动可，无压痛，双侧附件区无压痛，未及包块。三合诊：双侧宫旁质地软，无增粗，骶韧带无增粗。

辅助检查

胸部CT：右肺中上叶可见斑片状密度增高影，主动脉及双侧冠脉钙化。肺功能：小气道功能改变，每分钟最大通气量下降。超声：主动脉瓣退变，二尖瓣轻微反流，左心室舒张功能减低，双下肢动脉硬化。盆腔磁共振：子宫颈占位，考虑宫颈癌，范围约4cm×3cm×2cm，阴道上1/3受侵，伴左侧盆壁淋巴结肿大。鳞状细胞癌相关抗原10.50μg/L。血常规、凝血功能、肝肾功能电解质、血脂、血糖、心电图正常范围。

病情演变

入院静脉血栓栓塞症（VTE）评分：7分，属极高危。入院后监测血压，心内科会诊，予口服氨氯地平、阿托伐他汀钙片控制血压。呼吸科会诊为患者无咳嗽咳痰，无发热，无呼吸困难，结合胸部CT考虑右肺感染，建议抗感染治疗1～2周，1～2个月复查胸部CT。考虑患者为恶性肿瘤，有限期手术指征，予左氧氟沙星静脉滴注治疗1周，肺部感染控制好转后，即行腹腔镜下宫颈癌根治术。手术过程顺利，手术时间4小时，术中失血约300ml，未输血。术后继续抗感染及补液支持、空气压力泵预防血栓等治疗。

术后第1天，患者一般情况可，肛门未排气，腹腔引流管见100ml血性引流液，改软食，嘱适当床边活动。术后40小时，患者下床活动后突发呼吸困难、胸闷、乏力，随即意识模糊、呼之不应、口唇发绀、口吐白沫，心率仅45次/min，血压测不到，血氧饱和度70%。立即予以肾上腺素静脉推注，行心肺复苏，联系麻醉科气管插管，冠心病监护病房（CCU）主任共同参与抢救。心肺复苏时复查急诊凝血功能提示D-二聚体>20μg/ml，血浆凝血酶原时间17.6秒，凝血酶原时间-国际标准化比值（PT-INR）1.53，活化部分凝血活酶时间45.6秒，血浆凝血酶时间14.5秒，纤维蛋白原3.66g/L。血常规、肌钙蛋白等未见明显异常，床旁简易心脏超声提示右心室增大，左心室塌陷（无功能心脏），考虑患者术后肺栓塞。但因病情危重，无法行肺动脉CTA检查，持续心肺复苏2小时未恢复窦性心律，宣布死亡。

思考

1. 患者腹腔镜术后出现胸闷气促，需考虑什么情况？该做哪些检查？

2. 患者血栓形成高风险，但围手术期有出血风险，如何用药？如何跟家属沟通？

本案焦点问题

患者家属向医院医务科投诉：

1. 术前未充分告知相关手术风险。

2. 术后未使用抗凝药物，导致患者发生肺栓塞，最终死亡。

案例分析

患者宫颈恶性肿瘤诊断明确，分期考虑ⅡA 期，有明确手术指征。术前 CT 提示患者肺部感染，已静脉抗感染治疗 1 周，考虑感染已控制，相关术前检查未见明显手术禁忌证。

> **分析：焦点问题 1**
> 术前未充分告知相关手术风险。
>
> 患者否认既往肺部疾病病史，入院后行肺部 CT 提示右肺中上叶感染，但无发热，咳嗽咳痰，无呼吸困难，予呼吸科会诊，建议抗感染治疗 1～2 周。考虑患者为恶性肿瘤，手术指征明确，术前已抗感染治疗 1 周，感染基本控制，余术前检查未见手术禁忌，综合考虑患者病情，有限期手术指征。患者 VTE 评分 7 分，属极高危，存在血栓高风险，在手术治疗前，已充分告知患者及其家属手术的相关风险，尤其是血栓形成风险及术中、术后出血风险，已知情同意后签字。故经治医务人员已在术前充分告知相关手术风险。

> **分析：焦点问题 2**
> 术后未使用抗凝药物，导致患者发生肺栓塞，最终死亡。
>
> 《中国普通外科围手术期血栓预防与管理指南》指出，围手术期 VTE 预防包括机械预防及药物预防。该患者术前 VTE 评分提示血栓形成高风险，术后已嘱早期活动，并予下肢空气压力泵等机械预防措施。因患者手术范围广，创面大，术中出现出血，经治医生因过分担心药物预防会引起术后再次出血，故术后没有及时使用抗凝药物，导致患者凝血功能的变化，是间接引起血栓形成的一个因素。在临床实际应用方面，因出血及凝血的平衡点难以把握，尚缺少绝对的标准来衡量。故在使用抗凝药物方面，经治医务人员需进一步加强学习，充分评估出血及血栓风险，在术后出血风险降低后应及时启用药物预防。

医疗安全要点分析

VTE 是外科手术术后常见的疾病，症状可轻可重，轻者可无症状，重者可引起猝死。所有住院患者，入院后需常规进行 VTE 风险评估，可早期甄别高危人群，实施规范、有针对性的个体化防治策略。对 VTE 高风险人群，围手术期应加强与患者及其家属沟通，充分告知风险，鼓励及早下床活动，除物理治疗外，排除外科手术出血风险后尽早启用药物抗凝治疗。

反思总结

VTE 是指包括深静脉血栓形成和肺动脉血栓栓塞症在内的一组疾病。相当数量的具有 VTE 高危因素的患者，由于没有采取恰当的预防措施，发展成为 VTE，严重时发生猝死，是医院内非预期死亡及围手术期死亡的重要原因之一。早期预防，早期及时、规范诊治，对于改善 VTE 患者的预后、降低疾病的死亡率至关重要。

对于血栓形成高风险患者，围手术期应特别注意以下事项：

1. 重视沟通　应加强与患者及其家属的沟通，尤其是 VTE 高危人群，充分告知血栓、出血的风险及两者之间的平衡，取得患方的理解和配合。

2. 评估出血与血栓风险 加强管理及术前宣教，围手术期可使用下肢弹力袜，术中、术后加强补液，术中放置腹腔引流管，术后可予空气压力泵等机械预防。鼓励早期下床活动，及时复查血常规、凝血功能、D- 二聚体等指标，术后可通过临床症状、血红蛋白变化、腹腔引流管情况等评估出血情况，待出血风险降低后及时使用抗凝药物如低分子量肝素等。

3. 加强学习 应深入学习相关指南，联系实践，对患者进行分层和精细化管理，平衡围手术期血栓及出血风险。

4. 加强医务人员对肺栓塞的早期识别及积极抢救 定期进行科室肺栓塞急救演练培训，提高抢救质量。对于外科手术后患者，特别是突然发生不明原因的面色苍白、冷汗、呼吸困难、胸闷胸痛等，应警惕肺栓塞发生，并早期进行抢救，必要时多学科综合治疗。

总之，在诊疗过程中，医务人员应充分评估手术风险，严密观察病情变化，及时调整治疗方案。只有这样，才能尽可能地降低或规避风险，达到治病救人的目的。

81. 子宫全切术为什么会损伤我的输尿管？ ▶▶▶

关键词：子宫肌瘤；子宫全切；输尿管损伤；手术知情同意。

病史简介

患者，女性，42 岁。因"宫颈锥切术后 1 年，发现'子宫肌瘤'2 天"入院。患者月经规则，周期 28～30 天，经期 3 天，无痛经。1 年前因"子宫颈上皮内瘤变Ⅲ级"在外院行宫颈环行电切（LEEP）术。6 个月来患者出现尿频，夜间明显，不伴尿痛及血尿。2 天前患者至外院体检，阴道超声提示：子宫多发肌瘤，最大者大小约 8cm。遂至来院就诊，要求手术治疗。门诊以"宫颈上皮内瘤变Ⅲ级术后，子宫多发肌瘤"收住入院。

既往史：既往体健。手术史：11 年前行双侧输卵管结扎术，1 年前行 LEEP 术。月经史：14 岁月经初潮，月经周期 28～30 天，经期 3 天，量中，色红，无痛经。孕产史：2-0-4-2。

入院查体

体温 37.2℃，脉搏 76 次 /min，呼吸 20 次 /min，血压 120/70mmHg，一般情况可，心肺体检无异常，下腹部见长约 3cm 横行结扎瘢痕，腹肌软，全腹无压痛，肝脾肋下未及。外阴：已婚已产式；阴道：畅，黏膜未充血，分泌物不多；宫颈：正常大小，经产式，表面光滑，呈 LEEP 术后改变；子宫：前位，增大如孕 3 月余，子宫横径增宽明显，向宫颈及侧方膨出，质硬，较固定。

辅助检查

血常规提示：白细胞计数 6.47×10^9/L，血红蛋白 133g/L，血小板计数 239×10^9/L。经阴道超声提示：子宫肌瘤，子宫壁内见数个大小不等的低回声团块，最大的位于子宫下段，约 88mm × 78mm × 75mm，向侧方突出，边界清，内部回声不均匀。宫颈液基细胞学检查：无上皮内病变或恶性病变。人乳头瘤病毒（HPV）检测：阴性。经腹部超声提示：肝、脾、胰、肾、输尿管、膀胱未见异常。

病情演变

入院后完善相关辅助检查，排除手术禁忌后于入院后第 4 天行子宫全切术，手术以下腹横切口入腹,术中探查见:子宫体前位,增大如孕 4 月余,子宫以横径增大为主,子宫浆膜下、肌壁间见多发肌瘤,最大者位于左侧子宫峡部,大小约 8cm,向左侧阔韧带突出,较固定,周围见怒张的血管。双侧卵巢外观无殊,双侧输卵管呈结扎痕迹。术中冰冻提示:子宫肌间及浆膜下多发性平滑肌瘤,慢性宫颈炎。

术后麻醉清醒至手术当天夜间,患者两次诉腹部创面疼痛及左侧腰背部疼痛,予哌替啶肌内注射后缓解。

术后第 2 天,拔除尿管,患者自解小便通畅。

术后第 3 天下午患者诉左侧腰部针刺样疼痛,呈持续性,请泌尿外科会诊,查左侧肾区叩击痛阴性,予静脉推注帕瑞昔布纳对症治疗后疼痛缓解,并建议行泌尿系统 CT 检查。

术后第 4 天泌尿系统 CT 提示左侧肾盂及输尿管轻度积水扩张。联系泌尿外科,建议行静脉肾盂造影,因逢周末,静脉肾盂造影预约至两天后。

术后第 5、6 天患者左侧腰背部绞痛再次发作,并较前加重,急诊行泌尿系统超声提示左肾积水,集合系统分离 20mm,左侧输尿管上段扩张,中下段显示不清。再次请泌尿外科会诊,予间苯三酚静脉滴注解痉挛。

术后第 7 天静脉肾盂造影提示左肾及左侧输尿管未见显影,左肾功能不全可能。考虑左肾积水明显,存在输尿管梗阻可能,遂于当天急诊行剖腹探查术,术中见左侧输尿管盆段扩张明显,与阴道残端左侧粘连致密,遂拆除阴道残端缝线后,松解左侧输尿管周围粘连,左侧输尿管内留置 D-J 管一条。术后患者恢复良好,复查肾功能无殊。

术后 3 个月膀胱镜下拔除输尿管导管。

术后 5 个月复查静脉肾盂造影,提示两侧肾盂、肾盏显示良好,左侧输尿管腹腔段轻度扩张。

思考

1. 巨大子宫肌瘤手术中需要注意哪些问题?

2. 术后腰部疼痛,需要考虑哪些可能,如何诊断和处理?

本案焦点问题

出院后患者向医院医务科投诉:

1. 子宫全切术为何会损伤输尿管?医生在术前并未充分告知输尿管损伤的相关风险。

2. 患者在术后反复出现左侧腰背部绞痛,医生未及时发现。术后第 7 天才确诊,耽误了输尿管修复的最佳时间,延误病情,造成左侧输尿管永久性损伤(术后 5 个月复查静脉肾盂造影仍提示左侧输尿管腹腔段轻度扩张)。

案例分析

患者为"宫颈锥切术后 1 年,发现'子宫肌瘤'2 天"入院行子宫全切术。结合患者病史、辅助检查,本例患者"子宫多发肌瘤,子宫颈上皮内瘤变Ⅲ级术后"诊断明确。肌瘤巨大,有明显压迫症状,行子宫全切术,手术指征明确。

分析:焦点问题 1

子宫全切术为何会损伤输尿管?医生在术前并未充分告知输尿管损伤的相关风险。

该患者为多发性肌瘤,最大者位于子宫峡部,并凸向左侧阔韧带下方,属于特殊部位的子宫肌瘤。该处肌瘤位于左侧输尿管走行区,因肌瘤压迫,改变了输尿管的位置,增加了术

中损伤输尿管的风险。而且肌瘤部位血供丰富，血管屈曲怒张，增加了处理血管时误伤输尿管的风险。医生在术前未能充分评估手术的难度，并充分告知患者及其家属相关风险及后续的治疗方案。术中在已经发现肌瘤部位特殊的情况下，未能仔细核查输尿管情况，故相关医务人员存在术前评估不足，术中处理关注不够，对相关风险的告知义务存在缺陷等问题。

输尿管的解剖：输尿管是成对的、位于腹膜外位的肌性管带。起自肾盂末端，终于膀胱，分为输尿管腹部、输尿管盆部及输尿管壁内部。妇科手术最容易损伤的是输尿管盆部。女性输尿管经子宫颈外侧约2.5cm处，从子宫动脉后下方绕过宫颈，向内下至膀胱底穿入膀胱壁内。

分析：焦点问题2

患者在术后反复出现左侧腰背部绞痛，医生未及时发现。术后第7天才确诊，耽误了输尿管修复的最佳时间，延误病情，造成左侧输尿管永久性损伤。

该患者术后出现左侧腰背部疼痛，经对症治疗后缓解。术后第4天，盆腔CT提示左侧肾盂和输尿管轻度积水。由于盆腔手术部位的组织水肿，有一部分患者会出现一过性输尿管扩张，有主管医生未能充分认识输尿管损伤的风险及相关症状，未能在第一时间发现。本案中相关医务人员对输尿管损伤的认识不足，未能及时发现异常，导致诊断和处理的延迟。但患者二次手术后恢复良好，反复检测肾功能提示正常。左侧输尿管是否永久性损伤，仍需继续监测。

医疗安全要点分析

本案例涉及医疗安全中的告知义务。术前需根据患者的病情，针对性告知患者相关风险，不是千篇一律地交代病情和手术风险。医务人员在详细了解患者病史、查体及相关辅助检查后，依据患者的具体情况，评估手术相关风险。充分地、有针对性地、个体化地实行术前告知义务，并应做好相关预案。充分告知病情，体现了医生的术前评估是否充分、到位，取得患者及其家属的理解，减少医患矛盾。

在本案例中，患者子宫肌瘤大，位置位于输尿管附近，改变了输尿管的走行。医生在术中未能警惕输尿管损伤风险，未充分游离输尿管，手术结束前没有再次核查输尿管情况。在手术后患者出现相关症状和体征时，未能第一时间作出反应，过度相信专科医生会诊意见，说明对妇科手术后输尿管损伤的认识不足，不能及时鉴别诊断。任何手术均存在手术并发症风险，相关医务人员应熟悉、掌握相关并发症的症状及体征，在并发症发生后及时处理，尽最大可能减轻对患者损伤，取得患者及其家属理解。

反思总结

输尿管由于解剖位置的特殊性，其损伤是妇科手术较为常见的手术并发症，可导致患者相关脏器损伤，暂时或永久性的功能障碍，严重降低患者生活质量。

对于子宫肌瘤的患者应注意以下事项：

1. 术前需充分评估肌瘤大小、位置，选择合适的手术方式。

2. 重视沟通。术前谈话应根据患者的具体情况，有针对性地与患者及其家属进行及时、充分、有效的沟通，取得患方的理解和配合。

3. 对于特殊部位的子宫肌瘤,如峡部、阔韧带肌瘤,均需警惕输尿管损伤,术中必要时需全程游离输尿管。

4. 对于高风险患者,可予膀胱镜检查,并可在输尿管置入支架,将手术损伤降到最低。

总之,在手术前后,医务人员充分评估手术风险,严密观察病情变化,与相关科室密切联系,及时调整治疗方案。只有这样,才能尽可能地降低手术并发症的发生。

82. 为什么我的小孩出生一天就死了? ▶▶▶

关键词:引产;急性绒毛膜羊膜炎;新生儿复苏;医患沟通制度。

病史简介

患者,女性,35 岁。因"停经 39^{+6} 周,见红半天"入院,患者孕期正规产检,孕 6 月余行口服葡萄糖耐量试验(OGTT):空腹血糖 4.37mmol/L,餐后 1 小时血糖 9.61mmol/L,餐后 2 小时血糖 8.71mmol/L,诊断为妊娠期糖尿病,在糖尿病门诊控制饮食、营养支持、运动治疗后血糖控制在正常范围。半天前无明显诱因下出现阴道见红,量少,色暗红,无下腹阵痛,无阴道流液,自觉胎动正常。现入院孕周 39^{+6} 周,妊娠期糖尿病,B 族链球菌(GBS)阳性,门诊以"孕 3 产 1,尿 39^{+6} 周,枕左前位,先兆临产,妊娠期糖尿病,GBS 定植"收住入院。

既往有甲状腺癌,行一侧甲状腺切除术病史;术后定期口服优甲乐治疗,孕期检测甲状腺功能正常范围。

生育史:1-0-1-1,2011 年 5 月顺产一活婴。

入院查体

体温 37℃,脉搏 97 次 /min,呼吸 18 次 /min,血压 108/77mmHg,神志清,皮肤巩膜无黄染,心肺听诊未见异常,腹部膨隆如孕周,无压痛、反跳痛,肝脾肋下未触及,腹部未触及包块,肠鸣音 5 次 /min,双下肢无水肿,产科检查,宫高 35cm,腹围 96cm,胎动存,胎心 150 次 /min,胎方位枕左前位,宫缩不规则,胎膜未破,阴道检查:宫口未开,容受 70%,先露 -2,质中,居中。

辅助检查

OGTT:4.37mmol/L—9.61mmol/L—8.71mmol/L。产科 GBS 筛查:无乳链球菌。产科超声:双顶径 91mm,头围 325mm,股骨长 70mm,腹围 354mm,胎方位枕左后位,羊水指数 31/18/0/35mm,胎盘下缘距宫内口 >60mm。

病情演变

孕妇系妊娠期糖尿病,已达预产期,建议终止妊娠。由于 GBS 定植,告知阴道试产过程中新生儿感染,败血症,出生后需抢救等风险。患者表示理解,要求阴道试产。

7 月 26 日宫颈评分 5 分,22:10 球囊引产,23:10 球囊脱出。

7 月 27—28 日予 0.5% 缩宫素引产,均未成功。

7 月 29 日 8:23 人工破膜,羊水清。9:04 缩宫素引产。9:15 青霉素静脉滴注预防感染。12:00 临产。15:35 分娩镇痛。15:52 患者开始出现发热,体温 38.6℃,伴轻微畏寒寒战。18:22 血常规:C 反应蛋白 4mg/L,白细胞计数 10.40×10^9/L,中性粒细胞百分比 93.2%,予物理降温,布洛芬混悬液口服降温,其间体温最高达39.2℃,胎心基线偏快,变异可,偶有变异减速,羊水一直未见。

7月30日6:30宫口开全。7:33阴道顺娩一活婴,体重3 490g,评分8～9分,后羊水Ⅲ度,产后予以青霉素联合甲硝唑静脉滴注抗感染治疗。

7月31日无异常。

8月1日血常规示:白细胞计数19.08×10⁹/L,中性粒细胞百分比88.1%,请感染科会诊,继续原抗生素抗感染治疗,适时复查血常规。

8月2日产妇有发热,最高达38.1℃。

8月3日产妇晨测体温37.8℃,血象复查正常。术后胎盘胎膜脐带病理:急性绒毛膜羊膜炎,建议继续住院,产妇要求出院,予签字出院。

出生后新生儿洗胃,因产后52分钟新生儿呼吸急促,拟"胎粪吸入综合征"7月30日转新生儿科治疗。最终因"败血症、感染性休克、胎粪吸入综合征、呼吸衰竭",抢救效果差,家属放弃抢救死亡。新生儿血培养:大肠埃希菌。

思考

1. 在引产过程中,引产效果欠佳,应和孕妇及家属做哪些沟通?

2. 孕妇产程中体温反复高,胎心快,血象高,需考虑什么情况?该做哪些处理及沟通。

3. 后羊水Ⅲ度污染,新生儿复苏需注意哪些?

本案焦点问题

出院后患者向医院医务科投诉:

1. 催产的手段包括球囊、缩宫素、破膜都用上了,对于一个36岁、GBS定植的孕妇是否合适?

2. 在产程中,体温高,胎心快,一直未告知宫内感染及继续分娩相关风险,且未提供剖宫产选择。

案例分析

妊娠晚期引产是在自然临产前通过药物等手段使产程发动,达到分娩的目的。如果宫颈条件不成熟,应采取促宫颈成熟的方法。促宫颈成熟与催引的方法有前列腺素制剂(可控性地诺前列酮栓)、机械性促宫颈成熟(球囊、宫颈扩张棒)、缩宫素、人工破膜催引。

分析:焦点问题1

催产的手段包括球囊、缩宫素、破膜都用上了,对于一个36岁、GBS定植的孕妇是否合适?

孕妇系妊娠期糖尿病,已过预产期产程未发动,有引产指征,胎心正常,胎儿体重3 500g左右,经产妇,有阴道试产指征,予以计划阴道试产。分娩前已告知GBS定植相关风险,入院后宫颈评分5分,予以宫颈双球囊引产,因自行脱出,宫颈评分仍5分,再次予缩宫素引产,2天未成功,后予以人工破膜引产,临产前已予青霉素静脉滴注治疗预防新生儿感染。

GBS正常寄居于妇女阴道及人体肠道,30%健康人粪便及25%健康人泌尿生殖系统带有此菌,非妊娠妇女阴道带菌率10.56%。GBS是一种条件致病菌,正常情况下不会致病,但当人体免疫系统功能降低时,会给GBS的感染提供机会。在分娩过程中,新生儿经过母亲GBS污染的产道,可导致出生后发生肺炎、脑膜炎及败血症等,在产程中预防性应用抗生素治疗可预防新生儿感染。GBS 定植的孕妇分娩方式不因 GBS 携带而改变，可根据产科指征选择具体的引产方式，如球囊、缩宫素、人工破膜等。要详细与孕妇及家属沟通和告知各种引产方式的利弊，并且在产程观察中尽量减少阴道操作，减少感染率。

产时发热定义为分娩时孕妇体温≥38℃。产时发热分为感染性和非感染性。感染性产时发热多表现为急性宫内感染，宫内感染是指病原微生物进入羊膜腔引起羊水、胎膜、羊膜、绒毛膜、胎盘的感染，胎盘病理检查是判断宫内感染的金标准。根据胎盘镜检是否有中性粒细胞（急性炎症）、淋巴细胞及浆细胞浸润（慢性炎症），判断是否有绒毛膜炎、胎膜炎、羊膜炎，同时应排除上呼吸道及泌尿道感染。

参照《中华妇产科学》（第 3 版，曹泽毅主编），宫内感染有以下几个诊断指标：①产妇发热，体温≥37.5℃，进行性上升；②产妇心率 >100 次/min，胎心率 >160 次/min；③羊水臭味；④子宫压痛；⑤末梢血白细胞计数 >15×10^9/L，中性粒细胞绝对值 >85%，C 反应蛋白 >8mg/L，且进行性上升。符合 3 个条件以上为临床疑似宫内感染的诊断标准。如胎盘病理结果有急性炎细胞浸润和／或母体宫腔培养、新生儿咽拭子、耳拭子细菌培养阳性则为临床确诊标准。

在产时发热中，应该全面分析有无存在宫内感染，一旦出现宫内感染，加强抗感染治疗，积极处理产程，尽快结束分娩。

分析：焦点问题 2

在产程中，体温高，胎心快，一直未告知宫内感染及继续分娩相关风险，且未提供剖宫产选择。

该产妇引产 3 天后开始进入产程，GBS 定植，阴道操作次数多，需警惕感染高危，虽已予以青霉素静脉滴注预防感染，但其抗菌谱狭窄，可升级或者联合使用抗生素预防。在产程中宫口 1.5cm 时开始出现体温升高，予以降温处理后反复升高，最高 39.2℃，潜伏期 16 小时，胎心基线快，偶有变异减速，血象高，且未复查。根据诊断标准，已诊断宫内感染且产程进展较慢，应与孕妇及家属沟通，可选择剖宫产终止。本案例在产程处理方面存在缺陷，也未做到病情变化后及时告知义务。

医疗安全要点分析

本案例涉及知情同意制度，患者在院期间出现病情变化时，应及时做好病情告知和沟通，另患者产程中出现宫内感染，病情变化时未及时加强抗感染治疗。

在本案例中，患者系足月计划分娩，应该注意：计划分娩过程中，如出现突发情况或者治疗效果差时，应告知孕妇及家属后续治疗方案及知情同意。产程中出现宫内感染，且产程进展较慢，未告知病情变化及更改分娩方式。同时应与患者及其家属加强沟通，充分告知病情，以取得患者及其家属的理解，减少医患矛盾。

反思总结

在产科，分娩是一件很常见的事。但在每个孕妇入院计划分娩时，都应该根据孕妇自身及其妊娠合并症来选择最合适的引产方式，同时应做好告知引产方式的利弊及得到产妇及其家属的知情同意。一旦进入产程，都应该做好母胎监护。在产程中一旦出现并发症，应及时做好沟通义务，必要时更改诊疗方案，做好新生儿抢救准备。只有产妇顺利分娩且无其他并发症，新生儿顺利健康出生才是一次满意的分娩。

在计划分娩时，应根据孕妇的情况来提供其合适的引产方式，如存在 GBS 定植，产时产后新生儿感染高危，宫颈条件欠佳时，可予以机械性宫颈扩张＋缩宫素引产，临产后根据产程管理；或者可选择前列腺素制剂（可控性地诺前列酮栓）进行促宫颈成熟引产，避免出现胎膜早破，增加新生儿感染，从而导致围产儿的不良结局。

在产程中一旦出现宫内感染及其他相关并发症时，如果产程进展快，阴道计划分娩成功可能性大，可在升级抗生素的同时，严密注意产程进展继续引导试产，若产程进展慢可考虑阴道手术助产甚至转剖宫产终止妊娠。应避免盲目的产程管理，导致不良的母胎结局，一旦出现病情变化，在平衡母体及胎儿安全的时候，应与孕妇及其家属进行及时、充分、有效的沟通，可给予医学上最佳的建议，以取得患方的理解和配合。

综上所述，在诊疗中医务人员应严密观察病情变化，及时调整治疗方案。只有这样，才能尽可能地降低或规避风险，达到"满意分娩"的目的。

83. 为什么我要剖宫产，医生不给剖？　▶▶▶▶

关键词：胎心减速；剖宫产；新生儿窒息；医患沟通制度。

病史简介

患者，28 岁。初产妇，0-0-1-0，停经 9 个月，孕期定期产检，无异常发现。凌晨 4:00 孕妇无明显诱因下出现下腹阵痛，间隔 7～8 分钟，自觉胎动如常，无阴道流血流液，拟"孕 2 产 0，孕 40^{+1} 周，枕左前位，先兆临产"收住入院。

既往体健。

入院查体

体温 36.8℃，脉搏 100 次 /min，呼吸 20 次 /min，血压 110/78mmHg，神志清，精神可，皮肤、巩膜无黄染，心肺未闻及异常杂音。腹部膨隆如足月，无压痛、反跳痛，下肢水肿（−）。

产科检查：宫高 35cm，腹围 100cm，胎动存，胎心 138 次 /min，胎方位枕左前位，宫缩规则，间隔 7～8 分钟，持续 15～20 秒，胎膜未破。阴道检查：宫口开 0.5cm，容受 100%，先露 -2，估计胎儿体重 3 600g。

辅助检查

超声：宫内单活胎，胎儿双顶径 96mm，头围 345mm，股骨长 71mm，腹围 360mm，脐动脉 S/D＝2.0。胎方位枕左前位；羊水指数：20/27/10/15mm；胎盘下缘距宫内口＞60mm。

缩宫素激惹试验（OCT）结果为阴性。

病情演变

入院后孕妇宫缩逐渐加强，于 7:00 临产入待产室。8:00 要求分娩镇痛，予以施行镇痛。9:50 出现胎心减速，最低约 80 次 /min，持续 1 分钟，改变体位后好转。11:00 宫口开 3cm，胎心再次发生减速，最低 90 次 /min，持续 40 秒。再次予以改变体位、吸氧等处理，胎心监护总体良好，为促进产程进展于 14:20 人工破膜，发现羊水Ⅲ度污染，急诊剖宫产娩出一活婴。

术中见羊水Ⅲ度污染，胎盘及脐带黄染，新生儿出生体重 3 600g，生后即呼吸费力、四肢肌张力低下，伴发绀、心率下降。立即予清理呼吸道吸出较多黄色胎粪样物后，1 分钟 Apgar 评分 6 分（呼吸 1 分，肌张力 1 分，喉反射 2 分，心率 1 分，肤色 1 分），继续予清理呼吸道、复苏囊加压给氧后，心率、肌张力较前好转，仍有呼吸费力、伴发绀，5 分钟评分 8 分（呼吸扣 1 分，肤色扣 1 分）。新生儿科医生接电话通知立即赶到手术室，予气管插管并清理呼吸道吸出少许黄色胎粪样物，接复苏囊加压给氧后，肤色转红，呼吸仍费力，伴口吐泡沫，稍有激惹，10 分钟评分 9 分（呼吸扣 1 分），拟"新生儿胎粪吸入肺炎"经产科绿色通道转运至新生儿科。经积极治疗后好转随母亲出院。

思考

1. 两次胎心减速，医生的处理合适吗？需要考虑哪些可能的情况？如何处理？

2. 该新生儿窒息的原因有哪些可能？遇见这种情况，如何急救？

本案焦点问题

出院后患者向医院医务科投诉：

1. 临产后产妇自觉腹痛难以忍受，于 10:00 向当班医生提出剖宫产的要求，当班医生不采纳。

2. 在其分娩过程中，当班医务人员对其监测不到位，处理不仔细、不及时，造成新生儿发生胎粪吸入性肺炎。

案例分析

患者为停经、腹痛入院，入院后查宫高 35cm、腹围 100cm，初步评估胎儿体重 3 600g，羊水指数正常，胎心正常，入院时不存在"巨大胎儿、羊水过少"等剖宫产指征。

> **分析：焦点问题 1**
>
> 临产后产妇自觉腹痛难以忍受，于 10:00 向当班医生提出剖宫产的要求，当班医生不采纳。
>
> 临产后产妇自觉腹痛难以忍受，向当班医生提出剖宫产的要求。当事医生在剖宫产的指征把握上到位，并且为了缓解产妇的疼痛，及时为她施行了分娩镇痛，在产程起始阶段的处理没有明显的原则性错误。

随着产程进展，病情发生了变化，胎儿第一次胎心减速，最低 80 次/min，持续 1 分钟，值班医生未给予重视。第二次胎心减速发生在 11:00 宫口开 3cm，胎心再次发生减速，最低 90 次/min，持续 40 秒。值班医生仍未能抓住处理的时机，没有考虑到胎儿宫内窘迫的可能，未能及时采取如人工破膜观察羊水情况、测胎儿头皮血 pH 等处理措施；而只是给予改变体位、吸氧等处理，直至 2 小时后胎心基线变平才施行人工破膜，发现羊水Ⅲ度污染而急诊剖宫产。最后新生儿因"新生儿胎粪吸入肺炎"转入新生儿科抢救。

> **分析：焦点问题 2**
>
> 在其分娩过程中，当班医务人员对其监测不到位，处理不仔细、不及时，造成新生儿发生胎粪吸入性肺炎。

胎心监护是应用胎心率电子监护仪记录胎心率曲线和宫缩压力波形供临床分析的图形，是正确评估胎儿宫内状况的重要检测手段。胎儿的大脑通过交感神经和副交感神经的相互作用调控胎儿的心率。胎心基线变异是指每分钟胎心率自波峰到波谷的振幅改变。胎心减速有三种类型：①早期减速指伴随宫缩出现的减速，通常是对称性、缓慢地下降到最低点再恢复到基线，减速的开始、最低值及恢复与宫缩的起始、峰值及结束同步；早期减速多见于胎头受压。②变异减速指突发的显著的胎心率急速下降，减速的开始、深度和持续时间与宫缩之间无固定规律；变异减速多见于脐带受压。③晚期减速胎心监护图像上与早期减速类似，但是减速的开始、最低值及恢复分别延后于宫缩的起始、峰值及结束；晚期减速则提示胎儿缺氧。因此，胎儿心率监护可用于确定胎儿氧供是否良好。当胎儿心率监护被用于分娩期，护士或医生应该经常回顾评估。

该患者的分娩过程中，当班医务人员对胎心监护认识不充分，处理不及时，最终发生了新生儿轻度窒息、胎粪吸入性肺炎，当事医务人员在处理上存在缺陷。

医疗安全要点分析

本案例涉及医疗质量安全核心制度中的医患沟通制度。医患沟通应充分体现"以病人为中心"的服务宗旨，尊重和维护患者的知情权、选择权和隐私权，医务人员应向患者或家属介绍患者的疾病诊断、主要治疗措施等，当病情变化时，应充分与患者及其家属沟通谈话，并听取患者或家属的意见和建议，回答患者或家属想要了解的问题，以保证临床医疗工作的顺利进行。

在本案例中，当孕妇有剖宫产的诉求时，产科医生需及时沟通，充分告知孕妇及家属剖宫产的利弊，并对产妇进行心理疏导。产程中前后两次胎心减速，当事医生认为胎心监护总体上良好，未进一步将胎心情况告知孕妇，如果医务人员能与产妇和家属做好病情沟通交流，在一定程度上增进双方的理解，能减少医患矛盾的发生。

反思总结

近年来，中国剖宫产率一直高于欧美国家，其中有很多产妇并没有剖宫产指征。导致这种现象的因素是多方面的，包括文化方面、心理层面、受教育情况等。产程伊始，产妇由于阵痛，往往会向医生提出剖宫产的要求。当事医生经过综合评估后，应当正面回应产妇的剖宫产要求，耐心解释，仔细评估。多数产妇要求剖宫产是基于对疼痛的恐惧，所以产程管理要人性化、个体化。产程管理要着重对产时胎心监护进行连续动态评估，医生要加强对三类胎心监护的学习与灵活掌握。

如胎心持续异常不缓解或出现晚期减速，应行进一步检查。观察宫缩，如果宫缩规律，但产程进展不明显，或宫缩不协调，产妇疲惫，应及时处理。同时要尽量多陪伴产妇，主动和她交谈，指导产妇在宫缩来临时配合呼吸运动或进行腹部按摩以减轻疼痛。

因为产程是一个连续的过程，而胎儿的宫内状态会受到多种因素的影响，比如仰卧位低血压、强直的宫缩、体位的改变都可能导致胎心的变化，不能仅通过一两次胎心减速就诊断胎儿窘迫，应该结合病史进行全面的评估，找到胎心变化的深层次原因，是脐带受压还是胎盘宫内不良，既不能草木皆兵，也不能掉以轻心。

通过和产妇的密切接触，既可掌握产程进展情况，又可增进护医患的感情，从而建立良好的护患关系，使产妇得到生理、心理、体力和精神上的全方位支持，以最佳的心理状态配合分娩过程，提高产科服务质量，促进母婴健康。

84. 产后出血，命悬一线 ▶▶▶

关键词：产后出血；低置胎盘；急危重患者抢救制度。

病史简介

患者，女性，30岁。因"停经40⁺¹周，下腹胀痛伴阴道流血2小时"于2014年7月3日入院。平素月经规律，末次月经：2013年9月25日。推测预产期：2014年7月2日。孕期定期产检，本次就诊医院即为产检医院。6月19日超声提示胎盘下缘距宫内口30mm，余未见明显异常。2小时前孕妇在家中出现下腹胀痛，伴阴道流血，量多于月经量，色鲜红，无阴道流液，自觉胎动如常，急诊以"孕1产0，孕40⁺¹周，枕左前位，产前出血待查，先兆临产可能，低置胎盘伴出血可能。"收住入院。

既往体健。

入院查体

体温37.4℃，脉搏88次/min，呼吸19次/min，血压140/79mmHg，神志清，皮肤巩膜无黄染，双肺呼吸音清晰，未闻及干湿啰音，心律齐，未闻及病理性杂音，腹部膨隆如孕周，无压痛、反跳痛，肝脾肋下未触及，腹部未触及包块，肠鸣音5次/min，双下肢水肿。产科检查：宫高38cm，腹围93cm，胎动存，胎心142次/min，胎方位枕左前位，胎膜未破，可及宫缩，间隔5～6分钟，持续20秒。估计胎儿体重3 400g。

辅助检查

6月19日产科超声提示：宫内单活胎，晚期妊娠，低置胎盘，胎盘下缘距宫内口30mm。尿常规提示尿蛋白（+），24小时尿蛋白正常。胎心监护提示反应型。

病情演变

入院后监护胎心、胎动，7月4日复查产科超声提示"羊水偏少，羊水指数76mm，胎盘位于子宫前壁，下缘距宫内口56mm"，孕妇及其家属要求剖宫产术终止妊娠。评估骨盆及宫颈条件后，建议可考虑阴道试产，结合宫颈Bishop评分为3分。7月5日10:00予前列腺素E2栓一枚置阴道后穹窿促宫颈成熟，23:00临产，7月6日4:28阴道分娩一活婴，体重3 540g，Apgar评分10分。产后2小时内产妇出现阴道间断出血，予口服米索前列醇、肌内注射卡前列素氨丁三醇等药物后，阴道出血仍不止。产妇出现神志淡漠、血压下降、心率增快等情况，送往手术室行剖腹探查，估计术前总共出血约3 300ml。术中见腹腔内血液约300ml，两侧宫角各见一个直径1cm的破裂口，可见活动性出血，子宫增大如孕4个月大小，质地较软，予缝合两侧宫角破口，缝扎双侧子宫动脉上行支及下行支，子宫背带式缝合，子宫下段前后壁补丁缝合，术后予抗生素预防感染等处理后，好转出院。

思考

1. 产妇产后出现阴道大出血，需考虑什么情况？该做哪些检查？
2. 产妇出现产后大出血，伴失血性休克，需要怎么做？如何跟家属沟通？

本案焦点问题

出院后患者向医院医务科投诉:

1. 孕妇入院后要求行剖宫产术终止妊娠,但医生拒绝。

2. 产妇顺产后出现阴道大出血,未进行准确评估及正确处理。

案例分析

孕妇入院时有阴道流血,入院观察 1 天后流血停止,复查超声提示羊水偏少,胎盘下缘距宫内口 56mm,有终止妊娠的指征,同时无剖宫产术指征,故予计划分娩,符合诊疗规范。

根据《剖宫产手术的专家共识(2014)》,剖宫产手术的指征是指胎儿不能或不宜经阴道分娩,如果经阴道分娩可能会对母儿造成一定的伤害。具体包括:胎儿窘迫、头盆不称、瘢痕子宫、前置胎盘及孕妇存在严重的内科疾病不能承受阴道分娩等。

> **分析:焦点问题 1**
> 孕妇入院后要求行剖宫产术终止妊娠,但医生拒绝。
>
> 根据该产妇身高 160cm,骨盆正常,胎儿估计体重 3 600g,无头盆不称,胎心正常,超声提示胎盘下缘距宫内口 56mm,无剖宫产指征。

产后出血的原因包括:宫缩乏力、产道裂伤、胎盘因素及凝血功能问题四大类,其中宫缩最为常见。该产妇顺产后,出现产后出血,表现为阴道间断出血,伴有子宫质地软等,首先考虑宫缩乏力引起的可能性大,故予药物促进子宫收缩治疗。

> **分析:焦点问题 2**
> 产妇顺产后出现阴道大出血,未进行准确评估及正确处理。
>
> 该产妇产前无高危因素,第一、二产程经过顺利,无异常阴道出血。新生儿阴道顺利分娩,Apgar 评分 10 分,体重 3 540g。顺产后出现阴道出血,伴有子宫质地软等表现,首先考虑宫缩乏力引起的可能性大,经治医生予药物促进子宫收缩治疗没有原则性错误。但该产妇表现为缓慢间断的阴道出血,不能充分地估计产妇丢失的总血量,当产妇出现休克表现时,才决定行剖腹探查术。因此在产后出血发生时,要及时根据各种监测手段,譬如心电监护的生命体征、血常规中的血红蛋白、出血量的容积法、称重法等多种方式去评估出血量,以便及时进行相应的处理,而不是待出现失血性休克时才进行处理。同时在发生病情严重变化时应尽早加强与产妇及家属的沟通,充分告知产后出血的相关风险,予知情同意后签字。故在产后出血发生时充分告知相关风险方面,经治医务人员在医患沟通上存在一定缺陷。

医疗安全要点分析

本案例涉及医疗质量安全核心制度中的急危重患者抢救制度。患者生命体征不稳定,多个器官系统功能不稳定,减退或衰竭,病情发展可能会危及生命的情况下,须启动急危重患者抢救工作,需跨科协同抢救的患者,应及时上报医务处,以便组织有关科室共同进行抢救工作。

在本案例中,患者阴道顺产后出现产后大出血,且为难治性产后出血,应该注意:①及时启动急危重患者抢救工作,及时请上级医生到场主持抢救工作,必要时请多学科会诊,共同进行抢救工作;②同时安排权威的专门人员与家属加强沟通,充分告知病情及预后,取得家属的理解,减少医患矛盾。

反思总结

产后出血是孕产妇死亡的首要原因,症状可轻可重,轻者可迅速缓解症状,重者可致休克,危及生命。应特别注意以下事项:

1. 加强监测 加强产程中宫缩、胎心的监测,及时根据异常情况进行相应的处理,减少不良结局的发生。

2. 预防 识别产后出血危险因素是前提,预防性使用宫缩剂是关键,高危孕妇应尽早备血,尽早联用宫缩剂,同时严密观察第三产程、第四产程。

3. 准确估计出血量 产后出血包括显性出血、敷料浸血及阴道内积血等,目测法不可取,监测生命体征、尿量和精神状态,测定血红蛋白含量及休克指数法的综合评估更准确。

4. 及时汇报 对于此类患者,应该及时请上级医生到场,指导商讨治疗方案,将风险降到最低。

5. 重视沟通 同时应与产妇及家属进行及时、充分、有效的沟通,取得患方的理解和配合。

综上所述,在诊疗中,医务人员应严密观察病情变化,及时调整治疗方案。只有这样,才能尽可能地降低或规避风险,达到治病救人的目的。

85. 为什么入院时胎儿还好好的,几小时后就胎死宫内了?

关键词:胎死宫内;胎膜早破;医患沟通制度。

病史简介

患者,女性,31 岁。因"停经 7 月余,阴道流液 4 小时"入院。孕妇平素月经规则,周期 30 天,经期 4～5 天,末次月经:2011 年 8 月 29 日。推测预产期:2012 年 6 月 6 日。孕期于外院建卡,定期产检,未报告明显异常。4 小时前孕妇在家无明显诱因下出现阴道流液,量中,色清,无异味,偶有腹痛,无阴道流血,遂至当地医院就诊,拟诊为"胎膜早破",建议上级医院就诊,遂转院。予阴道窥器检查见羊水池,色清,查 pH 试纸变色,急诊拟"孕 5 产 1,孕 32^{+6} 周,枕左前位,待产,胎膜早破"收住入院。

既往体健,1-0-3-1。2004 年在当地医院顺产一男婴,出生体重约为 3 150g,分娩过程顺利。

入院查体

体温 36.8℃,脉搏 88 次 /min,呼吸 20 次 /min,血压 130/82mmHg,神志清,精神可,心肺体检无异常。宫高 28cm,腹围 92cm,胎心 142 次 /min,偶有宫缩,胎膜已破。阴道检查:宫口开 1cm。容受 60%,先露 -2。估计胎儿体重 2 300g。

辅助检查

急诊超声: 宫内单活胎, 孕 32 周余, 双顶径 90mm, 股骨长 67mm, 胎方位枕左后位, 羊水少, 羊水指数 23/12/11/0mm。

病情演变

患者入院后予完善各项检查, 常规听胎心每 6 小时一次, 嘱抬高臀位, 给予严密观察阴道流液情况等产科常规处理, 并予地塞米松肌内注射促胎肺成熟、头孢呋辛静脉滴注预防感染。入院当时为 19:00, 胎心正常, 相关辅助检查回报亦未见明显异常, 患者及其家属提出剖宫产终止妊娠的要求, 经值班医生评估, 认为目前无剖宫产指征, 且孕周仅 32^{+6} 周, 建议暂时严密观察, 待促胎肺成熟疗程完成后再根据情况决定处理方案。经过口头沟通, 患者及其家属表示理解, 同意医生的治疗方案, 但由于当时为夜班, 值班医生着急去处理另一产科急诊患者, 当时未签署书面知情同意书。

次日 6:00 余, 护士按"每 6 小时 1 次听诊胎心"的医嘱按时听胎心, 发现听不到胎心音。值班医生予床头超声检查, 同样未探及胎儿心跳。急诊超声检查提示宫内单死胎。阴道检查: 宫口 1cm, 先露 -2, 容受 60%, 阴道内及胎先露前方未扪及脐带。

值班医生将"宫内死胎"告知患者及其家属, 经过沟通后行缩宫素引产。产妇经阴道顺娩一死婴, 体重 2 455g, 胎儿娩出后外观未见明显异常。胎盘胎膜送病理检查后回报为"(胎盘、胎膜)绒毛膜羊膜炎"。患者产后恢复良好出院。

思考

1. 患者妊娠 32 周, 胎膜已破, 需考虑什么原因? 该做哪些检查?
2. 考虑患者目前仅 32 周, 胎膜已破, 应如何治疗? 如何跟家属沟通?

本案焦点问题

出院后患者向医院医务科投诉:

1. 患者入院胎儿一切正常, 几小时后胎死宫内, 患者及其家属无法接受。
2. 患者入院后即考虑羊水已破, 胎儿存在危险, 要求当时剖宫产, 医生拒绝, 导致胎死宫内。

案例分析

患者停经 7 月余, 阴道流液 4 小时, 阴道窥器检查见羊水池、pH 试纸测试变色, 诊断"孕 5 产 1, 孕 32^{+6} 周, 枕左前位, 待产, 胎膜早破"明确。值班医生给予地塞米松肌内注射促胎肺成熟、头孢呋辛静脉滴注预防感染等治疗, 符合未足月胎膜早破(PPROM)诊疗规范。

分析: 焦点问题 1

患者入院胎儿一切正常, 几小时后胎死宫内, 患者及其家属无法接受。

胎膜早破是产科常见病, 对母儿的影响包括: 胎盘早剥、增加剖宫产率、早产、感染、脐带脱垂和受压、胎肺发育不良及胎儿受压等; 其中感染、脐带脱垂和受压是造成死胎的常见原因。

本例患者为 PPROM, 存在胎死宫内的风险, 值班医生对该患者进行评估并予以 PPROM 的常规处理, 并充分与患者及其家属沟通, 口头告知其待产及终止妊娠的利弊。但在具体诊疗措施上存在一定欠缺, 如胎心听诊的频率为每 6 小时一次, 未能很好地监测 PPROM 的胎儿窘迫、胎死宫内等情况的高风险，如能加强胎心监护频率，也许能在一定程度上及时发现胎心变化，改善母婴结局。同时对于 PPROM 来说，存在宫内感染的可能性极大，在治疗上按照相关规范要进行抗感染治疗，治疗的药物根据规范首先选用双联抗菌药物（氨苄西林＋红霉素），但此案例中只是使用了头孢呋辛，因此在抗感染治疗上存在一定的缺陷。

　　PPROM 的发生往往是生殖道逆行性感染所致，因此患者入院后首先需进行感染的诊断及治疗，需进行血常规、C 反应蛋白、白带常规及白带培养检查，以了解是否存在感染及明确感染细菌。其治疗应该根据孕周、母胎状况、当地新生儿救治水平及孕妇和家属的意愿进行综合抉择。对于处于孕 28～33^{+6} 周的患者，如无继续妊娠禁忌，应行期待治疗。期待治疗的具体内容：①保持外阴清洁、避免不必要的直肠指检和阴道检查；②动态监测体温、宫缩、母胎心率、阴道流液量和性状；③定期复查血常规、羊水量、胎心监护和超声检查等；④确定有无绒毛膜羊膜炎；⑤促胎肺成熟；⑥预防感染；⑦抑制宫缩；⑧孕周小于 32 周的行胎儿神经系统的保护等。

分析：焦点问题 2

　　患者入院后即考虑羊水已破，胎儿存在危险，要求当时剖宫产，医生拒绝，导致胎死宫内。

　　PPROM 患者由于羊水的流出，会导致继发性羊水过少，羊水过少使羊水对胎儿的保护作用减弱，容易使脐带受压，导致胎儿发生危险。但胎膜早破和继发的羊水过少并非剖宫产的指征，需评估胎儿在宫内是否存在缺氧的表现来决定是否需要剖宫产。该 PPROM 患者入院时体温正常、胎心率正常，值班医生按诊疗常规先予以促胎肺成熟等治疗，而并非立即终止妊娠，不存在原则性错误。

医疗安全要点分析

　　本案例涉及医疗质量安全核心制度中的医患沟通制度。患者入院后，接诊（主管）医生在作出初步诊断、制订治疗方案后，应将患者目前病情、拟采取的治疗方案、医学界目前对此病的认识及诊疗现状、本院对此病的诊治水平向患者或其亲属做详细讲解及充分的告知，并记录在首次病程记录中，对于病情危重的患者，应履行告知签字手续。

　　该病例为夜班入院，由于需要处理的急诊患者较多，值班医生就相关内容行口头沟通，未能履行告知签字程序，处理上存在一定的不足。值班医生应当就所采取的期待治疗措施、相应风险等均应向患者或其亲属进行解释说明，让患者充分了解目前采用的是期待治疗而非立即剖宫产的相关原因及理由，征求孕妇及丈夫的同意并履行签字手续，同时做好记录。

反思总结

　　胎膜早破是产科常见的疾病，因为常见，临床医生往往容易对其重视不够。对于胎膜早破的诊断根据典型症状、查体诊断比较容易，但对于胎膜早破的处理仍有许多需要注意的地方，处理得当母胎平安，皆大欢喜；处理不当可致母胎严重并发症产生，甚至影响母胎安全。结合本病例，对于未足月胎膜早破应特别注意以下事项：

　　1. 注意母胎安全的监护　所有患者应充分评估母胎情况，包括有无胎儿窘迫、绒毛膜羊膜炎、胎盘早剥、脐带脱垂等情况，加强母胎安全监护，对于 PPROM，可在尽量保障母儿安全的前提下继续待产。

2. 重视感染的预防及治疗　分析该案例的病情演变过程及产后的病理结果，感染是导致本案例不良结局发生的重要因素。生殖道感染是胎膜早破的一个重要原因，感染导致胎膜局部张力下降而导致胎膜早破。胎膜破裂后羊膜腔不再是一个闭合的组织，通过宫颈、阴道与外界相通，随着时间延长，宫内感染的风险增加，宫内感染又易导致新生儿吸入性肺炎、颅内感染及败血症，影响新生儿的安全，因此要根据专科的规范和指南，以及结合患者的具体情况，合理、规范地预防和治疗感染。

3. 重视沟通　患者入院后应与患者及其家属进行及时、充分、有效的沟通，使其充分知情并配合或选择相关治疗方案，并需使其充分了解相关风险，及时签署相关文书，取得患者及其家属的理解及配合。孕 28～33^{+6} 周的胎膜早破患者，如无继续妊娠禁忌，可以在严密观察下继续妊娠。此阶段的沟通重点是如何尽量延长孕周及期待过程中的风险，如胎儿宫内感染、宫内窘迫等；一旦期待治疗的过程中发现异常如体温升高、阴道流液变化、胎心异常等情况，怀疑宫内感染者，应考虑及时终止妊娠。综上所述，在胎膜早破的诊疗过程中，医务人员应严密观察病情变化，及时调整治疗方案，随时与孕妇及家属沟通。只有这样，才能尽可能降低或规避风险，达到保障母儿安全的目的。

86. 产科风险之王——羊水栓塞　▶▶▶

关键词：急产；羊水栓塞；产后出血；子宫全切术；急危重患者抢救制度。

病史简介

患者，女性，23 岁。因"停经 6 月余，阴道出血伴腹痛 3 天"急诊诊断为"孕 1 产 0，孕 27^{+2} 周，枕左前位，晚期先兆流产"入院。患者核实孕周无误，孕期外院定期产检无异常发现，3 天前患者无明显诱因出现阴道出血伴腹痛，阴道出血量少，色鲜红，腹痛不剧，自觉胎动如常，外院就诊并予盐酸利托君静脉滴注保胎治疗后症状无改善，遂转院。

患者既往体健，0-0-0-0。

入院查体

体温 38℃，脉搏 92 次 /min，呼吸 20 次 /min，血压 118/76mmHg，神志清，精神可，心肺体检无异常。肢体水肿阳性。其余各系统检查无异常。

产科检查：宫高 23cm，腹围 89cm，胎方位枕左前位，胎心 155 次 /min，可及较强宫缩，间歇 1～3 分钟，持续 25～30 秒，宫口开指尖，容受 90%，胎膜未破，估计胎儿体重 1 000g。

辅助检查

超声：宫内单活胎，双顶径 73mm，头围 253mm，腹围 232mm，股骨 50mm，羊水指数 103mm。胎盘位置正常，胎儿脐血流正常。OCT：阴性。血常规：白细胞计数 14.5×10^9/L，红细胞计数 3.45×10^{12}/L，血红蛋白 108g/L。

病情演变

入院当天晚上予静脉滴注硫酸镁缓解宫缩并胎儿脑保护效应、头孢噻肟钠预防感染。次日 4:30 临产，经陪产宣教后，患者入产房并由丈夫陪产。5:30 宫口开 2cm，患者 6:20 出现强烈便意并胎膜破裂，羊水大量流出，2分钟后胎头着冠立即在临产室接生。胎儿体重960g，Apgar评8～9分，转新生儿科。胎盘完整自落，产后检查软产道无明显裂伤。分娩后数分钟，产妇突发神志欠清伴烦躁不安，大汗淋漓，面色苍白，呼吸急促，四肢冰凉，指端发绀。心电监护示血压93/64mmhg，心率96次/min，呼吸33次/min，氧饱和度76%，考虑"羊水栓塞"，立即抗过敏抗休克等紧急处理，同时请麻醉科、ICU、超声影像科等多学科急会诊抢救，但患者生命体征仍不稳定，阴道出血多，产后20分钟累计出血1 960ml，血液不凝固。检验科凝血功能口头报告血液不凝固，纤维蛋白原小于0.1，活化部分凝血活酶时间（APTT）、凝血酶时间（TT）、凝血酶原时间（PT）延长，考虑弥散性血管内凝血（DIC）；和患者丈夫紧急沟通后予切除子宫，术后转重症监护病房（ICU），治疗后痊愈出院。子宫标本病理：子宫肌间静脉内见羊水有形成分。

思考

1. 不同孕周、产次的孕妇的产程时间长短、产程处理有什么不同？
2. 顺产后出现烦躁不安等要考虑什么情况？
3. 患者需要紧急切除子宫，如何和家属沟通？

本案焦点问题

出院后患者向医务科感谢及时抢救，但同时投诉：

1. 为什么顺产发生了羊水栓塞？是否接生技术有问题？
2. 为什么羊水栓塞发生后要切除子宫？

案例分析

患者入院后宫缩较强，经硫酸镁治疗后不能缓解并临产。患者产程、分娩顺利。但患者病情也有特点：宫缩强，孕周小（27^{+3}周），产程短（2小时不到），患者分娩前胎膜破裂，羊水大量流出；助产士发现胎头着冠立即在临产室接生，分娩过程顺利，胎儿出生Apgar评分8～9分转科，患者软产道无裂伤。

分析：焦点问题1

为什么顺产发生了羊水栓塞？是否接生技术有问题？

医务人员发现胎头着冠，立即当机立断在临产室接生，胎儿（27^{+3}周）出生Apgar评分8～9分转科，胎盘自落完整，检查软产道无裂伤，分娩过程顺利，说明医务人员面对产科急诊情况反应迅速，判断正确，处理熟练及时，助产技术过硬。

患者发生羊水栓塞有其诱发因素：宫缩强，产程短（小于2小时），分娩前胎膜自破，短时羊水大量流出。羊水栓塞并非接生引起。患者临产后选择丈夫陪产，当情况有变化（强烈便意感）时未及时告知医方，导致在临产室床上分娩。医务人员针对该患者，未能及时准确观察第一产程，有一定缺陷。

一旦发现羊水栓塞，医务人员立刻按羊水栓塞急救流程实施抢救，分秒必争，快速启动多学科密切协作，提高抢救成功率。处理主要是支持和对症方法，各种治疗方法尽快和同时进行。

羊水栓塞发生于分娩前时，应考虑立即终止妊娠。当患者出现凝血功能障碍时，应果断快速地实施子宫全切术。该患者切除子宫的指征明确，医方对患者施行子宫全切术是正确的处理。

┌───┐

分析：焦点问题2

为什么羊水栓塞发生后要切除子宫？

该患者发生羊水栓塞后，虽经多学科抢救后但其生命体征仍不稳定，阴道出血多且不凝；出凝血报告为血液不凝固，纤维蛋白原小于 0.1g/L，APTT、TT、PT 延长，考虑 DIC。患者顺产后出现羊水栓塞并发凝血功能障碍，急诊切除子宫指征明确，经与患者丈夫紧急沟通、签字后实施，整个处理过程符合羊水栓塞的诊疗常规。

└───┘

医疗安全要点分析

本案例涉及医疗质量安全核心制度中的急危重患者抢救制度。该病例是典型的羊水栓塞，羊水栓塞比较少见但起病急，发展快，结局差，是产科的风险之王。医务人员务必重视羊水栓塞的早期识别、抢救流程及对病情的准确判断，快速呼叫多学科抢救团队和产科抢救小组。

本案例还涉及产科的诊疗操作常规及对患者的个体化管理、处理。对不同孕周、产次的孕妇产程观察要根据规范进行操作，及时、准确地观察每一个产程，使分娩各部分操作及时准确地完成。

在本案例中，应该注意：①患者宫缩强，孕周小，应严密观察产程，适当提早把患者转入产房专人观察，在宫口近开全时及时请新生儿科、产科医生参与抢救；②同时与患者及其家属加强沟通，在羊水栓塞出现凝血功能异常切除子宫前应充分告知病情，可安排专人和患者家属详细沟通，取得家属的理解，减少医患矛盾。

反思总结

羊水栓塞是产科风险之王，严重危害母胎生命，然机制不甚明了，医务人员对其抢救处理必须了然于胸，注意对其早期危险因素进行识别及给予重视。对于临产孕妇应特别注意以下事项：

1. 注意产程　每一个产程都有它的特殊性，每一个产程都是不同的。医务人员要勤观察，结合孕妇的病史特点及患者的主诉反应，正确处理各个产程。

2. 注意早期识别产科并发症　早期识别高危因素及症状，可为疾病的预防及诊治打下基础。

3. 危急重症呼救多学科抢救团队　本案例中相关制度执行得很好，成功挽救了患者生命，使患者转危为安。危急重症患者命悬一线，除了经治医务人员需积极抢救外，还务必果断及时呼叫多学科抢救团队。

4. 重视沟通　对于急危重症患者，在抢救的同时应与家属进行及时、充分、有效的沟通，取得患方的理解和配合。

综上所述，在诊疗中医务人员应冷静、细心、认真、负责、高效地观察病情，及时识别并发症的"苗头"，及时、正确地处理，必要时果断呼叫"后援团"，这样才能达到最佳诊疗效果。而这当然离不开平时不断地学习，"厚积"方能"薄发"。

87. 巨大胎儿分娩臂丛神经损伤案例 ▶▶▶

关键词：巨大胎儿；妊娠糖尿病；臂丛神经损伤；术前评估；术前讨论制度。

病史简介

患者，女性，32 岁，经产妇。因"停经 39^{+5} 周，产检发现脐动脉比值偏高 2 天"于 2012 年 12 月 1 日入院。孕妇孕期未正规产检，共产检 3 次，未进行妊娠期糖尿病筛查，其他无异常发现，2 天前超声提示单活胎头位，脐血流 S/D＝3.5，胎心监护无应激试验（NST）阴性，建议住院拒绝。今日来院再次建议住院治疗，现无腹痛，无阴道流血流液，孕妇同意后拟"孕 3 产 1，孕 39^{+5} 周，枕左前位，待产，S/D 比值增高"收住入院。

既往体健，否认遗传性家族病史。1-0-1-1，第一胎自然分娩，出生体重 3 600g。

入院查体

体温 36.8℃，脉搏 104 次 /min，呼吸 20 次 /min，血压 117/83mmHg，神志清，精神可，皮肤、巩膜无黄染，心肺未闻及异常杂音。腹部膨隆如孕 9 个月，无压痛、反跳痛，下肢水肿。产科检查：宫高 36cm、腹围 110cm、胎动存、胎心 145 次 /min、胎方位枕左前位，宫缩无，胎膜未破。阴道检查：宫口开 0.5cm，容受 100%，先露 −2，估计胎儿体重 3 500g。

辅助检查

尿常规提示尿糖（+++），血糖 23.73mmol/L。超声提示：宫内单活胎，脐动脉 S/D＝3.5；胎方位枕左前位；羊水指数正常。

病情演变

入院后宫缩自然发动，于 12 月 1 日 22:30 临产入待产室，查体：宫缩 30s/3～4min，强度中，羊水未破，宫口 4cm，胎心 136 次 /min，23:30 宫缩 30～40s/3～4min，强度中，宫口开 10cm，先露位于坐骨棘下 1cm，予以人工破膜，羊水清。12 月 2 日 00:12 自然分娩一女婴，体重 5 000g，羊水Ⅲ度污染。胎儿娩出后 1 分钟 Apgar 评分 7 分，出生后右手肌张力低下，面色青紫，予以吸氧等处理后好转，5 分钟 Apgar 评分 10 分。拟"巨大胎儿"转儿科。12 月 13 日查胸部计算机 X 线摄影（CR）未发现明显异常，请骨科会诊后考虑右臂丛神经损伤，遗留单手部分肌瘫，临床判定较难完全恢复。

思考

1. 巨大胎儿分娩时应该注意哪些？如何处理肩难产？
2. 孕妇产检时如何正确地筛查血糖？如何控制血糖？
3. 如何评估胎儿体重？

本案焦点问题

出院后患者向医院医务科投诉：
1. 自己生产过程很顺利，小孩生出来发现右手不会动，是医务人员接生引起的失误。
2. 分娩之前并未告知相关风险。

案例分析

胎儿体重与宫高、腹围、孕妇的肥胖程度、孕期增重情况、孕期的血糖控制情况等密切相关,具体应结合超声大小个体化的分析,临床上胎儿体重估计难度较大,特别是对体重大于 4 000g 的很难估计。胎儿体重估计主要根据宫高和腹围来计算,常用的公式:宫高(cm)×腹围(cm)+200g＝胎儿体重(g),对于孕妇存在肥胖、羊水量多、胎头高浮等影响体重估计的因素,为了更准确地估计胎儿体重,提出一个改良公式:[宫高(cm)－腹壁脂肪厚度(cm)]×[腹围(cm)－腹壁脂肪厚度(cm)]+200g＝胎儿体重(g)。结合该病例,患者预估体重 4 250g 左右,如分娩前能考虑到孕妇有妊娠期糖尿病病史,孕期血糖控制差,预估到巨大胎儿可能性大,产程中肩难产的发生风险高,处理上应适当放宽剖宫产指征。但是患者在门诊 3 次产检,缺少相关的检查结果(如血常规、尿常规及血生化等),未做好妊娠期糖尿病的筛查,导致孕期漏诊妊娠期糖尿病,入院后未及时进行血糖监测,从而导致对于巨大胎儿的预估不足,最终发生肩难产。

需要强调,产时可通过"HELPERR 口诀法"助娩,有助于降低臂丛神经损伤风险,减轻牵拉或撕裂,值得提倡。HELPERR 口诀具体内容:

1. H(help),通知支援。请产科、麻醉科、儿科医生到位,明确每位医务人员的职责,做好新生儿儿复苏的各项准备。

2. E(evaluate),估计是否需会阴切开。

3. L(legs),屈大腿助产法。让产妇大腿屈曲并压向其腹部。该操作有两点好处:①耻骨联合向头侧旋转并使腰椎、骶椎伸直,增大了骨盆入口平面前后径,可以松解嵌顿前肩;②使骨盆入口处于垂直于产力的位置,减少分娩时的阻力

4. P(pressure),耻骨上加压。当接生医生持续轻轻地向外牵拉胎儿时,助手在耻骨上加压 30～60 秒。置于耻骨联合上加压的手必须放在胎儿前肩上,按心肺复苏的手法使胎肩内收或向后向下压向耻骨联合。压力应从母体侧方,使助手手掌向下、向侧方施力,作用于胎肩的后部。如果该操作失败,那么立即转入下一步。

5. E(enter),进入阴道内操作。这项操作有助于将胎儿前肩转到斜径上,使其转入耻骨下。可以用 Rubin 或 Woods 旋转手法完成。

6. R(remove),娩出后臂。该操作是将后臂拉出产道以缩短双肩径,同时使胎儿降落骨盆陷凹内,而使前肩内收从前方解脱嵌顿。要有效地完成这一操作,临床医生应将手深深插入阴道内试图找到后臂,弄清前臂的位置后,要使其肘关节屈曲于胸前,以"洗脸"的方式从胸前娩出前臂。

7. R(roll),将产妇转成"四肢着床"(趴位)的姿势。这种"四肢着床"的操作是处理肩难产的一种安全快速而有效的操作方法。

分析:焦点问题 1

自己生产过程很顺利,小孩生出来发现右手不会动,是医务人员接生引起的失误。

妊娠期糖尿病孕期诊断主要通过孕 24～28 周或 28 周后首次产检时行 75g 葡萄糖耐量试验(OGTT)(正常状态下血糖的数值为:空腹小于 5.1mmol/L,服糖 1 小时小于 10.0mmol/L,服糖 2 小时小于 8.5mmol/L),其三个数值中任何一个异常都可以诊断为妊娠期糖尿病;该患者孕期没有规律产检,未按标准对妊娠期糖尿病进行筛查从而出现入院后妊娠期糖尿病漏诊,同时孕期未进一步进行血糖控制,导致巨大胎儿的发生;另外,该病例患者分娩前化验

单异常,待产分娩前尿常规提示尿糖(+++),血糖23.73mmol/L,主管医生对异常指标未予以重视,导致了妊娠期糖尿病的漏诊,进而低估了难产风险,在决定分娩方式时及分娩前没有进行病情告知和重视。因为漏诊,术前胎儿体重的评估不足,导致分娩方式选择的错误,存在缺陷。

分娩过程中医方的助娩手法不对,没有按照"HELPERR 口诀法"助娩,导致右侧臂丛神经受压迫、牵拉或撕裂,引起损伤。

分析:焦点问题2

分娩之前并未告知相关风险。

产前评估不足,未察觉到妊娠期糖尿病巨大胎儿的可能,从而导致病情告知时缺失对肩难产、臂丛神经损伤的风险和防范措施等的告知,后续对分娩方式的选择及产时监护存在过失。

医疗安全要点分析

本案例涉及医疗质量安全核心制度的疑难病例讨论制度及三级查房制度。对于科室疑难病例的诊疗方案应进行医生团队讨论、全科讨论和全院讨论。临床医生应当知晓相关制度,若本科室临床中发现的疑难案例的诊断和处理要申请全院讨论,需经医疗管理部门审定。全科讨论应当由科主任或其授权的副主任主持,必要时邀请医疗管理部门和相关科室参加。本案例对术前异常化验结果未予以重视,未进一步检查和分析,胎儿体重估计困难及分娩方式选择困难时未向上级医生汇报。对于分娩前血糖高者,应评估胎儿情况及孕妇情况,胎儿宫内情况包括胎动、胎心、羊水及胎儿大小;对于孕妇应该排除高血糖引起的并发症,进一步检查血气、酮体等。

反思总结

近年来,随着全球肥胖和糖尿病的持续流行,育龄妇女罹患 2 型糖尿病的风险增加,妊娠期糖尿病对母儿近、远期均可造成不良影响。①对母亲而言,并发症有:难产、糖尿病酮症酸中毒、子痫前期、剖宫产、2 型糖尿病、代谢综合征、再次妊娠易发生妊娠期糖尿病等。②对子代的影响:巨大胎儿,巨大胎儿分娩过程中易出现锁骨骨折、臂丛神经损伤等。

早期筛查及早期诊断妊娠期糖尿病至关重要,产检要定期、规律、规范,区别妊娠前糖尿病和妊娠期糖尿病。孕期血糖控制标准为夜间血糖:4.4~6.7mmol/L;空腹血糖:3.3~5.3mmol/L(妊娠前糖尿病者3.3~5.6mmol/L);午、晚餐前血糖:3.3~5.3mmol/L;餐后 2 小时血糖:4.4~6.7mmol/L。对血糖控制不佳的患者,应加强管理,严格控制体重,必要时进行药物治疗。妊娠期糖尿病的营养管理目标:合理多样化的均衡饮食,满足母婴营养需求,制订并实施个体化饮食指导,避免营养过剩或控制过度,达到两餐之间没有饥饿感,保证婴儿最佳出生体重,监测血糖值均在正常范围。严格控制血糖及体重,减少孕期及产后并发症。

巨大胎儿需在分娩后称重时才能最终确诊,但产前充分预估非常必要。预测出生体重的方法包括评估母亲的危险因素、临床检查及超声测量。超声预测巨大胎儿有一定参考价值,如系列测量后的生长曲线模型预测。巨大胎儿的高危因素包括:妊娠期糖尿病、巨大胎儿分娩史、肥胖、孕期体重过度增加、经产妇、男胎、孕周大于 40 周、种族因素、母体出生体重、母体身高、母亲年龄小于 17 岁。对于患有妊娠期糖尿病的孕妇，控制血糖水平可降低巨大胎儿的发生率。分娩前对宫高＋腹围≥140cm、孕期体重增长＞20kg、血糖控制不佳、既往有分娩巨大胎儿等病史的孕妇，要汇报上级医生，多人共同再次进行评估。

肩难产（shoulder dystocia）是巨大胎儿严重的并发症，阴道分娩时的发生率为 0.2%～3.0%。当出生体重≥4 500g 时，肩难产发生率上升至 9%～14%。妊娠期糖尿病伴出生体重≥4 500g 时，肩难产发生率高达 20%～50%。对于巨大胎儿可疑时，孕妇入院后分娩方式的选择应结合母儿情况，包括胎儿估重、母亲身高、骨盆条件等；重点告知巨大胎儿可能出现肩难产、臂丛神经损伤、锁骨骨折、新生儿窒息缺氧等后遗症，产程中严密观察，若出现活跃晚期、第二产程延长、胎头下降停滞等异常产程情况，应当放宽剖宫产指征。

88. 开医嘱前一定要先看"人" ▶▶▶

关键词：阴道分娩；缩宫素；新生儿窒息；医患沟通制度；值班和交接班制度。

病史简介

患者，女性，21 岁，0-0-1-0。因"停经 40^{+3} 周，下腹痛 2 天"于 2015 年 5 月 6 日入住产科。2 天前孕妇无明显诱因下出现下腹阵痛，自觉胎动如常，无阴道流血流液，拟"孕 2 产 0 孕 40^{+3} 周，枕左前位，待产"收住入院。

既往体健。

入院查体

体温 36.8℃，脉搏 116 次 /min，呼吸 20 次 /min，血压 136/81mmHg，神志清，精神可，皮肤、巩膜无黄染，心肺未闻及异常杂音。腹部膨隆如孕 9 个月，无压痛、反跳痛，下肢水肿。

产科检查：宫高 32cm，腹围 105cm，胎动存，胎心 145 次 /min，胎方位枕左前位，偶有宫缩，胎膜未破。阴道检查：宫口开 0.5cm，容受 100%，先露 -2，估计胎儿体重 3 400g。

辅助检查

超声示：双顶径 88mm，股骨 71mm，胎心胎动可及，胎盘位于子宫前壁，胎盘成熟度 2+，羊水指数 110mm。

NST 结果为反应型。

病情演变

入院后孕妇宫缩偶有，5 月 10 日至 12 日均予以 5% 葡萄糖 500ml＋缩宫素 2.5IU＋维生素 C 2g 静脉滴注（8 滴 /min），胎心好，宫缩未发动。

5 月 13 日 8:00 予以人工破膜，羊水 Ⅰ 度污染，胎心 136 次 /min，未行胎心监护记录；8:50 继续缩宫素 3.75IU 静脉滴注（12 滴 /min），胎心 144 次 /min，宫缩偶有；13:50 OCT 阳性；14:15 胎心 112 次 /min，宫缩 30s/2～3min，强度中等，此时当班医生开出医嘱停用缩宫素，15:50 重新开出医嘱，缩宫素 3.75IU 静脉滴注（32 滴 /min），胎心好，宫缩 25s/6～7min，强度中等；16:55 宫口开 10cm，先露 +3；17:15 胎心 110～140 次 /min，宫缩 40s/2～3min，未做胎心监护；17:20 会阴侧切自然分娩一女婴，羊水 Ⅲ 度污染。新生儿 Apgar 评分 5 分，诊断新生儿窒息。

因"出生后不哭 1 小时"新生儿当天转某市第一人民医院治疗。入院后立即予以清理呼吸道、保暖等处理及其他复苏处理,随后好转,入院诊断:新生儿窒息,代谢性酸中毒。入院后监测呼吸不稳定,常规吸氧呼吸困难加重,氧饱和度不能维持正常范围,给予机械通气,机械通气氧饱和度 95%～97%,治疗 8 小时无改善。家属放弃治疗,自动出院后新生儿死亡。

新生儿死亡后第 2 天,医患双方达成赔偿协议,医院给予经济补偿,与患方的纠纷程序了结。但是产科在医患双方纠纷程序完毕后,坚持认为医方无过错,不应该赔偿,导致临床科室与纠纷处理部门发生矛盾。医院提请市医学会进行医学会咨询(程序、法律效力等同于医学会鉴定)。

思考

1. 胎心减速、羊水污染情况下,缩宫素应该如何使用?
2. 该新生儿窒息有哪些可能的原因?遇见这种情况,如何急救?

本案焦点问题

出院后患者向医院医务科投诉:

1. 产科在该产妇的处理过程中是否存在过错?
2. 在其待产及分娩过程中,当班医务人员是否存在检查不到位,处理不仔细、不及时,造成新生儿发生胎粪吸入性肺炎?

案例分析

按照《妊娠晚期促子宫颈成熟与引产指南》(2014),该患者没有明确的催引产指征,并且指南规定所有患者在引产前应行胎心监护和超声检查,了解胎儿宫内状况,规范静脉滴注缩宫素。建议在产程中最好进行胎心监护,若条件不成熟应根据情况进行胎心、宫缩的监测,同时在缩宫素使用过程中滴速及用药量应该严格按照规范进行。

分析:焦点问题 1

产科在该产妇的处理过程中是否存在过错?

患者为停经、腹痛入院,入院后查宫高 32cm、腹围 105cm,初步评估胎儿体重 3 400g,羊水指数正常,胎心正常。入院时无剖宫产指征,产妇阴道试产无禁忌证。入院后医方履行告知义务,产妇自主选择了阴道试产。入院后宫缩偶有,羊水正常,无合并症及并发症。该患者催产之前及胎心异常均未行胎心监护,而且缩宫素剂量和方法使用极不规范,违反《妊娠晚期促子宫颈成熟与引产指南》(2014)要求,该过错为后面的病情发展变化埋下了安全隐患。

分析:焦点问题 2

在其待产及分娩过程中,当班医务人员是否存在检查不到位,处理不仔细、不及时,造成新生儿发生胎粪吸入性肺炎?

随着产程进展,5 月 13 日 8:00 人工破膜Ⅰ度污染,医生仍未能抓住处理的时机节点,没有考虑到胎儿宫内窘迫的可能,未及时进行胎心监护,还继续予以缩宫素静脉滴注,14:15 胎心 112 次/min,宫缩 30s/2～3min,强度中。此时当班医生仅医嘱停用缩宫素,未查看患者,未进行持续胎心监护、吸氧等常规处理,直至 15:50 再次予以缩宫素静脉滴注,等到 17:20 会

阴侧切自然分娩一女婴，羊水Ⅲ度污染，新生儿 Apgar 评分 5 分。最后新生儿因"新生儿胎粪吸入肺炎"转入新生儿科抢救。因此存在当班医务人员观察不严密，处理不及时到位，导致患者并发症的发生。

分析上述医疗行为，人工破膜发现羊水Ⅰ度污染应在严密观察下才能使用缩宫素静滴，医方未引起足够重视；产程观察不够仔细，待产及催产期间未做胎心监护。第二产程未做胎心监护，胎心减速后未及时行阴道助产来尽快结束分娩过程，加重了胎儿宫内窘迫的严重程度。在产程中当班的值班医生接到汇报后未对孕产妇进行检查直接开具电子医嘱使用缩宫素，导致加重胎儿宫内窘迫以及未及时处理致新生儿窒息的发生。

市医学会咨询反馈结论：医院在陈某的分娩过程中存在明显过失，与新生儿窒息存在较为直接的因果关系，医方承担主要责任。

获得医学会反馈意见后，该院医务部对事件进行进一步调查，发现 5 月 13 日 11:00—17:00，值班医生在未参与其他手术或抢救的情况下，在孕产妇病情发生变化时，没有进行过当面的检查，而是根据护士电话汇报直接开具电子医嘱。

医疗安全要点分析

本案例涉及医疗质量安全核心制度中的值班和交接班制度。医疗机构及其医务人员通过值班和交接班机制保障患者诊疗过程的连续性。值班医生应查看患者，完善体格检查后方可开具医嘱，提出诊疗措施。在本案例中，当孕妇缩宫素静脉滴注期间出现羊水污染、胎心减速，产科医生未查看患者并及时沟通，而是直接开具电子医嘱。产程中胎心减速，当事医生均未能给予重视，也未与患者及其家属及时沟通病情变化，导致差错的发生。

本案例市医学会给予法律分析意见如下：

1. 民事责任按照侵权责任法第五十四条，本案医方过错、损害后果、因果关系的侵权责任构成要件全部具备。本案全责赔偿应为 50 万（农村户口），医方承担主要责任。

2. 刑事责任按照内部调查发现的问题，本案当班医生有严重不负责任之情形，且对新生儿窒息死亡负主要责任。按照《刑法》第三百三十五条，医疗事故罪的主观要件和客观要件基本符合。

反思总结

1. 重视孕期不同阶段的处理策略。在孕期保健阶段，医务人员要以热情、亲切、和蔼的态度对待每一位产妇，认真做好产前检查，为建立融洽的医患关系打下坚实的基础。待产阶段，重视孕妇及家庭的健康教育，普及分娩常识，加强交流，增强产妇的安全感。临产后，医务人员应严密观察产程进展，密切观察胎心变化，如胎心异常，应亲自查看患者后行进一步检查，寻找原因，及时处理。通过密切接触，既可掌握产程进展情况，又可增进医患感情，从而建立良好的医患关系，使产妇得到生理、心理、体力和精神上的全方位支持，以最佳的心理状态配合分娩过程。

2. 规范使用缩宫素。《妊娠晚期促子宫颈成熟与引产指南》(2014) 规定，静脉滴注缩宫素应从小剂量开始循序增量，起始剂量为 2.5IU 缩宫素溶于乳酸钠林格注射液 500ml 中，即 0.5% 缩宫素浓度，以每毫升 15 滴计算相当于每滴液体中含缩宫素 0.33mIU。从每分钟 8 滴开始，根据宫缩、胎心情况调整滴速，一般每隔 20 分钟调整 1 次。应用等差法，即从每分钟 8 滴 (2.7mIU/min) 调整至 16 滴 (5.4mIU/min)，再增至 24 滴 (8.4mIU/min)；为安全起见也可从每分钟 8 滴开始，每次增加 4 滴，直至出现有效宫缩。有效宫缩的判定标准为 10min 内出现 3 次宫缩，每次宫缩持续

30～60s，伴有宫颈的缩短和宫口扩张。最大滴速不得超过每分钟 40 滴即 13.2mIU/min，若达到最大滴速后仍不出现有效宫缩时可增加缩宫素浓度，但缩宫素的应用量不变。增加浓度的方法是以乳酸钠林格注射液 500ml 中加 5IU 缩宫素变成 1% 缩宫素浓度，先将滴速减半，再根据宫缩情况进行调整，增加浓度后，最大增至每分钟 40 滴（26.4mIU），原则上不再增加滴数和缩宫素浓度。

3. 值班时对危重患者或者病情变化，值班医生应勤于观察，及时处理，有困难时向上级医生请示汇报。切勿偷懒，没有查看患者就下医嘱是大忌。

4. 医务人员应学习最新的临床实践指南，严格按照规范行医，做到合理使用缩宫素，密切关注孕产妇的心理需求，为孕妇顺利分娩保驾护航！

89. 为什么术中盆腔包块不见了？ ▶▶▶

关键词：盆腔包块；腹腔镜探查；医患沟通制度；会诊制度；术前讨论制度。

病史简介

患者，女性，55 岁。因"发现盆腔包块半个月"于 2009 年 2 月 14 日入院。患者半个月前无诱因下出现排尿不尽，伴有排尿后腹胀不适，无腹痛，无血尿，无排尿困难，无月经改变，无胸闷胸痛等，超声检查提示盆腔肿块约 7.7cm×4.9cm，予以口服热淋清等处理后症状未见缓解。要求手术处理盆腔包块，门诊拟"卵巢囊肿可能"收住入院。

既往有高血压病史，未规律服药及监测血压变化。有输卵管绝育手术史，子宫肌瘤病史 20余年。

入院查体

体温 37.0℃，脉搏 86 次 /min，呼吸 19 次 /min，血压 128/80mmHg，神志清，皮肤巩膜无黄染，两肺呼吸音清晰，未闻及干湿啰音，心律齐，未闻及病理性杂音，腹平坦，腹肌软，无压痛、反跳痛，肝脾肋下未触及，腹部未触及包块，肠鸣音 3～5 次 /min，双下肢无水肿。专科检查：外阴发育正常，阴道畅，黏膜正常，白带少，宫颈正常，质软，表面光滑，无触血。子宫约 5cm×4cm大小，前位，活动度可，附件区触诊欠满意（腹部脂肪肥厚）。

辅助检查

2009 年 2 月 15 日子宫附件及肝胆泌尿系超声提示盆腔右侧液性肿块 77mm×72mm×58mm，肝回声细密，两肾未见明显超声异常。

病情演变

入院后完善相关检查，于 2009 年 2 月 17 日行腹腔镜探查术，术中探查示大网膜粘连腹壁，盆腔及后腹膜未见包块，左输卵管系膜囊肿 2cm，术中请超声科医生再次超声检查确认，盆腔内未见明显超声异常占位。主刀医生汇报科主任并将术中所见病情告知家属后，行腹腔镜左侧输卵管系膜囊肿切除术。术后当天（2009 年 2 月 17 日）进行科室疑难病例讨论，2 月 20 日进行全院大讨论（经医务部批准，联合普外科、妇科、超声科、放射科），确认进一步治疗方案后，于 2009年 2 月 20 日行全腹部 CT 平扫和增强检查，结果提示：右下腹部囊性占位 7.8cm×4.0cm，考虑肠系膜囊肿可能性大；2 月 23 日转入普外科，2 月 25 日行开腹手术探查，术中见乙状结肠系膜囊肿，行乙状结肠系膜囊肿切除＋部分乙状结肠切除术，术后抗感染、补液等对症支持治疗，于 3 月 26 日治愈出院。常规病理示左侧输卵管系膜胚胎残余囊肿，乙状结肠系膜单纯性囊肿。

思考

1. 患者检查提示盆腔包块，伴排尿不适症状，需考虑什么情况？该做哪些检查？后续治疗方案选择？

2. 患者术中发现与术前预期不符，后续如何进一步治疗？如何跟家属沟通？

本案焦点问题

出院后患者向医院医务科投诉：

1. 术前医生未告知手术仍有无法发现包块的可能，没有提前做好备选方案。

2. 术中未找到包块，为什么当时不直接联合上级医生和胃肠专科医生协助处理，而是需要二次手术治疗？

案例分析

患者超声检查提示盆腔占位约 7cm，考虑卵巢囊肿可能，结合平素排尿不适症状，经治医生行腹腔镜探查，符合盆腔占位诊疗规范。

根据英国皇家妇产科学院（RCOG）的《绝经后女性卵巢囊肿管理指南》，无症状的单纯性囊肿直径 3～5cm 不需要随访；5～7cm 的囊肿可定期随访；直径超过 7cm 的囊肿应考虑进一步行 MRI 或手术干预。腹腔镜手术通常被认为是良性卵巢肿块处理的金标准。

> **分析：焦点问题 1**
> 术前医生未告知手术仍有无法发现包块的可能，没有提前做好备选方案。
>
> 患者超声检查提示盆腔占位，且包块最大直径超过 7cm，行腹腔镜探查手术指征明确，经治医生行腹腔镜探查没有原则性错误。术前盆腔包块考虑卵巢囊肿可能，无法排除消化道肿瘤等其他病变可能，术前未充分预料到术中无法探查到包块的可能，缺少科室讨论，术前准备不足、评估欠充分。因此，在术前应加强与患者及其家属沟通，充分告知术中可能情况及相关风险，尤其是盆腔占位非妇科病变的可能，并予知情同意后签字。本案例中，对患者术前评估不足，手术医生没有预估到病情的复杂性，没有做其他的影像学检查，如腹部 CT 或磁共振等检查评估，且和患方的沟通存在一定缺陷。

> **分析：焦点问题 2**
> 术中未找到包块，为什么当时不直接联合上级医生和胃肠专科医生协助处理，而是需要二次手术治疗？
>
> 该患者术中突发情况，主刀医生请超声科再次术中确认包块具体位置，但术中超声也没有发现包块。在发现术中与术前诊断不一致时，有通过电话请示上级，但未请上级医生上台协助处理，有请胃肠外科会诊，但没有请其上台联合手术探查，术后进一步检查考虑乙状结肠囊肿，再进行二次手术，存在一定的技术缺陷。

本案例经医患协调委员会协调解决，院方免收住院费及给予患方一定经济补偿。

该患者为老年女性，合并高血压，长期服用利血平药物，扩大手术探查可能导致血压控制不稳、出血等风险；腹腔镜探查发现与术前诊断不符时，若术时上级医生或胃肠外科专科医生直接上台仔细探查，也许就可以直接一次手术完成，避免二次手术带来的生理与心理创伤。但直接扩大手术有增大心脑血管意外、麻醉及出血风险等的可能，治疗上存在矛盾，如何权衡利弊需多科室共同协商。同时，和家属进行充分的沟通也非常重要，应医患双方共同确定最后的方案。

医疗安全要点分析

本案例涉及医疗质量安全核心制度中的会诊制度与术前讨论制度。患者盆腔肿块术前要考虑其他专科疾病可能，当病情超出本科专业范围，需要其他科室协助诊疗时，应行科间会诊。病情疑难复杂且需要多科共同协作、重大医疗纠纷或某些特殊患者等应进行全院会诊。凡住院施行的手术，必须进行术前讨论，讨论应在术前准备完成前进行。住院期间不明原因的病情恶化或出现严重并发症、病情仍不稳定者，病情复杂、涉及多个学科或者疗效极差的疑难杂症者，病情危重需要多科协作抢救的病例，涉及重大疑难手术或需再次手术治疗的病例，住院期间有医疗事故争议倾向及其他需要讨论的病例，都应在术前进行讨论。

在本案例中，患者盆腔占位来源未明，未进行术前讨论及详细的病情评估，且对患方未充分告知，当术中与术前诊断不一致时，没有请上级医生及相关专科医生术中联合探查，进一步协助诊疗，存在缺陷。治疗上应该注意：①术前主刀医生应充分评估、了解病情，对诊断未明确的病例必须进行术前谈论，预估术中可能的情况（如盆腔占位非妇科病变或无法探及可能），并做好相关的预案；②同时与患者及其家属加强沟通，充分告知病情，取得患者及其家属的理解，减少医患矛盾。

反思总结

盆腔占位是妇科常见的疾病，包块性质来源多样且涉及较多科室，且症状可轻可重，轻者可无症状，重者可致包括癌变、扭转、破裂、出血甚至休克，危及生命。

对于性质未明的盆腔占位应特别注意以下事项：

1. 术前评估，盆腔包块性质确认　确认包块可能的来源，临床上盆腔包块的来源分为内生殖器（卵巢、子宫、输卵管等）、腹腔脏器（肝脏、大网膜、肠管、肠系膜等）、泌尿系统（肾脏、输尿管及膀胱等）、后腹膜及腹壁病变；诊断时应结合病史及完善相关辅助检查、临床查体，对于一时无法判断的盆腔占位，需科室讨论或多学科联合会诊并制订相应的预案，尽可能判断盆腔包块的性质。

2. 重视会诊　对于此类患者，应该及时请相关科室会诊，尤其是台上的会诊，尽量多学科共同商讨治疗方案，联合手术，将风险及创伤降到最低。

3. 重视沟通　术前、术中及术后应与患者及其家属进行及时、充分、有效的沟通，取得患方的理解和配合。

综上所述，在诊疗中，医务人员应充分评估病情并告知风险等，疑难病例建议多科室联合诊治，及时调整治疗方案，手术台上需要更改手术方式要及时与上级医生汇报，尽量进行一次手术操作，尽可能地降低或规避风险，降低医患纠纷。

90. 纱布遗留体内的教训　▶▶▶

关键词：瘢痕部位妊娠；纱布遗留体内；盆腔炎；查对制度；病历管理制度。

病史简介

患者，女性，27岁，已婚，3-0-1-3。因"停经47天，阴道流血2天"于2018年5月4日就诊。超声提示：子宫切口瘢痕妊娠，未见胎心，宫腔积血，初步诊断"剖宫产瘢痕部位妊娠"收住院。于2018年5月5日行"超声监视下清宫术"后出院。2018年5月11日术后复查阴道超声示：宫腔下段异常回声区［宫腔下段见范围约39mm×43mm×35mm混合性回声区（前缘距浆膜层约4mm），内见较丰富的血流信号］，子宫内膜不均质增厚（19mm），拟"剖宫产瘢痕部位妊娠"再次收住入院。

既往自然分娩1胎，剖宫产术2次，5年前因"异位妊娠合并宫内妊娠"在某医院行"腹腔镜下患侧输卵管切除术+刮宫术"，术后恢复好。否认遗传性家族病史。

入院查体

体温36.6℃，脉搏80次/min，呼吸20次/min，血压117/63mmHg，神志清，精神可，皮肤、巩膜无黄染，两肺呼吸音清晰，未闻及干湿啰音，心律齐，未闻及病理性杂音，腹肌软，无压痛、反跳痛，肝脾肋下未及，下肢水肿（-）。

妇科检查：外阴发育正常，已婚已产式，阴道通畅，可见暗红色积血；宫颈正常大小，光滑，无触血，宫体前位，偏大，边界清，活动好，质地中，无压痛；双附件区未扣及异常。

辅助检查

2018年5月10日hCG 27 176.9IU/L。

2018年5月11日子宫附件（经阴道检查）超声提示：宫腔下段异常回声区［宫腔下段见范围约39mm×43mm×35mm混合性回声区（前缘距浆膜层约4mm），内见较丰富的血流信号］，子宫内膜不均质增厚（19mm）。

2018年5月14日子宫附件（经阴道检查）超声提示宫腔下段及切口处混合性回声区（宫腔下段及切口处见范围约52mm×40mm×33mm混合性回声区，血流信号不明显，术后改变可能）。

病情演变

入院后完善相关检查，于2018年5月15日行"超声引导下甲氨蝶呤（MTX）50mg介入治疗+超声引导下清宫术"，手术顺利。后复查阴道超声示宫腔内有中等回声区约48mm×44mm×37mm大小，排除手术禁忌，于2018年5月21日在全身麻醉+局部麻醉下行"宫腔镜剖宫产瘢痕部位妊娠物切除术+腹腔镜检查术"，手术顺利。术后予以缩宫及护胃、补液治疗，后于2018年5月25日行MTX 75mg肌内注射协助治疗，术后复查血hCG较前明显下降。术后恢复好，于2018年5月29日出院，嘱出院后三天门诊复查血常规、hCG，2周后复查阴道超声。

出院后于2018年6月至2019年2月期间4次来妇科门诊复诊，复查hCG、阴道超声正常。

2018年9月开始患者出现反复下腹痛，来妇科门诊就诊，未行妇科检查，仅行血常规、hCG及妇科腔内超声检查，未见明显异常。2019年2月21日再次因反复下腹痛来妇科门诊就诊，妇科体检发现阴道后穹窿纱布2块及碘仿纱条2条，色黑，有恶臭味，阴道分泌物多，色黄，宫颈常大,光滑,无触血,宫体前位,常大,边界清,活动好,质地中等,轻压痛;双附件区轻压痛,未及明显包块。结合患者病史,诊断为术后纱布遗留、慢性盆腔炎,予以取出纱布,左氧氟沙星及甲硝唑抗感染治疗1周后腹痛缓解出院。

思考

1. 患者下腹痛反复治疗无效时,如何进行全面的鉴别诊断?

2. 如果你是主诊医生,当发现阴道纱布遗留后应该如何处理?

本案焦点问题

患者向医院医务科投诉:

1. 术中阴道纱布填塞未告知,术后未及时取出,遗留体内9个月,增加患者的痛苦。

2. 患者术后多次门诊就诊,医生未行妇科检查,导致纱布滞留时间延长,耽误及时发现腹痛病因,医院有责任。

案例分析

阴道纱布填塞一般适用于生殖道出血的压迫止血,本例患者曾行"宫腔镜剖宫产瘢痕部位妊娠物切除术＋腹腔镜检查术",术后因宫颈钳夹后表面渗血,故予以阴道纱布填塞,符合阴道填塞纱布指征。

分析:焦点问题1

术中阴道纱布填塞未告知,术后未及时取出,遗留体内9个月,增加患者的痛苦。

患者因手术需要阴道填塞碘仿纱布2块及纱布2块,但手术记录未记录,术后医嘱未开具阴道填塞医嘱,主刀医生及其助手未做好病情交接及患者术中谈话告知,整个医疗过程对纱布填塞事件几乎未体现,违反医疗制度,存在告知缺陷。术中有特殊处理或异物留置等情况,应及时告知患方,并做好医疗记录及病情交接。

已婚育龄期女性,因腹痛就医,除了常规考虑盆腔炎、异位妊娠、卵巢黄体破裂等急腹症可能,需结合病史特点及月经史,有针对性地开具检查单及进行专科检查,及时明确病因。

分析:焦点问题2

患者术后多次门诊就诊,医生未行妇科检查,导致纱布滞留时间延长,耽误及时发现腹痛病因,医院有责任。

患者术后因反复腹痛就医,门诊医生以常规惯性思维考虑盆腔炎,但对疾病的诊断需要综合病史、体格检查及辅助检查等多种资料才能得出相应的诊断并作出处理,此案例未综合考虑病情,未进行规范的妇科检查,直至术后9个月后才发现阴道填塞纱布,确定腹痛原因。整个医疗过程存在缺陷及差错,和患者腹痛直接相关,负主要责任。最后经医患协调委员会调解,由医院承担医疗费用并给予经济补偿。

医疗安全要点分析

本案例涉及医疗质量安全核心制度中的查对制度、病历管理制度。临床医务人员在开医嘱、处方或进行治疗时，应查对患者信息，手术前后器械材料及植入物均需核对清点。病历管理制度要求门诊或住院期间患者病情变化时的告知、有创检查及有风险处置前的沟通、变更治疗方案时的沟通等应在病历中有相应的记录，内容包括时间、地点，参加的医务人员及患者或家属姓名，以及实际内容、结果，在记录的结尾处应要求患者或家属签署意见并签名，最后由参加沟通的医务人员签名。

在本案例中，患者术中阴道填塞纱布未进行术中记录描述及术后的病情交代，对患方未充分告知，且当患者出院后多次因腹痛不适就医时，未规范行妇科检查，导致遗留纱布未能及时发现，诊疗存在缺陷。治疗上应该注意：①术中任何有创或异物留置操作，手术记录必须描述，并在术后做好医务人员的病情交接工作；②医疗过程需规范操作，充分考虑病情并及时处理。同时应与患者及其家属加强沟通，充分告知病情，做好解释工作，安抚其情绪，取得他们的配合及理解，减少医患矛盾。

反思总结

术中患者体内滞留纱布等异物事件少见，往往因医务人员的记录不够详细、交接制度或病情告知执行不到位导致，原则上任何有创操作或术后异物留置均需在医疗文书中详细记录并做好病情交接工作，且术后需再次告知患方并交代相关注意事项。严密观察病情，病情有变化及时处理，及时与患者及其家属沟通。术后做好随访告知，必要时开具第二处方。

临床查体务必规范。针对妇科患者，首次接诊必须进行规范的妇科检查，扩阴器暴露阴道及宫颈组织，使任何阴道遗留异物及异常占位均能及时被发现并正确处理。本案例中，患者多次妇科门诊就诊，腹痛治疗效果不佳，更需要拓展思维，进行详细鉴别诊断。临床正确诊断的前提是获得可靠的病史和进行准确的体格检查，本例患者没有规范地进行体格检查导致诊断延误的教训是深刻的，告诫住院医师规范体格检查的重要性。其实，规范的评估和告知就是一个梳理和控制风险的过程，在繁忙的工作中，切不可贪图方便遗漏规范动作。在临床诊疗过程中严格遵循诊疗规范，做好沟通工作，才能避免不必要的医患纠纷。

重视临床查对制度及病历管理制度的执行，任何操作均应做到有迹可循，避免遗漏。

重视临床思维的培养，疾病的诊断思路要清晰。妇科常见的急腹症包括异位妊娠、黄体破裂、卵巢囊肿、蒂扭转及盆腔炎急性发作等。女性患者出现腹痛均需对这些病因进行逐一排除，而此时规范的体格检查，尤其是妇科检查尤为重要。医务人员要进行规范的诊疗操作，具备缜密的临床思维，及时调整治疗方案，尽可能地降低或规避风险，降低医患纠纷。

91. 育龄妇女的致命腹痛 　　▶▶▶

关键词：**异位妊娠；腹腔内出血；会诊制度；急危重患者抢救制度。**

病史简介

患者，女性，40 岁。因"下腹痛伴恶心呕吐 12 小时"于 2019 年 8 月 22 日 13:33 入院。12 小时前患者食用桃子、葡萄、鱼后开始出现下腹痛伴恶心、呕吐，呕吐物为胃内容物，腹泻 1 次，稀水样便，无便血，腹痛可耐受，患者未在意，后患者感腹痛加重，伴恶心、呕吐数次，头晕、乏力，摔倒 1 次，无意识丧失，无阴道流血。12:51 患者家属拨打 120，13:07 急救人员到达患者家中，13:33 到达医院急诊科。

既往体健，平素月经规律，末次月经：2019 年 7 月 31 日，3 天干净。1-0-0-1。

入院查体

体温 37.1℃，脉搏 118 次 /min，呼吸 21 次 /min，血压 105/80mmHg，体重 90kg。患者烦躁不安，神志尚清，精神差，皮肤黏膜苍白，甲床苍白，双肺呼吸音清，未闻及啰音，心率 118 次 /min，心律齐，各瓣膜听诊区未闻及病理性杂音，腹部明显膨隆，全腹压痛，肌紧张，未及明显反跳痛，肝脾未及，移动性浊音阳性。

辅助检查

急诊超声检查示：左附件区混合性包块（7.4cm×3.4cm，其周可见 9.5cm×5.5cm 絮状光团，边界不清）；腹腔大量积液（肝肾间、脾肾间、盆腔均可见游离液性暗区，内透声差，最大深度 11.9cm）；重度脂肪肝；子宫肌瘤（2.3cm×2.0cm），子宫内膜厚（1.0 cm）。

血常规：白细胞计数 45.78×10^9/L，红细胞计数 2.55×10^{12}/L，血红蛋白 87g/L，血细胞比容 25.0%，中性粒细胞百分比 84.9%。血 hCG 结果待报。

病情演变

急诊科予以留置套管针补液对症治疗。请外科医生会诊。

13:56 外科医生到达急诊科，询问患者，自诉平素月经规律。前次月经：2019 年 6 月 4 日；末次月经：2019 年 7 月 31 日，3 天干净。立即以"腹腔内出血"收住外科。

14:15 患者由急诊科平车推入外科。心电监护示：血压 181/96mmHg，心率 130 次 /min，呼吸 28 次 /min，血氧饱和度 99%。

14:20 予以备皮、留置导尿，无尿液引出；心电图示：窦性心动过速，ST-T 改变；拟急诊手术，因患者当天 12:00 左右有饮水（具体量不详），故 14:45 予以胃肠减压，引出淡黄色胃液 800ml；电话通知手术室接患者。

14:55 患者（还没有送往手术室）出现意识丧失，呼之不应，呼吸微弱，心电监测示：血压测不出，血氧饱和度、心率测不出，立即予以吸氧，胸外按压，气管插管、人工气囊辅助通气、肾上腺素静脉推注等抢救，并行腹腔穿刺术，顺利抽出 5ml 不凝的血性液体，告知患者家属病情，考虑"腹腔内大出血、异位妊娠破裂可能"，予以报病危。经积极抢救，患者呼吸、心跳未恢复，于 2019 年 8 月 22 日 16:15 宣布死亡。死亡后检验科回报：血 β-hCG 1 810IU/L。

思考

1. 妇科急腹症有哪些，如何鉴别诊断？

2. 发现腹腔大出血，但原因不明，应该采取哪些具体的措施？

3. 低血容量休克的患者，如何输血？

本案焦点问题

患者向医院医务科投诉：

1. 医生未详细询问病史包括月经史，未考虑异位妊娠而延误治疗。

2. 入医院后没有给予相应的妊娠诊断试验，也没有请妇产科医生会诊。

3. 超声提示有大量腹腔积液，也没有进一步检查明确积液的性质。

4. 超声提示有大量腹腔积液，医生未及时手术延误了治疗时机。

案例分析

医生问诊有缺陷,误将停经后的一次出血(2019 年 7 月 31 日)认为是末次月经。对月经周期概念不清楚或不重视,导致问诊时病史没有采集完整。本案例中没有要求提供月经周期长短。直至患者病故,才得到补充(丈夫补充:一个月来一次,每次 5~6 天)

分析:焦点问题 1

医生未详细询问病史包括月经史,未考虑异位妊娠而延误治疗。

病史询问要求良好沟通、耐心细致、完整准确。育龄期妇女急腹症的病史询问中,月经史非常重要。包括:初潮年龄、经期持续时间 / 月经周期、月经量、经期伴随症状、末次月经。该患者停经后(停经 78 天)的伴随症状及就医情况没有询问,"先入为主"地认为是食用桃子、葡萄、鱼后导致的消化道疾病。

而对于患者所说的末次月经医生也不能"自以为是",当外科医生不确定上次出血是否为末次月经时,可邀请妇产科医生急会诊。而作为专业的妇产科医生,并不能简单地把患者所说的"末次月经"作为真正的末次月经,而应继续询问患者月经史及前次月经情况,一个简单的尿妊娠试验基本可帮忙判断是否有异位妊娠情况,为下一步的处置提供关键的信息。

分析:焦点问题 2

入医院后没有给予相应的妊娠诊断试验,也没有请妇产科医生会诊。

对育龄妇女出现急腹症表现,并且有"头晕、乏力,摔倒 1 次",应该高度警惕"异位妊娠"可能。应该补充询问病史,及时做尿 hCG 检查、请妇产科会诊,而不是盲目等待血 β-hCG 检查结果。

在急诊超声提示左附件区混合性包块、腹腔大量积液时,仍然没有意识到"异位妊娠"可能。这些内容对育龄妇女急腹症鉴别诊断非常重要。急诊科医生没有得到典型的"停经后阴道流血、腹痛"表现,就把患者收入外科住院。

分析:焦点问题 3

超声提示有大量腹腔积液,也没有进一步检查明确积液的性质。

腹腔穿刺检查是急诊的常规检查,特别是对腹腔内大出血有很高的诊断价值。该患者急诊超声提示"腹腔大量积液(肝肾间、脾肾间、盆腔均可见游离液性暗区,内透声差,最大深度 11.9cm)",即可行腹腔穿刺,如果穿刺出不凝的血性液体,即可在急诊科做好术前准备,送手术室,减少中间的交接和转运,避免延误病情。

对异位妊娠破裂导致的严重腹腔内出血并发休克的患者,尽快急诊手术是抢救患者生命的唯一途径,应在积极纠正休克的同时进行手术抢救。

分析：**焦点问题4**

超声提示有大量腹腔积液，医生未及时手术延误了治疗时机。

急诊失血性休克的患者，抢救分秒必争。超声已经明确提示"左附件区混合性包块，腹腔大量积液"。对异位妊娠破裂导致的严重腹腔内出血并发休克的患者，应在积极纠正休克的同时进行手术抢救，找到病变输卵管，用卵圆钳钳夹控制出血，加压输血、抗休克，待血压上升后继续手术，切除异位妊娠病灶（患侧输卵管）。该患者收住外科后未请妇产科会诊，经治医生按一般外科急腹症安排手术，错失抢救良机。本例诊疗流程上存在明显缺陷。

医疗安全要点分析

本案例延误诊断的重要原因之一是患者急诊入院，病史采集不全面，使病因诊断延误，进而延误了治疗。

本案例涉危重症患者抢救制度。大出血患者急救的总原则是明确病因、止血、补充血容量。至少开通2条静脉通道、快速做好术前准备，"边抢救休克、边手术止血"。

本案例涉及会诊制度。大出血、失血性休克患者，出血原因不明确应尽快组织会诊，会诊不及时也是延误诊断的原因之一。对于女性患者，及时请妇科医生会诊是十分必要和重要的。

妇科三大常见急腹症为异位妊娠、黄体破裂出血、卵巢囊肿蒂扭转。对于妇科住培学员而言，要完全掌握，熟练处理，并能够在充分询问病史及必要的辅助检查情况下作出正确的诊断，进而正确处理；同时要警惕可能合并存在两组疾病的急腹症，如异位妊娠合并黄体破裂出血。

反思总结

1. 问诊　是每一位医生成长过程中的必修课。医生通过对患者或相关人员的系统询问获取病史资料，经过综合分析才能作出临床判断。问诊的分类：全面系统问诊、重点问诊、专科问诊。月经史、生育史对育龄女性急腹症的鉴别诊断有至关重要的意义，收住院后，虽然外科医生再次询问了月经情况，但是对月经周期没有进一步明确。

2. 首诊负责制度　是对医疗工作责任心的约束，也是医疗安全和质量的首要保障。在实际的临床工作中，首诊医生必须按照规范进行病史采集、体格检查，做好必要的辅助检查，特别是对急、危、重患者的检查、诊断、治疗、转科。

3. 三级查房制度　对急、危、重患者的查房工作必须高度重视，随时发现病情变化及时采取措施。本例中主治医师、主任医师都参加了抗休克和心肺复苏的抢救，但是因为没有及时手术治疗及有效控制出血，导致患者死亡。

4. 会诊制度　本案例中，直至患者"血压测不出，血氧饱和度、心率测不出"才启动院内多科会诊（重症监护病房、内科、妇产科等），在急性休克、腹腔内大出血病因不明时，没有为明确病因请求急会诊，造成了病情延误。

92. 子宫为什么会破裂　　　　　　　　▶▶▶ ▶

关键词：腹痛；妊娠；子宫破裂；孕期风险管理。

病史简介

患者，女性，37 岁，经产妇。因"停经 37⁺⁶ 周，腹痛 2 小时"于 2018 年 10 月 12 日 6:45 入院。孕期定期行产检，未行羊水穿刺产前诊断，胎儿系统超声未见异常，葡萄糖耐量试验结果正常，孕期顺利。入院前 2 小时无诱因出现下腹痛不适，呈阵发性，无恶心、呕吐，无阴道流血及流液。孕期精神好，饮食、睡眠欠佳，大小便正常，孕期体重增加 12kg。拟"孕 2 产 1、孕 37⁺⁶ 周、枕左前位临产"收入产科。

孕妇既往体健，月经规律，量中，无血块，无痛经，末次月经：2018 年 3 月 1 日。2004 年自娩一活男婴，健康。1-0-0-1。

入院查体

体温 36.7℃，脉搏 92 次 /min，呼吸 22 次 /min，血压 110/60mmHg，步入病房。神志清，发育正常，营养良好，表情自如，自主体位，查体合作。心肺未见异常，腹部膨隆，如孕 8 月余大小，可闻及胎心音，脊柱四肢无畸形，关节无红肿、无强直。下肢无水肿，未见杵状指 / 趾，肌肉无压痛，无萎缩。神经系统检查未见异常。

病情演变

入院时一线值班医生认为是经产妇，自然先兆临产，阴道检查：宫口未开，先露头，先露位于坐骨棘上 3cm。胎心监护无宫缩，无应激试验（NST）有胎心变异减速，没有重视，让孕妇去做超声。7:35 彩超提示：胎头双顶径 99mm，股骨长径 71mm，胎心 110 次 /min，羊水指数 0mm，胎盘位于宫底后壁，胎盘功能Ⅱ+ 级；孕妇腹腔见液性暗区，左肾下极深约 29mm、右下腹 46mm、右上腹 35mm，提示宫内妊娠、单活胎，头位，脐带绕颈一周，羊水过少，腹腔积液。汇报二线医生，告知"无羊水、胎儿窘迫"，拟行剖宫产。

7:55 二线医生到场，再次询问患者病情。患者诉在家中睡眠时，胎儿剧烈胎动 1 次后出现下腹剧痛情况。胎心监测无宫缩，但患者腹痛难忍，腹痛无间歇。患者一周前彩超提示羊水量正常。考虑有"胎心异常、胎儿窘迫、羊水过少"短期内无法阴道分娩，决定急诊行剖宫产终止妊娠。

8:25 麻醉科接患者，8:30 入手术室，行腰硬联合麻醉。在腹部术野消毒时发现孕妇脐部有"腔镜手术瘢痕"，再次追问病史：2014 年因"子宫肌瘤 3～4cm"在外院行"微创子宫肌瘤剔除术"。

8:40 切皮开始手术，进腹见胎儿（胎头、上肢及部分躯干）已通过子宫破口进入腹腔，腹腔内积血 + 血性羊水约 1 000ml，娩出一活男婴，3 600g，Apgar 评分 6 分，新生儿转儿科治疗。将子宫托出腹壁切口，肌内注射缩宫素，见子宫前壁距宫底 8cm 处，有一 10cm 横行撕裂口，并向左下延长约 5cm 左右，可见子宫体前壁与腹壁粘连带，松解粘连带送病理检查示"瘢痕并钙化"。术中输血 600ml，术后子宫复旧好，体温正常出院。

思考

1. 子宫破裂的原因有哪些？

2. 我国妊娠风险分级管理对孕妇如何分级？
3. 子宫肌瘤的手术指征有哪些？

本案焦点问题

1. 患者向医院医务科投诉：主管医生接诊询问病史不仔细，没有问有没有做过手术，也没有给患者做腹部的检查。

2. 患者同时提及：上次手术医生为什么不告知如果做了子宫肌瘤手术，再次妊娠时可能发生子宫破裂？手术后也没有告知相应的注意事项。

案例分析

临床医生在接诊患者时往往会采用"模式识别法"，就是当看到患者的某种临床表现立刻联想到某种疾病，有时在接诊时就会忽略问诊和查体，特别是在时间紧、患者多的情况下。这种方法存在很大的漏洞，如果不进行缜密的鉴别诊断，容易误诊，所以必须规范地进行问诊和查体，这也是临床的基本功，可有效地避免误诊和漏诊。

分析：焦点问题1

患者向医院医务科投诉：主管医生接诊询问病史不仔细，没有问有没有做过手术，也没有给患者做腹部的检查。

夜间足月妊娠孕妇腹痛入院，模式思维是临产，没有认真询问病史和规范查体。产科夜班通常比较忙，医生经常是先听胎心、再做内诊（阴道检查），有时可能会忽略了腹部查体，直接给孕妇做胎心监护。此例孕妇入院前2小时为"下腹痛，呈阵发性"，来院后值班医生直接做阴道检查发现宫口未开。虽然孕妇一直主诉腹痛，因胎心监护显示没有宫缩，一线医生让孕妇行超声检查，评估胎儿宫内情况。超声结果提示"无羊水"，医生认为NST无反应与无羊水、胎儿窘迫相关，初步诊断胎儿窘迫，汇报上级医生后，决定剖宫产。一线值班医生对无羊水、腹腔积液的表现缺乏临床思考，没有再次追问病史，也没有认真进行体格检查，忽略了子宫破裂的可能。二线医生在手术室发现孕妇脐部有腹腔镜手术瘢痕，才问出"子宫肌瘤剔除"的手术史，确定为"子宫瘢痕破裂"，诊断不及时，延误了手术时机。

关于子宫肌瘤的处理，根据患者年龄、生育要求、症状、肌瘤部位和大小综合判断，选择随访观察、药物治疗或手术治疗。根据《子宫肌瘤的诊治中国专家共识》，其中有关手术指征的问题提到"近期有生育要求，子宫肌瘤≥4cm可考虑手术"。

分析：焦点问题2

患者同时提及：上次手术医生为什么不告知如果做了子宫肌瘤手术，再次妊娠时可能发生子宫破裂？手术后也没有告知相应的注意事项。

该病例之前的子宫肌瘤手术指征并无不当。而从妊娠管理角度，该孕妇属于高危孕妇，但孕妇一直认为自己做的是微创手术，并不清楚微创的意义及术后再妊娠面临的子宫破裂风险。孕期定期行产检时，医生未对高危情况进行告知，入院后也未详细询问病史，均存在缺陷。

医疗安全要点分析

该案例孕期风险管理是不到位的。该孕妇 37 岁，为高龄孕妇，虽然定期进行产检，但没有做产前诊断，也没有做无创产前检测（NIPT），既往史、手术史均未记录子宫肌瘤剥除手术史，说明孕期的产检流于形式。如果在门诊将孕妇的过去健康状况、手术史记录清楚，将有助于对本次子宫破裂的及时诊断。此例孕妇按妊娠风险分级管理应列为橙色（子宫肌瘤、瘢痕子宫），但是却被评估为黄色（37 岁，年龄风险）。而且，即使产检手册未详细记录子宫肌瘤剥除手术史，在患者入院后亦应再次询问手术史及当时手术情况，既是再次核实确认，也是基本要求。

反思总结

临床业务能力是医疗质量的先决条件，三基（基本理论、基本知识、基本技能）培训是基石。注重医疗业务能力的培养至关重要，在住院医师阶段要做到规范问诊和查体。住培阶段是将课本知识与临床实践有机结合的最好训练，以临床问题为基础，培养学生的自学和思考能力，才能有效快捷的完成从学生到医生的成长过程。

孕期风险管理必须按照制度和流程，每一步落到实处，孕期建卡、定期产检、风险评估、问诊查体等，任何一步都不应该马虎对待。制度和流程是患者生命的基本保障，必须敬畏生命、敬畏职责、敬畏规章。

93. 产前本可以发现的唐氏综合征 ▶▶▶

关键词：唐氏综合征；产前诊断；医患沟通制度；三级查房制度。

病史简介

患者，女性，45 岁，维吾尔族，大学学历。因"停经 37^{+6} 周，不规则腹痛 2 天"入院。平素月经规律，根据妊娠早期超声 - 臀长（CRL）确定孕周。定期产检 10 次，孕 14 周超声曾提示："胎儿鼻骨骨化不全可能"，建议羊膜腔穿刺取羊水进行产前诊断，但被拒绝。孕 33 周超声检查发现"胎儿心脏室间隔上段似回声中断不连续"，未做进一步检查。孕期经过顺利，无阴道流血、流液，妊娠晚期超声胎儿横位。

婚育史：孕 4 产 2，育有 2 个女儿，一个 18 岁，一个 14 岁；2 年前药物流产 1 次。

入院查体

体温 36.6℃，脉搏 80 次 /min，呼吸 20 次 /min，血压 130/85mmHg，身高 160cm 体重 66kg，心肺听诊正常，腹部膨隆如孕 8 月余大小，无压痛、反跳痛。

专科检查：宫高 31cm，腹围 100cm，估计胎儿体重 2 700g，胎方位枕左横位，胎心 145 次 /min。胎膜未破。骨盆外测量正常。

辅助检查

无应激试验（NST）反应型。超声提示：单活胎，横位，脐动脉血流频谱正常，双顶径 88mm，腹围 320mm，股骨长 65mm，羊水指数 130mm，S/D 1.97。

病情演变

住院医师在问诊查体后，诊断"孕 4 产 2、孕 37^{+6} 周、肩先露"，立即汇报上级医生。主治医师检查患者后认为患者虽然是经产妇，但是足月胎儿横位无法经阴道分娩，继续待产过程中可能出现胎膜早破、脐带脱垂等风险，建议行剖宫产终止妊娠。主任医师查房后，认为超声软指标高度可疑胎儿为唐氏综合征，且有一次超声发现胎儿疑似室间隔缺损。孕期虽然医生建议做羊水穿刺产前诊断，但孕妇没有采纳医生的意见。权衡利弊后，建议孕妇行外转胎位术纠正胎位，阴道试产。

经过充分沟通，评估外转胎位术的可行性，分析自然分娩的优点，孕妇知情选择，采纳了主任医师的建议。当天外转胎位术手术顺利，次日顺产男婴，3 240g，1 分钟 Apgar 评分 10 分。特殊面容，眼距宽、鼻梁低平，张口吐舌、通贯掌。抽血行染色体核型分析，为 47，XY，+21，确诊为唐氏综合征。

思考

1. 遗传咨询的目的有哪些？

2. 如何看待羊膜腔穿刺的必要性和风险？

3. 如何加强胎儿出生缺陷的筛查和诊断？

本案焦点问题

患者及家属向医院医务科投诉：

1. 45 岁高龄孕妇应该做产前诊断，该孕妇没有采纳医生意见，家属表示医生未告知此检查的必要性和重要性。

2. 该孕妇妊娠 14 周时，超声发现胎儿染色体异常的超声软指标，妊娠 33 周发现胎儿可能有室间隔缺损，这些都强烈提示胎儿存在唐氏综合征风险，病历单上记录医生建议羊膜腔穿刺，但患者拒绝，家属表示这只是医生的记录，家属并不知晓。

3. 都说外转胎位术对于经产妇在临床中的价值很高，为何年轻医生不选择？

案例分析

门诊医生对高龄孕妇进行管理时，不能单纯关注母体的健康安全，还要特别加强胎儿出生缺陷的筛查、诊断，要加强出生缺陷的二级预防。在孕期，通过无创 DNA 检测、超声筛查发现异常者，必须通过介入性产前诊断的方法获取胎儿细胞进行染色体分析、基因检测来进行确诊；在妊娠 18～24 周胎儿系统超声结构筛查发现异常者，需要遗传咨询门诊就诊，决定是否终止妊娠。

分析：焦点问题 1

45 岁高龄孕妇应该做产前诊断，该孕妇没有采纳医生意见，家属表示医生未告知此检查的必要性和重要性。

该案例中，出生缺陷的二级预防需要加强，当然生命权亦是十分重要的权利，孕妇有权力决定生或不生，有少部分人哪怕生育重度缺陷儿亦可接受，这也正说明二级预防中沟通必须到位，必须了解孕妇的真实想法，必须把可能存在重度缺陷儿的后果让孕妇听得进，听得懂。对于染色体非整倍异常的胎儿，我国要求进行产前筛查，在临床上要对严重致死性畸形进行筛查、诊断，一旦发现异常，要进行医方与患方的多人沟通，并在知情同意的情况下签字决定下一步的处理。因此对于一些存在高危因素的孕产妇，在门诊要加强宣教，同时要用简单易懂的言语进行沟通，切实告知检查的必要性，若反复告知后患者仍拒绝，要做好夫妻双方的知情同意签字。

在出生缺陷的二级预防中羊膜腔穿刺检查是重要的介入性产前诊断，最佳时间是妊娠 16～24 周，可以用于胎儿染色体核型分析、染色体遗传病诊断和性别判定，也可用羊水细胞 DNA 作出基因病诊断、代谢病诊断，测定羊水中甲胎蛋白，还可诊断胎儿开放性神经管畸形等。该孕妇为何没有行羊膜腔穿刺，以及二次门诊产前检查发现问题，为什么没有做羊膜腔穿刺确诊，这些都是诊疗过程中存在的缺陷。

分析：焦点问题 2

家属表示超声风险的提示和羊膜腔穿刺的告知建议都是医生自己在病历上记录，产妇和家属并不知晓。

羊膜腔穿刺检查前医生会与孕妇沟通，告知必要性和风险。鉴于目前的医疗环境，门诊医生对介入性产前诊断（羊膜腔穿刺）的风险告知会特别强调，导致该孕妇对介入性产前诊断产生恐惧情绪及抵触心理，从而拒绝该检查。

如果通过加强孕妇健康教育、遗传咨询医生的指导，以及类似案例分享等多维度的教育和沟通（此孕妇为本科学历），从产前诊断的目的性、必要性、可行性、风险性、局限性 5 个方面对高龄孕妇进行指导，让孕妇在观念上、心理上、法律层面有充分认知，选择适当的确诊方法，可能更为合适。

另外，病历记录十分重要，只有明确的书面记录才能体现医生已充分告知，亦代表其已知情。在所有患方拒绝的操作和检查时除了要做好书面记录外，还要患方进行签字表示已知情并作出相应选择。

外转胎位术是指通过向孕妇腹壁施加压力，向前或向后旋转胎儿为头位。目标是增加足月臀先露/肩先露转成头先露的比例。一旦成功转为头先露，则阴道分娩的机会增加。

分析：焦点问题 3

都说外转胎位术对于经产妇在临床中的价值很高，为何年轻医生不选择？

外转胎位术提供了一种降低剖宫产率的方式，但成功率因人而异。外转胎位术对足月单胎的臀位/横位外倒转的益处与风险必须综合评估，对没有外倒转禁忌证的近足月孕妇应该提供外倒转机会。

外倒转的技术正在逐渐成为濒临失传的产科手艺，对年轻的医生来说，对这项技术的认知不足、适应证掌握不到位，就会不推荐或不采用这项技术。外倒转术也被称为"轻柔的艺术"，要求医生动作轻柔、操作小心，同时时刻注意孕妇腹中胎儿的情况，这样外倒转术操作成功率才会提高。

医疗安全要点分析

门诊孕期产前筛查制度要严格执行，对于发现有异常的结果要及时进行产前诊断，降低致死性畸形儿的出生率。尤其对于一些有高危因素的孕产妇，对于下级医生告知后患者不能接受各项检查和治疗的，要及时报告上级医生，或根据妇幼保健要求可以提交高危报卡，由妇幼保健人员同时进行追踪和沟通，从而减少一些不良结局的发生。三级查房制度是临床医疗安全的保障。产科有一特点：虽然不是急症，但是经常需要及时处置。对新入院的孕产妇、特殊病例、典型病例的诊疗计划，需要通过及时审查，判断是否正确；对手术审批，新的治疗方案，要提出有效和切实可行处理措施，有时主任医师还需要进行晚查房。主任在查房过程中可能会得到病史补充、发现新阳性体征、补充诊断或修正不当的处理方案以提高医疗、教学水平。此例孕妇是在主任查房后再次评估了胎儿唐氏综合征的高风险和行外倒转术的可行性，保障了母婴安全。在变更诊疗计划时，又通过充分有效的沟通过程获得孕妇的理解和认可，医患双方共同为母亲安全选择了正确的分娩方式。

反思总结

出生缺陷的预防关系到母婴健康，关系到婴儿未来的一生，关系到整个家庭的幸福生活，因此医生必须要有高度的责任感。医患沟通不仅仅是免责性沟通，不是为了让患者简单地选择做或不做，而是在信息不对称的情况下，给产妇提供专业的医疗知识，使其充分理解利弊的情况下，与医生共同选择治疗方案。

外倒转术实际代表了一批濒临失传的临床技术，而失传的原因一部分固然是有了更好的治疗方案替代，另一方面是由于对医疗安全的顾虑。临床医生在强调医疗安全的同时，一定要以患者为中心，要考虑患者受益的最大化，要在充分沟通的基础上勇于实践，只有这样，才不会为了明哲保身而故步自封，进而提高医疗质量，推动医学的进步。

三级查房制度是医疗质量安全的保障，也是医疗水平的传承。低年资医生不能很好地评估患者，未能全面把握患者的病情，需要及时向上级主任汇报；按三级查房要求，应切实执行查房医嘱，为患者制订合理、规范的诊疗方案，做好病历记录，并做好医患沟通。低年资医生也需要向上级主任学习医患沟通的技能，在上级主任和患者沟通的过程观摩学习，获取进步。

94. 此"痫"非彼"痫" ▶▶▶

关键词：子痫；癫痫；病史采集；疑难病例讨论制度。

病史简介

患者，女性，33岁，维吾尔族。因"停经34^{+2}周，头痛、眼花1天，抽搐2次"入院。孕妇平素月经规律，停经50天时出现恶心、呕吐、厌食、厌油等反应，在当地镇卫生院行超声检查确诊早孕。孕期否认发热、头晕、眼花、心慌、胸闷、黄疸、水肿等症状，无腹痛、阴道流血。在镇卫生院产检共4次，孕期未做唐氏筛查、系统超声筛查。

患者于2019年4月28日8:00，无明显诱因突然出现全身及四肢肌肉强直性抽搐，眼球固定,头扭向一侧,牙关紧闭,继而口角及面部肌颤动,双手紧握,口唇发绀,双臂屈曲,2分钟后抽搐停止。2小时后来医院(二甲医院),以"孕3产2,妊娠34周2天,骶左前位;子痫"收住院。

既往史:平素健康状况一般,2016年4月曾因"车祸头颅外伤昏迷"行手术治疗。

婚育史:已婚,2-0-0-2,顺产2胎、均健康。

入院查体

体温36.6℃,脉搏88次/min,呼吸21次/min,血压90/60mmHg,神志清,发育正常,营养良好,查体合作,心肺听诊无异常,腹部膨隆,如孕8月余大小,可闻及胎心音,脊柱四肢无畸形,关节无红肿,下肢无水肿,巴宾斯基征阴性。

专科检查:宫高26cm,腹围85cm,先露臀,胎方位骶左前位,胎心155~160次/min,无宫缩。肛诊:宫颈容受度25%,宫口未开,先露-3,胎膜未破。

辅助检查

超声检查示晚期妊娠臀位,低置胎盘;心电图提示:窦性心律,T波异常;尿常规提示:尿蛋白(++)。

病情演变

患者初步诊断高危妊娠(孕3产1,妊娠34⁺²周,宫内孕单活胎,臀位待产),产前子痫。入院后予高危妊娠护理常规、完善血常规、凝血功能、生化、心脏彩超等检查,胎心监护,告病危,给予25%硫酸镁注射液解痉、5%碳酸氢钠注射液预防酸中毒、地西泮注射液镇静等治疗,并准备行剖宫产术终止妊娠。入院后孕妇再次发生四肢抽搐,立即给予吸氧、镇静、解痉对症治疗,抽搐停止,向患者及其家属告知病情,需立即手术终止妊娠,患者家属表示同意并签字。

患者于2019年4月28日13:17在全身麻醉下行子宫下段剖宫产术,羊水色清,量正常。新生儿男,体重2 000g,心跳微弱,无哭声,无肌张力,立即予新生儿气管插管,吸氧、胸外按压复苏,1分钟Apgar评分1分,5分钟后评分5分,10分钟后评分8分。手术顺利,术中出血约500ml,14:55送回病房,继续给予硫酸镁解痉治疗。

患者术后第1天,神志清,精神可,无头痛,头晕,眼花,体温36.4℃,脉搏84次/min,呼吸21次/min,血压120/70mmHg,心肺听诊正常,子宫底脐下1指,手术切口无红肿,阴道流血不多,色淡红。17:28突然再次出现四肢肌肉强直性抽搐,牙关紧闭,口角及面肌颤动,持续1分钟抽搐停止,考虑"子痫脑出血"可能,行脑CT急诊检查,结果显示左侧额叶区脑实质内多发异常密度影,请神经内科医生会诊,考虑:剖宫产术后,产后子痫可能,内异常密度待查"。患者要求转上级医院(三甲医院),由主管医生和护士陪同用救护车转送上级医院进一步诊治。

产后随访,得知该孕妇在上级医院诊断为脑外伤后癫痫,给予抗癫痫药物治疗有效后出院。

思考

1. 孕妇发生抽搐,应该做哪些疾病的鉴别诊断?

2. 子痫、子痫前期孕妇产后的处理有哪些?

本案焦点问题

产妇向医务科投诉:

1. 我为什么反复抽搐?

2. 我有车祸病史,医生没有重视,一住院就以为是子痫,建议剖宫产,结果孩子因早产也住在医院,医生对我的评估、病因诊断及急诊处理都不当。

案例分析

子痫和癫痫都有抽搐表现,然而两者的发病机理不同。子痫是子痫前期基础上发生的抽搐,可伴心、脑、肾、胎盘功能损害,是妊娠期高血压疾病的五种症状之一。癫痫是大脑神经元突发性异常放电,导致短暂大脑功能障碍的疾病,病因包括遗传因素、脑部疾病、全身或系统性疾病等,癫痫的临床表现复杂多样,可表现为发作性运动、感觉、自主神经、意识及精神障碍等。

> **分析:焦点问题 1**
> 我为什么反复抽搐?
>
> 该患者为孕妇,接诊医生很自然地将抽搐归因于子痫,没有注意鉴别其他抽搐性疾病,没有重视"车祸头颅外伤昏迷"的病史,没有进一步询问外伤手术前后有无抽搐史。因诊断错误,导致治疗方案错误。癫痫发作的药物治疗是使用抗癫痫药物,而硫酸镁对癫痫发作无治疗作用,因此该孕妇癫痫反复发作,抽搐未能控制。

危重症患者急诊处理要求着眼于病情危重程度的判断,着眼于生命体征的稳定,而后进行病因的判断。

> **分析:焦点问题 2**
> 我有车祸病史,医生没有重视,一住院就以为是子痫,建议剖宫产,结果孩子因早产也住在医院,医生对我的评估、病因诊断及急诊处理都不当。
>
> 此例孕妇无论是子痫或癫痫都属于危重症范畴,要做好病情评估及适当处理,并积极寻找病因,而不是一味认定是"子痫",大量使用硫酸镁治疗抽搐;采取剖宫产不够合理,导致医源性早产、新生儿重度窒息。本案例诊疗过程中,病情评估及处理均存在缺陷。

医疗安全要点分析

医疗质量安全核心制度的严格执行,有助于作出正确的诊断,保障医疗质量和患者安全。对于确诊困难或疗效不佳的临床病例,必须进行疑难病例讨论。该患者抽搐原因未明,硫酸镁治疗效果不佳,应该进行疑难病例讨论,若通过全科或多学科的讨论,就不难发现该患者不是子痫而是癫痫。本案疑难病例讨论制度落实不到位,病情评估及处理存在缺陷。值得欣慰的是,基层二级医院及时转诊,医务人员陪同护送转院,及时明确了诊断并得到合适的治疗。

反思总结

重视病史的采集,根据病史、体征、辅助检查结果综合分析是每一位医生的必修课。对重要病史要多问"为什么?""怎么治疗的?""后来怎么样?"才能拓展个人思维,提高业务水平。如最常见的孕产史问诊,不要仅仅停留在"有无剖宫产、流产病史?",而是要追问"什么原因剖宫产?""孩子体重多少?""末次妊娠时间?""妊娠结局如何?"并对前次妊娠是否有相关的并发症(如糖尿病、妊娠期高血压疾病)仔细问诊,才能尽可能避免误诊。另外,要落实核心医疗制度,通过制度保障医疗安全,减少医患矛盾。

95. 产钳，产钳，快拿产钳来！ ▶▶▶▶

关键词：产钳；胎儿窘迫；医患沟通制度。

病史简介

患者，女性，32 岁。因"停经 39 周 2 天，阴道见红 6 小时"入院。孕妇平素月经规律，停经 12 周时在社区医院超声检查确诊早孕，停经 16 周孕期产前筛查低风险，停经 23 周时胎儿系统超声筛查未发现异常。孕期经过顺利，定期于三甲医院产检，葡萄糖耐量试验结果正常，否认头晕、眼花、心慌、胸闷、双下肢水肿等症状。9 月 17 日 4:00 无诱因阴道少量见红，伴不规则腹痛，来院就诊。近期饮食、睡眠可，大小便正常，孕期体重增加 15kg。

既往体健。

婚育史：已婚，1-0-1-1，3 年前顺产一女孩，3 500g，健康。2 年前人工流产 1 次。

入院查体

体温 36.6℃，脉搏 88 次 /min，呼吸 21 次 /min，血压 100/68mmHg，神志清，精神良好，自主体位，查体合作，呼吸平稳，心率 88 次 /min，腹部膨隆，孕足月状态，脊柱四肢无畸形，神经系统检查未见异常。

专科检查：宫高 37cm，腹围 106cm，胎方位枕左前位，胎心 155～160 次 /min，宫缩不规则。阴道检查：宫颈容受度 75%，宫口未开，先露 -2，胎膜未破。

辅助检查

超声检查示晚期妊娠头位；无应激试验（NST）有反应；心电图提示窦性心律。

病情演变

初步诊断：高危妊娠（孕 3 产 1，孕 39^{+2} 周枕左前位，待产）；轻度贫血。患者入院后完善各项检查。

8:25 胎膜自破，检查：羊水流出色清，胎心 144 次 /min，宫缩逐渐规律。

10:00 宫缩 15～20s/3～5min，胎心 140 次 /min，阴道检查宫口 2cm，先露 -2。

12:30 宫缩 20～30s/2～3min，胎心 130 次 /min，阴道检查宫口 3cm，先露 -2。

13:30 宫缩 30s/1～2min，宫口开全，头先露 +2，持续胎心监护中胎心 140～75 次 /min，羊水 Ⅰ 度，给予吸氧，加强监护。

13:55 持续胎心监护中，发现胎心重度变异减速 60～100 次 /min，恢复慢，胎头枕左前位、坐骨棘水平下 3cm，已经拨露。考虑存在胎儿窘迫，立即汇报上级医生、同时告知病情"胎儿窘迫"；决定产钳助产，及时娩出胎儿，签知情同意书。

14:05 产钳助产娩出男婴，Apgar 评分初评 9 分，5 分钟后 Apgar 评分 10 分，体重 3 900g。

胎儿胎盘娩出后，检查宫颈、阴道壁无裂伤，会阴侧切伤口无延伸，按层缝合，产妇情况良好，出血 350ml。

思考

1. 决定分娩的因素有哪些？

2. 阴道手术助产的先决条件是什么？

3. 产钳助产有哪几种方式？

本案焦点问题

出院后家属投诉：

1. 孕期定期产检、产程也顺利，入院医生都说可以自己生，为什么突然要用产钳？家属无法接受突然的方式改变。

2. 当时医生谈话时只告诉家属需要产钳，但产钳助产对宝宝有什么影响没有仔细说，只让快点签字，不然孩子要缺氧了。

案例分析

产钳是一种用于辅助胎头娩出的产科专用器械。产钳助产是解决头位难产、缩短第二产程、尽早结束分娩的重要手段之一。

分析：焦点问题1

孕期定期产检、产程也顺利，入院医生都说可以自己生，为什么突然要用产钳？家属无法接受突然的方式改变。

阴道分娩是一个自然的生理过程，如果经产科医生评估，没有阴道试产禁忌证，都应该给予阴道试产的机会。本例经产妇，孕期经过顺利，可以试产。自然进入产程后，第一产程进展良好，第二产程持续胎心监护发现胎心减慢，为重度变异减速，提示胎儿宫内缺氧，需要及时结束分娩，但是胎头位置+3，刚刚拨露，继续等待可能导致胎儿缺氧加重或发生死产。此例经过产科医生充分评估具备阴道产钳助产的先决条件（宫口开全、胎膜已破、头盆相称、胎头骨质部超过坐骨棘水平2cm以下、产房接产人员资质合格、抢救团队准备到位），此时胎儿窘迫，及时以最快的速度娩出胎儿是当务之急，果断决定产钳助产，改善母儿预后，是最佳选择。

产妇和家属无法接受突然的分娩异常情况可以理解，因此医务人员在入院时要加强宣教和谈话告知，要在事情发生之前将可能的常见异常情况进行告知，分娩是一个复杂的过程，在整个过程中随时可能出现异常情况而需要产钳或剖宫产，甚至是出现危及母婴安全的羊水栓塞等突发情况。

产钳助产的难易程度与胎头位置高低密切相关，因此根据胎头位置将产钳助产分为：出口产钳、低位产钳、中位产钳和高位产钳。掌握好产钳助产指征和助产禁忌证才能规避母婴风险。由于已经不主张使用高、中位产钳助产，母婴的并发症（如产道裂伤、新生儿颅内出血）已明显减少。

分析：焦点问题2

当时医生谈话时只告诉家属需要产钳，但产钳助产对宝宝有什么影响没有仔细说，只让快点签字，不然孩子要缺氧了。

此案例中，由于产钳助产指征明确、助产医生技术到位，产钳助产顺利，没有留下产伤等并发症，并且使胎儿及时脱离缺氧的宫内环境，不失为一种好的结局。但医务人员在紧急情况下的处理和谈话要进行分工,一人进行产钳处理,另一人要告知产钳的利弊,告知为了降低新生儿缺氧的发生需要以最快速度让胎儿娩出,而根据产妇目前情况,能做到最快娩出和最少损伤的方式就是产钳助产,这样家属的接受度会更高。

当然如果产钳助产时发现牵引后胎头下降困难、胎儿未能在推荐时间内(15~20分钟)娩出,应果断放弃助产,并迅速实施紧急剖宫产术。

医疗安全要点分析

本案例涉及医疗质量安全核心制度中的医患沟通制度。从医疗安全角度来看,过硬的医疗技术和良好的医患沟通都是必不可少的。良好的医患沟通有助于营造安全的医疗环境,给予患者尽可能优化的治疗方案。而产程中母婴情况瞬息万变,处理上争分夺秒,此时没有更多的时间与孕妇及家属充分地沟通。由此可见,为了在紧急的时刻心无旁骛地抢救,为了给予最佳治疗方案时不畏手畏脚,医患沟通更加重要。本案例的医患沟通包括了平时孕期的健康教育、产前说明助产的可能性和必要性、产钳助产前的知情同意。只有做好孕期健康教育和产前的沟通等,才能避免在产房紧急时刻,患者和家属犹豫不决不签字,才能放心施展过硬的医疗能力,保障母儿安全。

反思总结

"产钳,产钳,快拿产钳来!"她慢慢平息下来,过了一会儿,她的脸上露出一丝微笑:"又是一个胖娃娃,一晚上接生了3个,真好!"这是我国近代妇产科学奠基人林巧稚在生命的最后时刻留给我们的难忘记忆。阴道手术助产技术在头位难产中有重要地位。阴道手术助产是指术者利用产钳或胎头吸引器帮助产妇在第二产程快速娩出胎儿的过程,是处理难产的重要手段。高年资产科医生必须掌握至少1种阴道手术助产技术。

本案例是一个简单的病例,却是一个很好的案例,说明了加强产程监护和管理、重视产程中胎儿监护对产时胎儿窘迫的处理有非常重要意义,也说明了产科医患沟通的重要性。

医患沟通是医疗质量和医患安全的重要保障,再紧急的手术,医患沟通也不能缺失。因此要有不同情况的相应沟通预案,要有预沟通,这也是衡量临床胜任力的重要方面。医患沟通不能只做表面文章,目的不是签字,不是为了免责,而是真正地交代清楚病情,让患者及其家属理解。扎实的医疗能力加上良好充分的医患沟通,医患双方共同努力,才能保障母婴的平安。

96. 异位妊娠未及时发现,谁之过? ▶▶▶▶

关键词:异位妊娠;腹腔内出血;首诊负责制度。

病史简介

患者,女性,38岁。因"持续阴道流血37天,腹部隐痛伴腹胀半天"入院。患者平素月经规律,周期25~28天,经期5~7天,血量中等。末次月经:2018年6月11日。停经37天后开始出现阴道少量流血，3 天后阴道流血量开始增多，多于月经量，色鲜红，无腹痛，当地医院给予止血对症治疗，流血未见明显减少。2018 年 8 月 10 日患者因阴道持续流血 22 天就诊妇科门诊，彩超检查示：左附件区囊肿，7cm 左右；血常规示：血红蛋白 74g/L，医生建议输血、止血对症治疗及复查。患者于当地诊所自行静脉滴注氨甲环酸（2g/ 次，1 次 /d）共 5 天，自觉出血量较前减少。8 月 17 日患者阴道流出大块条状组织，23 日在家自测尿妊娠试验阳性，未就诊。24 日出现下腹部隐痛伴腹胀，呈持续性。25 日 10:23 急诊收入院。

既往体健。

入院查体

体温 36.8℃，脉搏 110 次 /min，呼吸 18 次 /min，血压 117/79mmHg，神志清，一般状态尚可，重度贫血面容，心肺听诊无明显异常，肝脾肋下未触及，腹部压痛，肌紧张，移动性浊音阳性。专科检查：阴道通畅，可见少量陈旧血渍；宫颈质中光滑，宫颈抬举痛明显；穹窿饱满；宫体及附件：腹肌紧张拒按，内诊不良。

辅助检查

血常规：白细胞计数 3.41×10⁹/L，红细胞计数 1.97×10¹²/L，血红蛋白浓度 58.0g/L，红细胞比容 0.20，血小板计数 87.00×10⁹/L。凝血功能：凝血酶原时间 14.80 秒，凝血酶原活动度 63.00%，纤维蛋白原 4.37g/L，D- 二聚体测定 12.85mg/L，空腹血糖正常，肝功能正常，尿妊娠试验阳性。超声：右附件区见混合回声包块，范围约 100mm×79mm×77mm，与子宫右侧壁及右宫角宫底区关系密切，分界不清，包块周围及内部均可见血流信号，上方紧邻右侧髂血管，内右上方见小胎儿样回声，冠 - 臀长约 39mm，可见胎心胎动；腹盆腔探及无回声，肝肾隐窝前后径约 37mm，盆腔前后径约 37mm，右下腹前后径约 44mm，左髂窝前后径约 15mm。心电图：窦性心动过速，ST-T 轻度改变。

病情演变

入院诊断异位妊娠破裂出血、失血性贫血，13:25 给予输血治疗，同时完善术前准备，15:20 给予"腹腔镜下右侧输卵管切除术 + 盆腔粘连松解术"。术中吸净盆腔积血约 1 000ml，分离右侧卵巢输卵管包裹处，分离过程中流出清亮液体，并见一孕 10 周大小胎儿自伞端流出，发育已完全成形，见脐带，胎盘位于输卵管处。术中输液 1 700ml，输冰冻血浆 300ml，输血小板一个单位，手术经过顺利，术后继续纠正贫血、抗炎、对症治疗后治愈出院。

思考

1. 已婚育龄妇女，出现异常子宫出血，这样的处理合适吗？
2. 临床医生怎样合理选择实验室辅助检查？
3. 妇科彩超提示左附件 7cm 包块，是否应充分考虑其性质及可能病变？

本案焦点问题

出院后患者向医务科投诉：为什么没有及时发现异位妊娠？导致异位妊娠 8 周后破裂，前往医院急诊手术治疗，给患者造成痛苦，增加治疗风险和费用。

案例分析

2018 年 8 月 10 日患者因阴道持续流血 22 天就诊妇科门诊，医生询问病史后开具子宫附件彩超和血常规检查。彩超报告示：左附件区囊肿，7cm 左右；建议复查。血常规示：血红蛋白 74g/L。

根据《异常子宫出血诊断与治疗指南》（中华医学会妇产科分会，2014），育龄期女性出现异常阴道流血，需排除妊娠和产褥期相关出血。实验室检查取决于患者病史和体格检查，最基本评估包括全血细胞计数、促甲状腺激素和妊娠试验。

分析：焦点问题

为什么没有及时发现异位妊娠？导致异位妊娠 8 周后破裂，前往医院急诊手术治疗，给患者造成痛苦，增加治疗风险和费用。

首诊医生对彩超提示"左附件区囊肿，7cm 左右"未重视，没有进一步检查以确定其性质。未能按照诊疗规范选择正确的实验室辅助检查，单纯依靠彩超和血常规检查给出处置意见，未给予患者尿妊娠试验和血人绒毛膜促性腺激素（hCG）检查，没有及时发现和终止异位妊娠，最后异位妊娠 8 周后破裂，导致腹腔内出血，存在误诊，导致延误治疗。

医疗安全要点分析

本案例涉及医疗质量安全核心制度中的首诊负责制度。首诊医生对所接诊患者，特别是对急危重患者的检查、诊断、治疗、转科和转院等工作需负责到底。首诊医生按要求必须通过详细询问病史，系统全面的体格检查和必要的辅助检查，作出诊断和处置。对诊断已明确的患者应积极治疗或收住院治疗；对诊断尚未明确的患者应边对症治疗，边及时请上级医生会诊或邀请有关科室医生会诊，诊断明确后即转有关科室治疗。

在本案例中，妇科门诊首诊医生未结合患者病史正确选择必要的辅助检查。在未排除鉴别诊断，诊断依据不充分，诊断未明确的情况下，未及时请上级医生会诊或邀请有关科室医生会诊，延误了诊断治疗。如果首诊医生能依据异常子宫出血诊疗规范认真了解分析病史，充分考虑患者停经史原因，给予尿妊娠试验和血 hCG 辅助检查，尽早明确诊断，就会避免此例纠纷的发生，也能在一定程度上减轻患者的痛苦和治疗风险。

反思总结

临床医生的主要工作任务是诊断和治疗疾病。在临床工作中医生必须通过详细询问病史，系统全面的体格检查和必要的辅助检查来收集资料，然后进行综合归纳分析，最后作出诊断。本案例中最基本的要点在于：

1. 询问清楚病史，尤其要注意询问末次月经，辨别异常子宫出血与末次月经的差异；生育期女性应特别注意与妊娠相关的疾病，哪怕是其自述采取了避孕措施，亦要求进行尿妊娠试验，因避孕措施有存在失败可能性。

2. 重视辅助检查，既然彩超检查提示左附件 7cm 包块，显然要充分考虑此包块之性质及可能病变。有些疾病根据一种辅助检查有时难以确定诊断，常常需要联合两种或两种以上的检查方法才能确定诊断。

随着科学技术的发展及医学理论的深入研究，辅助检查的项目越来越多，内容越来越丰富，可靠性越来越大，特异性越来越强。不论临床见习医生、实习医生，还是住院医师、主治医师，合理选择辅助检查都是他们的一项基本技能，也可以反映临床医生诊断思路与判断能力。提高临床医生合理选择辅助检查的能力，是教学医院高年资医生培养青年医生的重要内容。如果辅助检查选择的正确合理，不但可以及时地明确疾病诊断，保障患者医疗安全，而且可以节省医疗费用，还可以减轻患者的精神负担，提高满意度，减少医疗纠纷的发生。

97. 清宫之痛 ▶▶▶

关键词：胎盘残留；清宫术；术前评估制度；术后预防。

病史简介

患者，女性，30 岁。因"孕 24 周，胎儿畸形"于 2001 年 3 月 3 日收住某医院，给予中期妊娠引产。病例记载 3 月 5 日晨 5:00 引出一符合月份死婴，见胎盘胎膜娩出，阴道出血不多未给予清宫。3 月 7 日超声示：产后子宫，宫腔底部偏强回声团（考虑胎盘残留），大小约 7.2cm × 8.0cm × 4.9cm，宫腔内偏强回声带厚 1.9cm，给予缩宫素和米非司酮对症治疗。3 月 11 日超声示：产后子宫，宫腔内偏强回声团（考虑胎盘植入），大小约 6.9cm × 6.3cm × 6.8cm，后给予氨甲蝶呤药物保守治疗（具体剂量及用法不详）。3 月 17 日复查超声示产后子宫，宫腔内偏强回声团（考虑胎盘植入），大小约 6.9cm × 7.2cm × 6.8cm，血 hCG 758.80IU/L，血 C 反应蛋白 50.98mg/L，血常规示：红细胞计数 3.06 × 10^{12}/L，血红蛋白 89g/L。为进一步诊治，遂于 3 月 17 日就诊于某三甲医院，门诊以"胎盘胎膜残留"收入院。

既往体健。

入院查体

体温 37.4℃，脉搏 120 次 /min，呼吸 18 次 /min，血压 121/63mmHg，神志清，一般状况良好，心肺无明显异常，腹肌软，肝脾肋下未触及，下腹有压痛，无反跳痛，叩诊呈浊音，神经系统正常，四肢活动自如，双下肢无水肿。妇检未查。

辅助检查

超声提示：产后子宫，宫腔内偏强回声团（考虑胎盘植入），大小约 6.9cm × 7.2cm × 6.8cm。血 hCG 758.80IU/L，血 C 反应蛋白 50.98mg/L。血常规示：红细胞计数 3.06 × 10^{12}/L，血红蛋白 89g/L（某医院 3 月 17 日检查）。

病情演变

患者初步诊断：部分胎盘残留、中度贫血。入院后于当天 16:30 在超声监测下行清宫术，手术经过顺利，患者生命体征平稳，术中出血约 100ml，术中给予缩宫素促进子宫收缩。术后安返病房，给予抗炎对症治疗。17:20 左右患者突然出现寒战，意识清，立即停止输液，给予吸氧及生命体征监测，密切观察病情变化。18:00 时患者诉心前区不适，有疼痛感，测体温 39.5℃，邀请心内科及重症监护病房（ICU）急会诊，并查床旁心电图，结果心律不齐、心动过速。此时心率 180 次 /min，呼吸 19 次 /min，血压 98/30mmHg，血氧饱和度 100%，患者意识不清，有呻吟，有痰，阴道少量流血，给予留置导尿，地塞米松 10mg 静脉推注，18:45 遵心内科医生医嘱给予盐酸艾司洛尔 10ml 稀释至 20ml 静脉推注，参麦注射液 400ml 快速静脉滴注，19:10 再次给以盐酸艾司洛尔 10ml 稀释至 20ml 静脉推注。19:23 血压呈下降趋势，遵心内科医生医嘱给予多巴胺 200mg 加入 0.9% 氯化钠 500ml 中静脉滴注，同时将 20mg 多巴胺稀释至 20ml 取 2ml 静脉推注，并与家属沟通后将患者转入 ICU。经 ICU 抢救后，3 月 18 日血常规：白细胞计数 30.06 × 10^9/L（危急值）；降钙素原大于 200μg/L；凝血异常；肝肾功能异常。3 月 22 日血常规：白细胞计数 28.06 × 10^9/L（危急值);降钙素原大于 200μg/L。虽经积极救治,患者终因多脏器功能衰竭死亡。诊断"胎盘残留清宫术后感染性休克、多脏器功能衰竭"。

思考

1. 如何判断引产后是否存在胎盘残留?
2. 胎盘残留再次清宫的注意事项是什么?

本案焦点问题

患者家属向医院医务科投诉:医院在没有进行妇科检查的情况下,直接行清宫手术,诊断缺乏依据,导致术后发生严重后果。

案例分析

患者因"中期妊娠引产后,部分胎盘残留 10 天"入院,于门诊在超声监测下行清宫术。一是考虑胎盘残留时间较长且患者近期有发热,如胎盘继续残留,有增加感染机会的可能,且患者有生育要求;二是考虑胎盘残留较长,与子宫粘连的可能性较大,亦不除外有胎盘植入的可能,应立即行清宫术,患者术前检查无手术绝对禁忌证。

> **分析:焦点问题**
>
> 医院在没有进行妇科检查的情况下,直接行清宫手术,诊断缺乏依据,导致术后发生严重后果。
>
> 医方对该患胎盘残留诊断正确。但在诊疗过程中,仍存在医疗过失行为。在该患者入院后,医方仅凭其他医院的辅助检查,在未行妇产科专科检查及相应辅助检查的情况下,直接行清宫术。医方术前准备欠充分,患者胎盘残留时间长,术前体温高,已存在感染可能,清宫时机选择欠妥当,导致感染加重,发展为感染性休克。对于外院转入患者已可能存在医疗纠纷前提下,接诊时务必慎重。

产后宫腔面积较大,如有胎盘残留,可妨碍子宫缩复而导致产后大出血。故产后一旦确诊胎盘残留,需尽快清除。常规清宫术仅凭术者的经验及感觉进行手术,具有较大的盲目性,稍有不慎即可能导致子宫穿孔、清宫不全等并发症。由于产后宫腔较深,操作难度较大,故手术时间较长,或因反复搔刮而刮掉胎盘剥离面业已形成的血栓,易导致产妇术中及术后大出血。而在超声引导下手术,可对残留胎盘精确定位,术者可在显示屏上清楚地观察器械走向,准确地对残留胎盘进行搔刮或钳夹,从而减少了对子宫的损伤,避免了并发症的发生。

术前准备工作是手术成功的基础。没有充分的术前准备很难保证手术的顺利进行。常见的术前准备应该包括以下几个方面:充分掌握患者的状况;患者术前的思想准备;医务人员的技术准备(预测术中、术后可能出现的风险,提前做好预防措施);术前的物质准备;术前的麻醉准备;术前患者家属履行签字手续问题等。

本案例的医疗安全教训在于:对于病例的诊断并不完全清晰或考虑欠周全,如果仅仅考虑胎盘残留不考虑胎盘植入,则尽快清宫是正确的选择,如同时考虑胎盘植入的存在,清宫则是一种危险的措施,尤其是在毫无准备的情况下。清宫前体温 37.4℃,可能存在宫内感染,若未进行充分的抗感染治疗直接进行清宫术,可引起感染扩散导致败血症、感染性休克危及生命。同时有必要复查彩超及盆腔磁共振,进一步明确是否有胎盘植入,术后亦应加强抗感染治疗。对于住培学员而言,本例可算是疑难病例,值得好好学习,充分考虑涉及哪些临床疾病和情况,如胎盘残留、胎盘植入、宫内感染、感染性休克、急危重情况处理、围术期处理,亦考验其临床综合处理能力。

医疗安全要点分析

本案例涉及术前评估制度,是术前准备工作不充分,术前术后未重视疾病发展引发的一起医患纠纷。医务人员在对该患者行清宫术前应完善相关检查,对已出现病情不良变化的患者,更应高度重视。分析术中术后可能发生的风险,及时采取有效预防措施,防止病情恶化,防止矛盾的进一步产生。

反思总结

分娩后的子宫处于恢复期,质地较软,在清宫过程中如果操作过于粗暴,极易发生子宫穿孔,亦增加产后出血的风险。对胎盘残留时间较短的患者,可以行清宫术,其不仅可以及时、快速地清除残留胎盘组织,还能刺激子宫平滑肌引起收缩,减少胎盘残留导致子宫收缩不良引起的产后出血。所以清宫术对于治疗自然分娩后胎盘残留仍为常用而有效的治疗方法。但采取清宫术治疗胎盘残留时,应准确把握治疗时机,对产后出血和疑有胎盘残留者在分娩后立即行清宫术,而且术者应操作规范、谨慎,避免人为原因导致清宫不净使治疗失败。

手术和操作是外科治疗的主要手段,同时也是一种创伤。患者在原有疾病的基础上,再受到手术和麻醉的影响,常可引起机体功能、代谢的失调,增加感染的机会。周密的术前准备和正确的术后处理,可以提高患者对手术的耐受力,降低手术的死亡率,以保证手术的成功。同时对术后风险防范能够起到促进作用,可减少手术并发症的发生,使患者尽快康复。

98. 越治越重的咳嗽 ▶▶▶

关键词:百日咳;院内感染;窒息;医患沟通制度;急危重患者抢救制度。

病史简介

患者,男性,3月龄。因"咳嗽1个月,加重伴发绀7天"入院。患者1个月前出现咳嗽,阵发性,每天咳嗽10余次,不剧,无发热,无气促,无发绀,在当地医院多次就诊,拟诊"支气管炎",予"头孢克洛颗粒、阿奇霉素颗粒、小儿止咳糖浆"等治疗,7天前患者咳嗽加重,每天20余次,每次连咳1~2分钟,咳剧时有面色涨红,咳嗽夜间明显,偶有呕吐、口唇发绀,无发热,当地另一医院拟诊"支气管炎、百日咳",予"红霉素针、布地奈德混悬液雾化"等治疗,患者咳嗽无明显好转,遂收住院。

患者为孕2产2,无产伤窒息,已接种卡介苗和乙肝疫苗,未接种百白破疫苗。哥哥8岁,近期有咳嗽。

入院查体

体温37.5℃,脉搏120次/min,呼吸38次/min,神志清,精神可,全身浅表淋巴结无肿大,呼吸平稳,无点头样呼吸,三凹征阴性,无口唇发绀,咽充血,胸廓对称,叩诊清音,两肺呼吸音粗,可闻及干啰音,心律齐,未闻及病理性杂音,腹平坦,腹肌软,肝脾肋下未及,肠鸣音正常,神经系统体征阴性。

辅助检查

血常规提示:白细胞计数 $28.26×10^9/L$,中性粒细胞百分比 19.2%,淋巴细胞百分比 77.1%,血红蛋白 115g/L,血小板计数 $493×10^9/L$。免疫球蛋白 G 2.05g/L,免疫球蛋白 A 0.083g/L,免疫球蛋白 M 0.395g/L,C 反应蛋白 <1.00mg/L。淋巴细胞亚群提示:CD3 56.70%,CD4 34.47%,CD8 20.65%,CD4/CD8 比值 =1.67,CD16+CD56=4.46%,CD19 33.91%。痰呼吸道病毒抗原和衣原体抗原:阴性;痰液细菌培养提示:肺炎链球菌。

病情演变

入院后予吸氧,静脉滴注氨溴索化痰,布地奈德混悬液雾化抗炎,先后予静脉滴注红霉素、头孢曲松抗感染等治疗 1 周,患者咳嗽有缓解。入院第 8 天患者出现发热,体温最高 38.3℃,咳嗽再次加剧,且有呼吸急促,复查血常规:白细胞计数 $38.75×10^9/L$,中性粒细胞百分比 35.4%,淋巴细胞百分比 64.6%,血红蛋白 112g/L,血小板计数 $423×10^9/L$。改为静脉滴注头孢哌酮舒巴坦抗感染,咳嗽无明显缓解,入院第 10 天凌晨患者出现连续性、痉挛性咳嗽,伴呕吐数次,有口唇发绀,住培学员嘱护士加强吸氧、吸痰处理,吸痰时可见较多奶汁,予头罩 10L/min 吸氧,静脉滴注甲泼尼龙抗炎。经过 1 小时处理,患者病情无好转,请示上级医生。上级医生查看患者后,考虑病情危重,告知家属转入儿童重症监护病房(PICU),次日患者抢救无效死亡。

思考

1. 百日咳患者常规治疗好转后又出现发热,临床医生需要考虑什么?诊疗方案如何调整?如何跟家属沟通?

2. 住培学员值班期间遇到危重患者,应如何处理?怎样与上级医生沟通?

本案焦点问题

患者家属向医院投诉:

1. 医生诊断及用药有误导致患者住院期间病情越来越重。

2. 当天凌晨病情变化时医生处理不及时,没有及时转诊,导致病情恶化。

案例分析

患者 3 月龄,以咳嗽为主要表现,渐加重,咳剧时面色涨红、口唇发绀、呕吐,无发热,入院时血常规提示白细胞计数高,超过 $20.00×10^9/L$,淋巴细胞百分比超过 60%,C 反应蛋白不高,根据中华医学会儿科学分会感染学组发布的《中国儿童百日咳诊断及治疗建议》,符合百日咳临床诊断标准。入院予静脉滴注红霉素抗感染,并予吸氧、祛痰、雾化等对症支持治疗,符合百日咳诊疗规范。

分析: 焦点问题 1

医生诊断及用药有误导致患者住院期间病情越来越重。

该患者入院 1 周,咳嗽一度好转,之后出现发热,咳嗽加剧伴有气促、发绀,且白细胞计数较入院时升高,考虑合并其他病原菌感染。此时,临床医生应密切结合临床表现,给予针对性的检查,明确病情加重的原因,及时调整用药。百日咳患者的咳嗽特点是阵发性、痉挛性、昼轻夜重，没有咳嗽时一般情况好，一旦出现痉挛性咳嗽，不仅可伴发绀，还会发生心率下降及窒息等症状。该病儿白细胞持续增高，呼吸困难加重，存在恶性百日咳可能，经治医务人员应该告知家属百日咳可能发生的并发症和预后，尤其是在住院期间病情变化时，更应该做好充分告知。故在"未充分告知病情严重程度及疾病预后"方面，经治医务人员在医患沟通上存在一定缺陷。

文献中对于危及生命的重症百日咳称为恶性百日咳，肺动脉高压、持续性心动过速、早期重度呼吸衰竭、频发的神经症状、严重的高白细胞血症、严重低钠血症、少尿及水肿等提示恶性百日咳，肺动脉高压和严重的高白细胞血症（$> 50 \times 10^9$/L）是恶性百日咳的独立危险因素。即使有各种治疗和生命支持措施，恶性百日咳病死率仍超过75%，直接死因常为难治性休克和低氧血症。本患者病情加重后，表现为重度呼吸衰竭。高白细胞血症导致难以纠正的肺动脉高压可采取血浆置换疗法，以减少白细胞和循环中的百日咳毒素，但可能仅在疾病早期有治疗作用。

近年国内有报道百日咳鲍特菌耐红霉素比例高，临床使用红霉素静脉滴注近1个疗程，症状仍无改善时，可考虑复方磺胺甲噁唑50mg/（kg·d），分两次口服，疗程3～5天。也有报道，头孢曲松和头孢哌酮舒巴坦对百日咳杆菌有较好的疗效，对于合并高白细胞血症的患者，建议及早使用。

分析：焦点问题2
当天凌晨病情变化时医生处理不及时，没有及时转诊，导致病情恶化。

该患者合并感染后有发热、气促，咳嗽加重，当天凌晨出现剧烈咳嗽后出现发绀，吸出较多奶汁，考虑有奶汁反流出现窒息可能，值班住培学员及时给予了吸痰、加大给氧浓度等处理正确，但仍需及时向上级医生汇报患者的病情变化。在上级医生知晓患者病情变化的这段时间内，患者呼吸困难和发绀没有得到缓解，可能会影响疾病预后。根据急危重患者抢救制度，值班医生不仅有及时抢救患者的责任，也应及时汇报病情，经治医生诊疗流程上存在缺陷。

医疗安全要点分析

本案例涉及医疗质量安全核心制度中的医患沟通制度、急危重患者抢救制度、值班制度和请示报告制度。在本案例中，患者考虑百日咳，咳嗽症状进行性加重，咳嗽剧烈时有发绀，白细胞计数进行性升高的情况下，未及时调整治疗方案，且与患者家属沟通不充分。夜班时，患者病情加重时，值班住培学员未能充分评估病情，造成病情判断不准确，同时未将患者出现的新情况汇报给值班上级医生，没有及时转PICU，错过了抢救的最佳时机。

应该注意：①住院患者的医患沟通要贯穿整个住院过程，包括入院时沟通、72小时知情同意、病情变化时沟通、出院沟通等，尤其是对于住院期间病情出现变化时，一定要及时有效的沟通，充分告知病情和预后，及时调整治疗方案；②随着住院医师规范化培训的推进，要重视住培学员值班带来的医疗风险，对住培学员来说，尽管执业医师资格证书在手，但毕竟是临床"菜鸟"，遇到危重及疑难病例要及时汇报，不仅能保护患者，也能保护自身和上级医生。

反思总结

近年来，全球多个国家出现"百日咳再现"，我国也不例外，百日咳患者年龄小、病程长、治疗难度不一，极易合并其他并发症，甚至发生死亡，非常考验儿科医生的医患沟通能力。

对于儿童百日咳患者应特别注意以下事项：

1. 发病 很多家长常常会问："我的孩子已经接种了百白破疫苗，为什么还会得百日咳？"这个原因很复杂，和母亲百日咳抗体滴度、无细胞疫苗的使用、百日咳菌株的变异等都有关系。因此，要告诉家长，疫苗接种不能完全阻止百日咳的发病，但确实能减少重症百日咳的发生和降低百日咳的病死率。

2. 诊断 百日咳的确诊手段依赖培养，百日咳培养必须要注意培养基的选择和规范的采样技术，床旁接种会大大提高培养阳性率。近年来，百日咳核酸聚合酶链反应（PCR）检测越来越广泛。对于婴儿来说，典型的临床表现和血常规提示白细胞计数高、淋巴细胞百分比升高，有助于临床诊断。

3. 治疗 目前红霉素仍是首选，磺胺甲噁唑及头孢菌素可以作为备选药物，危重患者需要及时收住重症监护病房。

4. 病情变化 患者经治疗后病情无好转，反而加剧，或出现新的症状，应注意可能为恶性百日咳，应及时请示上级医生并请相关科室会诊。

5. 沟通 应与患者及其家属进行及时、充分、有效的沟通，取得患方的理解和配合。

99. 打鼾会引起猝死吗？

关键词：阻塞型睡眠呼吸暂停低通气综合征；猝死；会诊制度；值班和交接班制度。

病史简介

患者，男性，4 岁。因"咳嗽喘息 1 周，发热气促 1 天"入院。患者 1 周前无明显诱因下开始咳嗽，阵发性，较剧，有喘息，夜间明显，无气促，家属自行予服中药，咳嗽喘息无缓解，1 天前出现发热，体温 38.4℃，无寒战，伴有呼吸急促，夜间明显，无呕吐，无腹泻，无皮疹，门诊以"支气管肺炎"收住入院。

患者为孕 1 产 1，足月顺产，无窒息史。2 岁起夜间睡眠时打鼾，反复呼吸暂停，未予诊治。

入院查体

体温 38.4℃（耳温），脉搏 128 次/min，呼吸 36 次/min，血压 138/99mmHg，体重 29kg，体重指数 29kg/m²，神志清，精神可，无皮疹，浅表淋巴结未及肿大，结膜无充血，咽充血，扁桃体Ⅱ度肿大，未见脓点，呼吸平稳，两肺呼吸音粗，可闻及较多痰鸣音及少许哮鸣音，心律齐，心音中，心前区未及病理性杂音，腹平坦，腹肌软，肝脾肋下未及，肠鸣音正常，神经系统阴性，卡介苗接种后瘢痕阳性。

辅助检查

CT 提示：两肺感染，腺样体肥大伴相应气道狭窄，双侧腭扁桃体肿大。

病情演变

入院诊断支气管肺炎，予以静脉滴注阿奇霉素抗感染、氨溴索化痰，布地奈德混悬液联合特布他林液雾化，口服孟鲁司特抗炎等治疗。入院当天下午睡眠时鼾声响，呼吸促、费力，口唇微绀,拍醒后缓解,急诊鼻咽部 CT 提示腺样体肥大伴气道狭窄,考虑阻塞型睡眠呼吸暂停低通气综合征,告知家属需吸氧及心电监护,家属诉平时经常出现此种情况,拒绝吸氧和心电监护。当天夜班交接班时,白天值班医生没有就该患者的情况向夜班医生强调,夜班医生查房时患者不在病房。次日 2:40,家属发现患者呼吸暂停时间长,不能被拍醒,呼叫夜班医生后发现心跳呼吸停止,立即予心肺复苏,持续 1 小时复苏无效宣布死亡。

思考

1. 肥胖患者出现睡眠呼吸暂停,医生需要考虑哪些因素,进行什么处理?

2. 重症患者家属不配合治疗,医生如何进行沟通?应该注意哪些医疗细节?

本案焦点问题

患者家属向医院医务科投诉:

1. 孩子 2 岁起一直有夜间打鼾,为什么这次住院当天就死亡了,经治医生没有请相应的科室会诊,医院的诊断和用药存在问题。

2. 医务人员责任心不强,不同班次的医生对病情了解不全面。

案例分析

患者 4 岁,咳嗽喘息 1 周,发热气促 1 天,两肺闻及痰鸣音和哮鸣音,CT 提示两肺感染,故肺炎诊断明确;患者体重 29kg,体重指数 $29kg/m^2$,肥胖症诊断成立;患者 2 岁起一直有夜间鼾症,有呼吸暂停,鼻咽部 CT 提示腺样体肥大伴相应气道狭窄,双侧腭扁桃体肿大,诊断阻塞型睡眠呼吸暂停低通气综合征(OSAHS)成立。

根据《儿童阻塞性睡眠呼吸暂停低通气综合征诊疗指南》,OSAHS 的治疗原则是早诊断、早治疗,解除上气道梗阻因素,预防和治疗并发症。非手术治疗方案包括:持续气道正压通气(CPAP)、口腔矫治器、鼻部疾病(鼻炎、鼻窦炎)的治疗、肥胖患者减肥;手术治疗包括腺样体和扁桃体切除术、颅面正颌手术、悬雍垂腭咽成形术、下鼻甲减容术等。

> **分析:焦点问题 1**
>
> 孩子 2 岁起一直有夜间打鼾,为什么这次住院当天就死亡了,经治医生没有请相应的科室会诊,医院的诊断和用药存在问题。
>
> OSAHS 是以睡眠时间断性上气道部分或完全梗阻为特点的睡眠紊乱。儿童 OSAHS 的诊断标准,最主要依据是多导睡眠图(PSG),它是唯一可以通过定量的方式来确定通气及睡眠异常程度的辅助检查方式,也是目前公认的金标准。该患者睡眠时有鼾症,有呼吸暂停,口唇微绀,醒后口唇转红润,一般情况好,虽未行 PSG 检查,但诊断 OSAHS 无争议。患者肥胖,是 OSAHS 的高危因素,且近期出现肺炎,可能会增加睡眠时发生低氧的风险。因此,该患者的入院诊断明确,也及时给予了吸氧、抗感染等处理,但对患者的病情发展预估不足,没有及时请睡眠医学科及耳鼻喉科等相应科室会诊,在执行会诊制度方面存在缺陷。

患者长期打鼾,并有反复夜间睡眠时呼吸暂停,入院后白天睡眠亦有发绀,且有肥胖、肺炎等危险因素,要考虑到可能出现猝死等情况,应及时邀请耳鼻喉科和儿童睡眠医学科会诊,共同制订最优的治疗方案。由于 OSAHS 的呼吸暂停引起反复发作的夜间低氧和高碳酸血症,入院时需告知患者可能出现夜间猝死。

重症患者家属不配合治疗，医生如何进行沟通也是一个很重要的课题。经治医生要及时报告科主任，必要时要请医务部门介入谈话，并落实会诊、医疗病历书写等制度，尽量减少医疗风险。

医疗安全要点分析

本案例涉及医疗质量安全核心制度中的会诊制度和值班和交接班制度。患者病情超出本科专业范围，需要其他科室协助诊疗者，应行科间会诊。病情疑难复杂且需要多科共同协作、突发公共卫生事件、重大医疗纠纷或某些特殊患者等应进行全院疑难病例讨论。同时，特别强调特殊患者的床旁交接班制度是落实医疗安全的重要保障。

在本案例中，患者被诊断OSAHS后，未按诊疗常规进行非手术治疗方案。应该注意：①及时请儿童睡眠医学科会诊，评估OSAHS的轻重度，指导下一步治疗方案，避免严重并发症出现；②耐心与患者家属沟通，充分告知病情，取得患者及其家属的理解，减少医患矛盾；如家属不配合，及时汇报科主任，必要时请医务科介入谈话；③各班医生也应及时做好交接班，尤其是对危重和特殊患者，应实行床旁交接班。

反思总结

OSAHS是儿童常见病，对儿童生长发育危害大，睡眠打鼾、张口呼吸、憋气、反复惊醒、遗尿、多汗、多动等。长期张口呼吸可形成"腺样体面容"，导致明显的颌面部发育畸形。严重的病例可发生认知缺陷、记忆力下降、学习困难、行为异常、生长发育迟缓、高血压、肺动脉高压、右心衰竭及其他心血管疾病。由于呼吸暂停引起反复发作的夜间低氧和高碳酸血症，可出现夜间猝死，OSAHS是一种有潜在致死性的睡眠呼吸疾病。

对于儿童OSAHS应特别注意以下事项：

1. 明确发病机制　OSAHS的直接发病机制是上气道的狭窄和阻塞，但其发病并非简单的气道阻塞，实际是上气道塌陷，并伴有呼吸中枢神经调节因素障碍。肥胖、上气道组织黏液性水肿，也可使OSAHS加重。

2. 预判并发症　本OSAHS患者频繁出现睡眠时口唇发绀，临床医生应高度重视，给予规范、正确的治疗，缓解病情，避免疾病恶化。

3. 加强会诊　对于非专科患者，应该及时邀请所有相关科室会诊，共同商讨最优治疗方案，将风险降到最低。

100. 得了白血病，为什么刚化疗就恶化了？ ▶▶▶

关键词：白血病；发热；化疗；医患沟通制度；会诊制度。

病史简介

患者，女性，10 岁。因"面色苍白 1 个月，腹痛、发热 1 天"入院。患者 1 个月前无明显诱因下出现面色苍白，逐渐加重，无发热，无鼻出血、牙龈出血，无呕血、黑便，无尿红，未诊治。1 天前患者出现腹痛，阵发性，较剧，无呕吐、腹泻，无腹胀，伴有发热，体温最高 39.6℃，有畏寒，无寒战，至门诊查血常规提示：白细胞计数 26.6×10^9/L，血红蛋白 50g/L，血小板计数 29×10^9/L，门诊以"急性白血病，急性上呼吸道感染"收入院。

既往体健。

入院查体

体温 37.7℃，脉搏 118 次 /min，呼吸 22 次 /min，血压 110/66mmHg，体重 55.5kg，神志清，精神萎靡，重度贫血貌，口唇、指甲苍白，皮肤、巩膜无黄染，全身无皮疹，双下肢可见散在瘀点，颈部可及浅表淋巴结肿大，大小约 1cm×1cm，质软，活动可，咽充血，扁桃体 Ⅱ 度肿大，口腔黏膜光滑，两肺呼吸音粗，未闻及干湿啰音，心律齐，心音中等，未闻及病理性杂音，腹肌软，上腹轻压痛，无反跳痛及肌紧张，肝肋下 6cm，质硬边钝，无触痛，脾 Ⅰ 线 6cm，Ⅱ 线 7cm，Ⅲ 线 −3cm，质硬边钝，无触痛，神经系统体征阴性。

辅助检查

血常规提示：白细胞计数 26.6×10^9/L，血红蛋白 50g/L，血小板计数 29×10^9/L，中性粒细胞百分比 1%，淋巴细胞百分比 12%，幼稚细胞百分比 85%，中性中晚幼粒细胞百分比 1%。胸部 CT 提示：左肺下叶感染，两侧少量胸腔积液；两侧腋窝多发淋巴结肿大。

病情演变

入院诊断"急性白血病，急性上呼吸道感染"，予静脉滴注头孢哌酮钠舒巴坦钠抗感染，4:1 含钠液和 1.4% 碳酸氢钠液体进行水化、碱化等治疗。入院第 5 天体温高峰有下降，骨髓常规回报提示：B 淋巴细胞性白血病。予泼尼松诱导治疗后开始 VDLD（长春新碱＋柔红霉素＋左旋门冬酰胺酶＋地塞米松）化疗，氨甲蝶呤 12mg 鞘内注射预防中枢神经系统白血病，化疗后第 2 天患者体温复升，改静脉滴注亚胺培南西司他丁钠抗感染，第 3 天开始鼻导管给氧，指氧饱和度持续低下，予面罩给氧，急诊胸部 CT 提示两肺感染，右侧胸腔少许积液，心包少量积液，送检的血培养回报阴性，考虑继发肺部感染，加用万古霉素静脉滴注加强抗感染等治疗。第 4 天体温仍高，红细胞、白细胞及血小板计数下降，血压较前下降，最低 90/50mmHg，予输注血小板和少白红细胞，行连续性肾脏替代治疗（CRRT）。患者病情进行性加重，家属放弃治疗。

思考

1. 白血病患者出现发热，如何判断发热是疾病本身所致还是合并感染？

2. 患者合并感染时，如何选择化疗时机？化疗方案如何选择，如何跟家属沟通？

本案焦点问题

患者放弃治疗后家属向医院投诉:

1. 患者合并感染时仍进行化疗,时机选择错误。
2. 抗菌药物用药不合理。

案例分析

患者面色苍白,伴有肝脾、淋巴结肿大,血常规提示幼稚细胞百分比 85%,结合骨髓穿刺及白血病免疫分型,急性淋巴细胞白血病诊断明确。入院前患者出现发热,无咳嗽、气促、呼吸困难,咽部充血,肺部未闻及啰音,诊断急性上呼吸道感染。入院后给予抗感染、水化、碱化等治疗,符合急性白血病诊疗规范。

根据《儿童急性淋巴细胞白血病诊疗规范(2018 年版)》(下文简称"《规范》"),化疗前应积极清除感染和潜伏感染灶如龋齿等。一旦发生粒细胞缺乏症伴发热或明显的黏膜炎症时除新碱类药物、糖皮质激素,其他化疗药物需暂时终止直到体温正常、黏膜炎症恢复、血培养阴性,门冬酰胺酶则应根据临床实际情况综合考虑使用。粒细胞缺乏症合并感染,来势凶猛,病情进展迅速,因此预防和控制感染至关重要。在留取各标本送检培养后,须立即给予初始经验性治疗,待病原体明确后,再进行针对性治疗。

> **分析:焦点问题 1**
>
> 患者合并感染时仍进行化疗,时机选择错误。
>
> 国内外对于化疗时机仍存一定争议,感染后能否进行化疗,没有统一的指征。《规范》指出,应积极清除感染和潜伏感染灶。患者病初有发热,抗感染治疗后体温高峰下降,及时给予合理的化疗方案,没有原则性错误。但化疗后体温高峰再次升高,后期出现感染性休克,病情迅速恶化,也提醒我们化疗的时间选择非常重要。同时,无论是何种化疗方案,均会影响患者的免疫功能,使得感染概率大增。因此在化疗开始前要将白血病的预后、治疗方案及可能出现的不良反应详细告知家属。该病例经治医务人员在医患沟通制度落实方面仍需加强。

白血病的治疗以化疗为主,化疗期间应保护性环境隔离以降低院内交叉感染概率,继发感染时应使用强有力的抗菌药物控制病情。感染控制的情况下,发热不是化疗的禁忌证。但需要临床医生思考的是,发热也是白血病的常见临床症状,白血病患者,尤其是白血病细胞增多的患者,由于血细胞分化和增殖的异常,核酸代谢异常旺盛,释放的能量亦较多,患者常会表现发热,这种发热只能通过化疗缓解白血病而得到控制;但是总的来说,白血病患者的发热大多数由于感染引起。因此要及时判断发热是疾病本身所致还是合并有感染,临床医生要积极排查可能的感染灶,积极复查常见的感染指标包括 C 反应蛋白、降钙素原、内毒素及细胞因子等来协助判断。

> **分析:焦点问题 2**
>
> 抗菌药物用药不合理。
>
> 该患者入院后经验性给予静脉滴注头孢哌酮舒巴坦,体温一度有下降,之后体温又出现反复,经治医生在积极排查感染源的同时,先将头孢哌酮舒巴坦更换为亚胺培南西司他丁钠,

病情控制不佳后再加万古霉素，最终出现了感染性休克。对于重症患者的抗菌药物应用，强调"重拳出击"，该原则同样适用于白血病化疗合并感染的患者，患者化疗时已处于免疫抑制状态，而且红细胞、白细胞和血小板计数下降、粒细胞缺乏，这种逐步升级的抗菌药物调整方案值得商榷。需进一步落实会诊制度，尽早邀请相应专科医生会诊指导，改善预后。

医疗安全要点分析

本案例涉及医疗质量安全核心制度中的医患沟通制度、会诊制度及疑难病例讨论制度。住院期间，医务人员在诊疗过程中，对所采取的各项诊疗措施及其相应风险与副作用均应向患者或其亲属进行解释说明；患者病情变化或变更治疗方案时应让患者充分了解相关原因及预后，病情恶化至病重、病危者应有书面告知及签字手续，而且应告知家属初期的预后判断。患者病情超出本科专业范围，需要其他科室协助诊疗者时，应行科间会诊。病情疑难复杂且需要多科共同协作、突发公共卫生事件、重大医疗纠纷或某些特殊患者等应进行全院会诊。

反思总结

白血病是儿童最常见的恶性疾病，白血病细胞在骨髓内异常增生和聚集并抑制正常造血，导致贫血、血小板减少和中性粒细胞减少，白血病细胞也可侵犯髓外组织，如脑膜、性腺、胸腺、肝、脾、淋巴结、骨组织等，引起相应病变。近年来随着化疗方案的改进，急性淋巴细胞白血病的疗效有明显提高，5年生存率可以达到80%以上。

对于白血病患者应特别注意以下事项：

1. 感染的预防和治疗　白血病继发免疫功能缺陷，易导致各种病原菌感染，需采取各种措施预防感染发生，也可予一定的预防性抗感染治疗，当合并感染时，应使用强有力的抗菌药物，必要时联合用药。

2. 并发症防治　白血病化疗并发症多，发生后病情重，预后不良，需医患双方共同合作，及时发现，及时治疗。

3. 重视沟通　同时应与患者及其家属进行及时、充分、有效的沟通，取得患方的理解和配合。

101. 超说明书用药的风险

关键词：毛细支气管炎；腹泻病；查对制度；超说明书用药；三级查房制度。

病史简介

患者，女性，11月龄。因"咳嗽、喘息3天"急诊就诊。患者3天前出现咳嗽，阵发性，较剧，伴喘息、略气促，无发热，胃纳可，当地医院拟诊"毛细支气管炎"，予"布地奈德混悬液雾化、乙酰半胱氨酸颗粒、氨溴特罗口服液"等治疗，咳嗽喘息无好转，门诊以"毛细支气管炎"收入院。

患者为孕2产1，足月顺产，无产伤窒息史。既往有类似喘息史1次，有湿疹史。家族否认哮喘、鼻炎史。

入院查体

体温 37.7℃(耳),脉搏 130 次/min,呼吸 42 次/min,体重 12kg,发育正常,营养良好,神志清,精神好,咽充血,呼吸较促,胸廓对称,叩诊清音,两肺呼吸音粗,可及广泛呼气相哮鸣音及痰鸣音,心率 130 次/min,心前区未闻及病理性杂音,肝肋下 1.5cm,质软,边锐,四肢活动好。左上臂卡介苗接种后瘢痕 1 枚。

病情演变

入院后予吸氧,氨溴索 15mg 静脉滴注祛痰,布地奈德混悬液 0.5mg + 生理盐水 2ml 雾化抗炎 3 天,患者喘息仍明显;加用复方异丙托溴铵液 1/3 支雾化平喘,喘息有减轻;第 4 天当班护士给予复方异丙托溴铵液 1 支雾化后出现颜面潮红、四肢轻微抖动,予停用后上述症状缓解。入院第 5 天后患者出现发热,体温 38.0℃,并出现腹泻,日解水样便 7~8 次,尿量减少,予补液及对症治疗 4 天后好转出院。

思考

1. 复方异丙托溴铵液雾化后为什么会出现颜面潮红、四肢抖动等症状?毛细支气管炎患者如何用药?

2. 入院第 5 天出现发热、腹泻等症状,考虑什么原因?是否和用药有关?

本案焦点问题

出院后患者家属向医院医务科投诉:

1. 医生超说明书用药,且护士查对不严格,导致过量吸入复方异丙托溴铵液造成一系列不良反应,延长了孩子的住院时间。

2. 住院 8 天期间主任医师仅查房 1 次,其余都是低年资的年轻医生,医院对患者重视不够。

案例分析

患者 11 月龄,主要表现为咳嗽、喘息、气促,两肺可闻及呼气相哮鸣音,有 1 次类似喘息,临床诊断毛细支气管炎成立。入院后给予吸氧、化痰及雾化治疗,符合《毛细支气管炎诊断、治疗与预防专家共识(2014 年版)》的诊治要求。

毛细支气管炎最常见的病因是病毒感染,尤其是呼吸道合胞病毒(RSV),其治疗基本原则包括监测病情变化、供氧及保持水电解质内环境稳定。在呼吸空气条件下,睡眠时血氧饱和度持续低于 88%,或清醒时血氧饱和度持续低于 90% 者有吸氧指征。除非有合并细菌感染的证据,否则不常规使用抗菌药物。关于雾化吸入,国外指南认为无论是吸入性糖皮质激素还是吸入性支气管舒张剂,都没有循证证据显示对毛细支气管炎有确切疗效。但国内专家认为,可以试用观察疗效。

分析:焦点问题 1

医生超说明书用药,且护士查对不严格,导致过量吸入复方异丙托溴铵液造成一系列不良反应,延长了孩子的住院时间。

复方异丙托溴铵液是沙丁胺醇和溴化异丙托品的复合制剂,说明书提示 14 岁以下慎用,但因为疗效确切,且沙丁胺醇和溴化异丙托品单方制剂均可用于年幼儿,故临床广泛应用。经治医生给该患者予复方异丙托溴铵液 1/3 支雾化,喘息有缓解,但次日当班护士没有

严格执行查对制度,增加了复方异丙托溴铵液的雾化剂量,颜面潮红和四肢抖动分别是溴化异丙托品和沙丁胺醇的不良反应,停用后好转,一般没有远期不良反应。病程第5天患者出现发热、腹泻,考虑肠道病毒感染,跟复方异丙托溴铵液雾化没有必然联系。

因此,出现问题时应该跟家长做好解释沟通,也提醒临床和护理人员,必须时刻牢记"三查七对"制度。

超说明书用药(off-label use of drugs)是指药物的应用超出了国家药监部门认可的生产厂家提供的药品说明书界定范围,包括超出了适用年龄、剂量、剂型、给药途径或适应证等。由于儿童用药品种和剂型相对缺乏,超说明书用药在儿科更加普遍,可能会导致一定的风险和法律问题,需谨慎应用。但是"超说明书用药"并不意味着不合理用药、违法用药或试验性用药,其通常是经过广泛临床观察,并且有文献和循证医学证据支持的。"三查七对"为临床和护理上的一个名词,"三查"指的是操作前查、操作中查、操作后查;"七对"指的是查对床号、查对姓名、查对药名、查对剂量、查对时间、查对浓度、查对用法。三查七对的目的是提醒医务人员在工作中认真核对,一直是护理工作的主要制度。这一制度的实行,很大程度上减少了护理差错的发生,保证了护理质量。

大多数毛细支气管炎患者临床表现为轻度,疾病呈自限过程,有条件者可以在家护理,关注饮食及液体摄入、呼吸及体温情况。对中、重度患者,需要住院治疗,密切监测病情变化,及时处理病情的加重和恶化。因此,对于毛细支气管患者,应尽量避免超说明书用药,确因病情需要使用的,要寻找更多的证据证明安全有效,也要主动跟家长做好沟通。

分析:焦点问题2

住院8天期间主任医师仅查房1次,其余都是低年资的年轻医生,医院对患者重视不够。

儿科的特点决定了患者家属的焦虑可能会超过其他专业,家属会更信任高年资医生,希望主任医师每天能查房,亲自参与孩子的每个医疗决策。但事实上,主任医师除了查房,还有门诊、会诊、内镜操作等其他医疗工作,行政主任还有各种会议,很难达到患者的期望。三级查房制度要求:主任医师(副主任医师)查房每周至少2次,主治医师查房每天至少1次,本案例患者在住院期间主任医师查房仅1次违反了三级查房制度,造成了患方不信任,加深了医患矛盾。在临床工作中,各级医师应严格遵守三级查房制度。对于重点患者,不应只要求的查房次数,组内各级医师也应进行讨论,将各个诊疗措施及时告知家属。

医疗安全要点分析

本案例涉及超说明书用药及医疗质量安全核心制度中的查对制度、三级查房制度和医患沟通制度。儿科患者年龄小、常常自己不能表达,病情变化快,家长常常焦虑,对患者的用药等各种诊疗措施也会更加关注。儿科医务人员更应谨慎处理各种医疗操作及用药,尤其要落实查对制度,减少差错。各级医生也要克服困难,严格落实三级查房制度。本病例中,超说明书使用药物为特殊治疗,需要充分告知患者家属,并征得书面知情同意后方可进行。

在本案例中,患者毛细支气管炎入院,复方异丙托溴铵液雾化后出现不良反应,之后又出现腹泻,延长了住院时间,因此,儿科医生要高度重视超说明书用药,认识到超说明书的医疗风险,确实需要使用的要加强和家属的沟通,并签署书面知情同意书。也要认识到查对制度是落实医疗安全的重要环节,医护要加强合作,互相监督,减少医疗差错。

反思总结

毛细支气管炎是儿科常见的疾病,病情轻重不一,轻者常无呼吸困难,重者可致呼吸衰竭,危及生命。

对于毛细支气管炎的诊治应特别注意以下事项:

1. 重视鉴别　毛细支气管炎最主要的临床表现是喘息,而喘息又是年幼儿童最常见的症状之一,许多疾病包括支气管哮喘、异物、结核、先天性气管支气管发育畸形等均可导致喘息,因此对于喘息病程长或反复喘息者要注意排除其他疾病。

2. 合理用药　病毒是毛细支气管炎最常见的病原,具有自限性,因此要学习并领会国内外各项指南,合理用药,尽量避免抗菌药物和全身糖皮质激素的使用,避免超说明书用药。

3. 重视沟通　将患者的各项诊疗措施及注意事项对家属进行及时、充分、有效的沟通,取得患方的理解和配合。

4. "三查七对"制度　毛细支气管炎患者年龄小,医生开医嘱需注意用药剂量,护士执行医嘱更需严格执行"三查七对"制度,避免剂量错误。

102. 医院不给我的孩子安排床位导致孩子死亡 ▶▶▶

关键词:肺炎;窒息;病历管理制度;首诊负责制度。

病史简介

患者,男性,5月龄。因"发热、咳嗽、气促1天"来院就诊。患者1天前出现发热,体温最高39.5℃,咳嗽剧,伴气促,至门诊就诊。该患者的门诊电子病历显示,症状仅描述为发热、咳嗽、气促,无呼吸频率,无是否有发绀、胸廓凹陷等体征的记录。首诊医生诊断"肺炎",建议家长住院但被拒绝,遂予甲泼尼龙、氨溴索输液及口服药物等治疗,体温反复,咳嗽无好转,仍气促。4小时后复诊,同意住院治疗。患者家属携患者至儿科病房,被告知目前无床位,遂离开病房。1小时前家属发现患者一直无哭声,来急诊室,护士发现患者无反应,立即送入抢救室。

生后体健,否认肺炎史。孕1产1,足月顺产,无产伤窒息史。

急诊查体

心率0次/min,呼吸0次/min,两瞳孔等大固定,对光反射消失,全身皮肤苍灰冰凉,肢体僵硬,吸痰发现口腔及气管内有淡黄色奶汁。

病情演变

入抢救室后即病危告知,并予心肺复苏、吸痰。患者肢体已冰凉僵硬,瞳孔对光反射消失,复苏无效,告知家属后放弃抢救。

思考

1. 重症患者家属拒绝住院,首诊医生如何处理?

2.家属要求住院但没床位,值班医生应如何妥善处置?

本案焦点问题

患者家属向医院医务科投诉:

1.首诊医生未充分告知病情,使用糖皮质激素不妥当。

2.办理住院期间没有床位延误病情,错过最佳的治疗抢救时机。

案例分析

患者 5 月龄,有发热、咳嗽、气促,需考虑肺炎,同时需要及时评估肺炎的严重程度。《儿童社区获得性肺炎诊疗规范(2019 版)》指出,2 月龄～5 岁的儿童,需在家庭或门、急诊进行快速临床评估,以便将门、急诊或院前阶段存在潜在风险的肺炎危重症患者早期识别出来。建议使用世界卫生组织(WHO)标准,即出现胸壁吸气性凹陷或鼻翼扇动或呻吟之一表现者,为重症肺炎;如果出现中心性发绀、严重呼吸窘迫、拒食或脱水征、意识障碍(嗜睡、昏迷、惊厥)之一表现者为极重度肺炎。在临床实践中,也要结合面色和精神反应分析,若出现面色苍白或发灰,对周围环境反应差也视为重症表现。重症肺炎或家庭不能提供充分照顾的患者应该住院治疗。

分析:焦点问题 1

首诊医生未充分告知病情,使用糖皮质激素不妥当。

重症肺炎病死率高,并可遗留后遗症,需及早识别。当肺炎患者出现严重的肺通换气功能障碍或肺内外并发症时,即为重症肺炎。该患者的电子病历显示,患者症状仅描述为发热、咳嗽、气促,未明确记录呼吸频率,也没有记载是否有发绀、胸廓凹陷等体征,难以判断首诊时肺炎的严重程度。首诊医生仅告知患者为肺炎,没有告知病情轻重及住院的必要性,同时首诊医生又给予患者甲泼尼龙治疗,诊断和治疗脱节,因此在病情告知方面有缺陷,一旦有医疗纠纷发生,常会处于不利的局面。

根据《儿科学》(第 9 版)(王卫平,孙锟,常立文主编),糖皮质激素在儿童肺炎不推荐常规使用,使用指征:严重喘憋或呼吸衰竭;全身中毒症状明显;合并感染中毒性休克;出现脑水肿;胸腔短期内有较大量渗出,可用甲泼尼龙 $1\sim2mg/(kg\cdot d)$ 或地塞米松 $0.1\sim0.3mg/(kg\cdot d)$,疗程 $3\sim5$ 天。如该患者就诊时有气促或喘憋明显,有使用激素的指征,应给予使用;但应详细记录病情,使用前应充分评估可能的病原体,针对细菌感染者要慎重使用。

分析:焦点问题 2

办理住院期间没有床位延误病情,错过最佳的治疗抢救时机。

患者家属同意住院后,病房床位已满,作为首诊医生,需给予急诊留观处理,该首诊医生执行首诊负责制度存在不足。病房值班医生也要吸取教训,在没有病床的情况下,要了解患者病情严重程度,并和首诊医生沟通。

国内外多个肺炎指南中关于肺炎住院指征的推荐,除了病情轻重程度判断外,年龄小于 2 月龄或家庭不能提供合适照护者,均建议住院治疗。本例患者入住抢救室后发现口腔及气道均有较多奶汁,提示是奶汁吸入导致的窒息,也提示该患者家属的照护能力不足。因此,儿科医生

除了看病，还要"识人"，不仅要仔细检查患者，还要适当观察家属，这种"察言观色"的学习也是住培学员能力培养的重要环节。

医疗安全要点分析

本案例涉及医疗质量安全核心制度中的首诊负责制度、病历管理制度和医患沟通制度。首诊医生必须详细询问病史，进行体格检查、必要的辅助检查和处理，并认真详细记录病历。对诊断尚未明确的患者应在对症治疗的同时，及时请上级医生或有关科室医生会诊。对急危重患者，首诊医生应采取积极措施负责实施抢救。危重症患者如需检查、住院或转院，首诊医生应陪同或安排医务人员陪同护送。

本案例中，患者在门诊就诊，诊断"肺炎"并给予输液治疗，输液指征和药物选择需要医生密切结合临床症状。病情加重后，虽病房床位已满，但作为首诊医生，需给予急诊留观处理，并告知家属需关注患者的哪些症状，如出现表示危重状态，应立即就医。

反思总结

肺炎是儿童时期最常见的呼吸道感染性疾病，是 5 岁以下导致儿童死亡最常见的疾病。可分为轻症和重症肺炎，后者起病急、病情重、变化快，可危及儿童生命，婴幼儿时期更易出现重症肺炎。

对于儿童重症肺炎，要注意评估以下事项：

1. 一般情况　对于婴幼儿，一般情况能第一时间反应病情的轻重，如精神、状态、进食进水、日常活动等。

2. 呼吸窘迫　胸壁吸气性凹陷、鼻扇、发绀、呼吸暂停、呼吸呻吟等是重症肺炎的评估指标，如罹患肺炎儿童出现此类体征，医生要给予针对性的诊疗。

3. 重视首诊　对于重症患者需要住院治疗，首诊医生需要和病房值班医生或留观室值班医生沟通，落实患者去向。如家长拒绝住院，应将患者病情、预后及注意事项告知家长，做好病历记录，必要时请家长签字。

4. 重视病历记录　病历是最重要的医疗文书，一旦出现医疗纠纷，病历就是重要证据。因此临床医生应高度重视，无论是住院病历和门、急诊病历都是一样，应客观、详细、及时记录病情变化。

103. 一颗瓜子引发的悲剧　▶▶▶

关键词：支气管异物；儿童；支气管镜；医患沟通制度；急危重患者抢救制度。

病史简介

患者，女性，2 岁 3 个月。因"怀疑气道异物 2 天"于 2017 年 5 月 12 日 10:00 入院。患者于 2 天前在进食瓜子后，出现剧烈咳嗽，数分钟后恢复正常。无咯血，无呼吸困难，无喘息。当地医院怀疑有气道异物可能，转来我院就诊。急诊摄胸部 X 线片提示"右肺充气明显，考虑支气管异物可能"，予急诊留观，次日以"支气管异物"收住入院。

既往无特殊病史，按时接种疫苗，无重大疾病病史。

入院查体

体温 37.4℃，脉搏 101 次 /min，呼吸 28 次 /min，血压 90/70mmHg，神志清，一般状况可，皮肤巩膜无黄染，双肺听诊呼吸音不对称，右肺呼吸音低，可闻及少许湿啰音。心律齐，未闻及病理性杂音。腹平坦，腹肌软，无压痛、反跳痛，肝脾肋下未触及，腹部未触及包块，肠鸣音 5 次 /min，双下肢无水肿。

辅助检查

肺部 CT 检查：右肺过度充气，异物可能。

入院诊断：支气管异物。

病情演变

住院后当天 11:00，在内镜中心行局部麻醉下支气管镜检查，结果发现右主支气管一颗瓜子样异物堵塞。遂行支气管镜下异物取出术，经过多次试取未能成功。11:20 在使用异物钳夹取过程中，异物通过声门时，出现异物卡顿，患者突发心跳呼吸停止。立即将异物推到右侧主支气管，进行心肺复苏，11:55 心跳呼吸恢复并转重症监护病房（ICU）进一步治疗。经过高级生命支持、抗休克、抗心律失常等治疗，病情未好转，16:30 再次出现呼吸心跳停止，抢救无效死亡。

思考

1. 该患者入院当天是否应该立即进行急诊支气管镜检查及异物取出术？

2. 儿童支气管异物属于危急重症，支气管镜异物取出术属高风险操作，医生在病情告知和手术知情谈话中是否有缺陷？手术操作是否存在缺陷？

本案焦点问题

患者死亡后，患者家长向医患协调办投诉：

1. 当天来院，为什么没有进行急诊手术？

2. 为什么患者手术中会出现呼吸心搏骤停的意外，能不能通过有效措施避免？

案例分析

患者"支气管异物"诊断无误。来院当天，患者已进食，且当时无明显缺氧等表现，综合病情评估，选择择期支气管镜手术符合支气管异物诊疗常规。

分析：焦点问题 1

当天来院，为什么没有进行急诊手术？

未行急诊支气管镜检查及异物取出术主要基于以下考虑：①患者入院当时病情尚稳定，无明显缺氧等紧急情况；②患者入院当天禁食不足 6 小时、禁饮不足 2 小时，麻醉和支气管镜操作时发生误吸风险极高；③家长诉患者患病后食欲减退，体力状态不佳。基于以上考虑，选择急诊留观，第 2 天进行择期支气管镜手术，无原则性错误。

但患者留观过程中，可能出现异物位置移动导致气道阻塞恶化、缺氧、窒息等风险，医生做治疗决策时应全面考量风险，与患者家属充分沟通、解释，并制订好风险防范预案和备选方案。本案例在与患者家长沟通上未能充分做到以上几点，存在一定的缺陷。

儿童支气管异物容易导致窒息、死亡等严重后果，经支气管镜取出异物是其有效治疗手段。

支气管异物取出术按照病情的缓急分为急诊手术及择期手术。急诊手术指征：有明显的气道梗阻表现，存在氧合障碍，不立即手术可能导致死亡。对一般情况较好的患者，应该在充分术前准备的情况下进行择期手术，以保证手术的成功。

分析：焦点问题2

为什么患者手术中会出现呼吸心搏骤停的意外，能不能通过有效措施避免？

该患者术中异物通过声门部位时发生嵌顿，刺激迷走神经，导致呼吸心跳停止。当时将异物推回右主支气管镜后，随即进行心肺复苏。虽然心肺复苏成功，但患者因为缺氧，导致最后死亡。

儿童支气管镜异物取出术是高难度内镜手术，可能出现多种意外情况，比如异物声门部位嵌顿，导致呼吸心跳停止等严重并发症。但本案例在术前知情谈话过程中，未能充分、有效地告知风险和可替代治疗方案，患者家长对手术的成功期待值较高。当出现并发症后，家属无法接受。故在医患沟通上存在一定缺陷。

在发生呼吸心搏骤停后，立即启动支气管镜术中呼吸心搏骤停应急抢救流程，并且启动了"999"抢救流程，相关医务人员立即到场参与抢救。抢救流程上无明显缺陷，由于疾病本身的特点，复苏成功后脑功能衰竭，导致最后的死亡。

儿童因为气道内径较成人小，支气管异物取出术风险极大，容易出现严重并发症，比如出血，异物位置变化导致健侧肺堵塞、低氧、声门异物嵌顿等可能危及患者生命的并发症。但异物不能及时取出，对患者的危害更大。因此要权衡利弊，特别需要与家属做充分有效的沟通。沟通不及时，不彻底，容易使家属出现较高的期待值，如出现并发症，容易引发医疗纠纷，有安全隐患。

医疗安全要点分析

本案例涉及医疗质量安全核心制度中的医患沟通制度及危急重患者抢救制度。患者家属提出的两个焦点问题都与当事医务人员未能有效沟通有关。当患者病情危重，特别是要进行有创操作，可能有严重并发症时，应与患者家长进行充分有效的沟通，要让家长了解患者病情、可能的病情演变及手术风险。有效的告知沟通是避免医疗纠纷的重要手段。同时科室应完善支气管镜操作流程。

在本案例中，对可能出现严重并发症的手术，术前应该注意：①及时告知家属手术过程中可能出现的并发症及严重后果；告知过程应保留视频、音频证据。②应该在多人在场的情况下进行沟通，并且签署知情同意书。③要做好抢救准备，由有经验的人员操作，一旦出现病情变化能做到及时抢救，从而降低风险。该案例中，行支气管异物取出术时，患者病情发生变化，此时未及时启动危急重患者抢救流程，导致没能尽量减少对患者的伤害，在诊疗流程落实上存在缺陷。

反思总结

儿童支气管异物是一种能危及儿童生命的疾病。疾病凶险，在手术过程中可能出现严重的并发症。对于这样一种危急重症，医生应熟悉支气管镜操作流程，在接诊患者的时候就要高度重视，对可能在术中出现的特别情况，应该在手术前进行充分的沟通。

对于处于安静状态的支气管异物儿童，应特别注意以下事项：

1. 患者表现的情况和实际情况有区别　即便患者一般情况尚可，也随时可能出现意外情况，比如出现异物位置移动，从而导致窒息等情况。

2. 相关并发症　支气管镜术虽然是成熟的诊疗操作，但是亦有发生严重并发症的风险，如大出血、心跳呼吸停止等。每一例儿童支气管镜诊疗操作，都要警惕各种并发症，进行风险的管控。

3. 重视沟通　应与患者及其家属进行及时、充分、有效的沟通，取得患方的理解和配合。

综上所述，在诊疗中，医务人员应严密观察病情变化，及时做好抢救预案，由有经验的医务人员参与手术。严格按照沟通制度来进行有效沟通。只有这样，才能尽可能地降低或规避风险，达到"治病救人"的目的。

104. 为什么我的儿子变成了女儿？

关键词：缺氧缺血性脑病；性别；查对制度。

病史简介

患者，吴某某儿，女性，出生后 30 分钟。因"生后不哭 30 分钟"入院。患者系第二胎第一产，孕 39^{+6} 周，因母亲"羊水栓塞可能"行剖宫产娩出，出生体重 3 400g，生后不哭，全身青紫，心跳微弱，无呼吸，生后 1 分钟 Apgar 评分 1 分，予呼吸囊加压呼吸及胸外心脏按压等抢救处理，急诊转新生儿重症监护病房治疗。

入院查体

体温 36.1℃，心率 158 次/min，无自主呼吸，反应差，前囟平坦，呼吸囊加压呼吸下双肺呼吸音对称，可闻及中等量细小湿啰音及痰鸣音，心音稍低钝，心律齐，未闻及病理性杂音，腹肌软，四肢松弛，肢端发绀。

辅助检查

入院时经皮氧饱和度为 85%。

病情演变

患者出生时重度窒息，需紧急抢救，产科医生当时未及时告知家属患者性别，填写入院证的医生写了"吴某某儿"，未注明性别，患者家属至住院收费处，办理入院手续，住院收费处的工作人员，未与家属核对性别，根据"某某儿"自行判断为男孩，予办理性别"男性"。

患者入住新生儿科后，新生儿科医务人员立即予心电监护，呼吸机辅助呼吸，抗感染治疗。新生儿科责任护士发现患者住院手续中性别办错，当时正在抢救，没有告知家属并提醒其去收费处进行更正。另一名协助护士，根据电脑信息，书写手腕带性别为"男"，没有查对患者性别，也没有进行双人核对，就将手腕带交给家属，并告知家属错误的性别信息。住院期间，主管医生多次与家属沟通病情，重点都在谈病情，却一直没有与家属核对性别，也未与计算机中心沟通，改正错误性别信息。

住院第 3 天责任护士在与家属当面核对性别时，发现腕带性别信息错误。家属投诉："儿子为什么变成女儿？"对患者身份提出疑虑,并拒绝支付医疗费用。经医院与家属协商后,由院方出资进行亲子鉴定,最后亲子鉴定结果证实家属与患者为亲子身份。

思考

1. 患者出生时,性别告知正确、规范的程序是怎样的？

2. 入院证填写包括哪些内容？手腕带需要填写哪些内容？如何查对具体信息？碰到家属有疑问,应如何沟通？

本案焦点问题

家属向医院医务部投诉:

1. 患者出生时,产科及新生儿科医务人员为什么没有履行正确的性别查对及告知程序,导致家属获得错误的性别信息？

2. 住院期间,新生儿科医务人员发现性别办理出错,为什么没有及时告知家属及当面核对确认？

案例分析

患者系孕 2 产 1,孕 39^{+6} 周,母亲"羊水栓塞可能"行剖宫产娩出,生后重度窒息,1 分钟 Apgar 评分 1 分,立即予呼吸囊加压呼吸及胸外心脏按压等抢救处理。当时未具体告知家属患者性别,之后急诊转至新生儿科住院抢救。

> **分析: 焦点问题 1**
>
> 患者出生时,产科及新生儿科医务人员为什么没有履行正确的性别查对及告知程序,导致家属获得错误的性别信息？
>
> 患者是足月女性患者,当时产科医务人员及新生儿科医务人员均未第一时间告知患者家属性别,且没有与家属当面确认,入院证书写不规范。住院收费处未仔细核对性别,办理错误入院信息。护士书写手腕带时,未进行床旁确认性别,未与其他护士核对,书写错误性别信息,交给家属,导致家属获取错误的性别信息,违反信息身份识别流程及查对制度。

该患者病情危重,出生时重度窒息,治疗过程中出现反复抽搐、肺出血,预后差,神经系统后遗症可能性大。产科医生及新生儿医务人员把焦点放在抢救患者病情,反复告知患者家属病情,但未注重身份识别问题,未关注性别错误,未履行性别查对制度的流程,导致家属获取错误信息,存在缺陷。

> **分析: 焦点问题 2**
>
> 住院期间,新生儿科医务人员发现性别办理出错,为什么没有及时告知家属及当面核对确认？
>
> 该患者出生时重度窒息,预后差,医务人员发现性别错误时,未当即予以重视,后续未及时更正错误信息,且未第一时间告知家属并进行当面核对确认。后期治疗过程中,与家属沟通不够仔细,未注重性别问题,导致家属投诉此问题。

医疗安全要点分析

本案例涉及医疗质量安全核心制度中的查对制度。新生儿出生后，当班护士应认真做好出生记录，并让产妇本人确认新生儿性别，同时建立新生儿身份识别记号。新生儿无法与医生进行沟通，需严格执行腕带识别制度，在使用腕带时，需记载信息包括科别、床号、姓名、性别等，腕带上填写信息，必须经双人核对后方可使用（查对制度中的患者身份识别）。新生儿转科时，责任护士与转入科护士，双人核对新生儿手腕标识和床头卡，内容包括姓名、性别、年龄、诊断等。核对无误后在护理记录单上签名。

在本案例中，患者出生后，产科护士未与产妇确认性别，未书写腕带，转科时，未认真核对身份信息，新生儿科护士书写手腕带，未双人核对。新生儿取名不规范，一般以产妇命名，加上"子"或"女"。入院证填写不完善，导致入院手续性别错误。整个事件，医务人员未认真执行查对制度，最后导致家属获取错误性别信息，存在医疗疏漏。遇到类似情况，须做好身份核对流程及查对制度，并及时与家属沟通，减少医患矛盾。

反思总结

医生面对危重患者投入抢救是常态，不能因抢救患者的需要而放松各项制度的执行。应严格执行"三查七对"制度，对患者执行的各种诊疗及操作，需严格查对。新生儿科所有患者均需佩戴腕带标识，腕带填写需双人核对，新生儿入院时，护士应查对患者姓名、性别，确认无误后安排床位，腕带应与家属当面确认，给患者佩戴。医生在填写入院证时一定要完善各项信息，并至少两人核对信息无误，才可交予家长办理入院手续。办理住院手续的时候，办理人员需与家属确认患者各项身份信息，有疑问与责任医生确认。

医务人员在做好医疗工作的同时，也要关注患者身份信息，做好查对工作。新生儿的身份信息与其他患者不同，没有身份证号和名字，更容易搞错，应特别注意。该患者入院后，医务人员已经发现信息错误，却未及时更正错误信息，未与家属做好沟通、解释，安全意识不强烈。在临床工作中，应严格遵守医院的各项规章制度，注意与患者及其家属进行及时、充分、有效的沟通，取得患者家属的理解和配合，提高安全意识。只有这样，才能尽可能地降低或规避风险，减少医疗纠纷。

105. 深静脉置管致血栓形成案例　▶▶▶

关键词：ACTH 静脉治疗；深静脉血栓；知情同意。

病史简介

患者，女性，8 月龄。因"运动发育落后 3 个月"入院。患者生后 5 个月时发现不能翻身，存在异常姿势，家长未予以干预，生后 8 个月运动行为发育量表评定，平均发育年龄仅为 4 个月，为行康复干预治疗住院，住院前两个月时有异常哭闹及尖叫。

患者系足月产，出生时有窒息史。

入院查体

头围 41cm，胸围 45cm，身长 66cm，追听、追视不灵活，拥抱反射引出，病理反射未引出，踝阵挛阴性。运动发育检查：仰卧位，角弓反张，双手拇指内收、内扣；俯卧位，无主动肘、手支撑，无抬胸；坐位，不能独坐，各级平衡未建立；立位，双下肢支撑部分体重。无主动手抓握。异常姿势：角弓反张，肩胛骨后缩，手握拳时拇指内收内扣，扶站尖足。肌张力：上肢屈肘肌张力高，下肢腘绳肌、小腿三头肌张力高。语言及智能评价：不能逗笑，不能咿呀发音，蒙面试验未引出。

初步诊断：精神运动发育迟滞。

病情演变

住院期间患者出现频繁的点头样肌肉痉挛发作，脑电图检查提示高峰节律紊乱，诊断为"婴儿痉挛症"。明确诊断后，主诊主任医师与患者父母及外婆就患者病情的危重及治疗方案进行了沟通，告知家属该病不良预后的可能性大。家属对病情表示理解，接受了促肾上腺皮质激素（ACTH）静脉滴注和继续康复训练的治疗方案。沟通中同时告知了家属 ACTH 治疗疗程，治疗过程中可能出现高血压、低血钾等不良反应。

治疗一周后，患者抽搐频次有明显改善。由于患者血管条件差，反复出现外周静脉血管炎，主诊住院医师提出深静脉置管继续 ACTH 静脉治疗。当时患者父母因家中有事回外地，患者身边只有外婆陪伴，外婆表示可以代表父母签署深静脉置管知情同意书。为了尽早缓解输液压力及继续正常治疗，主管医生在未请示上级医生，以及未与患者父母直接联系的情况下，让患者外婆签署知情同意书后，联系深静脉置管医生完成了右股静脉穿刺。穿刺过程顺利，但是穿刺后的第 3 天，患者右下肢出现肿胀，局部皮温下降，行下肢血管超声提示：右髂外静脉置管周边血栓形成。

患者父母赶至医院，对出现的病情变化表示不满。

思考

1. 临床医生在各项操作前与患者或患者家属的沟通，应包括哪些内容？

2. 知情同意制度中，知情对象指的是哪些人？

本案焦点问题

患方向医院医务科投诉：

1. 主管医生没有就深静脉置管的必要性及不良反应直接与直系亲属进行沟通。

2. 患者是否适合深静脉穿刺，为何治疗初期就出现血栓？

案例分析

患者出生时有窒息史，运动发育落后，体格检查提示精神运动发育迟滞，入院时有抽搐症状，结合脑电图结果，婴儿痉挛症诊断明确。主管医生予以 ACTH 治疗，符合婴儿痉挛症诊疗规范。

根据知情同意制度的相关规定，告知对象的标准为：

1. 当患者本人为完全民事行为能力人时，告知的对象首先是患者本人。

2. 当患者本人为不满 10 周岁的未成年人（无民事行为能力人）或年满 10 周岁且精神正常的未成年人时，16 周岁以上不满 18 周岁以自己的劳动收入为主要生活来源的人（限制民事行为能力人）除外，应告知患者的法定监护人，具体顺序为：父母，祖父母，外祖父母，成年兄、姐，其他近亲属。

3. 当患者为不能辨认自己行为或后果的精神病患者（包括痴呆患者）时，应告知患者的法定监护人，具体顺序为：配偶、父母、成年子女、其他近亲属。

4. 在医疗活动中，部分患者由于疾病导致无法行使知情选择权（患者年满 18 周岁，处于昏迷、休克、麻醉等意识丧失状态）或是因实施保护性医疗措施不宜向患者说明情况的，其知情同意权由具有完全民事行为能力的近亲属代为行使。且根据规定，如法定监护人因各种原因不能到场，应授权他人行使其知情同意权，此时必须签署"患者或患者家属授权委托书"。被授权人只能在授权权限范围内签署意见，非被授权人不得在相关医疗知情同意书上签署有关意见。

分析: 焦点问题 1

主管医生没有就深静脉置管的必要性及不良反应直接与直系亲属进行沟通。

本案例中，该患者病情告知对象应是患者父母，如父母确实因事不能到场时，可签订授权委托书让患者外婆行使知情同意权。但案例中主管医生没有采取任何方式与患者法定监护人进行联系，没有告知监护人治疗方案和可能出现的各种不良反应，且知情同意书签字人并没有授权委托书，因此该知情同意签字是无效的。

深静脉血栓形成（DVT）是指血液在深静脉腔内不正常凝结，阻塞静脉腔，使静脉回流障碍。根据著名医学家 Virchow 提出的理论，深静脉血栓形成的三大因素是血液滞缓、静脉壁的损伤和高凝状态。

分析: 焦点问题 2

患者是否适合深静脉穿刺，为何治疗初期就出现血栓？

本案例中患者因运动发育迟缓，长期卧床，血流相对缓慢。出现深静脉血栓后，回顾患者纤溶功能：活化部分凝血活酶时间（APTT）、纤维蛋白原（Fib）、D-二聚体升高，提示存在高凝状态。深静脉穿刺是造成静脉壁损伤的主要因素。有文献报道深静脉穿刺相关的 DVT 平均发生率为 30%。该患者具有三大高危因素，属于深静脉血栓高危人群，在进行深静脉穿刺前，主管住院医师应与上级医生权衡利弊，制订方案并做好预防措施。ACTH 的治疗途径除深静脉穿刺外，还可以选择肌内注射，该案例中主管住院医师未请示上级医生，对于可能出现的穿刺后不良反应估计不足，未与患者家属就可能出现的不良反应详细进行深入沟通，医患沟通制度落实不到位，此种情况需在征得患者父母知情下才可选择制订下一步治疗方案。

医疗安全要点分析

本案例涉及医疗质量安全核心制度中的知情同意制度。知情同意制度的主旨为依法行医，规范医疗活动，满足患者知情同意的需求，让患者适当参与到医疗活动中去，使医患双方进行有效的沟通，做到相互理解、相互配合，从根本上提高医疗服务质量。

本案例中的情况是儿科医疗工作中常常遇到的。操作检查虽不紧急但也影响诊治，按照规定必须由法定监护人签署知情同意书，而法定监护人短期内不能来院签字。面临这样的情况，医疗工作人员可以采取各种通信方式与法定监护人取得联系并告知其诊疗方案及可能出现的风险，并征得其同意，同时采取报备科室及医院的方式解决问题，主管医生需将整个过程记录在病程记录中。严格遵守既定的制度是安全医疗的保障。

对于已知有可能离开的法定监护人，可让其在离开前签署授权委托书，但这并不能取代电话告知法定监护人的过程，因为很多时候陪护者是患者年长的祖父母，不易理解医疗相关知识。

在此需要指出的是，不同医院医疗规定会有不同，因此临床医生可询问所在医院医务处等相关职能部门，明确实际执行方法。

反思总结

临床上经常有很多医生就发生的医疗纠纷表示很委屈，觉得自己的医疗行为出发点是好的，但为什么最终还是引发医患纠纷，得不到患者及其家属的理解，为什么会发生好心办"坏事"的情况呢？

好心就是从患者角度出发，急患者所急，一切"以病人为中心"，这种品德是每个医生都应该具备的，是值得鼓励的。正如本案例中主管医生想尽快恢复患者治疗，积极联系深静脉穿刺。

但好的出发点并不意味着好的结果。结果的好坏取决于执行过程是否符合规范，任何医疗行为都有它需遵循的原则和指南。如任何穿刺操作都有适应证、禁忌证及注意事项（不良反应），只有熟练掌握技术操作的各项知识点和技能，按照医疗规范执行，才能得到良好的预期。任何操作、治疗方案，对于不同患者利弊权衡是不一样的。有的利大于弊，有的利弊均衡，有的甚至弊大于利，这种利弊权衡往往是主管医生根据自己的医学知识及经验所判断的，所以不同级别的医生所作出的决定也会不同。因此，作为下级医生应该多多请示上级医生联合作出决定。而且方案的选择，医生只能作出自己的判断，给予患者及其家属专业的建议，最终是否采用，应该在患者及其家属知情并理解利弊的情况下协商确定，这就是知情同意制度的要求。

如果医生在临床工作中，能够做到尊重爱护患者，严格执行既定医疗质量安全核心制度，就可能避免"坏"结果的发生，避免医患矛盾的出现，让患者感受到医生的好意。

106. 签字出院后，医院就不承担责任了吗？　▶▶▶

关键词：早产儿；新生儿坏死性小肠结肠炎；医患沟通制度。

病史简介

患者，男性，因"呻吟 3 小时"入院。孕 1 产 1，胎龄 30 周，出生体重 1 520g。Apgar 评分：1 分钟 9 分，10 分钟 9 分。无胎膜早破，羊水脐带胎盘无异常。母亲孕期无特殊疾病史及用药史。患者生后即出现呼吸急促、呻吟进行性加重，未吸氧，血氧饱和度维持在 90% 以上。

入院查体

体温 36.2℃，反应欠佳，早产儿貌，口唇无发绀，呼吸急促，吸气性三凹征阳性，前囟平软，双肺呼吸音减低，吸气时偶可闻及细湿啰音，心率 130 次 /min，心律齐，心音有力，心前区未闻及明显病理性杂音，腹平坦，腹肌软，未触及包块，脐部无渗血，四肢肌张力减低。

辅助检查

胸部 X 线片提示：两侧肺野透亮度减低，有支气管充气征。

初步诊断：新生儿呼吸窘迫综合征、早产儿、低出生体重儿。

病情演变

患者入住新生儿重症监护病房（NICU），告病危，予以持续气道正压通气（CPAP）支持呼吸

1 周后，呼吸稳定撤除 CPAP。生后予以静脉营养维持，并于生后第 2 天开始微量喂养。住院 2 周内发生了凝血功能异常、低血糖、电解质紊乱、低蛋白血症等情况，经治疗均好转。生后 2 周即全量喂养。

生后第 15 天 9:00 患者父亲来院探视并询问病情，主管住院医师告知其患者目前生命体征平稳，已可足量吃奶。患者父亲表示既然稳定了是否可以出院，主管医生认为患者尚未达到早产儿出院标准，不能出院，患者父亲表示回家商量后再决定是否出院。10:00 左右管床护士汇报主管医生患者有腹胀，一次进奶后有吐奶现象。医生查体：腹部膨隆，质软，肠鸣音正常，嘱先予以观察，之后的一次进奶无明显呕吐。15:00 患者父亲和外婆再次来院要求出院，主管医生表示患者胎龄小、体重低，仍存在感染、颅内出血等风险，不可出院。但家属认为患者现住院期间已无特殊治疗，可自行吃奶，体重也有所增加，带回家方便母乳喂养且可以更好地照顾，仍坚持要求出院，于是办理了签字自动出院手续。主管医生在出院小结中显示出院状态为签字自动出院，出院医嘱中建议院外继续治疗。

3 个月后主管医生接到医患办公室电话，被告知患者父母将其及医院诉诸法院。原来出院后第 2 天的凌晨，患者因"反复呕吐、腹胀"再次入住其他医院，后因"新生儿坏死性小肠结肠炎（Ⅲ期）、肠穿孔"死亡。

思考

1. 早产儿住院期间突然出现吐奶、腹胀，临床医生需要考虑哪些疾病？进一步的诊疗思路是什么？如何跟家属沟通？

2. 家属要求自动出院，需注意什么？

本案焦点问题

患方向法院提出诉讼：

1. 既然患者出院当天上午主管医生告知病情稳定，为何出院 24 小时内出现如此突然的病情恶化，甚至后期死亡，管床医生是否有诊疗不当之责。

2. 出院时主管医生确实要求患者继续住院治疗，但并没有告知家属如果出院极有可能出现生命危险，而且也没有提及患者有腹胀、吐奶现象。

3. 出院时只有主管住院医师与家属进行了沟通，未有上级医生对患者的病情进行交代。

案例分析

患者胎龄 30 周，出生体重 1 520g，生后即出现呼吸急促、呻吟，结合胸部 X 线片诊断"新生儿呼吸窘迫综合征、早产儿、低出生体重儿"。入院期间给予 CPAP 呼吸支持，微量喂养至全量喂养，辅以静脉营养等治疗。住院 2 周内发生了凝血功能异常、低血糖、电解质紊乱、低蛋白血症等情况，经治疗均好转。符合诊疗规范。

分析：焦点问题 1

既然患者出院当天上午主管医生告知病情稳定，为何出院 24 小时内出现如此突然的病情恶化，甚至后期死亡，管床医生是否有诊疗不当之责。

本案例中，患者系 30 周早产儿，胎龄小，出生体重低，是新生儿坏死性小肠结肠炎发生的高危人群。当患者出现腹胀、呕吐时除需考虑常见原因（如喂养不耐受）外，还应考虑坏死性小肠结肠炎的可能。需继续观察，并完善相关检查（如影像学检查、血液感染指标方面的检查)，予以排除。案例中主管医生并没有将患者突然出现的病情变化与该疾病联系在一起，没有意识到患者可能存在的危险，以至于在出院签字沟通及出院小结中并未提及腹胀、呕吐，更没有提及发生新生儿坏死性小肠结肠炎的可能性及危险性。

新生儿坏死性小肠结肠炎在新生儿的总发病率为 0.1%～0.3%，其中 90% 发生于早产儿，是新生儿时期严重的胃肠道疾病。该疾病的发病时间不定，高峰时间为出生 24 小时到生后 3 个月。胎龄越小，出生体重越低，发生时间越迟。

此疾病以腹胀、便血、呕吐为主要表现，分为突然发生和隐匿发病，病情发展迅速，可引起全身炎症反应和多系统器官功能衰竭，后期可遗留短肠综合征、营养不良和神经发育迟缓等后遗症。

分析：焦点问题 2

出院时主管医生确实要求患者继续住院治疗，但并没有告知家属如果出院极有可能出现生命危险，而且也没有提及患者有腹胀、吐奶现象。

案例中的患者虽然出院前一天病情已平稳，但仍属于高危儿，且出院当天已经出现了病情变化。主管医生既没有向上级医生汇报患者病情变化，也没有将患者家属要求签字出院的情况告知上级医生，没有履行住院医师职责，使得原本可能避免的悲剧发生。

按照住院医师职责的规定，住院医师应向主治医师及时报告诊断、治疗上的困难及患者病情的变化，提出需要上级解决的问题。患者的出院尤其是签字自动出院这样非正常形式出院，更应该请示上级医生，病情危重的患者，出院前沟通需要上级医生甚至科主任参与。

分析：焦点问题 3

出院时只有主管住院医师与家属进行了沟通，未有上级医生对患者的病情进行交代。

本案例中，主管医生虽向患者家属表示作为早产儿，尽管患者目前生命体征平稳，但仍可能出现一些并发症，但其交代过程过于简单。在进行此类型的沟通时，应将可能发生的疾病有重点地进行交代，如可能性有多大、可能出现的时间等，让要求提前出院的患者家属真正理解患者不可以出院的原因。

根据医患沟通要求，无论何种形式的出院，都需要进行出院前沟通，该沟通的常规内容包括：出院诊断、出院情况、出院医嘱(如饮食、休息时间、生活注意事项、出院带药情况及用法、复查随诊时间及要求)等。如果是签字自动出院的患者，更应该将患者不能出院的理由、出院后可能出现的危险反复与患者本人或家属进行交代，确保他们在理解的情况下作出是否出院的决定，且在出院沟通及病程记录中以书面形式进行记录，让患者本人或家属进行签字确认。

医疗安全要点分析

本案例涉及医疗质量安全核心制度中的医患沟通制度。

住院医师在患者出现病情变化时，有及时处理和汇报的义务。本案例中，住院医师在患者病情发生变化时，未能作出准确的医疗判断，且没有汇报上级医生。即使在家属提出非正常出院要求的时候,也没有告知上级医生,错失了给予患者及时的医疗诊治及给予家属正确医疗指导的机会。住院医师职责履行不到位,临床能力不足,同时也导致了之后的医患矛盾。

临床上在遇到签字自动出院的情况时,首先应评估患者病情,将患者目前病情及继续住院的必要性详细告知家属,并告知其出院后可能出现的风险。如果家属仍执意要求出院,应请示上级医生,甚至科主任。整个过程都需要做好记录,并做好家属签字。

反思总结

随着新生儿医学技术、医疗保障制度的进步,越来越多胎龄小、体重低的早产儿的生命得到了挽救。但整个救治过程是困难曲折和漫长的。国内大多数医院该类患者是直接入住 NICU,长时间的住院加之不能每天看到孩子,很多家长都会有不同程度的焦虑。缓解这种焦虑的有效方法就是及时有效地与患者家属沟通。

医务人员应注意儿科沟通的特殊性,与成人不同,参与沟通的医生自身既要有扎实的专业理论知识,又要分阶段有重点地进行沟通交流。就早产儿而言,其近远期并发症较多,进行面面俱到的告知是不现实的,沟通时需要结合患者本身,告知极可能出现的问题,同时让患者家属能理解由于胎龄小、体重低、器官发育不成熟,早产儿的并发症发生率和死亡率明显高于一般新生儿,同时还具有不确定性。在整个诊治过程中,认真仔细地将患者出现的病情变化及时与家属沟通,联合家属意见制订下一步治疗方案。这样不仅可以提高沟通的效率,同时也能让救治过程顺利进行,使患者得到更好的治疗。

临床上签字自动出院的情况并不罕见,很多医生认为,患方既然已经签字证明对自动出院导致的不良后果同意自己承担,那就应该与医院无关。但事实上,如果司法鉴定中认定患者的不良后果是由医院过错所致,则与出院时是否签字无关,最终还是会由医院承担大部分责任。就儿科而言,多次认真审视患者病情,切实确认患者家属是否认识到出院后可能出现的风险是至关重要的。

107. 为什么让我的孩子白白挨了一刀? ▶▶▶

关键词:消化道异物;腹腔镜探查;术前检查;医患沟通制度。

病史简介

患者,男性,5 岁。因"误吞硬币后 26 天"入院。患者于 26 天前不慎误吞"5 角"硬币一枚,无腹痛腹胀,当天至门诊就诊,X 线片提示"硬币位于胃内",嘱门诊随访,之后一直无不适主诉,大便每天 2~3 次,硬币一直未排出。门诊复查 3 次腹部立位 X 线片均提示"消化道金属异物",距首次就诊确诊"消化道异物"26 天后,家长要求手术治疗,门诊以"消化道异物"收住入院。

入院查体

体温 36.9℃,脉搏 94 次/min,呼吸 22 次/min,血压 80/55mmHg,神志清,精神可,心肺听诊未见异常,腹平坦,腹肌软,无压痛、反跳痛,肝脾肋下未触及,腹部未触及包块,肠鸣音 5 次/min。

辅助检查

腹部立位 X 线片提示:消化道异物,中腹部(L₅ 椎体重叠区)见一金属致密影。

病情演变

入院后完善相关检查，术前一天再次行腹部立位X线片检查，提示"右下腹部异物影（位于小肠可能性大）"，同时嘱患者母亲检查其每天大便情况，术前患者灌肠后解大便一次，患者母亲称未见硬币。当天手术在腹腔镜下从末端回肠开始探查全部小肠未见明显异物，术中再次行腹部X线片检查，未见金属影，考虑硬币已经排出。术后两天，出院。

思考

1. 术前患者误吞硬币后多日，虽未排出，但患者生命体征稳定，无不适，是否需要手术？

2. 患者术前灌肠后解大便，但其母亲述未见硬币，这种情况下留置患者的排泄物，是否应由医务人员与患者家属共同确认有无硬币排出？是再次行腹部立位X线检查还是只听信患者母亲之言？

3. 术中发现肠道内无异物，考虑已从肠道排出，这种情况如何跟家长解释？

本案焦点问题

出院后家属向医院医务科投诉：术前未再次拍片确定有无排出异物，导致进行了没必要的手术。

案例分析

患者误吞硬币后26天入院，一般情况稳定，多次X线片提示"消化道金属异物"，长期无法排出，存在消化道梗阻隐患，且患者家长要求手术取出，术前检查未见明显禁忌。

根据《美国消化道异物处理指南》（2004）及《中国上消化道异物内镜处理专家共识意见》（2015），确诊消化道异物后，处理方式分为自然排出、内镜处理、外科手术。如果涉及复杂的病情，可以内外科医生和内镜医生共同讨论确定治疗方案。具体到儿童误吞硬币，一般没有症状，可采取临床观察的方法，必要时酌情使用缓泻药物促进异物的排出，绝大多数病例均可自行排出。但是停留于食管内或胃内达3周以上的，建议内镜处理；对于不宜内镜处理的，可考虑外科手术处理。该患者消化道异物存留体内超过3周，X线检查提示异物位于右下腹（小肠内），处理的方法有3种：①继续观察，存在自行排出可能；②小肠镜试取，存在内镜无法到达而取不出的可能；③外科手术。如果选择小肠镜治疗，建议在手术室进行，即使小肠镜治疗失败可立即中转外科手术。本案例中异物停留消化道时间较长，选择手术治疗符合规范，无原则性错误。

> **分析：焦点问题**
> 术前未再次拍片确定有无排出异物，导致进行了没必要的手术。
>
> 患者误吞硬币后长时间未排出，多次复查腹部X线片提示异物位于肠道内，术前灌肠后患者排出大便，医生仅仅询问其母亲对患者大便情况的检查结果。既然术前有排便，那硬币就有排出的可能性，行腹部立位X线片能方便快捷地确定肠道内是否存在硬币及硬币的位置。如果术前医生能谨慎对待家属的反馈，不盲目相信，本次手术就能够避免。当事医生在处理上存在一定的缺陷。经医患协调办公室调解，给予患方经济补偿。

医疗安全要点分析

本案例涉及术前评估制度即消化道异物处理的规范和医患沟通制度。医务人员应熟悉消化道异物处理规范及流程，同时医患沟通应充分体现"以病人为中心"的服务宗旨，尊重和维护患者的知情权、选择权和隐私权，医务人员应向患者或家属介绍患者的疾病诊断、主要治疗措施等；当病情变化时，应充分与患者及其家属沟通谈话，并听取患者或家属的意见和建议，回答患者或家属想要了解的问题，以保证临床医疗工作的顺利进行。本例案例中术中未见肠道异物，考虑已排出，如果能与家属进一步沟通，解释术中情况，承认术前相关缺陷，也许能够获取家长的谅解，减少矛盾。

反思总结

消化道异物是小儿外科常见的疾病，症状可轻可重，轻者可无症状，异物顺利经肠道排出，重者可致机械性肠梗阻，时间过长易造成肠坏死、肠穿孔、腹腔感染、休克、危及生命。

对于此类患者应特别注意以下事项：

1. 对于误吞而造成消化道异物的患者，首先明确异物性质，确定是否会造成急性的肠道机械性损伤，是否需要急诊手术。

2. 消化道异物存在自行排出的可能，在手术指征的把握上应谨慎，反复确认消化道异物的存在情况，特别是术前再次确认，譬如患者的排泄物由患者家属及医务人员共同确认，术前需再次复查腹部立位 X 线片，以客观证据来确认硬币是否存在及位置。

3. 重视沟通。应与患者及其家属进行及时、充分、有效的沟通，取得患方的理解和配合。另外和内镜医生协作沟通也非常有必要，可通过会诊、讨论等方式共同制订最佳的诊疗方案。

综上所述，在诊疗中，医务人员应谨慎对待家属的话语及判断，反复明确病情，掌握客观的证据，及时调整治疗方案。只有这样，才能尽可能地降低或规避风险，给患者最合适的治疗。

108. 开错部位的精索鞘膜积液案例 ▶▶▶

关键词：精索鞘膜积液；手术部位错误；手术安全核查制度。

病史简介

患者，男性，5 岁。因"发现左侧阴囊肿块 1 年"于 2009 年 7 月 18 日入院。1 年前家长发现患者左侧阴囊有一肿块，约桂圆大小，平卧后不能自行回纳。发病来肿块逐渐增大，现约大红枣大小，门诊拟"左侧精索鞘膜积液"收住入院。

既往体健，否认遗传性家族病史。

入院查体

体温 37.4℃，脉搏 96 次 /min，呼吸 26 次 /min，一般状况可，心肺听诊未见异常，肝脾肾未触及，左侧阴囊可及一肿块，大小约 1.0cm×1.5cm×0.5cm 大小，质软，无压痛，边界清，透光试验阳性，不可回纳，睾丸位于肿块外。右侧未及异常。

辅助检查

腹股沟及阴囊超声提示左侧精索鞘膜积液。

病情演变

完善相关检查后,择期行左侧未闭鞘状突高位结扎术。术中主刀医生未规范实行手术安全核查制度,误在右侧阴囊进行了手术,结果该患者右侧亦有鞘膜积液(之前病史、体征及辅助检查均未提示该侧有病变),手术顺利,术后安返病房。患者家属发现敷料贴在右侧阴囊,并提出异议,主刀医生这才意识到手术部位错误。随后立即和患者家属进行沟通,安抚后拟当天晚上再行左侧手术,但因麻醉禁食时间未达到要求,当晚无法再安排手术。患者家属情绪激动,在病房吵闹,后向医院投诉。手术医生、麻醉医生、手术室护士均未严格执行核对制度导致手术部位错误,主刀医生发现手术部位错误后没有在第一时间汇报科主任,请科主任协助处理,医患沟通缺乏有效性。

思考

1. 如何规避手术部位错误?
2. 当发现手术部位错误时该如何处理,有无补救措施?

本案焦点问题

术后患方向医院医务科投诉:为什么我孩子左侧阴囊的手术做在了右侧?医院实在太马虎!

案例分析

鞘膜积液是指鞘膜腔内积聚的液体超过正常量而形成囊肿。儿童时期主要是因为在发育过程中,鞘状突没有完全闭锁所致,一般 1 岁以内有自行痊愈可能,超过 1 岁很难自行痊愈,需要手术治疗。

分析:焦点问题

为什么我孩子左侧阴囊的手术做在了右侧?

患者因"发现左侧阴囊肿块 1 年"入院,入院后完善相关检查,鞘膜积液诊断明确,有手术指征,择期行左侧未闭鞘状突高位结扎术,术后发现左侧部位的精索鞘膜积液手术做在了右侧部位,说明主刀医生对手术安全核查的医疗制度执行不到位,术前手术部位未标记,未按制度进行安全核查。术前主刀医生对手术部位了解不清,在手术部位核查方面犯了原则性错误。经医患调解委员会调解,医院免住院费,并给予经济补偿。

手术部位的标记是防止手术错误的有效办法。目前手术部位标记常画"O",并在旁边注明主刀医生姓名拼音的首字母。该患鞘膜积液为会阴部手术,可以按上述方法在腹股沟部位标注。对于特殊部位如头面部、直肠肛门等无法标记、患者拒绝标记等情况,可以采用手术部位书面标记图表,要求主刀医生或第一助手填写确认,并存档保管。

医生难免会犯错,特别是同时开展很多台相似部位手术时,更容易犯错。术前完善手术部位标记是有效防范手术部位错误的方法之一。

医疗安全要点分析

本案例涉及手术安全核查制度。该制度要求在麻醉实施前、手术开始前和患者离开手术室前对患者身份、手术部位、手术方式等进行多方参与的核查,以保障患者的安全。医疗机构应当建立手术安全核查制度和标准化流程,手术安全核查过程和内容应按国家有关规定执行并将"手术安全核查表"纳入病历。

手术安全核查流程:

1. 麻醉实施前　由手术医生主持,三方按"手术安全核查表"依次核对患者身份(姓名、性别、年龄、住院号)、手术方式、知情同意情况、手术部位与标识、麻醉安全检查、皮肤是否完整、术野皮肤准备、静脉通道建立情况、患者过敏史、抗菌药物皮试结果、术前备血情况、假体、体内植入物、影像学资料等内容。

2. 切开皮肤前　由麻醉医生主持,三方共同核查患者身份(姓名、性别、年龄、住院号)、手术方式、手术部位与标识,并确认风险预警等内容。手术物品准备情况的核查由手术室护士执行并向手术医生和麻醉医生报告。

3. 患者离开手术室前　由手术室护士主持,三方共同核查患者身份(姓名、性别、年龄、住院号)、实际手术方式,术中用药、输血核查,清点手术用物,确认手术标本,检查皮肤完整性、动静脉通路、引流管,确认患者去向等内容。

本案例如果能够规范进行术前手术部位的标记,严格执行安全核查的流程,完全可以避免错误发生。本案例发生较早,和当时医院制度的管理落实存在缺陷,医生医疗行为不够规范有关。但随着医院管理理念和方法的进步和改进,严格执行手术安全核查制度可有效防范手术部位错误的发生。

在本案例中,当术后发现手术部位错误时,主刀医生如何做好医患沟通也至关重要。应抱着"以病人为中心"的态度,如实坦诚地承认错误,除了向上级医生和科主任汇报外,还应向院部汇报不良事件,争取科主任和医院的支持,组建危机公关团队,尽快介入处理,有可能化被动为主动,避免医患矛盾的激化。一方面有助于将患者损伤降至最小,同时对主管医生也是一种保护和帮助。这个案例的代价是沉痛的,只有好好反思,持续质量改进,才能避免错误的再次发生。

反思总结

手术是非常严肃的,术前由主刀医生或第一助手进行手术部位的正确标记,并积极主动地邀请患方参与,可以减少手术部位错误的发生。

手术安全核查制度是保障医疗质量安全的核心制度,医疗机构应当推进手术安全核查制度的落地和标准化流程管理,以保障患者手术安全。作为医务人员,也必须按照规定严格执行,切不可以工作繁忙为理由,对安全核查敷衍了事,缺失必要的环节。人生的扣子从一开始就要扣好!作为住院医师,从刚参加工作上手术台开始,建立起严谨的工作态度和完善的工作流程,对自己未来职业生涯的发展是大有裨益的。

练习题：问答题 ▶▶▶

1. 患者住院期间病情出现变化，为非本专业疾病，住培学员该怎么处理？

参考答案及解析：住培学员如果碰到患者出现非本专业疾病，不知道如何处理，需第一时间请示带教老师指导诊治。需要请其他科室会诊的，应在带教老师指导下书写会诊单，经同意后发出，同时做好会诊前的准备工作，如病历、辅助检查资料等；陪同会诊，参考会诊意见，在带教老师指导下，共同制订下一步诊疗计划；会诊结束后按计划进行处理并在病历中记录会诊和处置情况。

2. 门诊接诊时，发现患者所患疾病不属于本专业范畴，该如何处理？

参考答案及解析：根据首诊负责制度规定，门诊患者经分诊、挂号后到相关科室就诊，首诊医生应详细询问病史并进行体格检查，若判断患者病情属他科疾患，应耐心解释，完成病历记录后介绍患者到他科就诊。

3. 患者，男性，68 岁，因"反复咳嗽胸闷 10 余年，加重 10 天"入院，诊断为"慢性阻塞性肺疾病急性加重"，入院后予抗感染对症治疗后病情好转。某夜患者突发呼吸困难，作为值班住培学员，你该如何处理并与患者及其家属沟通？

参考答案及解析：应立即至患者床旁询问病情并进行体格检查，同时安抚患者，进行紧急的对症处理；视情况完善血气分析、心肌酶、肌钙蛋白、心电图、床旁胸部 X 线片等辅助检查，进一步明确患者突发呼吸困难原因（如慢性阻塞性肺疾病急性加重、合并气胸、急性心力衰竭等），做相应处置，同时严密监测病情变化；汇报上级医生，并请心内科、重症医学科等相关科室急会诊，同时和患者家属沟通，告知患者突发呼吸困难的可能原因、采取的诊疗措施、可能的预后转归，帮助患方了解病情，争取患方的理解。

4. 在诊疗过程中，遇到症状、体征与辅助检查不相符时怎么办？

参考答案及解析：在临床工作中，经常会碰到症状、体征与辅助检查不相符的情况。首先需要核对身份信息，避免张冠李戴情况。其次，辅助检查，顾名思义是帮助临床诊断的，检查报告都有"仅供临床参考"的提示。所以，在遇到和临床表现不符时，一定不能忘了"回归临床"，重新询问病史，仔细查体，必要时复查或选择更有价值的辅助检查。所以辅助检查发现的异常，能解释临床表现才有价值，切忌只根据辅助检查，盲目作出诊断，造成误诊或漏诊。如遇到诊疗有困难的情况，应及时请示上级医生帮忙诊治，也可以请相关科室协助会诊。

5. 如何做好急诊门诊患者病情危重状况的识别？

参考答案及解析：

（1）完善分诊体系：所有急诊患者都要在急诊分诊系统进行分诊，急诊分诊处测得到的生命体征资料，医生可以第一时间查阅。保证医护之间沟通畅通，初步评估后的危重患者直接进抢救室处理。

（2）作为首诊医生要详细询问病史，查体，进行必要的辅助检查，有潜在风险的患者应在留观室留观和处理，必要时进行心电监护，不可以直接去输液室输液。

（3）医生能第一时间获得相关检查结果，如有危急值，及时处理。

（4）加强住培学员和急诊一线医生综合救治能力的培养，提高对患者危重状况的识别。

6. 急危重症患者，因病情或医疗条件限制确需转院，如何操作？

参考答案及解析：首诊医生应汇报上级医生，协同上级医生告知患者及其家属相关病情、转院的目的和转院途中的可能风险，并与所转医疗机构联系，做好相关安排后再予转院。转出医院前必须做好生命体征、意识、瞳孔等重要情况的记录，有需要给予处理的必须妥善处置。对转院途中有风险的，需安排医务人员护送，确保患者安全。

7. 哪些住院患者需开展疑难病例讨论？

参考答案及解析：

（1）当前有明显的症状体征，但诊断或诊疗方案难以确定的病例。

（2）入院 1 周内不能确诊的病例、治疗存在疑难的病例或疗效欠满意者。

（3）出现可能危及生命或造成器官功能严重损害的并发症等的病例。

（4）病情复杂、需多个学科协作抢救的病例或者疗效极差的疑难杂症病例。

（5）涉及重大疑难手术或非计划再次住院和非计划再次手术病例。

（6）住院期间有医疗事故争议倾向及其他需要讨论的病例。

8. 因医疗纠纷，患者家属要求封存病历，作为该患者的住院医师，你该怎么办？病历应如何封存与启封？

参考答案及解析：

（1）发生医疗争议时，应当在医院相关管理部门主持下，医患双方均在场的情况下，锁定电子病历并制作完全相同的纸质版本供封存并由医患双方签字，封存的纸质病历资料由医患协调办公室保管。若患者或者其代理人拒绝或者放弃实施病历封存的，科室须在医患协调部门在场的情况下，对病历进行确认，由医患协调部门签封病历复制件。

（2）封存后病历的原件可以继续记录和使用。按照《病历书写基本规范》要求，病历尚未完成，需要封存病历时，可以对已完成病历先行封存，当医务人员按照规定完成病历后，再对新完成部分进行封存。

（3）开启封存病历应当在签封各方在场的情况下实施。

9. 患者，男性，70 岁。既往有高血压、2 型糖尿病病史，长期服用氨氯地平、二甲双胍、阿司匹林，此次因"解黑便 2 天"入院，拟行胃镜检查，胃镜检查前如何与患者及其家属沟通？

参考答案及解析：

（1）首先要评估患者胃镜检查的适应证和禁忌证，告知患者胃镜检查的必要性。患者此次因"解黑便 2 天"入院，考虑上消化道出血可能，有指征行胃镜检查明确出血原因。

（2）告知胃镜检查的相关风险，如消化道损伤、出血、穿孔、心脑血管意外等。

（3）告知胃镜检查可能不能明确病因，可能需再次胃镜检查或需完善其他检查。

（4）患者及其家属充分知情理解后由患者本人或被授权人签字。

10. 值班时，夜班护士报告一位患者血糖 18mmol/L，另一位患者血糖 5mmol/L，两位患者自觉无不适，作为住培学员能否独立处理？

参考答案及解析：临床工作经常要处理患者各种不适，如发热 37.8℃、血糖 20mmol/L、患者睡不着，此时不免会有"请示上级医生太麻烦了，能否自己直接处理？"的想法。但医生执业有资质的要求，在没有处方权的情况下，不能私自开具处方，务必请示上级医生。当患者出现病情变化或化验危急值时，需密切观察病情、分析原因，并及时报告上级医生。有处方权的住培学员，经医院医务部门审核准入后，具备医生处方权限，可进行相应的医疗处置，但应在上级医生的指导下开展工作。

11. 患者，女性，27 岁。因"中下腹疼痛 6 小时"来院，你是她的首诊医生，考虑腹痛待查，开了血常规、尿常规、血生化、淀粉酶、腹部 CT 等检查，这个时候，上级医生提醒你需要追问病史，你才恍然大悟，你觉得自己遗漏了什么？

参考答案及解析：患者是育龄期女性，异位妊娠破裂出血是腹痛的常见原因，你没有追问月经史、停经史，也未查尿妊娠试验确认有无怀孕，另外如已怀孕，也不宜作 CT 检查。

12. 患者，男性，67 岁。因"发现右肺肿块、右侧胸腔大量积液"入院，上级医生让你给患者做胸腔置管，告知病情并签字后，消毒铺巾和浸润麻醉过程顺利，穿刺时抽出较多血性液体并很快凝固，这个时候你该怎么办？

参考答案及解析：胸腔穿刺时抽出血性液体并很快凝固，考虑可能损伤了肋间动脉，需要立即停止操作，让患者平卧，询问有无不适，测量生命体征，并报告上级医生，会同上级医生做好和患者及其家属解释沟通的工作，同时密切观察病情，关注生命体征变化，动态复查血常规，必要时复查胸部 CT，确保患者安全。

13. 张医生进修返回医院后，经科主任同意，将其所学的新技术在本院临床应用，是否可以？

参考答案及解析：不可以。按照十八项医疗质量安全核心制度（2018 版），医疗机构应当建立新技术和新项目审批流程，所有新技术和新项目必须经过本机构相关技术管理委员会和医学伦理委员会审核同意后，方可开展临床应用。

14. 你经管的患者突然发生病情变化，需要紧急处理，这时候上级医生正在手术，给予口头医嘱，请问能执行他的口头医嘱吗？哪些情况下可以执行口头医嘱？

参考答案及解析：一般不执行口头医嘱，但在发生危及患者生命的紧急情况下，需要处理而医生在手术台上或进行无菌操作无法开写医嘱时，可执行口头医嘱。医生下达口头医嘱后，执行者须复述一遍，确认无误后方可执行。

15. 最近两天，你发现病房有 3 名患者出现不明原因发热，应该如何处置？

参考答案及解析：此种情况，疑似医院感染暴发流行，应予重视。

（1）立即报告院感科、所在科室负责人。

（2）隔离感染源，积极救治；切断传播途径；保护易感人群；同时做好自我保护。

（3）配合开展流行病学调查。

16. 患者，男性，70 岁。因"腹股沟疝"入院，有冠心病、房颤、糖尿病、肾功能不全病史。作为临床医生，术前准备应注意什么？

参考答案及解析：患者高龄，基础疾病多，术前要充分检查评估脏器功能及全身情况，有无手术禁忌证，详细询问用药史（如华法林、阿司匹林等），必要时调整用药；术前控制血压、血糖水平；请上级医生查房、进行规范的术前讨论，再申请手术；请麻醉科医生术前会诊制订麻醉方案，必要时请相关科室术前会诊；提前请 ICU 医生会诊；组织全院讨论，充分告知家属患者病情特点和手术风险，相关手术风险和应急预案，取得信任和理解。

17. 患者，男性，26 岁。因"异物射伤眼球 1 小时"来院。作为住培学员，该如何处理？

参考答案及解析：

（1）详细询问病史，包括受伤时所处的环境，做何种动作时受伤，何种性质的异物受伤，受伤后有什么异常。

（2）仔细检查每个部位，不能遗漏，特别对于隐匿创口，必须行影像检查，必要时手术探查。

（3）对于不配合检查或拒绝接受检查治疗的患者，必须告知可能存在的严重后果并在门诊病历和拒绝治疗知情同意书上签字。

（4）及时需向上级医生汇报。

18. 患者，男性，50 岁。甲状腺癌术后当晚，出现呼吸困难。作为值班医生，第一时间该如何处理？

参考答案及解析：值班医生要在第一时间查看患者，判断是否存在甲状腺术后出血引起压迫和引流管引流不畅问题，如患者出现明显窒息症状，果断打开创口解除压迫，甚至做紧急气管切开，确保患者气道通畅，同时应第一时间报告上级医生，必要时请相关科室急会诊。

19. 一个头部外伤的患者，治疗好转后出院，出院诊断：颅底骨折，外伤性牙脱落，肺部小结节。出院随访应注意哪些问题？

参考答案及解析：出院告知及随访非常重要，除了对本科疾病定期随访外，对专科未明确诊断的疾病、需要专科处理的疾病、可能出现的并发症，均要告知患者，做好随访内容及时间安排，避免延误诊治。该患者颅底骨折，需注意休息，避免剧烈活动，需短期复查头颅 CT，告知脑脊液漏、迟发性颅内出血等风险。另外，告知需口腔科门诊随访牙损伤及可能二期植牙手术情况，需胸外科门诊随访肺结节，进一步明确肺结节性质，不排除恶性可能等情况。

20. 一个异位妊娠患者外出检查，需要注意什么？如果检查途中出现血压下降，作为陪同检查的住院医师该如何进行抢救处理？

参考答案及解析：对于一些危急重症孕产妇需要检查时，因病情变化的不可预知性，应尽可能选择床旁检查。若无法进行床旁检查时，需要有抢救能力的医务人员陪同外出检查，当出现危及生命的情况时，要立即就地抢救。异位妊娠患者出现血压下降首先要考虑异位妊娠破裂大出血，应立即抢救，可就近转送至急诊抢救室，并通知上级医生、麻醉科、重症监护科等一同抢救，明确血压下降原因。如确诊大出血，应行急诊手术。

21. 一名异位妊娠出血患者，急需手术治疗，如无法联系到家属或单位人员，应如何处理？

参考答案及解析：遇此紧急情况，需报告医院医务部门（白天）/ 总值班（夜间），获得同意后及时手术，相关情况应在病历中如实注明，并尽快联系家属或单位。

22. 一患者子宫肌瘤行子宫全切术，因为阴道存在局部破损出血，给予两块纱布阴道填塞，计划 24 小时后取出，请问手术台上使用填塞物后，如何防止填塞物遗漏？

参考答案及解析：根据卫生部发布的 2010 年《手术安全核查制度》，患者离开手术室前：三方共同核查患者身份（姓名、性别、年龄）、实际手术方式，术中用药、输血的核查，清点手术用物，确认手术标本，检查皮肤完整性、动静脉通路、引流管，确认患者去向等内容。

离开手术室前，应进行三方核查，在手术清点单上进行记录，医生和巡回护士双签名确定，在术后医嘱上要开出阴道填塞物医嘱，在手术记录上要进行记录，并写明 24 小时取出，同时做好医护之间的交接班和患者告知工作，只有进行上述的核查、记录和告知等工作，才能防止遗留事件的发生。

23. 住培学员在书写病历时发现，患者住院手续办理的性别有误，该如何处理？

参考答案及解析：住培学员在临床诊疗过程中，如果有疑问或发现与患者相关的问题，应及时汇报上级医生。发现患者性别错误，首先要汇报上级医生，上级医生核对并确认存在错误后，应立即联系家属，并与家属一起在患者床旁核对，根据查对制度，至少使用两种信息（如名字＋住院号）对该患者进行性别核对；确认性别后，重新书写更换手腕带，并填写"患者信息修改申请表"，医生与家属共同签字后，交住院收费处修改。同时做好家属解释及沟通工作，如果家属仍有异议或纠纷倾向，及时汇报科主任及医务部。

24. 如果遇到患支气管异物的孩子，怎样和家长沟通？

参考答案及解析：首先要了解该患者的情况，并及时汇报请示上级医生或者科主任，如上级医生建议立即取异物，应及时做好相关准备并与家长沟通；如果建议择期手术，亦应与家长沟通，并密切观察病情。支气管异物是儿童常见急症，处理不当容易导致死亡，是否急诊手术，应视具体情况而定，但应告知家长急诊手术或择期手术的理由、可能出现危及生命的情况，并做好谈话记录，如家长有疑问，应及时耐心解答。

25. 查对是非常重要的医疗制度，针对新生儿或儿童等无法应答的患者该如何进行查对？

参考答案及解析：有家属／陪伴者时，由家属／陪伴者陈述患者姓名，采用两种及以上方式（如姓名＋病案号＋年龄等）识别患者身份并佩戴腕带。家属／陪伴者不在场时（例如监护室患者），采用两种及以上方式（如姓名＋病案号＋年龄等）识别患者身份并佩戴腕带，腕带信息需由双人查对确认。各项诊疗操作前均需核对患者腕带上的姓名＋病案号或核对患者腕带上的姓名＋条码扫描器扫码。

26. 患者"抽搐查因"入院，上级医生查房后要求完善腰椎穿刺，但患者法定监护人不能及时赶到医院签知情同意书，如何解决？

参考答案及解析：如遇上述情况，首先要判断是否急需腰椎穿刺，要报告上级医生寻求指导。如果需要紧急穿刺，可以电话联系法定监护人，向其详细说明所需操作的必要性，操作过程中可能出现的风险，使其理解，并征得其同意后，让其在电话中委托陪护人签字并需将整个过程记录在病程记录中，等监护人来院后，补齐签字。必要时进行录音甚至录像，留存证据。住院医师应理性分析问题、处理问题，这也是行医能力的一种体现。

27. 患者，女性，9 月龄。发热、咳嗽 3 天，拟"支气管肺炎"入院，入院当晚患者出现哭吵不安，口唇发绀，气促，心率 160 次 /min，腹肌软，肝肋下 3cm。家长非常焦急，作为住培学员，该如何处理？

参考答案及解析：作为住培学员，原则上需要在上级医生指导下值班。如果碰到危重患者不知道如何处理，要第一时间请示上级医生到床旁指导抢救；如涉及其他专科，应请相关专科会诊，必要时请 ICU 会诊协助诊治。如果涉及医患纠纷，第一时间向医务科或总值班汇报。该患者为肺炎合并心力衰竭，应立即予以相应治疗，并与上级医生一起做好与家长的沟通。

28. 患者，女性，2 岁。因"腹泻 5 天"入院，大便每天 10 余次，蛋花样，量多。接到检验科危急值报告，血钾 2.5mmol/L。请问，作为住培学员，当临床接到危急值时该如何处理？

参考答案及解析：危急值报告和接收应遵循"谁报告，谁接收，谁记录"的原则。作为住培学员，接到检查结果危急值通知后应及时报告该患者的主管医生，主管医生接到报告后，应立即结合临床情况，作出有效的治疗和处理（如补钾、心电图检查、心电监护等），密切观察病情，确保患者安全，并于 6 小时内在病程记录中详细记录诊治经过。如遇特殊情况不能及时联系到该患者的主管医生，可报告值班医生或科主任，以保障患者得到及时有效的治疗。

29. 一个外伤大出血的儿童予输血等治疗，请问输血记录包括哪些内容？

参考答案及解析：输血记录的基本要求是真实、准确、及时、可追溯性。临床输血记录，除了"四单"（输血治疗同意书、临床输血申请单、输血交叉记录单、输血不良反应回报单）以外，还包括病程记录、医嘱、护理记录、手术记录、麻醉记录单、辅助检查申请（报告）单及病历首页的输血相关信息等。输血病程记录包括记录下列信息：①输血前评估体温、脉搏、呼吸、血压，记录输血开始时间、输血速度等；②输血开始后 15 分钟评估体温、脉搏、呼吸、穿刺部位有无异常等，记录患者有无不适、皮疹、寒战、发热等输血不良反应；③记录输血结束 15 分钟内患者有无不适、皮疹、寒战、发热等输血不良反应。

30. 住院医师夜班值班，一新生儿家长要求出院，如何处理？

参考答案及解析：首先应评估患者病情，如未达到出院标准，应将患者目前病情及继续住院的必要性详细告知家长，并告知提前出院可能的风险。如果家长仍执意要求出院，应请示上级医生，甚至科主任，需要家属签字并做好记录，对有病情变化风险的，要做好相关的防范。

31. 作为住院医师轮转到放射科，写报告时，发现患者本次检查结果与他的历史检查结果不符，该如何处理？

参考答案及解析：

（1）首先核对患者姓名、性别、年龄、检查部位、影像号、申请科室等，认真阅读检查申请单包括临床诊断、相关病史及体格检查。

（2）打开患者历史检查图像，发现本次检查图像确与历史图像不符时，联系相关技术员，确认是否为同一患者。

（3）如果确认不是同一患者，立即上报上级医生，进行后续相关处理。

32. 住院医师在放射科值班，夜间碰到小儿肠套叠需要急诊行空气整复治疗时，如何与患者家属沟通谈话？

参考答案及解析：

（1）核对申请单，询问病史（包括患者姓名、性别、年龄、发病时间、主要体征）及相关伴随症状（发热等）。

（2）充分告知家属肠套叠的发病机理及危害，各治疗方式选择的利弊。

（3）充分告知家属空气灌肠的操作过程及患者可能出现哭闹等情况。

（4）明确有肠套叠时，需适当增大灌肠机压力，要充分明确地告知家属可能会出现：①空气整复失败，需开腹手术；②灌肠机压力增大，可能出现肠穿孔、肠破裂、腹膜炎、气腹等情况，需外科紧急抢救，严重者可导致死亡。

（5）患者家属签署知情同意后，在上级医生指导下进行操作。

33. 一名 16 岁的少女来到超声科做经阴道超声检查，你仔细询问后发现是门诊医生误把经腹部子宫附件超声检查开成了经阴道子宫附件超声检查，请问作为超声检查医生，如何避免类似情况发生？

参考答案及解析：

（1）虽然开单错误的是门诊医生，但超声科医生要增加常识，避免错上加错，应起到该有的"纠错"功能，联系开单医生进行确认。严格执行查对制度：患者就诊过程中，临床医生、超声服务台、检查医生均应做好姓名等基本信息的查对，同时对于经阴道超声检查增加询问病史及有无性生活史，避免对无性生活史的患者行经阴道超声检查。

（2）医院和科室应做好防呆措施，把描述相近的检查项目名称更改，增加辨识度，避免混淆。比如子宫附件（腹部）、子宫附件（腔内）这两个检查项目容易看错混淆。可改为妇科检查、子宫附件（经阴道检查），两者在表达方式上、字数上均有更显著的区别。

（3）信息系统自动识别：将开单系统设置为开出经阴道超声检查时系统自动弹出提醒框，必须确认有无性生活史。

练习题：选择题　▶▶▶

单选题

1. 在诊疗过程中，医生须详细介绍拟实施的诊治手段及可能存在的风险，在取得患方同意后方可继续实施，这属于患者的（　　）

　　A. 平等医疗权　　　　　　B. 疾病认知权　　　　　　C. 社会责任权
　　D. 知情同意权　　　　　　E. 保护隐私权

正确答案【D】

解析：知情同意权由知情权和同意权两个密切相连的权利组成，知情权是同意权得以存在的前提和基础，同意权又是知情权的价值体现。强调患者的知情同意权，主要目的在于通过赋予医疗机构及其医务人员相应的告知义务，使患者在了解自己将面临的风险、付出的代价和可能取得的收益的基础上自由作出选择，从而维护患者的利益。

2. 患者，男性，31岁。因"足底被玻璃刺伤后疼痛1小时"来院，足底可见约4cm长创口，深达肌腱，予清创处理，2天后患者出现局部红肿，抗感染治疗后好转，但一直遗留局部疼痛，下地行走时明显，并且反复出现创口流脓情况，该患者可能存在的情况是（　　）

A. 感染　　　　　　　　B. 肌腱断裂　　　　　　　　C. 异物残留

D. 骨折　　　　　　　　E. 骨髓炎

正确答案【C】

解析：患者被玻璃刺伤后反复出现局部感染，好转后复发，伴有局部下地行走时疼痛，首先要考虑有无异物残留，需要进行X线检查，排除异物可能。

3. 患者，女性，82岁。因"摔倒后头皮擦伤半小时"就诊，急诊外科医生给予清创处理，后头颅CT提示急性脑梗死，内囊和基底节区梗死灶，下列处理错误的是（　　）

A. 让患者再挂急诊神经内科的号，告诉患者主要问题是脑梗死造成的步态不稳，和外科无关

B. 打电话请神经内科急会诊

C. 迅速开通脑卒中绿色通道

D. 送至脑卒中抢救单元，和抢救室医生交接病情

正确答案【A】

解析：首诊负责制度包含首会诊负责制度，在院内科间会诊（包括急诊会诊）时，各专科首次会诊的医生负责该患者的专科疾病诊治指导，以及在确定转科后负责转入前后协调工作。当患者存在专科疾病短期内有危及生命的风险时，不得将患者转至专科就诊，而应该在抢救同时，邀请专科会诊。

4. 住培学员在取得执业医师资格证书前，须在上级医生指导下参与值班工作，晚上患者病情变化，住培学员查看患者后，下列做法正确的是（　　）

A. 患者夜间难以入睡，要求开安眠药，住培学员自行给予相关医嘱

B. 患者夜间突发呼吸困难，住培学员指示立即心电监护，吸氧，同时通知上级医生

C. 患者肠癌术后第1天，发热，心率偏快，血压下降，住培学员指示给予加快补液，观察

D. 患者胃溃疡入院，夜间呕吐咖啡样液一次，住培学员指示，将呕吐物保留，等待上级医生回病房后再做汇报处置

正确答案【B】

解析：住培期间，在取得执业医师资格证书前，不能独立完成诊疗，必须在上级医生指导下进行接诊或各项临床操作，因无处方权，擅自开医嘱属于违规行为。住培学员发现患者病情变化，可能危及生命时，应立即向上级医生汇报，做好抢救准备。

5. 腹部手术过程中，突然发现持针器上的针不见了，如何处理（　　）

A. 换一枚针，继续缝合

B. 掀开铺巾，仔细寻找，找到后再缝合

C. 保护切口，寻找缝针，床边C臂机定位腹腔，排除腹腔异物，再缝合切口，同时上报不良事件

D. 告诉家属，针找不到了

正确答案【C】

解析：腹部手术中缝针丢失，不能排除缝针进入腹腔可能，不应缝合切口，以免造成异物残留腹腔，造成严重医疗后果，需床边摄片排除腹腔异物后才可缝合，同时要上报不良事件。

6. 患者有中等量腹腔积液，有腹腔穿刺指征，如果你尚未取得执业医师资格证书，但已经多次熟练操作过腹腔穿刺，你应该怎么做（　　）

A. 这个我肯定行，马上进行腹腔穿刺操作

B. 我还没有证书，让上级医生操作

C. 向上级医生汇报，请上级医生在旁指导，我来操作

D. 带上有执业医师资格的其他住培学员一起操作

正确答案【C】

解析：住培期间，在未取得执业资质的情况下，必须在上级医生指导下进行接诊或各项临床操作，即使已经通过考试，尚未获得执业注册的住培学员，也不可独立进行临床操作。

7. 临下班的时候来了新患者，接班医生还没来，住培学员如何处理（　　）

A. 先下班，让患者等接班医生来处理

B. 联系接班医生，让他来处理患者

C. 询问病情及查体，先处理紧急的情况，待接班医生到后，做好交接班，再下班

D. 通过微信告诉接班的医生，有新患者来了，然后自己下班

正确答案【C】

解析：医生要严格遵守交接班制度，值班人员必须坚守岗位，履行职责，保证各项治疗、护理工作准确及时地进行。交班者应及时整理患者相关资料，做好必需用品的准备，遇到特殊情况应详细交代，与接班者共同做好交接班工作后方可离去。

8. 夜间值班期间，患者突发呼吸心跳停止，上级医生没在场，作为住培学员应如何处理（　　）

A. 让护士去汇报上级医生

B. 立即去抢救，并写好抢救记录

C. 马上联系急诊科，让急诊科团队过来抢救，打电话给上级医生，汇报情况

D. 马上进行心肺复苏，并让护士汇报上级医生，或请科内级别高的医生进行进一步抢救

正确答案【D】

解析：根据危重病抢救制度，危重患者抢救，第一时间应由经治（或值班）医生和护士组织，并及时汇报上级医生、护士长。重大抢救应由科主任或三线值班科主任，必要时请医院领导（或医院总值班）参加组织，所有参加抢救人员要听从指挥，分工协作。抢救过程中遇到诊断、治疗、技术操作等方面的困难时，应及时请示上级医生（上级医生或科主任），上级医生到现场参与抢救，要做好抢救记录，要求准确、清晰、扼要、完整，并准确记录执行时间。对危重患者不得以任何借口推迟抢救，必须全力以赴，分秒必争。

9. 患者，女性，36岁。0-0-5-0，因"停经38周，下腹痛1天"入院。内诊：宫口开全，先露+3，胎心92次/min，宫缩30s/3min，人工破膜后见羊水Ⅱ度污染，频繁出现宫缩时胎心减速，主管医生查看后决定行产钳术，但患方不接受产钳助产，坚决要求剖宫产，该怎么办（　　）

A. 立即剖宫产术

B. 继续谈话沟通

C. 汇报上级医生，准备产钳助产，由上级医生继续沟通

D. 直接先产钳助产

正确答案【C】

解析：宫口开全，先露＋3，羊水Ⅱ度污染，伴胎心减速，应尽快终止妊娠，而产钳助产是此时最快结束分娩而且损伤又小的分娩方式，但临床上患者及其家属往往不能接受，因关系到胎儿的安全，在处理上不能等待，一定要汇报上级医生协助谈话，同时做好产钳助产的准备。

10. 一产妇顺利分娩一活婴，产后出血约1 500ml。血常规：血红蛋白53g/L，考虑"产后出血、失血性休克、重度贫血"，需要输血治疗，下列处理中合理的是（　　）

　　A. 按病情需求开医嘱，无须听取患者及其家属意见

　　B. 口头告知患者，可不做病程记录

　　C. 该患者贫血严重，急救用血，先输血后告知

　　D. 充分告知输血原因及风险，知情同意后方可输血

正确答案【D】

解析：按照临床用血管理制度，决定输血治疗前，经治医生应向患者及其家属说明输血目的、可能发生的输血反应和经血液途径感染性疾病的可能性，征得患者和家属的同意，并在"输血治疗同意书"上签字，如本人不能签字又无家属陪护的紧急输血应报医务科或医院总值班备案并记入病历。

多选题

11. 患者癌症晚期，恶病质，家属决定放弃抢救，在与患者及其家属沟通时，下列做法正确的是（　　）

　　A. 必须明确如果呼吸心搏骤停，是否需要心肺复苏

　　B. 必须明确如果呼吸心搏骤停，是否需要电除颤

　　C. 必须明确如果呼吸心搏骤停，是否需要气管插管

　　D. 必须明确，放弃的是哪些治疗措施

　　E. 与患者及其家属沟通，是否需要安乐死

　　F. 由于患者及其家属已决定放弃抢救，可以不用再签病重、病危通知单

　　G. 考虑患者情绪，谈话签字可仅由家属代劳

正确答案【ABCD】

解析：气管插管、心肺复苏和电除颤是抢救呼吸心搏骤停的重要手段，但属于有创的操作，具有并发症风险。患者有生命权，如果授权给患者家属进行知情同意，在上述操作前应告知治疗可能的获益和风险，由家属选择。患者癌症晚期，即使暂时心肺复苏成功，疾病本身仍无法挽回，所以患者家属选择放弃治疗也是符合情理的，是家属的权利。安乐死目前在我国未立法通过，不能选择。对于危重患者签发病重、病危通知书是履行告知义务的程序，不管家属是否放弃抢救，均应常规执行。谈话签字人应为患者、配偶、直系亲属或者授权人，不能随意由其他家属代劳。

12. 医患沟通是临床能力的要素，也是缓和医患矛盾、构建和谐医患关系的重要途径。如果你管理的患者查出卵巢癌伴转移，与患者及其家属沟通时应注意（　　）

　　A. 避免使用易刺激患者情绪的词语和语气

　　B. 避免过多使用专业词汇

　　C. 避免压抑患者的情绪

　　D. 避免刻意改变患者的观点

　　E. 避免强求患者短期内接受事实

正确答案【ABCDE】

解析：对于晚期肿瘤患者的沟通，正确做法是要和患者及其家属充分交流，提供一切可能的方法减轻患者的痛苦，而不是无所作为。同时要注意使用通俗易懂的语言，给予更多安慰和引导，避免刺激和压抑患者情绪。要循序渐进地解释，避免强求灌输理念和改变患者观点。

13. 住院医师在临床工作过程中，经常会接收到危急值报告，下列关于危急值报告制度，正确的是（　　　　）

    A. 医院应建立住院和门诊患者危急值报告具体管理流程和记录规范，确保危急值信息准确，传递及时，信息传递各环节无缝衔接且可追溯

    B. 检验、影像部门在出具危急值报告前，应当双人核对并签字确认。夜间或紧急情况下可单人双次核对

    C. 外送的检验标本或检查项目存在危急值的，医院应当和相关机构协商危急值的通知方式，并建立可追溯的危急值报告流程，确保临床科室或患方能够及时接收危急值

    D. 对于门、急诊患者的危急值信息，相关就诊科室的分诊护士在接报确认记录后，应立即通知开申请单的门、急诊医生。门、急诊医生应立即通知患者或家属及时就诊。如果分诊护士联系不上医生或医生联系不上患者，均应向门诊部报告，门诊部应协助寻找患者，并负责跟踪落实，做好相应记录

    E. 本院危急值项目、阈值及报告流程，由医务处负责组织检验科、影像科、临床科室等负责人及相关专家共同讨论确定，报分管院长审批后公示。医务处对本院危急值项目每年组织一次回顾更新和修订

    正确答案【ABCDE】

    解析：参考国家卫生健康委员会制定的《医疗质量安全核心制度要点》中的危急值报告制度。

缩略词表 ▶▶▶

AAD（acute aortic dissection） 急性主动脉夹层

ABP（acute biliary pancreatitis） 急性胆源性胰腺炎

ACS（acute coronary syndromes） 急性冠脉综合征

ACTH（adrenocorticotropic hormone） 促肾上腺皮质激素

ADA（adenosine deaminase） 腺苷脱氨酶

AFP（alpha-fetoprotein） 甲胎蛋白

AMI（acute myocardial infarction） 急性心肌梗死

APE（acute pulmonary embolism） 急性肺栓塞

APL（acute promyelocytic leukemia） 急性早幼粒细胞白血病

APTT（activated partial thromboplastin time） 活化部分凝血激酶时间

BAE（bronchial artery embolization） 支气管动脉栓塞术

CA19-9（carbohydrate antigen 19-9） 糖类抗原 19-9

CCU（coronary care unit） 冠心病监护病房

CDFI（color Doppler flow imaging） 彩色多普勒血流显像

CDT（catheter-directed thrombolysis） 接触性导管溶栓

CEA（carcinoembryonic antigen） 癌胚抗原

CPAP（continuous positive airway pressure） 持续气道正压通气

CR（computed radio-graphy） 计算机 X 线摄影

CRL（crown rump length） 冠 - 臀长

CRRT（continuous renal replacement therapy） 连续性肾脏替代治疗

CT（computed tomography） 计算机体层成像

CTA（computed tomography angiography） 计算机体层血管成像

DIC（disseminated intravascular coagulation） 弥散性血管内凝血

DSA（digital subtraction angiography） 数字减影血管造影

DTN（door-to-needle time） 入院到溶栓时间

DVT（deep venous thrombosis） 深静脉血栓形成

ECASS（europencooperativeacutestrokestudy） 欧洲急性卒中协作研究

ECT（emission computed tomography） 发射型计算机体层成像

ERCP（endoscopicretrograde cholangiopancreatography） 经内镜逆行胆胰管成像

FEP（free erythrocyte protoporphyrin） 红细胞游离原卟啉

FT_3（free triiodothyronine） 游离三碘甲状腺原氨酸

FT$_4$（free thyroxine）	游离甲状腺素
GCS（Glasgow coma scale）	格拉斯哥昏迷指数
Hb（hemoglobin）	血红蛋白
HCC（hepatocellular carcinoma）	肝细胞肝癌
hCG（human chorionic gonadotropin）	人绒毛膜促性腺激素
IABP（intra-aortic balloon pump）	主动脉内球囊反搏
ICU（intensive care unit）	重症监护病房
LC（laparoscopic cholecystectomy）	腹腔镜胆囊切除术
LEEP（loop electrosurgical excision procedure）	宫颈环形电切
MRCP（magnetic resonance cholangiopancreatography）	磁共振胰胆管成像
MRI（magnetic resonance imaging）	磁共振成像
MRV（magnetic resonance venography）	磁共振静脉成像
MTX（methotrexate）	甲氨蝶呤
NICU（neonatal intensive care unit）	新生儿重症监护病房
NIHSS（National Institute of Health Stroke Scale）	（美国）国立卫生研究院脑卒中量表
NINDS（National Institute of Neurological Disease and Stroke）	（美国）国立神经疾病和卒中研究所
NIPT（non invasive prenatal testing）	无创产前检测
NST（non-stress test）	无应激试验
OCT（oxytocin challenge test）	缩宫素激惹试验
OSAHS（obstructive sleep apnea hypopnea syndrome）	阻塞型睡眠呼吸暂停低通气综合征
PCI（percutaneous coronary intervention）	经皮冠脉介入术
PCR（polymerase chain reaction）	聚合酶链反应
PE（pulmonary embolism）	肺栓塞
PMT（percutaneous mechanical thrombectomy）	经皮机械血栓切除术
PPROM（preterm premature rupture of membranes）	未足月胎膜早破
PSG（polysomnography）	多导睡眠图
PT（prothrombin time）	凝血酶原时间
PT-INR（prothrombin time-international normalized ratio）	凝血酶原时间 - 国际标准化比值
RPR（rapid plasma regain test）	快速血浆反应素试验
RSV（respiratory syncy-tial virus）	呼吸道合胞病毒
SREs（skeletal-related events）	骨相关事件
STEMI（ST-segment elevation myocardial infarction）	ST 段抬高心肌梗死
TIMI（thrombolysis in myocardial infarction）	心肌梗死溶栓后
TI-RADS（thyroid imaging reporting and data system）	甲状腺影像报告和数据系统
TPN（total parenteral nutrition）	全肠外营养
TSH（thyroid stimulating hormone）	促甲状腺素
T-spot（T cell spot test for tuberculosis infection）	结核感染 T 细胞斑点试验
TT（thrombin time）	凝血酶时间
VSD（ventricular septal defect）	室间隔缺损
VTE（venous thromboembolism）	静脉血栓栓塞症

关键词查询表

08检